药品 GMP 指南

口服固体制剂与非无菌吸入制剂

国家药品监督管理局食品药品审核查验中心◎组织编写

GMP

中国健康传媒集团
中国医药科技出版社

内 容 提 要

“药品 GMP 指南”（第 2 版）由国家药品监督管理局食品药品审核查验中心组织编写。《口服固体制剂与非无菌吸入制剂》分册内容紧扣《药品生产质量管理规范（2010 年修订）》及其附录的要求，结合国内外制药行业的具体实践，吸收参考了国际组织和监管机构有关指南的关键变化。本书以上版内容为基础，新增吸入制剂、缓控释制剂和中药颗粒剂附录，以及技术转移、工艺验证、共线生产等内容。

本书可供药品生产企业、药品上市许可持有人、工程设计、设备制造、药品监管机构等相关人员和检查员参考使用。

图书在版编目（CIP）数据

口服固体制剂与非无菌吸入制剂 / 国家药品监督管理局食品药品审核查验中心组织编写；高天兵，郑强主编 . — 北京：中国医药科技出版社，2023.4

（药品 GMP 指南）

ISBN 978-7-5214-3824-6

Ⅰ . ①口… Ⅱ . ①国… ②高… ③郑… Ⅲ . ①制剂—药品管理—质量管理—中国—指南 Ⅳ . ① R943-62

中国国家版本馆 CIP 数据核字（2023）第 042755 号

责任编辑 吴思思

美术编辑 陈君杞

版式设计 也 在

出版 **中国健康传媒集团** | 中国医药科技出版社

地址 北京市海淀区文慧园北路甲 22 号

邮编 100082

电话 发行：010-62227427 邮购：010-62236938

网址 www.cmstp.com

规格 787 × 1092 mm 1/16

印张 35 1/4

字数 694 千字

版次 2023 年 4 月第 1 版

印次 2023 年 4 月第 1 次印刷

印刷 三河市万龙印装有限公司

经销 全国各地新华书店

书号 ISBN 978-7-5214-3824-6

定价 298.00 元

编　委　会

主　　编　高天兵　郑　强

副 主 编　曹　铁　韩　亮

编　　委　（以姓氏汉语拼音为序）

陈桂良　陈四向　贾欣秒　李达龙　李铁军　李晓风

梁　军　刘树林　刘旭海　唐　荣　赵振坤　朱金林

撰稿人员　（以姓氏汉语拼音为序）

白艳玲　步晓明　陈海林　邓　攀　丁　勇　董　平　郭　智

侯　芳　胡小平　黄丽君　姜德林　郎豫和　李　斌　李　竹

李其德　李晓光　李玉岩　刘飞强　乔　成　申　婕　宋　彬

宋永锋　田亚菲　王国旭　王欣明　魏永建　邢清坡　熊　静

徐延礼　许晓炜　姚　泳　原潞潞　张　涛　张利英　张淑芹

赵海珊　赵雪莹　钟淑文

审稿人员　（以姓氏汉语拼音为序）

操复川　曹嘉成　陈　曦　陈奇云　陈小梅　陈永奇　陈周全

迟玉明　杜　婧　范青峰　冯　丽　葛芝红　郭　伦　郭从友

胡小娟　黄新兰　姜　涛　李伟举　李雪梅　李亚东　李英丽

李志刚　刘　雳　刘　涛　刘瑾欣　朴晋华　戚建中　钱生稳

邵　奇　沈春丽　孙福涛　孙玉玮　王　亮　王宝艺　王金伟

王立新　王闻珠　王晓洁　王兆霖　温利民　吴闻哲　伍　衢

夏禄华　熊学敏　尹逊辽　俞玉强　俞育庆　袁宗焕　张　浩

张　征　张凤梅　张秋英　张书卉　张薇薇

编写说明

“药品 GMP 指南”丛书自 2011 年 8 月出版以来，对帮助我国制药行业更好学习、理解、实施药品生产质量管理规范（GMP）发挥了重要作用，同时也为药品 GMP 检查员提供了学习教材。十年来，我国制药工业质量管理体系建设不断完善，质量管理水平不断提升，《药品管理法》《疫苗管理法》《药品注册管理办法》《药品生产监督管理办法》等法律、部门规章陆续修制定，以及多个 GMP 附录颁布实施，不断加强与完善了药品 GMP 实施的要求。随着国家药监局成为 ICH 管委会成员，疫苗国家监管体系通过世界卫生组织 NRA 评估，积极筹备申请加入药品检查合作计划（PIC/S），我国药品监管国际化程度日益深化。特别是近十年来国际药品 GMP 指南不断更新，涉及数据可靠性、无菌产品、连续制造等新理念、新标准、新技术，产业界对于“药品 GMP 指南”丛书内容更新修订的需求日益迫切。

2021 年 8 月，在国家药品监督管理局以及相关业务司局的支持和指导下，国家药品监督管理局食品药品审核查验中心会同北京大学知识工程与监管科学实验室和中国健康传媒集团中国医药科技出版社组织开展“药品 GMP 指南”修订工作。

“药品 GMP 指南”第 2 版以上版内容为基础，结合过去十几年国内外制药行业的具体实践，吸收 ICH、WHO、PIC/S、美国 FDA、EMA 有关指南，以及借鉴 ISPE、ISO、PDA、APIC 等有关指南的关键变化，旨在服务于知识和创新驱动的产业发展和以患者为中心、基于风险的科学监管。

来自 130 多家国内外药品监督管理机构、生产企业和研究机构的 500 余位专家积极参与再版修订工作，完成了 500 多万字的稿件，内容较上版增加近 1 倍。

“药品 GMP 指南”第 2 版《质量管理体系》分册新增研发质量体系、数据可靠性策略章节和药品上市许可持有人管理要求等;《厂房设施与设备》分册新增工艺气体系统、信息化和计算机化系统、先进制造三个部分;《口服固体制剂与非无菌吸入制剂》分册新增吸入制剂、缓控释制剂和中药颗粒剂附录，技术转移、工艺验证、共线生产等内容;《无菌制剂》分册新增生物制品（单抗）和细胞治疗产品两个部分，以及脂质体和预灌封注射剂产品、一次性使用技术和免洗物料等;《质量控制实验室与物料系统》《原料药》分册对接国内外产业法规指南全面升级，并就实验室调查、微生物实验室、供应商管理、委托储存、临床用原料药、溶媒回收等热点内容进行专题讨论。

本次修订得到了国家药品监督管理局以及相关业务司局的支持和指导，北京大学知识工程与监管科学实验室和有关企业给予了全力配合。在此，谨对关心和支持本次修订的各级领导和专家表示衷心的感谢！特别感谢北京市药品审评检查中心、辽宁省药品审评查验中心、上海药品审评核查中心、江苏省药品监督管理局审核查验中心、山东省食品药品审评查验中心、广东省药品监督管理局审评认证中心对本丛书审核工作给予的大力支持。

“药品 GMP 指南”第 2 版涉及的内容广泛，虽经努力，但因时间仓促、水平有限，错漏之处恳请广大读者批评指正。

国家药品监督管理局食品药品审核查验中心

2023 年 1 月

目录

1 前言

2 质量风险管理

3 生产管理

4 口服固体制剂常用设备

5 生产过程控制

6 物料与产品管理

7 确认与验证

8 产品防护

9 职业健康、安全和环境

1 前言

1.1 背景

本指南于2011年8月首次出版，自指南颁布以来，国内外陆续更新了一系列关于口服固体制剂的法规及技术要求。如2015年2月，原国家食品药品监督管理总局发布了《普通口服固体制剂溶出度试验技术指导原则》，明确了溶出度试验的一般要求、根据生物药剂学特性建立溶出度标准的方法、溶出曲线比较的统计学方法及体内生物等效性试验豁免（即采用体外溶出度试验代替体内生物等效性试验）的一般考虑等内容，还针对药品的处方工艺在批准后发生变更时，如何通过溶出度试验确认药品质量和疗效的一致性提出了建议；同年5月，原国家食品药品监督管理总局又发布了《药品生产质量管理规范（2010年修订）》的配套文件：计算机化系统和确认与验证两个附录，对计算机化系统、确认与验证提出了更新更细致的要求；2018年，欧盟发布了“基于风险防止药品生产中交叉污染以及‘共用设施中不同药品生产风险识别所用基于健康的暴露限设定指南’实施问答”，提出所有药品都需要建立健康的暴露限度（HBEL），用于计算HBEL的毒理或药理数据需要在药品生命周期中定期评估；2020年，国际制药工程协会（ISPE）发布了《清洁验证生命周期—应用、方法和控制》等。

本分册如无特别说明，GMP均指《药品生产质量管理规范（2010年修订）》及其附录；如无特别说明，《中国药典》均指现行版。

1.2 说明

本指南仍然以GMP为基础，同时参考国际人用药品注册技术协调会（ICH）、世界卫生组织（WHO）、国际药品认证合作组织（PIC/S）、美国食品药品管理局（美国 FDA）、欧洲药品管理局（EMA）、国际标准化组织（ISO）、美国注射剂协会（PDA）、原料药委员会（APIC）、ISPE 等监管机构权威指南或技术文件及其最新进展，结合国内的实际情况和具体案例，使其更具有指导性、实用性和可操作性。对每个关键控制点，本指南尽可能给出多种具体的实施方法。药品生产企业应根据自身情况，在风险评估的基础上选择应用，但并不限于指南中提供的方法。

本次修订新增缓（控）释制剂、中药颗粒剂、吸入制剂相关案例，并对各个章节从以下六个层面进行结构化处理和修改：法规要求、背景介绍、技术要求、实施指导、实例分析、要点备忘，以保持行文的一致性和可控性，使撰写的内容在深度和广度上达到一致。

吸入制剂是指原料药物溶解或分散于合适介质中，以蒸气或气溶胶形式递送至肺部发挥局部或全身作用的液体或固体制剂，包括吸入气雾剂、吸入粉雾剂、吸入喷雾剂、吸入液体制剂和可转变为蒸气的制剂。从严格意义上说，吸入制剂不属于口服固体制剂范围，此次新增吸入气雾剂和吸入粉雾剂案例，将其与口服固体制剂并列作为一类剂型加以描述，同时将指南名称由《口服固体制剂》修订为《口服固体制剂与非无菌吸入制剂》。

本指南主要突出了口服固体制剂与非无菌吸入制剂生产的特点，对于公共部分，可参见本丛书相应分册。

本指南是推荐性的而非强制性的，生产企业可以有其他合理选择。

1.3 核心内容

A. 质量风险管理

质量风险管理整体结构及内容作了全面修订。修订后的质量风险管理提供了自上一版指南颁布以来国内相关法律法规对质量风险管理的新要求，质量风险管理的实施有了更坚实的法律法规依据和支持。文中对质量风险管理的技术要求（包括管理模式和管理流程）有具体和详细的介绍；对质量风险评估的主要工具、常见用途和这些工具的选择做了详细的介绍，使得本指南更具实用性和指导意义。还对质量风险管理在口服固体制剂中的应用做了介绍，提供了一些口服固体制剂质量风险评估的案例，希望可以为读者提供一定的参考。

B. 生产管理

因软胶囊剂的生产近些年发展迅速，工艺逐渐成熟和普及，在生产管理章节中增加软胶囊剂的生产流程和控制要点，删除了上版软胶囊剂的生产概述附录。结合近年来设备自动化和信息化发展，本章节增加了相关电子数据的管控要求。产品实现要素部分重点强调了要有合格的人员、使用符合要求的设备、在规定的环境条件下、按照既定的生产工艺来完成产品生产，并强调生产企业要按注册批准的工艺组织生产，生产出的产品不仅仅要符合既定的质量标准，还要符合预定用途。

C. 口服固体制剂常用设备

口服固体制剂常用设备章节增加了“设备数据可靠性管理、基于风险和法规要求建立校验级别和周期、清洁剂的选择及设备首次清洁要求、设备电子化管理”相关阐述。

D. 生产过程控制

生产过程控制章节细化或增订要注意的技术操作要点及相关要求，增加了生产时限、产品共线生产、具体工序过程控制的特点和技术要求等内容，并细化了生产过程中的产品防护和防止污染、交叉污染的控制要求。

同时对技术转移进行了修订，通过生产过程的变更、批量放大、变更生产设备等实际变更案例来阐述技术转移，并增加了不同情形下的技术转移的操作策略。

E. 物料与产品管理

物料与产品管理章节，对供应商管理、物料的贮存和贮存管理、检验与放行及产品销售与退货等内容进行了细化或增订。整体修订了“建立物料供应商评估和批准的操作程序”，增加了物料接收一般流程、仓储区温湿度分布确认、仓储区温湿度监测系统、关于中间产品贮存期限的验证、对温控车及保温箱验证的实施指导以及对产品退货的实施指导等内容。

F. 确认与验证

法规和配套文件已对确认与验证提出了明确定义，本次修订也顺应法规要求，将上版第 7 章标题由原来的“验证”调整为“确认与验证”。

根据国内外法规指南更新情况，对工艺验证、清洁验证的内容进行了大幅调整，并结合实际需要增加了阶段性生产、包装验证、设备确认等内容。

G. 产品防护

产品防护的手段就是结合产品特点，运用风险管理的手段，将产品污染防控贯穿药品的整个生命周期（lifecycle），降低产品污染的风险。参考国内和国际发布的法规、指南等，在上版内容的基础上，从人员、厂房设施和设备、物料、工艺技术和环境方面对于产品污染防控的内容进行了完善，增加了虫鼠防控的具体要求及储运过程对产品污染防控的内容，对产品防护的要求更加细化和具体。

H. 职业健康、安全和环境

随着国家对职业健康、安全和环境（EHS）重视程度的提高，制药企业对 EHS 的关注度也越来越高。制药企业在厂房设计及产品全生命周期管理过程中，除要考虑 GMP 符合性外，还应遵从《中华人民共和国职业病防治法》《中华人民共和国环境保护法》《中华人民共和国安全生产法》及《中华人民共和国生物安全法》为基准，同时参考 EHS 相关的国家标准、行业指南进行修订。修订内容主要包括：将药品全生命周期管理的理念引入到 EHS 管理中，从产品研发、厂房设计阶段开始，将 EHS 作为一个重要的考量因素，并对职业健康、安全、环境保护方面的控制策略进行完善。安全部分，参考 GMP 管理的 6 大要素“人、机、料、法、环、测”对安全管理的要素和控制策略进行说明，并以实例的形式对口服固体制剂常用的一种危害分析方法（即作业危害分析方法）进行了阐述。环境部分，通过对口服固体制剂涉及的废气、废水、固体废弃物的产生、减量和处理方式进行说明。

I. 附录

以附录的形式新增 3 个案例。

（1）缓（控）释制剂　随着对药品发挥药效的准确度与精确度要求的提高，缓（控）释制剂因其本身具有的剂型优势，在生产过程中的应用逐渐增多，故此次增加了该附录，对缓（控）释制剂的生产进行介绍。本附录从定义、特点、释药原理等方面对缓（控）释制剂进行了概述，从生产材料要求、生产设备要求、生产过程控制等方面重点介绍了缓（控）释制剂的生产管理及质量控制技术要求，并对多层片、激光打孔、微丸包衣等特殊制剂的生产过程进行了简单介绍。期望通过本附录的介绍，对缓（控）释制剂的生产提供指导。

（2）中药颗粒剂　中药颗粒剂是中药饮片经提取、浓缩、纯化、制粒、干燥等工序制成的中药制剂。由于其服用方便、稳定性好、易于吸收等优势，中药颗粒剂在中药制剂中占有重要地位。不同类型的中药颗粒剂，其工艺流程虽有所不同，但工艺质量控制点有着诸多共性。前处理过程的饮片规格与水分、提取过程的时间与溶剂、浓缩过程的温度与相对密度以及制粒过程的粒度、干燥过程的水分等均显著影响中药颗粒剂的质量。中药颗粒剂各工序关键质量控制点的具体设置，需结合中药饮片的特性、提取溶剂的种类、制粒工艺特点等方面因素综合考虑。中药颗粒剂质量控制是一个系统工程，不仅应关注生产过程的质量控制，还应加强对其长期存储过程的质量稳定性研究。需要特别说明的是：与化学药颗粒剂有所不同，由于中药提取物提取得率的波动性，实际大生产中药颗粒剂的部分辅料用量并非定值，而是与每批次提取物数量在一定的配比范围内动态匹配，保持总量相对固定。

（3）吸入制剂　吸入制剂系指原料药物溶解或分散于适宜介质中，以气溶胶或蒸气形式递送至肺部发挥局部或全身作用的液体或固体制剂。吸入制剂通过呼吸道递送到肺部以发挥局部或全身作用的机制来治疗以气流阻塞和呼吸急促为特征的肺部疾病的产品，可以使药物直接到达肺部，具有疗效迅速、安全性高的特点，临床应用范围广泛。除此之外，吸入制剂也用于肺部感染、糖尿病、帕金森病等疾病的治疗。本附录根据吸入气雾剂和吸入粉雾剂的生产工艺特性，从管理角度和技术角度引导吸入气雾剂和吸入粉雾剂生产企业 GMP 的实施。

2 质量风险管理

法规要求

药品生产质量管理规范（2010年修订）

第十三条 质量风险管理是在整个产品生命周期中采用前瞻或回顾的方式，对质量风险进行评估、控制、沟通、审核的系统过程。

第十四条 应当根据科学知识及经验对质量风险进行评估，以保证产品质量。

第十五条 质量风险管理过程所采用的方法、措施、形式及形成的文件应当与存在风险的级别相适应。

中华人民共和国药品管理法

第三条 药品管理应当以人民健康为中心，坚持风险管理、全程管控、社会共治的原则，建立科学、严格的监督管理制度，全面提升药品质量，保障药品的安全、有效、可及。

第三十七条 药品上市许可持有人应当建立年度报告制度，每年将药品生产销售、上市后研究、风险管理等情况按照规定向省、自治区、直辖市人民政府药品监督管理部门报告。

第七十七条 药品上市许可持有人应当制定药品上市后风险管理计划，主动开展药品上市后研究，对药品的安全性、有效性和质量可控性进行进一步确证，加强对已上市药品的持续管理。

药品生产监督管理办法

第二十四条 ……对质量体系运行过程进行风险评估和持续改进，保证药品生产全过程持续符合法定要求……

第二十九条 药品生产企业的法定代表人、主要负责人应当对本企业的药品生产活动全面负责，履行以下职责：……（四）发生与药品质量有关的重大安全事件，应当及时报告并按企业制定的风险管理计划开展风险处置，确保风险得到及时控制……

第四十二条 ……药品上市许可持有人委托符合条件的药品生产企业生产药品的，应当对受托方的质量保证能力和风险管理能力进行评估……

第五十三条 药品生产监督检查的主要内容包括：……（五）风险管理计划实施情况……

背景介绍

质量风险管理的概念最早可见于美国FDA在2004年发布的《21世纪GMP》（*Pharmaceutical cGMPs for 21st Century Initiative*）中，提出“一种基于风险管理的方法”，鼓励制药企业采用先进的制药技术，运用现代化的质量管理手段和风险管理的方法，保证产品的质量。

2005年11月，国际人用药品注册技术协调会（ICH）颁布了Q9《质量风险管理》，对药品质量风险提供了系统的、具体的管理模式、管理流程及风险评估工具。ICH Q9《质量风险管理》目前已被全球制药行业普遍接受和采用，美国和欧盟已批准ICH Q9为其GMP的指南和附件。我国是ICH管理委员会成员之一，可参照ICH Q9的原则和模式对药品质量风险进行管理。2023年1月18日，ICH正式通过了Q9（R1）《质量风险管理》修订版终稿。

我国《药品生产质量管理规范（2010年修订）》包括了质量风险管理的内容，明确规定了对质量风险管理的要求。近年来，国家进一步完善了对药品质量风险管理的举措，更新出台了一系列规章制度，规范对药品质量风险管理的要求和实施。如《中华人民共和国药品管理法》《药品生产监督管理办法》《药品注册管理办法》《药品上市后变更管理办法》《药物警戒质量管理规范》等，都引入了风险管理的概念和要求，增加了对药品上市许可持有人、药品上市前注册/药品上市后变更及药物警戒方面的风险管理的内容。

质量风险管理的理念，即根据药品质量的风险特别是对患者的风险程度，科学合理地安排资源，提高管理水平和增强制药行业的社会效益。风险管理强调的是前瞻性的预防行为以及针对产生的危害找出可以避免或者移除风险的方法，从而保证决策的适当性与有效性，避免盲目性。全球制药行业对药品生产质量管理及药品上市后的管理都将基于风险管理的原则。风险管理的理念和模式越来越多地用于对制药行业和药品的监管活动中。

本章将通过一些质量事件案例及质量风险管理（评估）的案例，简述质量风险管理的原则、工具和在口服固体制剂方面的应用。关于药品质量风险管理方面更详细内容，可参见本丛书《质量管理体系》分册中的“质量风险管理”章节。

技术要求

ICH Q9（R1）中关于质量风险管理（quality risk management, QRM）的定义为：“在整个产品生命周期中评估、控制、沟通和回顾药品（医疗产品）质量风险的系统化过程”。风险由以下两个关键因素构成：

- 危害发生的可能性。
- 危害发生的严重性。

有效地管理风险就是对上述两个因素的控制。质量风险管理的两个基本原则为：

- 应该基于科学知识和经验对质量风险进行评估，并最终以保护患者为落脚点。
- 质量风险管理过程的投入、风险管理的形式及形成的文件应与风险级别相适应。

需要强调的是，恰当运用质量风险管理可以促进遵守相关药政法规要求的责任，但这并不能取代相关药政法规所明确的要求。

2.1 质量风险管理的模式

质量风险管理指的是对贯穿于药品生产周期中的风险进行评估、控制、沟通及回顾的系统过程。图 2-1 介绍了比较典型的质量风险管理模式，也可以使用其他的管理模式。虽然流程中各部分侧重点会因具体情况有所不同，但一个稳定的程序应合理地考虑所有与具体风险在细节上对等的因素。

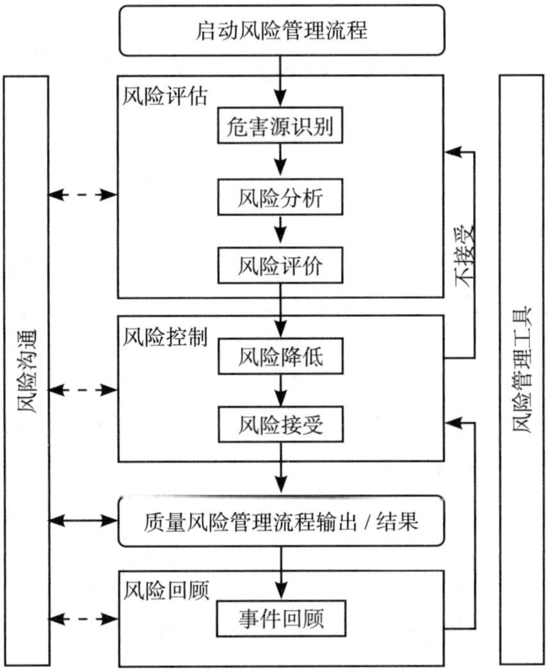

图 2-1　典型的质量风险管理模式

注：虚线的沟通是可选的；实线的沟通是必需的

风险管理活动通常需要多学科、多部门的团队参与。其中应当包括这些领域的专家（例如：质量部门、商业开发、工程、药政、生产运行、销售和市场、法律和临床）及精通质量风险管理过程的人员。作为决策者，应负责协调组织各职能部门的质量风险管理，确保适当的资源，并统筹质量风险管理。

质量风险管理模式包括如下内容：

A. 风险管理流程，是将质量管理政策、程序和实践系统地应用于评估、控制、沟通和回顾风险的任务。

B. 风险评估，是指在一个风险管理过程中，对支持风险决策的资料进行组织的系统过程。它包含风险的确定以及对风险的分析和评价。在风险评估时，以下 3 个基本问题是非常关键的：

- 什么可能会出错?
- 会出错的可能性（概率）是什么?
- 结果（严重性）是什么?

C. 危害源识别，是指依据风险疑问或问题描述，系统地运用信息来识别危害源。信息可包括历史数据、理论分析、专业观点和利益相关方的关注点等。危害源识别关注“什么可能出错”，包括识别可能的后果，为后续的质量风险管理过程奠定基础。

D. 风险分析，是对风险所关联已经辨识了的危险因素进行估计，对发生事件可能性及危害严重性进行定量或定性过程。

E. 风险评价，是使用定量或定性的方法将估计的风险与给定的风险标准进行比较，以确定风险的严重性。

F. 风险控制，是指执行风险管理决定的措施，包括做出的降低和（或）接受风险的决定。风险控制的目的是降低风险到一个可接受的水平。

G. 风险降低，是为降低危害发生的频率和严重性所采取的行动。

H. 风险接受，是指接受风险的决定。这可以是一个接受剩余风险的正式决定或者是当剩余风险不具体时的被动接受。

I. 风险沟通，是在决策者和其他人员之间分享有关风险和风险管理的信息。各方之间可以在风险管理各阶段进行沟通。

J. 风险回顾，是根据风险相关的新的知识和经验，对风险管理过程的结果进行回顾或监控。回顾频率应该取决于风险水平，风险回顾可能包括对风险接受决策重新考虑。

在进行有效的风险评估时，数据收集很重要，这决定了评估结果的质量。风险评估的结果可以是对风险的定量估计，也可以是对风险范围的定性描述。

关于质量风险管理的流程和步骤说明，详见本丛书《质量管理体系》分册中的“质量风险管理”章节。

要点备忘

GMP 第十三条规定：“质量风险管理是在整个产品生命周期中采用前瞻或回顾的方式，对质量风险进行评估、控制、沟通、审核的系统过程”。这就说明，质量风险管理强调的是在整个产品生命周期中采取前瞻性的预防行为以及对发现问题根本原因的调查和持续改进，使风险降低到可接受的程度。产品质量风险主要表现在以下两个方面：

- 固有风险：这是药品与生俱来的，包括质量标准的风险和不良反应的风险。药品的固有风险是内在的，不能完全消除，但可以通过风险控制措施来控制、降低风险。
- 管理风险：这是在对产品生命周期中因管理原因而产生的药品质量潜在风险。该风险主要来自于硬件（例如：厂房、设施、设备及生产环境等）、软件（例如：SOP、质量标准、程序文件及记录等）和人员。

在实施质量风险管理（评估）时，应该注意以下要点：

● 风险评估是用于评价确保法规符合和优化结果的能力，而不是为了取代法规要求所做的决定，也不能通过风险评估及采取相应的措施来回避法规的要求。

● 风险管理应与质量管理体系有机结合，起到合理协调工作，分配有限资源的目的。质量风险管理更强调的是采取前瞻性的方式对可能存在的风险进行管理，使风险降低到可接受的程度，而不仅仅限于对出现了问题、偏差才开展风险管理（风险评估）活动。

● 质量风险管理贯穿于产品生命周期的整个过程，应从设计开始与 GMP 一起对产品质量进行控制。

● 风险是与产品或生产过程共存的。风险只有被识别、评估，并考虑到进一步的缓解风险和风险沟通后才能被有效管理。

● 风险评估必须基于科学和特定的专业知识，最终目的是为了保护患者的利益。风险评估是基于对基础科学、适用法规和风险所涉及的相关工艺过程的深刻理解进行的。

● 有效的风险管理还需要分析企业业务流程、充分了解风险可能造成的潜在影响、确定风险评估结果的责任归属。

● 风险评估必须考虑不良事件的可能性和严重性。

● 并非所有问题都需要使用正式的风险管理流程，复杂性较小和较低潜在风险的区域（根据实践经验的评估）也可以使用非正式的风险管理流程。

● 实施风险评估的管理流程的文件记录水平应与风险水平相适应。

● 质量风险管理的目的是将风险降至可接受水平，该水平应该与所涉及的产品性质相当。由于风险只能被降低而无法被彻底消除，应制定残存风险的可接受水平的标准（如可行可预先定义），该标准经本企业管理层认可后应持续运用。

● 质量风险管理活动结果应该以风险评估报告或书面形式进行记录，以书面形式证明已正确评估了风险，所有残存风险已经降至可接受水平。

● 质量风险管理（评估）可以通过建立台账或其他管理系统，以便定期对质量风险管理（评估）进行回顾，对质量风险管理（评估）活动进行更新。

2.2 口服固体制剂的质量风险特点及预防

对口服固体制剂进行质量风险管理，就应该了解口服固体制剂的共性和特点。口服固体制剂（包括片剂、胶囊剂、吸入剂、颗粒剂等）产品的品种、规格多，用到的原料、辅料、包装材料及容器种类多；相同剂型的产品通常都在同一个生产车间内采用共用的生产设施、设备及容器进行生产操作；有些口服固体制剂产品的生产规模较大，物料的接收、称量、分配、输送及操作比较繁忙，人流、物流的交叉频繁及粉尘较大等。基于这些情况和特点，对口服固体制剂的质量风险管理及预防措施主要针对、但不限于以下 9 个方面：

● 为了防止口服固体制剂产品生产用物料混淆及差错的风险发生，企业应该对其进行质量风险管理，识别出危害源和风险发生的环节，并采取相应的措施以降低风险发生的可能性，提高风险的可识别性。在这种情况下，除了严格按照 GMP 的要求在生产过程中对物料进行管理，包括物料的批号、状态、称量、分配、投料及物料平衡等过程外，可以考虑采用计算机物料管理系统对物料从接收到投料的整个过程进行控制，尽可能避免在传统物料管理方式中出现的混淆或差错的风险。一些计算机管理系统能够按照批准的工艺规程和处方的要求选择和控制合适的物料，包括状态、批号、称量、投料等步骤，并通过扫码进行核对和确认。

● 口服固体制剂的不同产品通常都在同一个生产车间内采用共用的生产设施、设备及容器进行生产，这种情况容易产生不同产品之间的交叉污染。企业应该对这种共线生产的状况进行前瞻性的风险管理，包括危害源识别、风险分析、风险评估，确认这些共用生产设施、设备及容器对产品造成交叉污染的风险等级，从而采取应对措施避免风险或降低风险等级至可接受的程度。应该考虑尽可能采用封闭式的、管道化的物料输送方式、连续性工序设计的生产线，避免物料和产品与人员的过多接触及暴露于空间的机会，尽可能避免人员、不同产品及异物造成的污染。也可以采取阶段性生产的方式减少不同产品之间交叉生产的频率，即根据药品的适应证或活性成分，将相似、相近的产品安排共线生产，将交叉污染的风险降低到安全的水平。需要注意的是，对于 GMP 法规中明确要求采用独立的和专用生产设施和设备生产的产品，则不应该通过风险管理（风险评估）活动达到共线生产的目的。

● 口服固体制剂不同产品的生产在同一个车间内进行，操作人员及物料通常需要经过公共走道或区域进出不同产品的操作区域（操作间），从而携带了不同产品的粉尘。为了避免由此产生的交叉污染，可以考虑在相同洁净级别但不同产品的操作区域（操作间）设置人流、物流通道，设置气流控制设施，设置缓冲间、更换该区域专用工作服及其他有效的控制措施来降低进出不同产品操作区域（操作间）而产生不同产品之间交叉污染的风险。

● 对于高危险性或高活性的成分，可以考虑在全密闭系统，如隔离装置（手套箱）中进行操作。

• 有些口服固体制剂产品生产规模较大、工艺流程较长、操作步骤较多，这些情况容易产生物料混淆或操作差错的风险。企业应该通过质量风险管理进行前瞻性的风险管理，识别、分析及评估其混淆或差错的风险，从而采取应对措施降低这些混淆或差错的风险。生产操作流程应该设计流畅，应尽可能按照工艺流程方向布置，防止原料、中间体和半成品在进入下道工序时的路径出现交叉和迂回，造成差错或混淆。

• 就生产过程而言，大部分的差错或混淆都发生在工序之间的衔接过程。因此，各工序之间的传递要及时、迅速，避免物料、中间体和半成品在某一工序特别是在工序和工序之间的衔接处滞留时间过长，防止差错和混淆。

• 应该配置与生产规模相适应的、宽敞整洁的生产区域。生产过程中物料、中间体和半成品的存放应设有专门的区域，有专人管理。在这些生产区域设置门禁系统，避免非生产人员擅自进入，这也是避免人为差错和混淆的有效措施。

• 标识要明确，生产区域、设备、容器、物料及产品等都要用到识别标识和状态标识来标明它们的用途和所处的状态，以便正确识别并指导使用，防止差错和混淆。应该制订标识 / 标签管理程序来规范标识 / 标签的格式、内容、颜色及正确使用。生产区域（操作间）、生产设备及容器应有能够指明正在加工的产品或物料、批号及数量等的状态标志。

• 另外，企业也可以采用其他辅助的管理方法来降低共线生产所产生的风险。如精益（lean）管理中的 5S 管理：

  ○ 整理分类（sort）：按照标准区分开必要的和不必要的物品，对不必要的物品进行处理。

  ○ 整顿放置（set in order）：必要的物品按需要量、分门别类、定置管理，并摆放整齐，加以标识。

  ○ 清扫（shine）：清除工作场所脏污（灰尘、污垢、异物等），并防止脏污的再次发生，点检并保持工作场所干净亮丽。

  ○ 标准化（standardize）：将整理分类、整顿放置和清扫的活动制度化、规范化，并贯彻执行及维持。

  ○ 持续性（sustain）：人人按照规定和制度行事，养成良好的习惯，培养积极进取的精神。

实施指导

质量风险管理可以应用于从产品初期的研发阶段、临床前的安全评估、临床阶段有效性评估、上市阶段的申报审批、产品生产全过程、产品销售阶段直至产品上市后安全性研究等的整个生命周期的评价过程中。质量风险管理要建立在对产品、工艺、质量及其影响因素的深刻了解的基础上，要建立在质量源于设计的理念上。生产企业应该通过质量风险评估来避免出现产品设计中参数控制不足的高风险，产品申报中安全性、有效性数据不足的高风险，生产中工艺参数不明确或无控制的高风险，数据分析方法中的高风险及计算机系统的设计、验证和技术转移中的高风险发生。在符合法规要求的同时适合企业需求的质量风险管理程序是实现有效、高效生产操作的有利工具。质量风险管理的应用，使得在控制、交流与回顾的系统过程中具有前瞻性，能更好地理解决策制定过程。因此，为了确保质量风险管理的成功应用，必须建立适合本企业的质量风险管理程序。

2.3 质量风险管理在口服固体制剂中的应用

口服固体制剂的质量风险管理应用除了应该包括前面提到的质量风险方面外，也应该包括药品生产及质量管理的整个过程。具体如下：

- 质量管理体系，包括 GMP 文件的需求、培训的效果及可行性、产品质量缺陷评估、产品质量回顾、偏差管理及持续改进、变更控制、质量投诉、产品召回、数据可靠性、管理评审、内审频率及范围的制定。
- 生产过程，如工艺技术分析、工艺验证、环境监控、中控取样、中间体 / 半成品放置时限，生产 / 包装线、产品回收 / 返工、测试、报告和趋势分析。
- 包装、标签及说明书的管理（如包装容器、包装方式的选择，标签、说明书的控制）。
- 实验室管理，包括对照品 / 标准品管理、分析方法验证 / 确认、OOS 管理及稳定性考察。
- 物料管理，包括供应商资格、供应商审计频率及范围、供应商质量协议、物料储存环境、运输条件、物料变更 / 物料供应商变更、物料复验期 / 有效期、物料称量及分配。
- 仪器设备的校验、确认和验证活动的频率、范围及程度。
- 厂房、设施、设备及空调系统、水系统的管理（如厂房设施设计、清洁、卫生、环境控制 / 取样、预防性维修及计算机系统）。
- 污染及交叉污染，包括共线生产设施 / 设备 / 容器及清洁、物料取样间及取样过程、洁净区域更衣。

- 上市许可持有人委托生产活动。
- 药品上市前注册 / 上市后注册变更。
- 药物警戒及不良反应。

实例分析

需要说明的是，下列案例是一些企业实际发生的质量风险管理活动，不一定就是最佳方案和实践，更不是实施标准。这些案例只是为了提供一种风险评估的思路和方法作为参考，风险管理和评估水平应该通过不断的实践、积累经验来完善。

实例 1：正式评估工具（FMEA）质量风险评估报告

包装线质量风险评估——泡罩包装线

背景：由于部分产品的质量事件，包括投诉和包装偏差发生在工厂已有的包装线上，因此有必要对新购入的泡罩包装线进行前瞻性的风险评估，识别潜在风险，采取措施减少和降低风险。在风险评估中，要考虑所有影响质量的方面，如人力、设备、环境、方法和材料。回顾和评估历史投诉和偏差，制定纠正措施，包括实施时间表和分配的职责。

步骤：工厂之前已经完成了已有包装线的风险评估，确定了以下输入的潜在失效模式：人力、设备、环境、方法和材料。每个潜在故障模式都被分配一个潜在故障模式效应（表 2–1），相对于对患者安全有潜在影响或不符合监管要求的关键缺陷、主要缺陷和次要缺陷。

表 2–1 故障模式影响（FMEA）的严重性

严重性	评分	说明
高	40	对患者安全有潜在影响或不符合法规要求的关键质量问题 例如：产品混淆、产品直接污染、泄漏、印刷错误、印刷损失、超出注册规格（限制）
中	20	对质量有影响 例如：片剂缺失、标签缺失、成分缺失、片剂缺陷、间接产品污染、检测无效、超出内部限制、印刷不完整（模糊、部分缺失）、异物
低	10	轻微缺陷，但与患者安全和监管要求无关 例如：磨损标签、外观缺陷、过多的次品

根据质量事件的根本原因确定过程中使用的分类，为每个潜在故障模式分配潜在原因。表 2–2 是根据系统中的质量事件调查。

表 2-2 故障模式的潜在原因

可能的根本原因选择列表	说明
设备设计	包括仪器
设备 / 仪器差错	N/A
设施差错	N/A
人为差错—与员工有关	包括个人因素（例如：体力、态度、注意力、疲劳、药物等）
人为差错—监管 / 沟通	包括工作环境或布局问题（例如：清场缺失、计算机问题不能线上查看 SOP）
程序不充分	包括不充分的书面说明（例如：不明确的 SOP、作业指导书、测试方法 / 标准等）
培训不充分	培训不足（例如需要额外培训或再培训）
生产程序差错	包括所有与流程相关的错误
物料差错	包括所有的物料差错
与供应商有关的问题	包括第三方生产商，供应商错误
未确定的	N/A
公共设施 / 系统差错	N/A

根据潜在原因，确定了每个潜在故障模式的发生可能性排名（表 2-3）。回顾过去 3 年发生在该类包装线上的质量事件，包括投诉及偏差等（在此案例中，省略了质量事件清单），为质量事件发生可能性排名提供了依据。

表 2-3 基于潜在原因的故障模式的发生可能性

发生可能性	评分	说明
高	4	质量事件每年平均≥ 2 起，且呈逐年上升趋势
中	3	平均≥ 2 起，且呈逐年下降趋势或 1 起≤平均＜ 2 起，且呈逐年上升趋势； 潜在故障：包装过程或更复杂系统中频繁执行活动的人为错误
低	2	1 起≤平均＜ 2 起，且呈逐年下降趋势或 0 起≤平均＜ 1 起，且呈逐年上升趋势； 潜在故障：供应商问题，程序不充分，人为错误的生产线转换、安装、放行、维护或不太频繁的活动或不太复杂的系统
罕见	1	0 起≤平均＜ 1 起，且呈逐年下降趋势； 潜在故障：物料错误，设备 / 仪器错误，取样系统

识别了工厂现有的控制和程序，这些控制和程序可以防止潜在的原因或潜在的失效模式。基于当前控制的检测等级，表 2-4 列出了每种潜在失效模式的检测等级，表明在药品受到影响之前可能识别出潜在失效模式。

表 2-4 通过目前的控制程序检测故障模式

可识别性	评分	说明
高	0.2	具有合格的自动检测系统； 100% 用自动检测系统进行核对且无进一步干预； 100% 手动复核
中	0.6	手动检测，抽样核对
低	1	未使用检测系统

计算每种潜在故障模式的风险优先级数（RPN）。

严重性 × 发生可能性 × 可识别性 = 风险优先级号

通过使用 RPN（图 2-2），潜在的故障模式被划分为具有高、中或低过程风险。通过本报告，质量部门将收到预期高风险的通知。

关键	
≤ 27	低水平的过程风险
28~53	中等水平的过程风险
≥ 54	高水平的过程风险

可识别性：			0.2
发生可能性 \ 严重性	10	20	40
1	2	4	8
2	4	8	16
3	6	12	24
4	8	16	32

可识别性：			0.6
发生可能性 \ 严重性	10	20	40
1	6	12	24
2	12	24	48
3	18	36	72
4	24	48	96

可识别性			1
发生可能性 \ 严重性	10	20	40
1	10	20	40
2	20	40	80
3	30	60	120
4	40	80	160

图 2-2 潜在失效模式的风险优先级编号分类

以下人员（表 2-5）参与了风险评估排名过程。

表 2-5 风险评估参与者

参与者	职位	参与者	职位
××	生产经理	××	质量经理
××	产品 QA 经理	××	产品 QA 经理
××	生产包装经理	××	维修工程师
××	生产部产品经理	××	生产技术部包装经理
××	生产部产品经理	××	质量总监

结果：该包装线的风险评估完成了，完整的风险评估见附件。

风险评估中总共列出了 96 种可能的失效模式（表 2-6）。其中，可能失效模式导致高风险的为 0，可能失效模式导致中风险的为 0，可能失效模式导致低风险的有 96 种。

表 2-6 风险评估摘要

高风险	中风险	低风险	总共
0	0	96	96

该包装线没有发生相关偏差，产品混淆和纸箱外观缺陷的潜在失效也没有被列为高和中。但作为包装线之一，该包装线也需要采取措施来防止产品混淆和纸箱外观缺陷的问题。纸箱上印刷信息缺失的问题，还是采用了照相系统来检测存在的问题，并制定了相应的行动、职责和目标完成日期。所有的纠正和预防措施（CAPA）都将输入相关计算机系统以跟踪实施和进度。可能的失效模式导致的行动目录见表 2-7。

表 2-7 可能的失效模式导致的行动目录

<table>
<tr><th>潜在的失效模式</th><th>潜在的失效影响</th><th>RPN</th><th>风险</th><th>行动</th><th>责任人</th><th>到期日</th><th>跟踪号</th></tr>
<tr><td>收到错批的说明书</td><td>产品混淆</td><td>24</td><td>低</td><td rowspan="2">A. 采用说明书分段输送系统，减少说明书混淆的可能性
B. IT 部门将评估是否有可能对单盒实施条形码控制</td><td rowspan="2">××</td><td rowspan="2">×年×月×日</td><td rowspan="2">PR435877</td></tr>
<tr><td>收到错批的单盒</td><td>产品混淆</td><td>24</td><td>低</td></tr>
<tr><td>吊杆损坏单盒</td><td>外观缺陷</td><td>10</td><td>低</td><td rowspan="2">A. 将开槽孔修改为圆孔，以固定推进器的位置
B. 使用整个框架而不是 4 个导向板</td><td rowspan="2">××</td><td rowspan="2">×年×月×日</td><td rowspan="2">PR418358</td></tr>
<tr><td>推进器损坏单盒</td><td>外观缺陷</td><td>10</td><td>低</td></tr>
<tr><td>钢字上面有异物</td><td>无印字</td><td>20</td><td>低</td><td>采用照相系统进行钢字检测</td><td>××</td><td>×年×月×日</td><td>PR440960</td></tr>
</table>

结论和建议：本文件旨在通过风险评估、趋势原因和（或）监控工艺变量，以确保工艺在商业生产期间保持在适当的控制状态。这些措施可以在以后有足够的数据和理由时加以修改。

制造部产品经理和 QA 产品经理将负责定期审查这些措施，以确认纠正措施已部署并有效。

附件 包装线1#风险评估

包装线	泡罩包装线							作者：×××					
责任人	×××							日期：×年×月×日 版本：01					
单元操作	因素	工艺步骤	潜在的失败模式	潜在的失败影响	严重性#	失败原因	发生可能性#	目前的控制	可识别性#	RPN	采取的行动	责任人	行动记录编号/完成日期
		调查的工艺步骤是什么	何种出错会发生	影响是什么		什么原因导致出错		现有的控制和程序（检查和测试）是什么，可以防止原因或故障模式					
泡罩	人力	更衣	穿戴不当，如未戴口罩或手套	间接污染产品	20	人为差错－员工相关（其他）	1	生产主管检查； QA检查员检查	0.6	12			
		散装片接收	接收错误的散装片或错误批号的散装片	产品混淆	40	人为差错－员工相关（其他）	1	计算机物料管理系统对照系统报告检查每个容器的产品及批号；操作人员检查生产指令	0.2	8			
		铝箔接收	接收错误的铝箔	产品混淆	40	人为差错－员工相关（其他）	1	操作员核对订单； 包装线上的传感器扫描铝箔上的条形码，如果铝箔错误则报警	0.2	8			
			接收错误批号的铝箔	产品混淆	40	人为差错－员工相关（其他）	1	操作人员对照生产指令检查批号	0.6	24			
		PVDC接收	接收错误批号的PVDC	产品混淆	40	人为差错－员工相关（其他）	1	操作人员对照生产指令检查批号	0.6	24			

续表

泡罩	人力	生产 / 失效期设定	不正确日期的设定	不正确的日期	40	人为差错 – 员工相关（其他）	2	生产主管和质量检验员在包装开始前进行双重检查	0.2	16			
		密封温度设置	不正确温度的设定	泡罩泄漏	40	人为差错 – 员工相关（其他）	1	操作人员在包装开始前进行泄漏测试； 按照包装指令调节正确的量程，线长再次检查实际温度	0.2	8			
		包装线速度设置	不正确的包装线速度设置	泡罩泄漏	40	人为差错 – 员工相关（其他）	1	操作人员在包装开始前进行泄漏测试； 按照包装指令调节正确的量程，线长再次检查实际速度	0.2	8			
		铝箔条形码设置	不正确的数字输入	铝箔被剔除	10	人为差错 – 员工相关（其他）	1	操作员在包装批记录上记录铝箔条形码数字，由生产主管和 QA 检查员核对	0.2	2			
		设备维护	与产品直接接触的备件维修后损坏，并用于后续包装	产生异物	20	人为差错 – 员工相关（其他）	2	操作人员在开始每批包装前检查与产品直接接触的备件的完整性	0.6	24			
			与产品直接接触的备件维修后仍潮湿，在后续包装中使用	外观缺陷	10	人为差错 – 员工相关（其他）	1	备件维护后，操作人员必须对备件进行清洁，并将其干燥。 操作人员在开始包装前检查片剂质量，包装过程中每 3 小时检查一次	0.6	6			

续表

泡罩	人力	设备维护	关掉检测系统，维修后未重启	缺片	20	人为差错－员工相关（其他）	1	只有电气工程师有权限关闭条码传感器； 操作人员在开始批包装前进行挑战测试，每3小时一次； QA检查员对每个班次进行挑战测试	0.6	12			
			关闭铝箔条形码确认传感器，维修后未开机	产品混淆	40	人为差错－员工相关（其他）	1	只有电气工程师有权限关闭条码传感器； 操作人员在开始批包装前进行挑战测试，每3小时一次； QA检查员对每个班次进行挑战测试	0.6	24			
		清场/清洁	频率超过验证频率，不能保证零件被彻底清洗	间接污染产品	20	人为差错－员工相关（其他）	1	生产批记录/SOP上规定了清洗频率； 线长/生产主管检查该频率	0.2	4			
			污垢保持时间超过验证时间，不能保证零件完全清洁	间接污染产品	20	人为差错－员工相关（其他）	1	SOP/清洁记录表规定了污垢保持时间；线长/生产主管检查保持时间	0.2	4			
			未完全清除上一批的药片或泡罩	产品混淆	40	人为差错－员工相关（其他）	1	SOP规定了清场/清洗程序； 生产主管和QA检验员在包装开始前进行检查	0.2	8			
	设备	泡腔形成	压缩空气弱或成型工具脏（外部）	外观缺陷	10	设备差错	1	线长、生产主管和QA检验员在包装开始前进行检查； 操作员每3小时进行一次产品完整性检查，QA每班进行一次检查	0.6	6			

续表

泡罩	设备	泡腔形成	脏模具（内部）	产生异物	20	设备差错	1	操作员每3小时进行吸塑完整性检查，QA检查员每班进行检查	0.6	12			
		落片	送料器故障导致空泡或部分空泡	缺片	20	设备差错	1	泡罩片通过机器上的照相系统，空的/部分空的泡罩会被自动剔除	0.2	4			
			送料器故障，造成片剂表面轻微划伤	外观缺陷	10	设备差错	1	操作员每3小时进行一次产品完整性检查，QA每班进行一次检查	0.6	6			
		包装线速度控制	机器速度漂移超出可接受的上限范围	泡罩泄漏	40	仪器差误	1	操作员每半小时做一次泄漏测试； QA每班做泄漏测试	0.6	24			
			机器速度漂移超出可接受的下限范围	外观缺陷	10	仪器误差	1	操作员每3小时检查一次外观； QA每班检查外观	0.6	6			
		密封温度控制	温度漂移超出可接受的上限范围	外观缺陷	10	仪器误差	1	操作员每3小时做一次外观检查； QA对每个班次进行外观检查	0.6	6			
			温度漂移超出可接受的下限范围	泡罩泄漏	40	仪器误差	1	操作员每半小时做一次泄漏测试； QA每班做泄漏测试	0.6	24			
		密封工具	脏的工具	泡罩泄漏	40	设备误差	1	操作人员在开始批前和每半小时进行一次泄漏测试	0.6	24			

续表

泡罩	设备	密封工具	脏的工具	泡罩外观缺陷	10	设备误差	1	在开始批次前，操作员取样并由生产主管、QA进行双重检查； 操作员每3小时进行一次产品完整性检查，QA每班进行一次检查	0.6	6			
			工具表面损坏	泡罩泄漏	40	设备误差	1	操作人员在开始批前和每半小时进行一次泄漏测试	0.6	24			
				泡罩外观缺陷	10	设备误差	1	在开始批次前，操作员取样并由生产主管、QA进行双重检查； 操作员每3小时进行一次产品完整性检查，QA每班进行一次检查	0.6	6			
		泡罩冲压	冲压机故障导致泡罩切割错误	泡罩泄漏	40	设备误差	1	操作人员在开始批前和每半小时进行一次泄漏测试	0.6	24			
				泡罩外观缺陷	10	设备误差	1	操作人员抽样检查，并由生产主管和QA进行复核； 操作员每3小时进行一次产品完整性检查，QA每班进行一次检查	0.6	6			
		生产/失效期压制	一些钢字松动	钢字模糊	20	设备误差	1	操作员每3小时进行一次产品完整性检查，QA每班进行一次检查	0.6	12			

续表

泡罩	设备	机械手转移或剔除	当更换 PVDC 或铝箔时，不能剔除有红色粘贴带的泡罩	泡罩泄漏 / 外观缺陷	40	设备误差	1	操作员确认是否所有红色接头的泡罩都被剔除了，并将结果记录在生产批记录上，由线长进行再次检查	0.2	8			
			不能剔除空泡罩或部分空泡罩	片子缺失	20	设备误差	1	单盒通过包装线上的检验秤，空 / 部分空泡的单盒将被剔除	1	20			
	物料	散装片	片子太厚，堵塞给料槽	片子缺失	20	原料差错	1	泡罩产品通过机器上的照相系统，空的 / 部分空的泡罩会被自动剔除	0.2	4			
			片子破损（>70%）	片子缺陷	20	原料差错	1	没有剔除系统被使用	1	20			
			片子破损（<70%）	片子缺陷	20	原料差错	1	泡罩产品通过机器上的照相系统，空的 / 部分空的泡罩会被自动拒绝	0.2	4			
		铝箔	铝箔混淆	产品混淆	40	原料差错	1	在线条码系统检测	0.2	8			
			混有红色拼接胶带（供应商原因）	泡罩泄漏 / 外观缺陷	40	原料差错	1	机器上的传感器检测红色拼接带并剔除有红色拼接的铝箔。 操作员确认带有红色拼接的铝箔被拒绝	0.2	8			
		PVDC	混有红色拼接胶带	泡罩泄漏 / 外观缺陷	40	原料差错	1	机器上的传感器检测红色拼接带并剔除有红色拼接带的铝箔。 操作员确认红色拼接的铝箔被剔除	0.2	8			

续表

泡罩	方法	泄露测试	压缩空气压力或测试时间超出范围	无效检测	20	仪器误差	1	控制仪表每年校正一次	0.6	12			
			测试仪器校验过期	无效检测	20	人为差错－员工相关（其他）	1	工程师根据校验表检查校验情况	0.6	12			
		目检	样片不正确	无效检测	20	人为差错－员工相关（其他）	1	测试样本在使用时被双重检查	0.2	4			
		不合格泡罩片剥除并重新包装	拆泡罩时片子破损	片子缺陷	20	人为差错－员工相关（其他）	1	照相系统会检测并剔除它	0.2	4			
	环境	操作间温湿度	温湿度超标	超出内控范围	20	设施差错	1	计算机系统监控房间温度 / 湿度，如果超出范围将报警	0.2	4			
进单盒	人力	说明书接收	收到错误的说明书	产品混淆	40	人为差错－员工相关（其他）	1	机器上的传感器扫描说明书上的条形码，如果错误，说明书将被拒绝	0.2	8			

续表

进单盒	人力	说明书接收	收到错误批号的说明书	产品混淆	40	人为差错 – 员工相关（其他）	1	操作员 / 线长对照生产指令检查批号	0.6	24	采用包装材料分段输送系统，减少包材混淆的可能性； IT 将评估是否有可能对包材实施条形码控制	×××	PR435877/-------
		单盒接收	收到错误的单盒	产品混淆	40	人为差错 – 员工相关（其他）	1	机器上的传感器扫描单盒上的条形码，如果单盒上的条码错误，单盒将被拒绝	0.2	8			
			收到错误批号的单盒	产品混淆	40	人为差错 – 员工相关（其他）	1	操作员 / 线长对照生产指令检查批号	0.6	24	采用包装材料分段输送系统，减少包材混淆的可能性； IT 将评估是否有可能对包材实施条形码控制	×××	PR435877/--------
		包装线速度设置	包装线速度超过验证范围	超出内控范围	40	人为差错 – 员工相关（其他）	1	生产原始记录规定了速率；操作人员核对	0.2	8			

续表

进单盒	人力	生产/失效期设置	不正确的日期设定	不正确的日期	40	人为差错－员工相关（其他）	1	包装开始前，操作人员取样，由生产主管和QA检验员检查	0.2	8			
		说明书或单盒条形码输入	不正确的条形码数码输入	说明书或单盒被剔除	40	人为差错－员工相关（其他）	1	操作人员根据条码清单核对号码，并在包装批记录上记录条码号码，并由生产主管、QA进行双重检查； 操作员每3小时测试一次条码检测系统。生产主管和QA检验员在开始批前进行双重检查	0.2	8			
		设备维护	误关闭说明书或单盒条码传感器，维修后未打开	产品混淆	40	人为差错－员工相关（其他）	1	操作员在开始包装批次前和包装过程中每3小时对条形码传感器进行挑战测试； QA对每个班次进行挑战测试； 只有电气工程师有权限关闭条码传感器	0.6	24			
		清场/清洁	没有完全清除上一批的片子或印刷单盒	产品混淆	40	人为差错－员工相关（其他）	1	SOP规定清场/清洗程序； 在包装开始前，生产主管和QA检验员将根据检查表进行检查	0.2	8			

续表

进单盒	设备	说明书送料机	送料机故障导致说明书堵塞	说明书缺失	20	设备差错	1	机器上的传感器确认说明书，如果没有说明书，产品将不会被推入单盒	0.2	4			
		单盒展开	单盒没有正确打开，导致说明书弯曲	外观缺陷	10	设备差错	1	操作员每3小时进行一次产品完整性检查	0.6	6			
		把带说明书的泡罩片塞进单盒	没有把带说明书的泡罩片推进单盒	说明书和泡罩片缺失	20	设备差错	1	传感器将确认泡罩片，如果没有泡罩片在单盒里，它将被剔除； 操作员每3小时进行一次产品完整性检查	0.6	12			
		单盒关闭	单盒不能正确关闭	外观缺陷	10	设备差错	1	操作员每3小时进行一次产品完整性检查	0.6	6			
		单盒传送	单盒在机器上划伤或部分损坏（随机）	外观缺陷	10	设备差错	1	操作员每3小时进行一次产品完整性检查	1	10			
			单盒在机器上划伤或部分损坏（连续）	外观缺陷	10	设备差错	1	操作员每3小时进行一次产品完整性检查	0.6	6			
		生产/失效期压制	钢字被异物覆盖	没有钢字信息	20	设备差错	1	操作人员在批包装前检查钢字信息，每3小时检查印字是否清晰和正确	1	20	采用照相系统进行检测	×××	PR440960/------

续表

进单盒	设备	生产/失效期压制	钢字松动	印字模糊	40	设备差错	1	操作人员在开始包装批次前，检查10盒标签上的印字信息是否清晰和正确； 当批量生产完成时，应检查最后两个收缩包，包装批记录中的记录应注明“批量完成”	0.2	8			
	物料	说明书	与不同的说明书混淆	产品混淆	40	包材差错	1	在线条形码检查	0.2	8			
			不正确的折叠导致送料机卡住	说明书缺失	20	包材差错	1	机器上的传感器确认说明书，如果没有说明书，产品将被拒绝	0.2	4			
		单盒	与不同的单盒混淆	产品混淆	40	包材差错	1	在线条形码检查	0.2	8			
	方法	条形码系统检测	测试样品不正确	无效检测	20	方法差错	1	操作人员按照SOP制作样品； 操作人员在开始包装批次前测试检测传感器，生产主管和QA检验员每3小时进行一次复核	0.6	12			
		空盒剔除检测	测试样品不正确	无效检测	20	方法差错	1	操作人员按照SOP制作样品； 操作人员在开始包装批次前测试检测传感器，生产主管和QA检验员每3小时进行一次复核	0.6	12			

续表

进单盒	方法	说明书缺失剔除系统	测试样品不正确	无效检测	20	方法差错	1	操作人员按照SOP制作样品； 操作人员在开始包装批次前测试检测传感器，生产主管和QA检验员每3小时进行一次复核	0.6	12			
		重量核对系统	测试样品不正确	无效检测	20	人为差错－员工相关（其他）	1	标准样品在使用前经过操作员和QA的双重检查	0.6	12			
			重量范围不适当	组分缺失	20	人为差错－员工相关（其他）	1	SOP规定如何设置重量范围； QA按照SOP设置重量范围	0.6	12			
	环境	N/A	N/A	N/A		N/A		N/A		0			
热缩膜	人力	收缩膜接收	收到错误的收缩膜/错误批号的收缩膜	外观缺陷	10	人为差错－员工相关（其他）	1	操作人员对照生产指令检查批号；操作人员发现收缩膜错误可以立即停用	0.6	6			
		切膜温度设定	不正确的温度设置导致膜破损	外观缺陷	10	人为差错－员工相关（其他）	1	操作人员发现收缩膜错误立即停用	0.6	6			
		收缩膜加热温度	不正确的温度设置导致膜过紧或过松	外观缺陷	10	人为差错－员工相关（其他）	1	操作人员发现收缩膜错误立即停用	0.6	6			
	设备	收缩膜设备	推进器把单盒弄坏	外观缺陷	10	设备差错	1	操作人员每3小时检查； QA每班检查	0.6	6			

续表

热缩膜	设备	收缩膜切割温度控制	温度从设定范围漂移导致膜破损	外观缺陷	10	设备差错	1	操作人员每3小时检查；QA每班检查	0.6	6		
		收缩膜加热温度	温度从设定范围漂移导致膜过紧或过松	外观缺陷	10	设备差错	1	操作人员每3小时检查；QA每班检查	0.6	6		
	物料	收缩膜	膜质量差，导致膜收缩后过紧或过松	外观缺陷	10	收缩膜差错	1	操作人员每3小时检查；QA每班检查	0.6	6		
	方法	堵塞产品的处理	单盒被堵塞的推进器推碎了	外观缺陷	10	设备差错	1	操作人员100%检查单盒和QA抽样检查，然后放回包装的末端	0.6	6		
	环境	N/A	N/A	N/A		N/A		N/A		0		
药品序列号	人力	输入错误的批号	不同级别的药品序列号不匹配	不符合法规要求	40	人为差错–员工相关（其他）	1	生产主管和放行部门对输入批号进行复核	0.2	8		
		药品编码标签位置不合适	药品编码标签覆盖了基本信息	外观缺陷	10	人为差错–员工相关（其他）	1	生产主管双重复核输入的信息	0.6	6		
	设备	打印二级药品序列号	打印不正确或模糊	不正确的印刷	20	设备差错	1	传感器扫描药品序列号，如果药品序列号不正确或模糊，将剔除产品	0.2	4		
		打印三级药品序列号	代码打印不正确或模糊	不正确的印刷	20	设备差错	1	N/A	1	20		

续表

药品序列号	物料	N/A	N/A	N/A		N/A		N/A		0			
	方法	将1级和2级药品序列号聚合失败而弹出的捆绑包放回	单盒被堵塞的推进器推破	外观缺陷	10	设备差错	1	操作人员100%检查单盒并放回原处	0.2	2			
	环境	N/A	N/A	N/A		N/A		N/A		0			
外箱包装	人力	外箱接收	收到错误的批号	产品混淆	40	人为差错－员工相关（其他）	1	操作人员和线长对照生产指令检查批号	0.2	8			
		生产/失效期设定	不正确的日期设置	不正确的印刷	40	人为差错－员工相关（其他）	1	生产主管和QA检查员在包装开始前进行检查； 操作员每3小时检查一次	0.2	8			
		印刷油墨缺少	印刷模糊	印刷模糊	20	人为差错－员工相关（其他）	1	操作人员每3小时检查一次	0.6	12			
		缺失打印	外箱上没有生产日期/失效期	印刷缺失	20	人为差错－员工相关（其他）	1	操作人员每3小时检查一次；QA每班检查	0.6	12			
		一面打印缺失	外箱一面缺失生产日期/失效期	印刷缺失	20	人为差错－员工相关（其他）	1	操作人员每3小时检查一次	0.6	12			

续表

外箱包装	设备	抬起缩封产品（随机）	吊杆损坏单盒	外观缺陷	10	设备差错	1	没有使用检测系统	1	10	将开槽孔修改为圆孔，以固定起升推杆的位置；使用整个框架而不是4个导向板	×××	PR418358/------
		推缩封产品进外箱	推进器损坏了单盒	外观缺陷	10	设备差错	1	没有使用检测系统	1	10	将开槽孔修改为圆孔，以固定起升推杆的位置；使用整个框架而不是4个导向板	×××	PR418358/------
	物料	错误的外箱	与不同的外箱混淆	产品混淆	40	物料差错	1	操作人员每3小时检查一次；QA每班检查	0.6	24			
	方法	N/A	N/A	N/A		N/A		N/A		0			
	环境	N/A	N/A	N/A		N/A		N/A		0			

实例 2：正式评估工具（HACCP）质量风险评估报告

片剂湿法制粒工艺微生物控制风险评估

背景：某企业采用湿法制粒工艺生产口服片剂产品，现拟采用质量风险管理的方法和工具，评估微生物控制水平，评估减少成品微生物放行测试的频率，实施越批检测的可行性。

A. 风险评估工具选择

对于本案例中讨论的产品，基于表 2-8 考虑，拟采用危害分析和关键控制点（HACCP）进行风险评估。

表 2-8　本案例中讨论的产品风险评估工具选择因素

选择因素	本案例	HACCP
如对工艺 / 产品 / 系统的知识有足够了解（如后期阶段）	是正式的商业化生产，对产品、生产工艺和质量系统都有足够的了解	√
如果问题情况需要复杂或详细的评估	需对整个生产过程中的微生物风险进行评估，属于较复杂的评估	√
如风险检测能力有限	对微生物有一定检测能力，但基于微生物的特性，检测能力是有局限的	√
如风险相关数据在本质上是更定量的	与风险相关的数据中，有定量的数据，例如制药用水的监控数据、环境的监控数据等	√
如风险控制需有效性确认	微生物控制是一个动态的过程，需要进行风险控制的有效性确认	√

应用危害分析和关键控制点（HACCP）介绍和分析可以显示出 HACCP 的优势包括以下内容：

a. 在问题出现之前可以采取纠正措施，是主动的控制；如设置合理，及时采取纠正措施，可以迅速进行控制。

b. 相对易于监控的特性来实施控制，可操作性较强、响应速度快。

c. 找出了关键控制点，实现的是对每个批次产品更有效的保证措施，使产品损耗降低，不依赖最终产品检查控制，成本降低。

d. 通过检测结果的趋势可预告潜在危害，是预防性的方法。

B. 风险识别

风险因素识别的方法可包括以下内容：

a. 理论分析，专业学科知识，对生产工艺的理解，例如，用理论知识评估产品特性，通过理论分析工艺流程中的影响因素，收集相关技术资料也是风险评估的一个可使用的有效方式。

b. 经验的积累和总结，例如，经验总结在生产过程中的哪些步骤是影响产品质量的关键因素以及根据产品的控制指标进行风险识别，经验积累对具体某一方面相关法规政策的理解。

c. 专业人士的意见，在风险评估中需收集各方面主题专家的意见，亦可更全面的补充理论分析和经验总结中未考虑到的方面。

d. 历史数据的收集，也是重要一环，不仅可检测或监控指标的历史数据及数据的趋势分析，实际生产中，偏差、变更控制、投诉、纠正和预防措施、审计等，也都可以成为风险识别的来源。

在风险识别阶段，采用流程图、鱼骨图等工具，进行多方面、多角度的分析是一个推荐的方法。实现有这样成熟度的风险评估，需由合适的人员或团队进行，风险评估的专家、主题专家、对主题领域有充分实际经验的人能够在风险评估中发挥各自的作用。评估人员或团队的知识能力，不仅要有风险评估方法方面的知识，还要有所涉及的工艺的专业学科知识、对 GMP 及相关法规和质量政策的知识、对质量风险排序的理解，对直观判断潜在影响和应对措施的理解。

基于微生物的特性，药品生产的各个环节都需要分析潜在引入微生物污染的可能性，直接或间接对产品的微生物产生影响，为充分识别微生物污染的危害因素，应用鱼骨图的工具，从人员、设施设备、物料、生产工艺、环境和检测 6 个方面分析微生物污染的因素，识别潜在的微生物风险（图 2–3）。

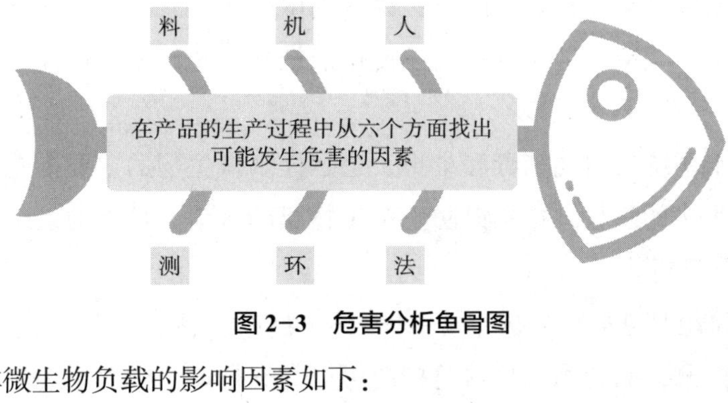

图 2–3　危害分析鱼骨图

口服固体微生物负载的影响因素如下：

a. 人员

人是药品生产中主要的污染源。据有关文献报道：一般男性每人每分钟向周围排放 1000 个以上的含菌粒子，女性为 750 个以上。穿衣服时，静止态发菌量为

10~300 个，行走时的发菌量为 900~2500 个。人员携带微生物是环境菌的主要来源之一，人员活动或表面接触会带来交叉污染。

操作人员可能引入微生物的风险主要有：人员缺乏微生物知识和洁净区行为规范的意识，运动或动作过大易带来尘埃、人体排泄物以及微生物的增加；人员的手部消毒不足，可能导致产品或直接接触产品的设备等被污染；未按要求更衣和穿戴洁净区的个人防护用品，穿戴防护没有起到应有的作用。

相应的，针对人员的控制管理，GMP 中有相关的规定，洁净区应控制人员的数量，控制生产区域的操作人员和被批准的人员进入相应的区域，可制定的措施包括：控制进入生产区域的人员的数量，控制非生产人员包括参观人员、维修人员、质量人员等进入；人员培训，强化人员的卫生知识，微生物知识，清洁和消毒的知识，更衣培训和洁净区规范操作的培训，关注新进员工的培训和对要求的理解；加强日常管理，使规程、规章被严格执行，对洁净区的操作行为加强检查和评价。

b. 设施设备

①制药用水系统

制药工业的历史经验显示，制药用水是非无菌制剂微生物污染的重要风险因素。原因是制药用水通常是使用去离子的纯化水，其中控制微生物生长的氯离子也被去除了，革兰阴性杆菌和霉菌能够在去氯离子的纯化水中生长。

当然，经过设计的制药用水系统，包括生产、储存、分配和使用点的材质和构造，都应充分考量微生物控制的要求，在这方面已有不少法规指南或行业指南规范制药用水系统的设计，制药用水系统合理设计、适当安装、有效监控的条件下，制药用水系统的微生物污染是可以被良好控制的。

制药用水系统可能存在的风险有：源水的微生物负载过高，纯化水系统的除菌效力没有达到应有效果；纯化水的终端使用点被微生物污染，进而可能造成纯化水系统被污染。

对制药用水系统的清洗消毒和维护，也是控制微生物的重要措施。周期性的清洗消毒避免微生物的滋长，特别是防止微生物膜的滋生。日常的系统维护确保制药用水系统的正常运行。

制药用水系统日常监控，按照《中华人民共和国药典》（以下简称《中国药典》）的微生物标准监测，制药用水日常监控的历史数据是评估微生物控制水平的依据之一。当发生纯化水微生物结果超趋势或超标时，应暂停使用纯化水，进行充分彻底的调查，确认发生的根本原因，并增加监控的频率，以有效控制制药用水对产品的污染。本研究案例的历史数据显示，过去 5 年中，用于生产的纯化水系统没有发生过因为水系统本身的微生物超标。

②压缩空气等工艺气体

与产品直接接触的或与直接接触产品的物品接触的压缩空气、氮气等，在设计系统时，需除菌过滤，行业标准中对工艺气体的微生物限度、粒子、水分、油分接受标准都有明确要求。

工艺气体可能存在的风险：用于压缩空气过滤的滤芯破损，没有达到除菌过滤的效果；压缩空气的终端使用点，也有发生微生物污染的可能性，虽然概率较低，但当终端使用点有水分凝结的时候，应特别关注。

工艺气体系统也需日常监控和维护，按照行业标准中对工艺气体的微生物限度、粒子、水分、油分进行监测，收集监控的历史数据作为评估微生物控制水平的依据之一。除菌过滤的滤芯需经过完整性测试，周期性维护，以保证滤芯达到预期的过滤效果。

③工艺设备

工艺设备的设计、选择和布局，应充分考量微生物控制的要求。设备的构造和材质，包括可拆装的部件，应平整、易清洁、无死角、不积存残留，便于清洁和消毒；耐侵蚀、腐蚀。如有难以在设备上清洁的部件，应可拆装进行清洁，管道系统的设计也应易于被清洁。

工艺设备可能存在的风险有：口服固体片剂的生产多为不同的工段，非连续生产，生产周期长，存在接触和暴露的微生物污染的可能，主要是人员和环境的微生物污染；设备清洗不彻底或清洗后被污染或清洗后等待时间过久，导致微生物滋长，出现产品的微生物污染；部件 / 备件在存放期间，交叉污染或由于环境条件促进微生物的生长或清洗后存放时间过长；设备运行出现问题，物料或药品在工序中停留时间过久。

工艺设备应进行设备验证，制定周期性的验证、校准、维护程序，确保设备的良好运行。设备的清洁消毒和存放、清洁确认在生产工艺章节会有更详细的表述。

c. 物料

这里所指的物料，包括活性成分 API、辅料、内包装材料，这些物料都潜在引入微生物污染的可能性，物料的微生物负载水平可能直接关系到药品的微生物负载水平，因为这些物料都直接进入产品或接触产品。

从物料本身特性的角度，物料自身的水分活度、抑菌性等特性进行考量。也可从物料的生产工艺角度考量，是否有降低或消除微生物的工艺流程、是否有过程控制等。

从物料质量管理的角度，对供应商进行审计的结果，评估供应商质量管理的水平，已纳入供应商管理体系批准的供应商的长期表现；物料生产中的微生物控制，微生物检测能力，运输的管理，运输包装的密闭性，运输环境的控制等；物料储存的环境条件、是否监控，储存期间的包装的密闭性，乃至取样过程是否会引入污染。针对已接收的物料可能存在的风险有：物料本身在出厂时已经发生微生物污染超出接受标准；物料在生产或运输中发生包装材料或容器的破损、环境条件发生变化，发生微生物污染，将污染引入制剂产品。还有一种可能的污染是在物料入厂后的取样阶段发生，取样和称量的仪器应经过适当的清洁和消毒或使用无菌的取样用具，以控制微生物污染。

物料的微生物检查是这一单元的监控措施，包括供应商的检验数据、入厂接受检验的数据、复验（如有）的数据等历史数据。

本研究案例，盐酸 ×× 片处方见表 2–9：

表 2–9　盐酸 ×× 片处方

活性成分	盐酸 ××
辅料	乳糖、淀粉、胶态二氧化硅、硬脂酸镁、纯化水

该产品处方中的活性成分属于化学合成的原料，特性上不会促进微生物的生长；从产品处方中的辅料成分看，乳糖、淀粉、硬脂酸镁等可能存在植物来源，也不属于抑菌性的物料，《中国药典》规定需要进行微生物限度检查。内包装方式铝塑包装，内包材是铝箔和 PVDC。历史数据显示，过去 5 年中，所有物料的入厂放行微生物检查未有超标发生。

d. 生产工艺

生产工艺主要是指物料从仓库进入生产区域的流程、物料进行配料称量的工艺、过筛粉碎后进行制粒的工艺、压片工艺、内包装工艺，以及设备清洁工艺、人员的更衣流程等。主要考量在生产工艺过程中的，物料 / 产品暴露和交叉污染。本案例的非无菌口服固体片剂的生产工艺流程简单描述见图 2–4。

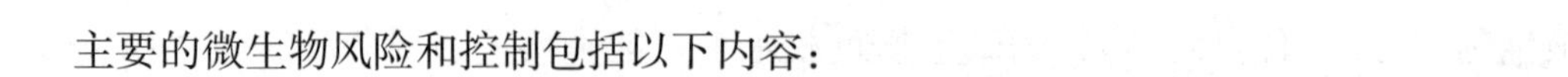

图 2–4　生产工艺流程图

主要的微生物风险和控制包括以下内容：

• 物料从仓库进入生产控制区域：从低环境级别到高环境级别，物料的外包装携带的微生物可能对环境、人员，乃至物料本身造成污染；物料称量过程是物料暴露在环境中的过程，如果称量罩等环境控制方式，没有起到应有效果，物料也有可能在此阶段被污染。控制：物料进入生产前应除去第一层外包装，不能除去外包装的应对包装清洁消毒。

● 配料称量和过筛：物料称量的环境背景控制被破坏未达到要求，直接接触物料的设备工具被污染，人员在操作过程中未按规程操作增加接触污染、交叉污染的风险。控制：检查物料暴露时的环境条件，对人员操作进行充分培训和加强监控，减少接触污染、交叉污染。

● 制粒、压片和内包装：加料时环境或人员的污染，直接接触物料的设备工具被污染，使中间产品或包装前的产品被微生物污染；内包装材料和工艺的密封效果未达到要求，增加了药品被微生物污染的可能性。控制：人员操作应严格按照规程，减少接触污染、交叉污染；设备的清洁验证和确认减少工具污染的可能性；通过工艺验证，泄漏测试，确认包装工艺的包装完整性。

● 设备清洁工艺：清洗工艺是控制工艺设备微生物污染的关键措施，包括对设备、部件和管路等的清洗，也包括对使用的物料、防护工作服等的清洗。按照设计和验证的清洁消毒程序，使设备主体和周围没有油污、水迹，使药品直接接触的部位没有残留；软管、阀门等也应有明确的清洁消毒程序，且需干燥保存。清洗工艺可能存在的风险：设备和部件、配件等清洗不彻底，或清洗后被污染，或清洗后等待时间过久，导致微生物滋长，出现产品的微生物污染。如果设施或设备的表面检出水生微生物，尤其是革兰阴性杆菌，可能指示设施或设备的表面有死水未能被及时去除，设备清洁后需彻底干燥。在设备清洁工艺中，需考虑的点包括：清洗剂的选用，能够充分溶解物料和产品，又能保证安全性；清洁的方法，自动清洗或手动清洗；清洁的频率，每个生产日的清洁，每个批次生产之后的清洁；清洁后使用75%乙醇消毒的效果和清洗后的干燥；清洗后的设备和部件、配件等存放在隔离区域，考虑密封保存，防止污染；清洗后适当的储存条件需经过确认，应有明确的清洗标识时间。这一系列的工艺需通过清洁工艺验证和清洁确认来实现控制和监控，清洁验证的数据，监控设备表面菌的数据，包括清洁后立即取样和使用前的取样，都是支持这方面控制的历史数据。

● 人员更衣流程：包括使用洁净服、头套、胡须套、安全眼镜、洁净区鞋或鞋套的更衣和清洁程序，如果直接接触产品，还需佩戴口罩、手套。从减少微生物污染的风险角度讲，减少在更衣过程中对洁净服的污染也是更衣流程中应强调的部分。

e. 环境

①生产环境的设计

非无菌制剂生产环境的设计原则主要包括：隔离不同洁净级别需求的生产区域；人流、物流进出通道应尽可能分开；局部的环境控制；所有墙体、棚顶、地板应使用无孔的、易清洁的材质；洁净区域与非洁净区域间缓冲设置等。非无菌制剂生产环境的设计可能存在的风险主要有：存在难净化的局部位置，易引起微生物污染和滋长；生产区域过大，路线过长，可能增加微生物污染的机会；人流、物流的交叉污染，扩大微生物的污染等。

②生产环境的保证

包括对生产区域温度、相对湿度控制及气流、空气交换和压差的控制。所有的制造、取样和包装的区域应控制温度和相对湿度；所有生产房间应相对正压，不同级别之间通过压差控制交叉污染；区分人流、物料通道，控制交叉污染，并关注生产过程中产生的废弃物的处理，应及时装袋，密闭存放在指定区域，生产结束时清除出洁净区。

生产区的房间的密闭性也是控制的关注点，包括房间的密闭性、穿墙管路的密闭性、空调系统的密闭性等，也不能忽视墙面与地面连接处等难控的点。墙面与地面连接处一般用密封胶密封，如果密封效果不好或老化，微生物可能在此处留存和滋长。

洁净区的水池和地漏也是需要重点关注的部位。这些局部位置日常使用频繁，潮湿、残留物都更易使微生物生长。如果液封没有达到效果，还有可能由排水管道返入微生物的污染。控制地漏和水池的微生物风险，应有效地执行清洁和消毒要求，例如每个生产日结束的清洁，生产结束后的消毒剂消毒液封。

③空调系统

生产环境的建立是通过厂房设施设计和空调系统设计实现的。空调系统在控制微生物、处理微生物污染过程中起到非常重要的作用。空调系统的设计和装配，应结构合理，并在配置功能上实现消除尘埃聚集和微生物聚集和滋生、避免水汽凝结的目的。其考量包括空调系统机组配置确保送风量和换气次数，回风口的设计，空调系统配置中央高效过滤器的性能。

回风口可能存在的风险：新风倒灌；回风口的尘埃和微生物沉积，有可能对生产环境产生污染。高效过滤器检漏不到位，出现泄漏后不能及时发现。如果气流流向不好，可能存在净化的死角，微生物和尘埃乃至水分（或较高的湿度）容易聚集在某些“死角”，污染放置或经过的人员和物品。

日常维护，应定期清洗初、中效过滤器，定期更换高效过滤器，测试过滤器性能，进行过滤器完整性检查，在这方面已有不少法规指南或行业指南。也应考虑环境破坏后的重建。

④生产环境的清洁消毒

生产环境的厂房设施应建立有效的清洁和消毒机制。日常清洁使用的清洁剂应确保清洁效果，使用易清洗和消毒的清洁工具，应及时清洗消毒并干燥，检查是否有纤维脱落，不同洁净级别区域的清洁工具不能交叉使用。消毒剂一般使用75%的乙醇和杀孢子剂等。环境周期性消毒，还可采用臭氧熏蒸等气体熏蒸的方式。气体熏蒸由于更容易扩散和穿透，可以到达更好的效果。臭氧熏蒸相对毒性较小，但臭氧熏蒸不能杀灭芽孢，定期的臭氧熏蒸也常被选择为非无菌生产的消毒方式。消毒剂要考虑一种以上，并定期交替使用。

生产环境的清洁和消毒可能存在的风险包括：清洁消毒不彻底有死角；清洁消毒的工艺是否经过验证，对制订的清洁消毒的方法和频率需确认清洁消毒的效果，是否能控制微生物的污染；消毒剂的效力，微生物对消毒剂产生了耐药性；消毒剂本身被微生物污染或浓度达不到消毒效果等。

f. 检测

监控是对控制参数进行有计划地观察或测量的行为。在药品生产工艺流程中与微生物控制相关的检测，不仅包括前面已经表述的对公用系统水系统的监控、对压缩空气等工艺气体的监控、对工艺设备的清洁验证和确认、对物料的检测，还包括对生产环境的监控和最终产品即成品的检查。

对成品放行微生物检查正是本文要进行微生物风险评估的目的，要考量的是取样的代表性和随机性，检查方法的科学性需经过方法验证确认，不在本文中多做探讨。本章节讨论的是生产区域的环境监控。

生产区域的环境监控，包括静态监控和动态监控，沉降菌、浮游菌、厂房和设备的表面微生物，以及尘埃粒子的测试，按照洁净级别制订环境监控的计划。环境监控计划应基于上述从人员、设施设备、物料、特别是工艺流程和环境的风险级别制订，基于关键控制点和影响制订环境监测频率和环境监测取样点。与产品微生物负载相当的环境监控机制可以有效地帮助确认微生物控制的有效性，并促进及早检测出潜在问题。

换而言之，取样点选择应考虑生产环境和生产工艺，具体如下：

- 对于产品有微生物风险的位置。
- 人流、人员的数量、人员活动的时间。
- 生产期间微生物污染水平较高的位置。
- 不易清洁消毒的位置。
- 微生物在洁净室的分布状况。

• 取样位置是否会对产品造成污染。

近年来的趋势，统计学也在逐渐应用到取样点设计中，环境监控中沉降菌、浮游菌、厂房和设备的表面微生物，尘埃粒子的测试方法，培养基和培养条件的选择，静态还是动态监控，以及接受标准包括警戒限度和行动限度的制定，在各国的 GMP 法规指南、药典和 ISO 标准中都有详细规定。

环境监控规程中应建立机制对采样获得的微生物进行鉴别，收集洁净区常见的微生物的数据，用于建立菌种的数据库，分析趋势，建立对微生物负载的模式的了解和对季节变化的模式的了解，或协助环境异常的调查。微生物趋势分析可以用来评估洁净区的环境维持是否正常，清洁消毒程序是否有效。

环境异常调查不应仅限于特定的批次，趋势分析、污染菌的鉴定以及风险评估是微生物控制所必不可少的。

g. 潜在风险因素小结

通过理论知识评估产品在微生物属性上的特性，通过理论分析工艺流程中的微生物污染的影响因素，经验总结在生产过程中的哪些步骤是影响产品微生物控制的关键因素，收集主题专家的意见，收集历史数据，综合上述分析，本案例非无菌口服片剂生产的潜在微生物风险因素汇总见表 2-10：

表 2-10　本案例非无菌口服片剂生产的潜在微生物风险因素

序号	工艺步骤（区域）	描述	可能发生的危害
1	人员更衣	进入控制区和洁净区的更衣和个人清洁	未按要求正确穿戴；未正确执行手部等的消毒
2	人员控制	进入洁净区的人员控制	在洁净房间内的人员数量过多；没有经过培训的人员进入洁净区
3	纯化水系统	纯化水的生产、储存、分配和使用	水系统内系统性的微生物超标；配料等关键纯化水的终端使用点发生微生物污染；清洗等非关键纯化水的终端使用点发生微生物污染
4	压缩空气系统	压缩空气的生产、分配和使用	压缩空气系统性的微生物超标；直接接触物料 / 产品的终端使用点发生微生物污染；清洗等不直接接触物料 / 产品的终端使用点发生微生物污染
5	物料接收	原辅料、内包装材料从物料供应商发运到入厂接收、取样、测试、放行	物料的微生物超标；物料在运输中，包装完整性被破坏；物料在取样过程中被污染
6	发料	物料从仓库进入生产区域	外包装携带的微生物，可能污染环境、人员或物料本身

续表

序号	工艺步骤（区域）	描述	可能发生的危害
7	配料	物料称量、过筛	物料在称取过程中，物料暴露可能被污染；物料在过筛过程中，物料暴露可能被污染
8	制粒、干燥、混合、压片	原辅料经过制粒、干燥、混合、压片成为未包装的成品片剂	物料在加料过程中，物料暴露可能被污染；制粒过程中水分高，增加微生物滋长的可能；设备异常或故障，等待时间增加，微生物可能滋长；已制粒或未包装片剂储存期间，储存不当
9	内包装	未包装的成品片剂通过铝塑包装成为完成泡罩包装的成品	成品片在加料过程中暴露可能被污染；铝塑包装的密封性未达到要求
10	设备清洗	清洗设备、部件、配套工具等	清洗不彻底有残留；对不易清洁的部位，清洁不到位；清洗后储存不当；超过清洗有效期使用
11	生产环境	生产房间设施环境的控制	温度、相对湿度失控；压差失控；房间密闭性发生问题；重点区域，如水池、地漏有微生物滋长
12	空调系统	空调系统的运行	回风口沉积；高效过滤器泄漏；有气流死角，造成微生物聚集；空调系统非计划性停机
13	环境清洁消毒	使用清洁剂和消毒剂对厂房设施的清洁和消毒	清洁消毒不彻底；清洁消毒的频率不合适；微生物对消毒剂产生耐药性；消毒剂被污染或浓度不够，达不到消毒效果

风险评价：本案例评估的目的是“评估减少成品微生物放行测试的频率，实施越批检测的可行性”，如果单一批次的微生物控制有偏离而未能被作为关键控制点指示出来，就不能得出可以减少测试频率的结论，因此，指标更窄的严重性的设置，更适合本案例风险评估的目的和诉求。

基于历史数据积累，本案例中的片剂生产中微生物污染发生的频次是极低的，并且本案例的评估目的是使微生物检查频率减少，在设计可能性指标时选择了时间作为概率的描述方式。在讨论指标设定的宽严尺度时，指标过严或过宽松，可能使得所有评价因素的结果趋同，显示为都成了关键点或都成了非关键点，失去了评估的意义。因此，可能性指标的设置和严重性的指标相结合，能够使评估因素被有效分级评价，是需要被关注的点。本案例基于历史数据和评价目的，选择指标略宽松的可能性的设置。

本案例选择的风险矩阵和评估标准设置见表 2–11、表 2–12：

表 2-11　风险矩阵（两步分类风险评判）

		严重性		
		低	中	高
发生可能性	高	中	高	高
	中	低	中	高
	低	低	低	中

表 2-12　风险评估标准

风险等级	严重性	发生可能性
高	如果潜在的风险没有得到适当的控制，发生直接的物料 / 产品微生物污染	每日出现 1 次
中	如果潜在的风险没有得到适当的控制，发生间接的物料 / 产品微生物污染	每月出现 1 次
低	如果潜在的风险没有得到适当的控制，不发生微生物污染	每年出现 1 次

采用此风险矩阵和风险评估标准，本案例的风险等级见表 2-13：

表 2-13　片剂生产的潜在微生物风险因素关键性分析

序号	工艺步骤（区域）	描述	可能发生的危害	严重性	发生可能性	风险等级
1	人员更衣	进入控制区和洁净区的更衣和个人清洁	未按要求正确穿戴	中	中	中
			未正确执行手部等的消毒	中	中	中
2	人员控制	进入洁净区的人员控制	在洁净房间内的人员数量过多	中	低	低
			没有经过培训的人员进入洁净区	低	中	低
3	纯化水系统	纯化水的生产、储存、分配和使用	水系统内系统性的微生物超标	高	低	中
			配料等关键纯化水的终端使用点，发生微生物污染	高	低	中
			清洗等非关键纯化水的终端使用点，发生微生物污染	中	低	低
4	压缩空气系统	压缩空气的生产、分配和使用	压缩空气系统性的微生物超标	高	低	中
			直接接触物料 / 产品的终端使用点，发生微生物污染	高	低	中
			清洗等不直接接触物料 / 产品的终端使用点发生微生物污染	中	低	低

续表

序号	工艺步骤（区域）	描述	可能发生的危害	严重性	发生可能性	风险等级
5	物料接收	原辅料、内包装材料从物料供应商发运到入厂接收、取样、测试、放行	物料的微生物超标	高	低	中
			物料在运输中，包装完整性被破坏	高	低	中
			物料在取样过程中被污染	高	低	中
6	发料	物料从仓库进入生产区域	外包装携带的微生物，可能污染环境、人员或物料本身	中	中	中
7	配料	物料称量、过筛	物料在称取过程中，物料暴露可能被污染	高	低	中
			物料在过筛过程中，物料暴露可能被污染	高	低	中
8	制粒、干燥、混合、压片	原辅料经过制粒、干燥、混合、压片成为未包装的成品片剂	物料在加料过程中，物料暴露可能被污染	高	低	中
			制粒过程中水分高，增加微生物滋长的可能	中	低	低
			设备异常或故障，等待时间增加，微生物可能滋长	中	低	低
			已制粒或未包装片剂储存期间，储存不当	高	低	中
9	内包装	未包装的成品片剂通过铝塑包装成为完成泡罩包装的成品	成品片在加料过程中暴露可能被污染	高	低	中
			铝塑包装的密封性未达到要求	高	低	中
10	设备清洗	清洗设备、部件、配套工具等	清洗不彻底有残留	高	中	高
			对不易清洁的部位，清洁不到位	高	中	高
			清洗后储存不当	中	低	低
			超过清洗有效期使用	中	低	低
11	生产环境	生产房间设施环境的控制	温度、相对湿度失控	低	中	低
			压差失控	中	中	中
			房间密闭性发生问题	中	低	低
			重点区域，如水池、地漏有微生物滋长	中	低	低

续表

序号	工艺步骤（区域）	描述	可能发生的危害	严重性	发生可能性	风险等级
12	空调系统	空调系统的运行	回风口沉积	中	低	低
			高效过滤器泄漏	中	低	低
			有气流死角，造成微生物聚集	中	低	低
			空调系统非计划性停机	中	低	低
13	环境清洁消毒	使用清洁剂和消毒剂对厂房设施的清洁和消毒	清洁消毒不彻底	中	中	中
			清洁消毒的频率不合适	中	低	低
			微生物对消毒剂产生耐药性	中	低	低
			消毒剂被污染或浓度不够，达不到消毒效果	中	低	低

C. 风险控制

按照危害分析和关键控制点方法 HACCP 的 7 个原则，应对高风险和中风险明确主要的控制措施，并确认控制措施是不是关键控制点；对关键控制点建立控制范围/限度，明确监测程序，制订纠正措施。针对研究案例制订风险控制见表 2-14。完整的风险管理程序还包括确认有效性程序和建立文件记录的程序，本文未深入探讨。

表 2-14 研究案例的片剂生产微生物高、中风险控制计划表

工艺步骤（区域）	可能发生的危害	控制措施	控制范围/限度	监测程序	纠正措施
人员更衣	未按要求正确穿戴	GMP- 更衣流程	符合 SOP	检查	培训考核
	未正确执行手部等的消毒	GMP- 清洁消毒程序	符合 SOP	检查	培训考核
纯化水系统	水系统内系统性的微生物超标	制药用水系统控制 - 除菌过滤	100cfu/ml 或警戒限	水系统监控	批次处理
	配料等关键纯化水的终端使用点，发生微生物污染	制药用水系统控制 - 清洁消毒	100cfu/ml 或警戒限	水系统监控	批次处理
压缩空气系统	压缩空气系统性的微生物超标	工艺气体系统控制 - 除菌过滤	100cfu/ml 或警戒限	压缩空气监控	批次处理
	直接接触物料/产品终端使用点，发生微生物污染	工艺气体系统控制 - 清洁消毒	100cfu/ml 或警戒限	压缩空气监控	批次处理

续表

工艺步骤（区域）	可能发生的危害	控制措施	控制范围 / 限度	监测程序	纠正措施
物料接收	物料的微生物超标	物料放行检验	药典标准	微生物检查	拒收
	物料在运输中，包装完整性被破坏	仓库系统 – 物料接收检查	包装完整	接收检查	拒收
	物料在取样过程中被污染	GMP– 取样规程	警戒限和行动限	环境监控	清洁消毒
发料	外包装携带的微生物可能污染环境、人员或物料本身	工艺控制 – 清洁消毒和环境控制	符合 SOP	检查	再清洁
配料	物料在称取过程中，物料暴露可能被污染	工艺控制和环境控制	警戒限和行动限	环境监控	清洁消毒
	物料在过筛过程中物料暴露可能被污染	工艺控制和环境控制	警戒限和行动限	环境监控	清洁消毒
制粒、干燥、混合、压片	物料在加料过程中，物料暴露可能被污染	工艺控制和环境控制	警戒限和行动限	环境监控	清洁消毒
	已制粒或未包装片剂储存期间，储存不当	工艺控制和环境控制	警戒限和行动限	环境监控	清洁消毒
内包装	成品片在加料过程中暴露可能被污染	工艺控制和环境控制	警戒限和行动限	环境监控	清洁消毒
	铝塑包装的密封性未达到要求	工艺控制	相关标准	密封性检查	返工或批次处理
设备清洗	清洗不彻底有残留	工艺控制 – 清洁程序	清洁接受标准	微生物残留测试	再清洗
	对不易清洁的部位，清洁不到位	工艺控制 – 清洁程序	清洁接受标准	微生物残留测试	再清洗
生产环境	压差失控	GMP 设施控制	压差相关标准	检查	重新调整
环境清洁消毒	清洁消毒不彻底	工艺控制 – 清洁消毒程序	警戒限和行动限	微生物监控	再清洁消毒

该质量风险评估列出了制粒工艺中与微生物控制有关的各个风险因素，并识别出了其中的高风险、中风险和低风险。对于这些高风险和中风险，企业制订了相应的控制措施，使这些风险降低到可接受的水平。这为减少产品微生物放行测试频率，实施越批检测提供了基础和质量保证。详见表 2–15。

表 2-15 高、中风险及控制措施

关键工艺过程	可能的失败模式	整改前PRN	改进措施	可能的失败影响	严重程度	可能的原因	发生概率	现在的控制手段	发生的可能性	整改后RPN
物料称量，双人复核重量读数	错误的物料	120	对在岗操作人员进行物料相关物理和化学知识的培训，提升其对物料的准确识别能力	产品成分错误	10	没有根据SOP要求操作	2	操作人员上岗资格认证； 持续的在岗人员培训	1	20
将未使用的物料退回到物料储存间	退回物料错误	150	不同的物料以不同的包装区别，颜色、大小等明确以区分	物料混淆	10	没有根据SOP要求操作	2	转运操作人员双人复核物料标签； 不同的物料用不同的包装进行区别	1	20

3 生产管理

本章主要内容：

☞ 口服固体制剂一般分类和工艺流程

☞ 口服固体制剂的生产实现要素

☞ 口服固体制剂的批次管理、清场管理

3.1 概述

法规要求

药品生产质量管理规范（2010年修订）

第三条 本规范作为质量管理体系的一部分，是药品生产管理和质量控制的基本要求……

第一百八十四条 所有药品的生产和包装均应当按照批准的工艺规程和操作规程进行操作并有相关记录……

第一百八十五条 应当建立划分产品生产批次的操作规程，生产批次的划分应当能够确保同一批次产品质量和特性的均一性。

第一百八十八条 不得在同一生产操作间同时进行不同品种和规格药品的生产操作，除非没有发生混淆或交叉污染的可能。

第一百九十条 在干燥物料或产品，尤其是高活性、高毒性或高致敏性物料或产品的生产过程中，应当采取特殊措施，防止粉尘的产生和扩散。

第一百九十一条 生产期间使用的所有物料、中间产品或待包装产品的容器及主要设备、必要的操作室应当贴签标识……

第一百九十四条 每次生产结束后应当进行清场，确保设备和工作场所没有遗留与本次生产有关的物料、产品和文件。下次生产开始前，应当对前次清场情况进行确认。

第一百九十七条 生产过程中应当尽可能采取措施，防止污染和交叉污染，如：

（一）在分隔的区域内生产不同品种的药品。

（二）采用阶段性生产方式。

第一百九十九条 生产开始前应当进行检查，确保设备和工作场所没有上批遗留的产品、文件或与本批产品生产无关的物料，设备处于已清洁及待用状态。检查结果应当有记录。

药品生产监督管理办法（2020年版）

第二十四条 从事药品生产活动，应当遵守药品生产质量管理规范，按照国家药品标准、经药品监督管理部门核准的药品注册标准和生产工艺进行生产……生产、检验等记录应当完整准确，不得编造和篡改。

第二十六条 从事药品生产活动，应当遵守药品生产质量管理规范，建立健全药品生产质量管理体系，涵盖影响药品质量的所有因素，保证药品生产全过程持续符合法定要求。

背景介绍

口服固体制剂作为应用最为广泛的药品剂型，包括颗粒剂、混悬剂、片剂和胶囊剂等（各剂型定义参考《中国药典》四部。）。

颗粒剂系指原料药物与适宜的辅料混合制成具有一定粒度的干燥颗粒状制剂。颗粒剂可分为可溶颗粒（通常称为颗粒）、混悬颗粒、泡腾颗粒、肠溶颗粒、缓释颗粒和控释颗粒等。颗粒剂的基本质量要求是干燥、颗粒均匀、色泽一致，无吸潮、软化、结块、潮解等现象。颗粒剂宜密封，置干燥处贮藏。

口服混悬剂系指难溶性固体原料药物分散在液体介质中制成的供口服的混悬液体制剂。非难溶性药物也可以根据临床需求制备成干混悬剂。

片剂系指原料药物与适宜的辅料制成的圆形或异形的片状固体制剂。片剂以口服普通片为主，另有含片、舌下片、口腔贴片、咀嚼片、分散片、可溶片、泡腾片、阴道片、阴道泡腾片、缓释片、控释片、肠溶片与口崩片等。

胶囊剂系指原料药或与适宜的辅料充填于空心胶囊或密封于软质囊材中制成的固体制剂。胶囊剂可分为硬胶囊和软胶囊，根据释放特性不同还有缓释胶囊、控释胶囊、肠溶胶囊等。胶囊剂可以掩盖药物的味道、提高稳定性等；液态药物固体剂型化；缓释胶囊技术可延缓药物的释放时间，控释胶囊技术可实现定向释放或者定位释放。缓控释胶囊生产过程和普通胶囊生产有一定差异，与其相关的生产质量管理可参照本分册附录。

硬胶囊（通称为胶囊）系指采用适宜的制剂技术，将原料药物或加适宜辅料制成的均匀粉末、颗粒、小片、小丸、半固体或液体等，充填于空心胶囊中的胶囊剂。

软胶囊系指将一定量的液体原料药物直接密封，或将固体原料药物溶解或分散在适宜的辅料中制备成溶液、混悬液、乳状液或半固体，密封于软质囊材中的胶囊剂。可用滴制法或压制法制备。软质囊材一般是由胶囊用明胶、甘油或其他适宜的药用辅料单独或混合制成。

通常来讲，不论何种剂型，口服固体制剂的生产，除遵守《中华人民共和国药品管理法》《药品生产质量管理规范（2010年修订）》基本要求外，结合口服固体制剂容易产尘、共线和工序不连续的特点，一般应重点从粉尘控制或防护、标识管理、共线生产、足够的中间体物料储存区域或者有效的隔离措施等方面防止污染、交叉污染、混淆和差错。一般应符合以下基本原则：

通常不同产品（含不同品种、不同规格、不同包装规格）或者同一产品不同批次的操作不能同时在同一个房间内进行，除非操作有足够的物理隔断或者密闭生产等控制措施，确保不同产品间没有混淆、差错或交叉污染的危险。

在整个工艺操作过程中，所有的物料、容器、主要设备，包括使用的房间和包装生产线都应该进行标识，标识内容应该标明产品名称、规格、批号（编号）、生产工序等内容。

共线生产应进行共线生产的风险评估，评估内容至少应该包括共线产品生产可行性（结合产品从用法用量、功能主治、中西药分类、协同或拮抗情况、儿童和妇女是否可以用药、不良反应、注意事项等）、相互影响程度、清洁验证或确认（基于API进行确认）等内容。必须避免一种物料/产品被另一种物料/产品污染或交叉污染。污染或交叉污染的可能性来自于生产过程中物料和产品释放时不受控的粉尘、气体、颗粒、蒸汽、飞沫或有机体、设备上的残留、侵入的昆虫以及操作者的服装、皮肤等，这种危险的严重程度因污染物类型和被污染产品的不同而不同。应采取合适的技术或管理措施避免交叉污染的发生。例如：

- 采用专用和独立的厂房、生产设施和设备（如青霉素、卡介苗等）。
- 使用已知有效的清场和防污染程序，按照已经验证的清洁程序进行清洁，实施阶段性生产（时间间隔）。
- 设备使用清洁状态标识，测试活性成分残留。
- 具有合理设计的气闸、压力差和供风排风系统。
- 减少因没有处理或没有完全处理的空气进入生产区而造成的污染。
- 在接触物料或产品的区域内穿戴适当的洁净服和用品。
- 生产中使用“密闭系统”。
- 应根据 SOP 定期检查防交叉污染措施的实施情况及其有效性。
- 生产车间不同用途的储存间应有足够的面积，确保不同种类的物料和产品能够妥善存放。房间必须洁净、干燥并维持在适当的温度和湿度范围。

实施指导

本章节以常见的口服固体制剂（颗粒剂、片剂和胶囊剂）的生产质量管理为重点，供有需要的企业参考，特殊缓（控）释制剂见本指南附录。颗粒剂的生产工序包含在片剂生产工艺过程中：从配料到整粒、混合后直接包装，只是不经过压片工艺，因此本指南不再单独介绍颗粒剂的生产质量管理要求，下面分别介绍片剂和胶囊剂的基本生产工艺过程。

3.1.1 片剂生产工艺过程

片剂生产工艺流程包括原辅料预处理、配料、制粒、干燥、整粒、混合、压片、片剂的包衣以及内包装、外包装等十个步骤，见图 3-1（本部分的生产工艺流程步骤不是通用的，企业在生产管理和确定工艺步骤时要根据所用原辅料的性质和生产工艺特点，确定与企业实际相符的工艺路线设计）。

3.1.1.1 原辅料预处理

合格物料应经缓冲区脱外包装或经适当清洁处理后进入备料室。原辅料预处理的环境和空气洁净度要与注册工艺一致，并有捕尘和防止交叉污染措施。

原辅料预处理前应目检、核对重量，液体原料必要时应过滤。

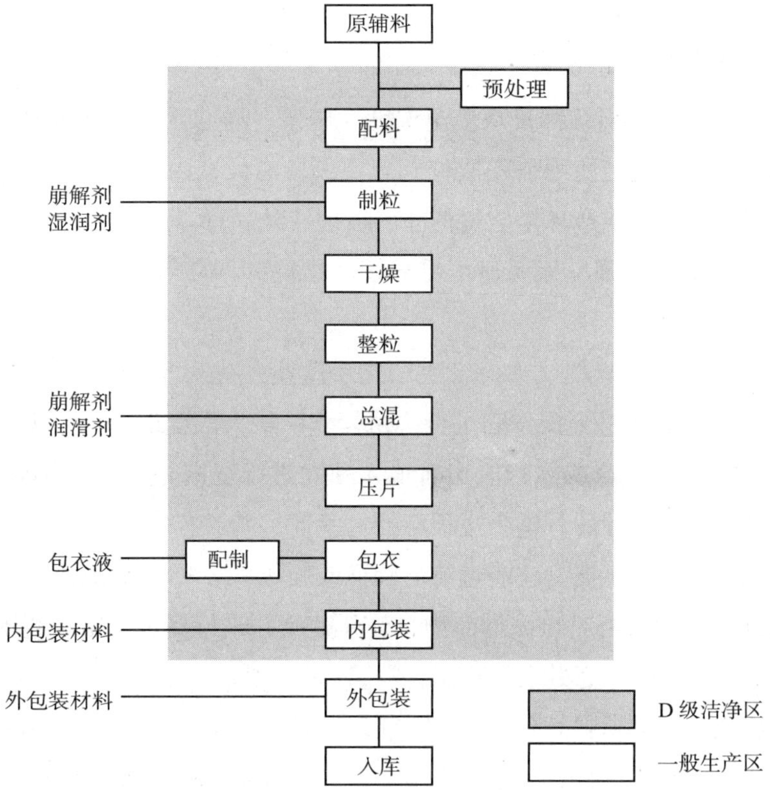

图 3-1　片剂生产工艺流程图

称量用衡器应定期校验，做好校验记录，并在已校验的衡器上贴有校验合格标识，使用前应由操作人员进行检查或校准。

原辅料的粉碎、过筛等预处理过程，应关注以下控制要点：

- 原辅料应按照规定的工艺选用筛网过筛或粉碎。
- 预处理前核对品名、批号和重量等信息。预处理后的原辅料应贴有标签，写明品名、代号 / 批号、重量、日期和操作者等信息，用于追溯物料信息。
- 根据物料的性质，确定预处理后物料的储存方式和储存效期。
- 预处理前后，物料应分区存放，并有明显状态标识（如：处理前后物料批号发生变化，不同状态物料“代码 / 批号”不同等）。
- 过筛和粉碎设备应有粉尘控制措施，如设备安装吸尘装置，含尘空气经处理后排放。
- 滤网、筛网 / 筛锣每次使用前后，应检查其磨损和破裂情况，发现异常要调查原因并及时更换。
- 过筛和粉碎设备可配备有除金属装置，去除金属屑或金属异物。

3.1.1.2 原辅料称量、配料

称量操作开始前应确认称量环境温湿度、压差、局部除尘装置等符合工艺要求。称量用天平 / 秤应按规定使用前完成校验且在校验有效期内使用。物料如集中称配，原辅料的称量环境要与生产环境空气洁净度级别一致。

称量前检查物料外观，无明显可见异物、结块等不良情况，发现不良情况及时上报质量部门。

称量操作需按照工艺处方要求 / 生产指令称量，先称量辅料，后称量原料 / 活性成分物料；或者原辅料分操作间进行称量操作，最大限度地减少交叉污染的风险。配制的每一物料及其重量或体积应当有他人独立进行复核并确认。称量过程采用完全自动化或计算机化设计的，整个过程应经过验证，能够有效防止差错发生。

称量、配料过程用工器具应经过清洁验证或确认，必要时应根据活性成分专用。

称量、配料后的物料应与称量前物料分开存放并进行标识，至少写明物料品名、批号、重量、日期和操作者姓名等信息。

配料前应先核对原辅料品名、规格、代码、批号、生产厂家、包装情况。

处方计算、称量及投料必须复核，操作者及复核者均应在记录上签名。配料过程中处方计算、称量、投料采用完全自动化或计算机化设计的，整个过程应经过验证。

3.1.1.3 制粒

使用的容器、设备和工具应洁净、无异物。

投料过程应尽量减少粉尘产生，房间可保持相对负压，可采用真空上料或者无尘投料等方式，投料顺序需符合预定工艺的要求，采用高速湿法制粒机制粒时，按工艺要求设定预混、制粒时间、搅拌转速、切刀转速以及加入黏合剂的量。当混合制粒结束时，将制粒机锅的内壁、搅拌桨和盖子上的物料尽量刮干净，以减少损失。

根据工艺要求，如使用可燃性溶媒，制粒及相关区域应注意防爆。湿法制粒机与流化床设计时应具备抗爆能力，常用的防爆方式有闷爆、泄爆与抑爆。同时岗位上应配备有防爆型仪表和防爆型电气设备，安装有浓度检测报警装置。如使用管路输送有爆炸隐患的风险物料，应严格控制投放物料的速度。设备以及管路等之间设防雷、防静电接地，严格控制房间粉尘等。

3.1.1.4 干燥

采用流化床干燥时所用的空气应净化除尘，达到D级的要求，同时考虑工艺要求确定是否需要增加除湿的单元，排出的气体要有防止交叉污染的措施。操作中随时注意流化室温度、颗粒流动情况。流化床干燥用滤袋应定期清洗，定期进行完整性检查。滤袋应按活性成分专用，或经评估共用没有造成交叉污染风险。

采用干燥箱干燥时应按工艺要求控制干燥温度、真空度、铺盘厚度等参数，防止颗粒融熔、变质，并定时记录温度。

3.1.1.5 整粒

整粒机应尽量采用密闭装置组织生产或采用有效的除尘装置。整粒机的落料管路可选择安装金属探测器或采取其他有效的手段和方法，除去意外进入颗粒中的金属异物。

对于颗粒剂按照注册工艺需要对制粒后的物料过筛处理的，除按照规定选择筛网/筛锣外，对于过筛后的细粉严格按照工艺规定处理，如是否重新制粒等。

3.1.1.6 总混

颗粒经干燥、整粒后经物料传输管道或其他方式转移至混合桶内，转移过程应采取措施，减少粉尘暴露。可采用翻滚型混合机、容器型混合机和搅拌型混合机等混合机进行总混，每混合一次为一个批号。

混合机内的装量应经过确认。混合好的颗粒装在洁净的容器内，容器应有标签，写明品名、规格、批号、重量、日期和操作者等信息。

3.1.1.7 压片

压片室应对洁净走廊保持相对负压，粉尘由吸尘装置排除。

设有单独的模具室，专用于模具的存放与管理。由专人负责冲模的核对、检测、维修、保管和发放。建立冲模使用档案和冲模清洁保养管理制度，保证冲模质量，提高冲模使用率。

冲模使用前后均应检查品名、规格、光洁度，检查有无凹槽、卷皮、缺角、爆冲和磨损，发现问题应追查原因并及时更换。为防止片重和厚度差异，需控制冲头长度。

如采用刻字冲头，使用前必须核对品名、规格，冲头应字迹清晰、表面光洁。

对于功能性刻痕，要核对刻痕完整。

压片前应试压，并检查片重、硬度、厚度和外观等指标，必要时可根据品种要求，增测崩解度、脆碎度、含量、溶出度或均匀度等。符合要求后才能开启压片机，按照规定速度范围连续压片，压片过程中应定时抽样检查平均片重、外观以及其他相关指标，抽检频次和项目应根据设备确认状态以及产品情况评估确定。

压片机的加料宜采用密闭加料装置，减少粉尘飞扬。压片机应有吸尘装置，除去粉尘。

盛放半成品的容器应干燥清洁，容器应有标识，写明品名、规格、批号、重量、操作者和日期。

压片过程中取出供测试的样品，一般情况下不得重新放回原容器中。

3.1.1.8 包衣

包衣锅内干燥用空气应经过滤，并符合 D 级要求。

包衣使用有机溶剂的包衣室和包衣液配制室必须符合防火、防爆要求。

包衣用的糖浆须用纯化水配制、煮沸、滤除杂质。食用色素须用纯化水溶解、过滤，再加入糖浆中搅匀，并做好包衣液的配制记录。

包衣液配制前应核对包衣粉品名、型号、颜色等与工艺要求一致。包衣前和包衣过程中包衣材料应充分分散均匀。包衣时，应根据工艺控制包衣锅进风温度、物料温度、出风温度、锅体转速、压缩空气的压力、进风量、锅内负压、喷枪的长度和角度等参数，按工艺要求控制包衣片增重，必要时检测包衣片的水分。采用流化床包衣时，应根据工艺控制进风风量、进风温度（必要时控制进风湿度）、喷液速度、雾化压力、物料温度，按照工艺要求控制包衣增重、水分等指标。

包衣完毕装有包制好的半成品的盛器应有标签，写明品名、规格、批号、重量、日期和操作者等。

3.1.1.9 内包装

直接接触药品的包装材料和容器，应当符合药用要求。塑料瓶、袋、铝塑材料等内包材的外包装应严密，内包装袋应清洁干燥，必要时采取适当方法对内包装袋外表面进行清洁消毒。

内包装设备根据产品特性，可配备有吸尘装置，排除粉尘。设备可配备在线照相、在线称量等剔废和报警功能，确保内包装质量符合要求。

生产过程中应规定定期检查的频次和项目（包装密封性和外观等），保证生产过程产品的质量合格。

应设模具室，由专人负责模具的核对、检测、维修、保管和发放。建立模具使用档案和清洁保养管理制度，保证模具质量，提高模具使用率。

常用的内包装形式有泡罩包装、瓶装、颗粒分装等，下文以铝塑包装、塑料瓶装、颗粒分装为例，简述内包装过程的要求。

a. 铝塑包装

应建立批号打印钢字管理制度，规定尺寸要求，对钢字的发放、使用、更换进行管理，保证使用的准确性及字体的一致性。

在生产前核对待包装产品和所用包装材料的名称、规格、重量、质量状态，且应与工艺要求相符。

生产前应按规定调节设备成型温度、热封温度、批号打印温度及位置等，调节剔除功能，确认剔除的准确性，检查批号、版型及密封性合格后进行正式生产。生产过程中应规定定期检查的频次、项目，保证生产过程产品的质量合格。

b. 塑料瓶包装

包装材料应无异物、容器洁净无粉尘。瓶、盖规格应符合要求，确保包装的严密性。

在生产前核对待包装产品的名称、批号、规格、重量、质量状态，且应与工艺要求相符。

塑料瓶包装应设置数粒装置，可根据产品特点，必要时配备干燥剂投放装置、扭力矩检测装置等。确保内包质量符合要求。

生产前确认数粒计数准确、封口严密、包装材料规格正确，确认剔除的准确性，合格后进行生产。生产过程中应规定定期检查的频次、项目（如数粒准确性、包材完整性、封口严密度等），保证生产过程产品的质量合格。

c. 颗粒分装

在分装前核对颗粒的品名、规格、批号、重量，并检查颗粒的外观质量和包装材料规格、颜色应与工艺要求相符。

生产前确定合适的分装速度（该速度应在验证确认的范围内），调节设备纵封温度、横封温度、批号打印功率（激光）及位置，调节剔除功能，加入药品进行试生产，确认剔除的准确性，检查装量、批号、外观及密封性合格后进行正式生产。生产过程中应规定定期检查的频次，保证生产过程产品的质量合格。

应定期检查内包装的密封性，确保产品的气密性符合要求。颗粒剂 / 干混悬剂分装过程中，需要定时检查分装剂量的准确性。

3.1.1.10 外包装

对包装标签的品名、规格、批号、生产日期、有效期等必须复核校对。包装结束后，应准确统计标签的使用数、取样数、损坏数及剩余数，与领用数相符。剩余标签和残损标签按规定处理。

包装全过程应随时检查包装质量。要求贴签端正、批号正确、封口纸平整严密、所装的 PVC 泡罩和铝箔热压熔合均匀、装盒完整、装箱数量准确及外箱文字内容清晰正确。生产过程中应及时扫描药品追溯码，产品放行后应及时上传追溯码信息。

采用自动化包装生产线时，为避免出现系统性质量问题，可利用网络技术，人工智能等技术实现产品的主动质量控制。根据包装工艺及质量控制需求可配备伺服过程放料、缺料检测、多料检测、说明书检测、缺盒检测、折舌检测、剔废、在线称重等在线监测功能，确保设备关键工艺控制点处在在线检测状态。生产线设计要确保各工位动作可实现电子自动同步性，确保设备各功能之间以及各种技术指标参数的吻合程度较好，可以实现与任何前后道工序设备自控链接，各功能之间自动联接、自动检测控制运行。

3.1.2 硬胶囊的生产工艺流程

硬胶囊剂生产工艺流程（图 3–2）包括原辅料预处理、称量、制粒、干燥、整粒、总混、充填以及内包装、外包装等工序，除胶囊充填工序外，其余工艺过程管理与片剂基本一致，因此不再赘述。以下仅对胶囊充填工艺过程进行介绍。

胶囊剂充填：生产作业场所保持相对负压，粉尘由吸尘装置排除。室内应根据工艺要求控制温度和湿度。在充填前核对颗粒的品名、规格、批号、重量，并检查颗粒的外观质量和空胶壳规格、颜色应与工艺要求相符。生产前应试充填，确定合适的充填速度（该速度应在验证确认的范围内），并检查胶囊的装量、胶囊锁合、外观等，符合要求后才能正式充填，充填开始后应定时抽样检查胶囊装量和外观情况；可选择安装金属探测器或采取其他有效的手段和方法，除去意外进入胶囊中的金属异物。

已充填的胶囊，根据工艺特点，必要时应经过抛光和灯检，如果采用自动灯检设备，其效果应该经过确认。胶囊应盛于清洁的容器内，注明品名、规格、批号、重量等信息。

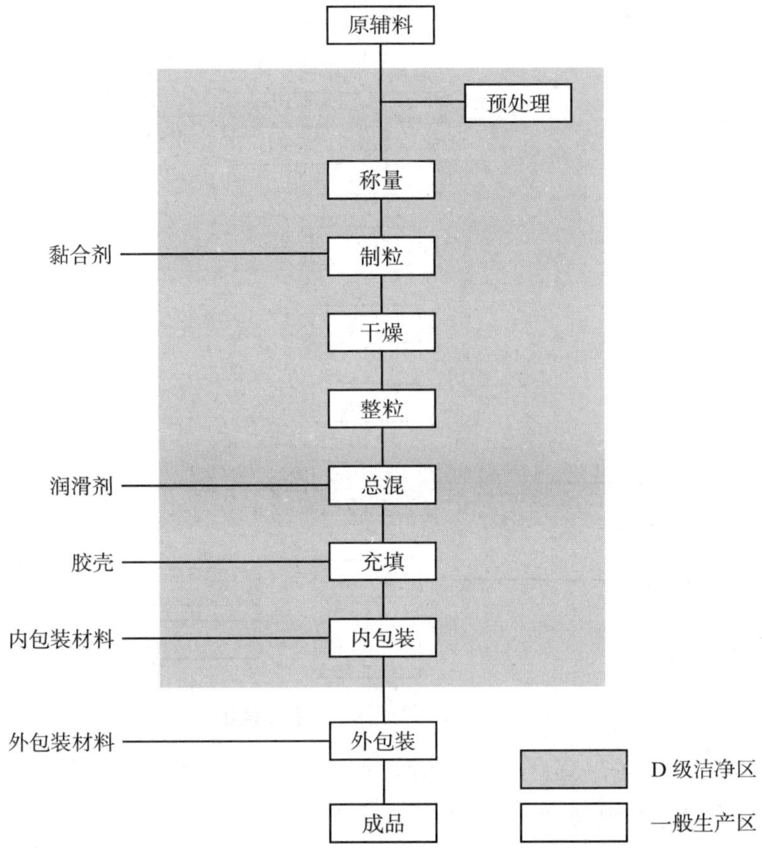

图 3-2　硬胶囊生产工艺流程图

3.1.3 软胶囊的生产工艺流程

软胶囊剂生产工艺流程（图 3-3）包括配制药液、溶胶、压丸、干燥、检丸、印字、内包装、外包装等步骤。

软胶囊的弹性大小取决于囊壳中干明胶、增塑剂及水三者之间的重量比。应根据药物的性质和要求来确定物料的配比。软胶囊大多填充药物的非水溶液，若要添加与水相混溶的液体如聚乙二醇、聚山梨酯 80 等时，应注意其吸水性；因胶囊壳水分会向内容物转移，而使囊壳的弹性降低。

在长期储存中，酸性内容物也会对明胶水解造成泄漏，碱性液体能使囊壳溶解度降低。醛类药物会使明胶固化而影响溶出，应在内容物的配方时考虑。

在整个溶胶过程中严格控制溶胶温度和脱气泡时间，溶胶温度过高会破坏明胶的韧性，脱气泡时间过长导致胶液水分含量降低，胶液黏稠，不利于压制生产。

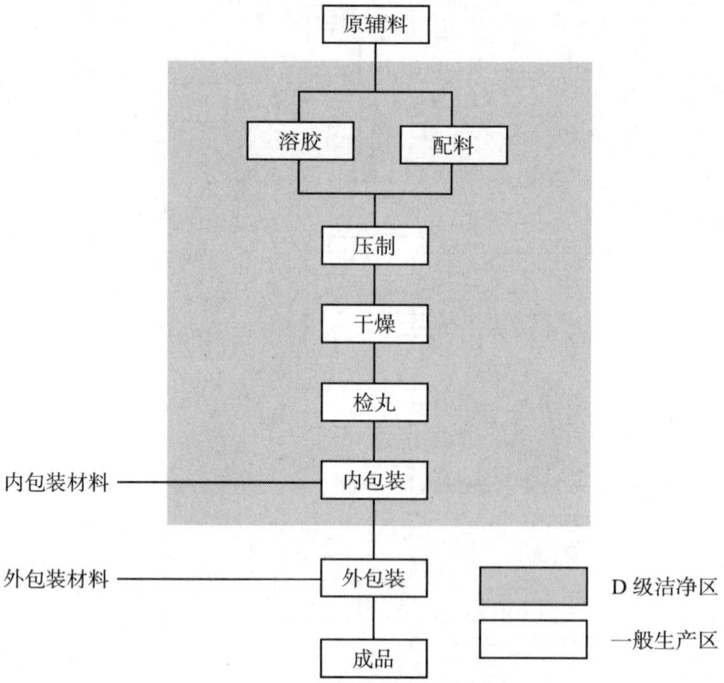

图 3-3　软胶囊生产工艺流程图

软胶囊压制生产时，应严格控制胶皮厚度、药液装量、设备转速、胶盒温度、喷体温度、冷水温度等参数。

软胶囊的干燥，是内容物、囊壳中的水分向环境迁移的过程，关键在于环境温湿度、干燥时间的控制。囊壳弹性除受明胶、增塑剂的种类、比例影响外，囊壳的含水量也会影响软胶囊的弹性大小。

软胶囊压制成形后一般先进入预干转笼进行快速失水，使软胶囊迅速定形，然后再进入最终干燥。最终干燥根据产品特性，一般分为转笼干燥和托盘干燥：

转笼干燥为定形后的软胶囊在干燥转笼中送入低湿度的环境空气，继续失水干燥，达到所需的内容物或囊壳水分、胶囊硬度等相关指标要求。转笼干燥应注意转笼的转速和时间，因软胶囊在转笼中翻动摩擦，会影响胶囊的外观光亮。

托盘干燥为定形后的软胶囊均匀铺置于干燥托盘中，利用低湿度的流动或非流动的环境空气自然晾干至所需水分要求。在干燥过程中应注意分布于托盘的四周、中间、上下层位置的软胶囊，有可能因失水速度不同，造成软胶囊水分不均匀。

软胶囊的干燥过程应确认环境温度、湿度、时间等控制参数。

检丸分为尺寸筛选和外观检查：尺寸筛选一般通过多组高速转动的转辊对软胶囊直径进行筛选，每组转辊中两个转辊呈上窄下宽方式布置，通过对转辊间距的调整，将符合短径标准的软胶囊筛选出来，做为合格中间产品。将压制过程中产生的短径过长或过短的软胶囊、异型软胶囊做为不合格中间产品进行处理。外观检查一般为人工目视检查或自动视觉拍照检查，将尺寸、畸形、空壳、异物等有缺陷的产品剔除。

洗丸一般是通过乙醇或异丙醇等洗涤溶剂将胶囊表层的油脂去除，洗涤形式主要分冲淋式和浸泡式及应用超声波清洗技术，应控制清洗溶剂的含水量和清洗时间，必要时要进行软胶囊清洗剂残留溶剂控制。

印字常用的方式为字模印字、喷墨印字、激光刻字，应注意印字质量，确保胶囊印字清晰、完整。

3.2 产品实现要素

GMP 提出“企业应当建立药品质量管理体系。该体系应当涵盖影响药品质量的所有因素，包括确保药品质量符合预定用途的有组织、有计划的全部活动”，要求企业在现场有有效的体系来管理企业生产质量活动，确保按照注册批准的工艺进行生产，生产出的产品不仅要符合既定的质量标准，还要符合预定用途。质量管理体系要确保实践并履行企业的质量方针，完成质量目标。

包括口服固体制剂在内的任何药品的生产都要有合格的人员，使用符合要求的设备，在规定的环境条件下，按照既定的生产工艺来完成，这些构成了产品实现要素。本部分是关于口服固体制剂产品实现要素的纲要，更多详细内容参见后续章节或本丛书的其他分册。

3.2.1 机构与人员

技术要求

参与药品生产的每一个人都要对质量负责，GMP 把质量管理体系的范围延伸到工厂之外，把人员的范围进行了扩展，GMP 中人员的范围包括：企业高层管理人员、供应商、经销商、质量受权人以及企业从事行政、采购、生产、检验、仓储、销售、卫生、清洁、人力等各级别管理人员和一线操作员工。

企业要配备“足够的、符合要求的人员”是实现质量目标的必备条件之一，药品生产质量管理需要具备的人力资源要求如下：组织机构健全，岗位职责明确，人员培训到位。

更多内容，请参考本丛书《质量管理体系》分册“3.2 机构与人员”。

实施指导

A. 组织机构健全

组织机构是质量管理体系的经脉，企业应当建立与药品生产相适应的管理机构，并有组织机构图。组织机构图上要标明各部门负责人的姓名和职位，组织机构调整后，组织机构图要随之进行更新。

机构设置的原则：结合口服固体制剂生产企业的企业性质、经营机制、品种特点、规模等进行设置，要与质量管理体系相适应。组织机构包括各级质量职能机构、机构间的隶属和工作报告关系、机构职责范围、机构间的衔接，根据质量管理体系设置的完整的组织机构构成了质量管理体系网络。质量管理负责人和生产管理负责人不得互相兼任，质量部门的负责人与生产部门的负责人不得互相兼任。

B. 岗位职责明确

药品上市许可持有人的法定代表人、主要负责人对本企业的药品生产活动、药品质量、药品经营活动全面负责。

岗位职责明确是完善的质量保证系统有效运行的前提，企业应当明确规定每个部门和每个岗位的职责，编制完成岗位说明书并审核签字下发后执行，并根据企业实际情况定期回顾岗位说明书的适用性。岗位职责不得遗漏，交叉的职责应当有明确规定。各级人员承担的职责不宜太多，职责太多会对履职造成风险。职责通常不得委托给他人。确需委托的，其职责可委托给具有相当资质的指定人员。质量管理部门人员不得将职责委托给其他部门的人员。所有人员应当明确并理解自己的职责，熟悉与其职责相关的要求。

验证、变更等质量活动要明确职责；在验证方案中要明确职责；在制定与产品质量有关的变更实施计划时要明确职责；在产品、物料放行操作规程中要明确职责。

企业负责人要通过合理计划和组织协调等活动，确保质量管理部门独立履行其职责。质量受权人要承担并独立履行产品放行的职责。

药品上市许可持有人委托符合条件的药品生产企业生产药品的，或接受药品上市许可持有人委托生产的，应按照国家相关法律法规履行双方签订的委托协议和质量协议中规定的相关职责和义务。

C. 关键人员

GMP 明确提出关键人员的概念。关键人员至少应当包括企业负责人、生产管理负责人、质量管理负责人和质量受权人，关键人员应当为企业的全职人员。

表 3-1 所示是质量管理负责人、生产管理负责人和质量受权人的资质要求和主要职责。

表 3-1 关键人员 GMP 要求总结表

关键人员名称	资质			主要职责
质量管理负责人	应当至少具有药学或相关专业本科学历（或中级专业技术职称或执业药师资格）	具有至少五年从事药品生产和质量管理的实践经验，其中至少一年的药品质量管理经验	接受过与所生产产品相关的专业知识培训	共计 15 项： 1. 确保原辅料、包装材料、中间产品、待包装产品和成品符合经注册批准的要求和质量标准 2. 确保在产品放行前完成对批记录的审核 3. 确保完成所有必要的检验 4. 批准或授权批准质量标准、取样方法、检验方法和其他质量管理的操作规程 5. 审核和批准（或授权审核和批准）所有与质量有关的变更 6. 确保所有重大偏差和检验结果超标已经过调查并得到及时处理 7. 批准并监督委托检验 8. 监督厂房和设备的维护，以保持其良好的运行状态 9. 确保完成各种必要的确认或验证工作，审核和批准确认或验证方案和报告 10. 确保完成自检 11. 评估和批准物料供应商 12. 确保所有与产品质量有关的投诉已经过调查，并得到及时、正确的处理 13. 确保完成产品的持续稳定性考察计划，提供稳定性考察的数据 14. 确保完成产品质量回顾分析 15. 确保质量控制和质量保证人员都已经过必要的上岗前培训和继续培训，并根据实际需要调整培训内容

续表

<table>
<tr><th>关键人员名称</th><th colspan="3">资质</th><th>主要职责</th></tr>
<tr><td>生产管理负责人</td><td>应当至少具有药学或相关专业本科学历（或中级专业技术职称或执业药师资格）</td><td>具有至少三年从事药品生产和质量管理的实践经验、其中至少有一年的药品生产管理经验</td><td>接受过与所生产产品相关的专业知识培训</td><td>共计 6 项：
1. 确保药品按照批准的工艺规程生产、贮存，以保证药品质量
2. 确保严格执行与生产操作相关的各种操作规程
3. 确保批生产记录和批包装记录经过指定人员审核并送交质量管理部门
4. 确保厂房和设备的维护保养，以保持其良好的运行状态
5. 确保完成各种必要的验证工作
6. 确保生产相关人员经过必要的上岗前培训和继续培训，并根据实际需要调整培训内容</td></tr>
<tr><td>质量受权人</td><td>应当至少具有药学或相关专业本科学历（或中级专业技术职称或执业药师资格）</td><td>具有至少五年从事药品生产和质量管理的实践经验，从事过药品生产过程控制和质量检验工作</td><td>应当具有必要的专业理论知识，并经过与产品放行有关的培训，方能独立履行其职责</td><td>共计 3 项：
1. 参与企业质量体系建立、内部自检、外部质量审计、验证以及药品不良反应报告、产品召回等质量管理活动
2. 承担产品放行的职责，确保每批已放行产品的生产、检验均符合相关法规、药品注册要求和质量标准
3. 在产品放行前，质量受权人必须按照上述第 2 项的要求出具产品放行审核记录，并纳入批记录</td></tr>
<tr><td colspan="5">生产管理负责人和质量管理负责人还有 10 项共同的职责，包括：
1. 审核和批准产品的工艺规程、操作规程等文件
2. 监督厂区卫生状况
3. 确保关键设备经过确认
4. 确保完成生产工艺验证
5. 确保企业所有相关人员都已经过必要的上岗前培训和继续培训，并根据实际需要调整培训内容
6. 批准并监督委托生产
7. 确定和监控物料和产品的贮存条件
8. 保存记录
9. 监督本规范执行状况
10. 监控影响产品质量的因素</td></tr>
</table>

GMP 还提出了某些工作要有“专人负责”或者“指定人员”，指这些人要进行所从事工作的资质确认，要经过相应的培训，有相应的经验并考核合格。

D. 人员培训

参与药品生产的每一个人都应当对质量负责，管理人员和有关员工的积极参与是质量管理体系有效运行的前提和基础。

应当由有资质的人员定期进行培训，内容至少应该包括员工所从事的特定操作有关的基本知识和操作技能，岗位操作 SOP，以及与其职责有关的 GMP 要求等。从事自动化程度较高的岗位人员，应有一定的计算机化系统管理能力，熟悉所从事岗位的相关自控系统及原理；从事特殊产品，如缓（控）释制剂、微丸等生产操作、检验操作的人员，应了解产品相关工艺、剂型知识。培训记录应当保存，并应当定期对培训进行评估。

3.2.2 物料

原料、辅料和包装材料是口服固体制剂生产的物质基础，其质量状况会直接影响药品质量。通过严格、科学、系统的物料管理，控制原料、辅料及包装材料从采购、验收、入库、储藏、发放等环节，做到管理有章可循，使用有标准可依，记录有据可查，从而保证合格、优质的原料、辅料和包装材料用于制剂生产（物料对人员的影响控制部分参考 ISPE 制药工程基准指南系列《口服固体制剂指南》）。

物料检验指标的制定应能够满足使用要求且保证生产工艺的稳定，在接收、发放、领用、运输时要重点关注物料标识及周围环境以防止混淆和交叉污染。使用计算机化系统控制物料的发放和使用时，如应用 MES，自动物料称配和传输系统等，系统应满足数据可靠性要求，需验证合格后方可投入使用。关于生产过程中物料的管理和存放条件、存放时限的管理参见本分册“6.2 生产过程中的物料和产品管理”，关于物料系统的全生命周期管理和运行可参考本丛书《质量控制实验室与物料系统》分册物料系统部分。

3.2.3 厂房设施

技术要求

固体制剂生产必须具备与其生产相适应的厂房和设施，这包括规范化厂房以及相配套的净化空气处理系统、照明、通风、水电气等动力设施、维修设施、洗涤与卫生设施、安全环保设施等。

口服固体制剂厂房的设计和平面布局受所生产的产品品种以及工艺特性的影响，设计阶段就应该考虑产品和工艺等基础因素，通过配备相应的设备设施以及划分单元操作。厂房设计和布局应能最大限度地降低发生差错的风险，有利于清洁和维护。

厂房的选址、设计、建造、改造和维护必须符合药品生产要求。口服固体制剂暴露工序区域应当参照GMP无菌药品附录中D级洁净区的要求设置，重点设计如何防止混淆及交叉污染的措施和设施。

厂房在进行规划时，应评估药厂所处的地理位置、GMP风险的要求、产品和工艺特性、EHS等因素，布局整体环境，包括周围环境条件、不同功能区的划分、交通的安排、绿化的要求等。厂区的合理安排可以为车间的清洁生产提供良好的环境。例如，厂区空气含尘、含菌高，空调系统的负担会很重，甚至影响洁净室的洁净度。如果分区不合理，洁净厂房靠近污染源，易造成污染或交叉污染。厂房选址和布局方面需要考虑的因素可参考本丛书《厂房设施与设备》分册，本章节不再赘述。

实施指导

A. 厂房总体设计考虑

口服固体制剂厂房设计时，首先要考虑是单品种生产还是多品种生产，是专用厂房、多用途厂房还是多目的厂房（表3-2），根据厂房的用途综合各风险因素进行厂房的总体设计。

表3-2 按使用目的分类厂房

序号	厂房	运行理念
1	专用厂房	厂房专门运行单一类别的产品
2	多用途厂房	厂房生产多种类别产品，但产品周期生产，因此在一个时间里只运行一种产品
3	多目的厂房	厂房可同时生产多种类别的产品

注：厂房分类和定义部分参考ISPE制药工程基准指南系列《口服固体制剂指南》。

a. GMP风险

口服固体制剂厂房设施和设备的GMP风险的程度与下列因素有关：物料和产品生产和转运的暴露程度，交叉污染的可能性，物料和产品的危害特性，同一生产线所生产产品的个数，产品活性的等级，车间人流及物流的设计，生产组织形式（如：断线生产、个别工序自动化、生产流程信息化管理）等。减少GMP风险可以通过设计合理的生产空间、合理的人员及物料流转、在建筑内部采用适当的隔离措施、使用适当的建筑材料和表面材料等方式来实现。

企业需根据产品工艺和预期的自动化、信息化程度，配置相应的信息化通讯网络基础设施，满足自动化、信息化管理的要求等，便于对电子数据进行记录、存储、拷贝等。

设计阶段贯彻 QbD 的理念，合理的生产空间要便于生产单元操作、辅助单元操作、阶段性生产以及考虑必要的储存中转区等。厂房的布局要容纳适当的衣帽柜、更衣间、走廊、清洁及维护操作空间，必要时应设计气锁间，确保生产控制区和非控制区以及不同风险的洁净级别之间限制进入和必要的隔离。更衣间的设计面积应和进入人数相匹配，并考虑峰值人流量进出带来的污染。

所有物料和人员进出厂房要有合理有效的设计，提高产品的防护控制和必需的隔离，同时也可以提高员工操作的效率。隔离和控制要求随着 GMP 风险级别的增加而提高。

b. 物流

在进行口服固体制剂厂房设计时，物料流是需要考虑的关键要素。所使用的物料传递技术的类型、传递的频率和所传递物料的数量是影响平面布局的非常重要的参数。物料传送技术包括重力传送、压缩空气 / 真空传送和容器传送，其中容器传送属于间接物料传送，重力传送、压缩空气 / 真空传送属于直接物料传送。厂房平面布局设计一般受所采用的主要物料传送方法的影响，但在总体设计阶段会综合考虑其他辅助的物料传送方法（表 3–3）。

表 3–3　主要物料传送技术与厂房设计考虑对应关系表

主要物料传送技术	厂房设计考虑
重力传送	厂房设计成垂直分布，配有层高较大的分隔间或多层设计，采用栈式操作。优点在于可以避免物料在过程单元操作之间的物料输送，操作并不仅限于中间体批次或者阶段式生产
压缩空气 / 真空传送	可以满足降低物料运输空间，减少操作工人数和物料传送时间的要求，员工在水平分布的平面布局内工作。在使用该技术时，与清洁和物料隔离有关的工艺过程往往成为限制因素
物料容器传送	在容器中传送物料，要提供可以进行特定单元操作（如混合）的周转容器，容器运输和手工操作、分阶段运输、储存、装料、卸料、混合和清洁要求要在整体厂房设计时综合考虑

厂房设计时还要考虑所使用物料的追溯方法，在物料桶 / 容器内的物料信息可以通过纸质书面程序记录追溯，也可以使用条形码或者贴标签系统实现电子追溯，防止混淆和差错。

总混后的物料传递或转移应结合具体品种，充分评估物料传输过程对物料混合均匀度的影响，尤其是采用重力传送或压缩空气 / 真空传送的，避免物料在传输过程中产生分层。

与物料流和厂房布局有关的关键设计考虑包括：

● 人、物流应分开，避免交叉。

● 物料流应符合逻辑，减少物料和产品之间潜在的混淆风险。

● 未清洁的和已清洁的设备、组件尽量符合逻辑，避免共用储存区域。

● 减少物料运输距离。

● 减少物料运输步骤。

● 结合实际生产产品的物流量，提供足够的暂存空间和入口，例如脱外包区域面积、中转站面积、走廊和门的宽度，满足物料转运需求。

● 设置过道、气锁和更衣室等辅助房间以支持 GMP 控制和环境条件。

● 配置和制定液体物料的收发、称量、转移、使用和储存的相关设施和操作规程。

c. 产品和工艺特性

在厂房设计时要考虑的产品和工艺特性包括：工艺危险性、光照和紫外光敏感性、吸湿性、流动性、可清洁性、化学反应活性、产品分类。

上述特性可能在整个工艺步骤期间发生变化，应该在适当的单元操作进行考虑，这些要求是工艺本身固有的，会影响到整个厂房设计（表 3–4）。

表 3–4　产品和工艺特性与厂房设计考虑的对应关系表

产品和工艺特性	厂房设计考虑
产品危险特性	产品危险特性对厂房布局的影响是通过风险评估确定的，采用的措施包括增加物料和人员气锁间、更衣间和设备空间要求以及环境取样和监测
易燃易爆性	厂房要采取防爆设计，建筑要防爆，设备要有防爆系统，法规指南和保险法对每一栋厂房有特殊要求
光照和紫外光的敏感性	在厂房布局、照明设计时要考虑自然光和厂房照明系统对光 / 紫外光敏感物料的影响
吸湿性	建筑施工的细节和平面布局设置要考虑物料的吸湿特性，可以设置水蒸气屏障，采用必要的气锁间来隔离高湿度区域与低湿度区域
流动性	流动性会影响物料传送要求，例如在决定是采用水平工艺布局还是垂直工艺布局、楼层和楼层之间的层高等方面起着决定作用
可清洁性	可清洁性会影响房间设计，生产用房间要有清洁程序，物料暴露到房间环境越多，房间污染的风险以及对清洁技术的要求越高，所选择的建材要支持并耐受拟使用的清洁剂和清洁方法
化学反应活性	要理解每一个房间生产用物料的化学反应活性，采用合适的底层和表面涂层来防止降解，尽可能不要使用需要定期修补和替换的表面涂层材料

d. 动力系统及辅助系统配置

在进行多品种口服固体制剂厂房设计时，必须计算车间整体最大负荷及相应的水电气等动力配置，确保动力有一定的冗余，电、水等关键动力品种尽量做到双路供应，电路应配有一定的稳压设施。

应当考虑基本的维修需求及空间，但维修间不宜设置在洁净区。

应设置容器具有清洗、清洁、洗衣、洗滤袋等基本辅助需求，设置相应的辅助功能区，辅助功能区的大小应与车间整体产品种类和产能需求相匹配。

e. EHS 考虑

厂房设计时对 EHS 进行评估的内容包括：

- 高危害物料
- 特殊药品和物质
- 危险操作
- 环境保护

当设计与高危害物料有关的工艺时，要进行风险评估确定密闭和隔离要求。厂房布局要考虑到密闭设备，安全操作以及便于人员操作，还要考虑到采取适当的防护措施，包括：

- 特殊的隔离要求（对物料、人员、设备和废水进行有效隔离）
- 增加气锁间
- 喷雾装置
- 更衣间

这些措施可以防止有害尘埃的转移或者从生产区到非生产区的表面污染，与职业健康有关的个人防护设备 / 呼吸防护设备的储存间在设计时也应加以考虑。

除了 GMP 要求，特殊药品和物质还要符合国家关于特殊药品的法规要求，安全和控制措施还包括厂区监控和进入限制，特殊的储存要求，与工艺有关的废物处理以及排风系统控制和除尘的特殊要求。

危险操作可能涉及设备的每一个部件、一个房间、一栋建筑的一部分或全部，有关要求要参考当地或者国家法规，还应考虑危险区设置、防火墙、防火分区、泄露控制、消防用水的收集、危害控制建筑等。更多内容参见本分册“9 职业健康、安全和环境”。

B. 功能区的划分

GMP“第四章 厂房与设施”中分小节对生产区、仓储区、质量控制区和辅助区提出了管理要求，而 ISPE 基准工程指南第二卷对口服固体制剂厂房也有不同功能区的划分，这些功能区包括：

- 工艺过程单元操作区
- 辅助工艺过程单元操作区
- 物料处理、储存单元操作区
- 员工休息区
- 辅助设施及维护保养区

对工厂生产区、仓储区、质量控制区和辅助区的设计及控制详见本丛书《厂房设施与设备》分册。

下文结合 ISPE 对功能区的划分，对工艺过程的每个操作单元的相关建筑特征，如适当的平面布局，不同单元操作之间的衔接，及为了防止交叉污染对空间大小的要求，并提供了在口服固体制剂厂房内对产品采取的适当控制措施。

a. 配料区

配料区通常临近仓库，或物料接收区，或者临近生产区。包含物料接收区、物料暂存区、物料预处理区及称量区。整体区域设置应考虑实际生产量的需求，有必要的周转空间。

配料区应当考虑适当的粉尘控制，通常使用称量罩或其他通风系统来控制称量或者配药过程中产生的粉尘。该区域的物料暴露风险和人员暴露风险很大程度上取决于称量设备。

物料接收区：物料自仓库进入生产控制区的区域，应配备物料进入

厂房控制区的净化 / 消毒措施，应综合考虑物料通道面积、房间换气次数及实际生产周转量需求。

物料暂存区：口服固体制剂车间配料区设置必要的物料暂存区域，暂存区域面积应满足生产品种和实际生产周转量需求。

物料预处理区：物料预处理区域包括物料的粉碎、过筛或干燥等。此区域粉尘较大，此区域除保持房间相对负压和采用局部处理单元外，还要配备防尘和捕尘措施、操作人员的特别防护等。

在某种情况下，磨粉可产生可燃性尘粒，使房间有爆炸风险，需要进行安全分析和风险评估，确定爆炸风险是否存在，必要时要进行防爆设计。

称量配料区：称量配料区域存在物料暴露和人员接触物料的风险，通常设置在靠近厂房的物料入口或靠近物料暂存的区域，以快速地把每批成品批量生产所需要的物料从物料容器转移到生产容器中。由于大量物料在该区域周转，不仅要设置必

要的捕尘和防止交叉污染措施，通常在布置过程中尽可能采用多个独立的小配料/称量单元或者配料/称量用隔离器，有利于排风和高效率的除尘，称量台应有防震措施，且不影响气流流形。同时在该区域还需配置足够的称量后待投产用物料存储区域，防止混淆和差错的风险。称量和称量后物料区域原则上不能和物料暂存区域共用。

处理高危物料的配料区，有对操作工安全的特殊要求，在这些区域一般使用防护设备，例如固定或者可以移动的称量/配料隔离器。在房间建筑材料的选择上，要考虑使用硬的、可清洁的表面材料，在防护设备出现泄漏时可以对房间进行净化处理。另外在该区域出口可以考虑装有用于员工淋浴的淋浴器，以方便员工在紧急情况下洗澡去除污染。

b. 制粒区、干燥区、挤压—滚圆成丸法工艺区

制粒一般是密闭的工艺操作，在有防护要求的区域进行。因为在产品传送时可能会产生粉尘，要考虑建筑表面涂料的可清洁性。对可燃性粉尘或易燃液体要采取必须的适当的安全措施。

干燥经常在流化床干燥器进行，一般属于密闭操作，有时要用到开放式装料和卸料。

防爆型流化床干燥器一般配备有防爆门，以适应环境要求。防爆型流化床干燥器显示了平面布局的灵活性。防爆门要水平向地、向外墙开启，或者垂直向地、向屋顶开启。

制粒与干燥可以是同一区域也可以是不同区域，如在不同工序操作，需要设计湿颗粒向干燥设备转移的密闭性及便利性。

挤压—滚圆成丸法工艺区关于建筑的问题与制粒区类似。

c. 总混区

总混区应尽量设置在靠近干燥及物料储存的区域，重点关注物料的流转，需考虑料斗密封不严导致粉尘扩散引起交叉污染的风险。

d. 压片/胶囊充填区

压片和胶囊充填间有暴露的产品，对于压片间/胶囊充填间需要配备金属检测器和除尘设施。需要对药片或者胶囊进行过程控制项目检查或者片重检测，检测设备存放的区域一般紧邻操作间，设计该区域时要方便进行这些操作，但如有多个房间同时压片/胶囊充填不同品种时，考虑分别单独设置此区域，避免人员共用检测设施带来的交叉污染风险。

e. 包衣区域

包衣间如果使用的包衣液中含有有机溶剂，要考虑可燃性液体的使用要求，需要进行安全分析和风险评估，以确定配备相应的安全装置或设计为防爆区。

f. 包衣液制备区

包衣液制备区一般靠近于制粒或者包衣操作区，如果使用含有机溶剂的包衣液，要考虑可燃性液体的使用要求。要根据法规要求进行安全分析，设计时需要考虑适当的防护措施。

包衣液配制操作一般是密闭操作，位于有防护要求的区域。然而，投料操作可能是开放的操作，需要更高的防护级别，或通过局部的保护系统来保证。

g. 包装区域——内包装和外包装

包装区域不同的包装线之间应采取有效的物理隔离以防止混淆。

内包装操作一般在最终操作间或者靠近最终操作间的房间进行，因为内包装操作时产品是暴露的，一般应是 D 级区。内包装可以是片剂、胶囊剂的内包装也可以是颗粒剂、干混悬剂等的内包装。

只要内包装完成，产品一般不再暴露。因此，外包装区域一般属于有防护要求的区域，通常考虑把内包装区和外包装区分开来防止对内包装区域的污染。通常设计内、外包装使用包材及成品的储存周转形式，印刷类包材专区存放，发放、使用、销毁要受控管理，降低混淆风险，这些区域非常重要，在设计早期应进行考虑，外包装区一般靠近于运输仓库。

h. 辅助及清洁区域

应根据工艺及产能需求设置必要的中转区、清洗清洁区、更衣区、辅助设备区、维修区、公共系统区等辅助区域。清洗站的设计应合理区分未清洁设施存放区、清洁区、干燥区、洁净设备存放区，实现单向流转，避免交叉污染。设备使用在线清洗（CIP）系统，应对系统进行确认，避免管路连接或者阀门使用不当，导致不同工艺用水之间串水而引发水系统污染。

3.2.4 设备

设备是药品生产的重要资源之一，需要根据口服固体制剂产品的剂型及工艺特点要求和生产规模，选择和使用合理的生产设备，配备必要的工艺控制及设备的清洗、消毒等功能，满足其生产工艺控制需要，降低污染和交叉污染的发生，并满足药品生产的质量、成本和生产效率的管理需要。

建立完善的设备管理系统保证设备的选型，通过完整的确认或验证流程保证设备的性能满足预期要求，在使用中通过必要的校准、清洁和维护手段，保证设备的有效运行，并通过生产过程控制、预防维修、校验、再验证等方式保持持续验证状态。

从设备选型、采购（或设计、加工）、调试、验证、运行使用、检修、维护、保养、调拨，到鉴定、报废的全过程管理称为设备管理，即设备生命周期管理，详见本丛书《厂房设施与设备》分册。设备对口服固体制剂生产和质量控制格外重要，将在本分册“4 口服固体制剂常用设备”中详细介绍设备的管理，并在本分册“5 生产过程控制”中结合每个操作单元讨论具体设备的应用。

3.2.5 公用系统

技术要求

A. 洁净空调系统

a. 对洁净区域的温湿度环境，企业应根据实际工艺控制需要，设置温湿度条件。

b. 对不同洁净级别之间的压差，要考虑到防止低级别区对高级别区的污染影响，考虑压差计的误差范围，以保证合理、可靠的压差，维持良好的洁净生产环境。

c. 洁净生产区的环境空气指标一般包括以下内容：

- 质量（每立方米的尘埃粒子数，微生物）
- 风量
- 风速
- 气流流型
- 压差
- 温度和湿度

d. 口服固体制剂生产洁净空调系统，参照 GMP 无菌药品附录中的 D 级区域标准进行设置，其 HAVC 系统设计需要考虑以下因素的控制：

- 渗透，防止未经处理的空气成为污染源，生产厂房应维持与外界成正压状态。生产厂房应密闭，符合防虫、鼠、蝇等外界动物昆虫的要求。

- 交叉污染控制，要维持合理的梯度压差，也可以通过置换方式（低压差，高流量），压差方式（高压差，低气流）或者物理屏障方式实现防护功能。

- 温度与相对湿度控制和调节措施。

- 粉尘控制。

● 排出气体（废气）中的粉尘处理。

B. 制药用水

● 药品生产用水应适合其用途，应至少采用饮用水作为制药用水。

● 饮用水应符合国家的有关质量标准，纯化水应符合现行版《中国药典》的质量标准。

● 水处理设备及输送系统的设计、安装和维护应能确保制药用水达到设定的质量标准，水处理设备的运行不得超出其设计能力。

● 纯化水的储罐和输送管道所用的材料应无毒、耐腐蚀，储罐的通气口应安装不脱落纤维的疏水性除菌滤器，管道的设计和安装应避免死角、盲管。

● 纯化水系统的运行须考虑到制备系统和管道分配系统的定期清洁和消毒。

实施指导

A. 洁净空调系统

室内环境可能影响药品的质量，而室外环境可能影响室内环境的质量，本部分主要讨论药品生产的洁净室内环境，即空气洁净度达到规定级别的可供人活动的空间，其功能是控制微粒的污染，但是由于在洁净环境中所进行的工作具有特殊性，所以对生产环境的品质往往还有其他要求，如温度、相对湿度、压力、悬浮粒子、浮游菌、照度、噪声等。空调系统部分参考 WHO 非无菌制剂暖通空调 GMP 指南、ISO 14644-2：2015 洁净室及相关控制环境国际标准、GB50073《洁净厂房设计规范》。更多内容可参考本丛书《厂房设施与设备》分册空调净化系统部分。

a. 洁净室（区）的洁净级别和检测要求

口服固体制剂洁净室（区）的空气洁净度等级，参照 GMP 无菌药品附录 D 级进行控制（表 3-5）。空气净化处理一般采用初效、中效、高效过滤器三级过滤。

表 3-5　口服固体制剂生产用洁净室尘粒和微生物限度参考标准

洁净度级别	尘粒最大允许数（个 /m³）		微生物最大允许数		
	≥ 0.5μm	≥ 5μm	浮游菌（cfu/m³）	沉降菌（φ90mm）cfu/4 小时	表面微生物（55mm）（cfu/ 皿）
D 级	3520000	29000	200	100	50

洁净区室（区）的规划，应考虑如下因素：

• 压差，洁净室的空气需维持一定的正压。不同空气洁净度等级的洁净室之间以及洁净室与非洁净室之间的压差应不低于 10Pa，并应装有指示压差的装置。易产生粉尘（如口服固体制剂的配料、制粒、压片等工序）及其他有害物质的洁净区或多品种、多剂型的洁净室，室内的空气压力应与其相邻的室保持相对负压。青霉素等强致敏性药品室内要保持正压，与相邻的室应保持相对负压。考虑到运行时要求不同空气洁净度等级的洁净室之间以及洁净室与非洁净室之间的压差应不低于 10Pa，为了运行时符合 GMP，设计时参考压差值建议定为 15~20Pa。

• 单向流和混合流洁净室的空态噪声级不应大于 65dB（A），非单向流洁净室的空态噪声级不应大于 60dB（A），当净化空调系统末端采用风机过滤器机组时，单向流和混合流洁净室的空态噪声级不应大于 70dB（A），非单向流洁净室的空态噪声级不应大于 65dB（A）。当超过时，应采取隔声、消声、隔震等控制措施。噪声控制设计不得影响洁净室的净化条件。

• 照明，洁净室应根据生产要求提供足够的照度。主要工作室的照度一般不低于 300lx，辅助工作室、走廊、气锁间、人员净化和物料净化用室的照度不宜低于 200lx。对照明有特殊要求的生产部位可设置局部照明。主要工作室一般照明的照度均匀度不应小于 0.7。

下列情况的洁净室局部排风系统建议单独设置：

• 产生粉尘和有害气体的洁净室。

• 被排放介质的毒性很大。

• 排放介质混合后会加剧腐蚀、增加毒性、产生燃烧和爆炸危险性。

b. 日常监控项目及频次

监测频次应根据系统验证结果和风险评估来确定，表 3–6 中的数值仅仅是参考值，各企业可根据生产班次等具体情况来确定监测频次，并建议使用更为先进的系统，以实现洁净参数的连续监控（表 3–7，表 3–8）。在 ISO 14644 中有设置洁净参数警戒限和行动限的方法，可供参考。

表 3–6　日常监控项目及频次列表

项目（内容）	测试手段	建议频次（要根据系统验证结果确定）
温湿度	温湿度计	2 次 / 班
洁净室压差	微压差计	2 次 / 班
悬浮粒子	悬浮粒子检测仪	1 次 /3 月

续表

项目（内容）	测试手段	建议频次（要根据系统验证结果确定）
微生物检测	浮游菌、沉降菌 *、表面微生物	1 次 /3 月
风量风速	风速仪、风量罩	更换高效后或者根据实际需要进行监测

表 3-7　系统停止运行一定周期重新启动后的监控项目

项目（内容）	测试手段
温湿度	温湿度计
洁净室压差	微压差计
悬浮粒子	悬浮粒子检测仪
微生物检测	浮游菌、沉降菌 *、表面微生物

表 3-8　更换高效过滤器后的监控项目

项目（内容）	测试手段
洁净室压差	微压差计
悬浮粒子	悬浮粒子检测仪
微生物检测	浮游菌、沉降菌 *、表面微生物
换气次数	风速仪
完整性	检漏仪

注：* 为在保证采样代表性的前提下，沉降菌检测中培养皿的放置采样时间不应超出 4 小时。

B. 制药用水

药品生产企业的生产工艺中使用的水统称为制药用水，如制剂生产中制粒、包衣等工序的用水。制药用水的生产、贮存和输送系统应进行适当的设计、安装、试运行、验证和维护，以保证合格制药用水的稳定生产。水的生产应不得超出制药用水系统的设计生产能力。应按照能防止微生物、化学或物理污染（如：灰尘）的工艺进行水的生产、储存和输送分配。

应对制药用水及原水水质进行定期检测，并有相应的记录；同时制水系统的日常管理应包括运行、消毒和维修等，它对验证及正常使用关系极大，所以应建立监控、预修计划，以确保水系统的运行始终处于受控状态。要定期对水源和处理过的水进行化学、微生物及细菌内毒素（如果需要）污染物的质量监测。还应对水的纯化、储存和分配系统的运转情况进行监测。监测结果以及采取的任何措施都要进行记录，并保存一定的期限。

根据 WHO 第 39 次技术报告，制药用水系统是药品监管机构经常进行检查的对象。制药用水的用户应对建立的制药用水系统进行常规检查和自检。以下列出了制药用水系统检查的项目以及合理的检查顺序：

- 包括所有取样点的取样和监测计划。
- 监测中需要报警和采取措施的参数设定。
- 监测结果和趋势评估。
- 对系统最近一次年度检查结果的审查。
- 对最近一次检查后系统的所有变更进行审查，并检查是否实施了变更控制。
- 审核所记录的偏差和对偏差所进行的调查。
- 对系统运行状态和条件的全面检查。
- 审核维护、失败和维修记录。
- 检查关键仪器设备的校正和校准。

对处于受控状态的已有系统，应证明审查范围的合理性。对于新系统或不稳定和不可靠的系统，还要检查系统的安装确认、运行确认和性能确认资料。

水系统的验证是为了确保制药用水系统运行的稳定性和可靠性，一般包含三个阶段：第一个阶段用 2~4 周的时间对制药用水系统进行全面的监测，在这一段时间内，制药用水系统应连续运行并且无故障和性能波动。第二阶段是在顺利完成第一阶段后，在确立所有改进后的 SOP 的同时进行为期 2~4 周的进一步的全面监测。取样方案与第一阶段基本相同。第二阶段生产的水可以用于药品的生产。第三阶段是在第二阶段顺利完成后，进行持续一年的连续监测，以证明系统长期运行的可靠性。完成制药用水系统第三阶段的验证项目后要对系统进行综合评价，完成系统评价后，应根据第三阶段的结果建立一个常规监测方案。

当通过化学消毒控制制药用水系统生物污染时，应采用经过验证的方法，保证制药用水系统的消毒剂能被有效去除。

在决定所用水的级别时，应考虑药品的用途和生产步骤在整个药品生产过程中所处的阶段。表 3–9 所示是不同级别的制药用水在口服固体制剂生产过程中的应用。

更多内容可参考本丛书《厂房设施与设备》分册制药用水系统部分。

表 3–9　口服固体制剂生产过程中制药用水应用范围

类别	应用范围
饮用水	药品包装材料粗洗，设备初洗，冲洗
纯化水	配料、制粒、压片等生产工艺过程，药品包装材料的最后一次淋洗，直接接触药品的设备、器具和包装材料最后一次洗涤用水

3.3 关键控制项目

本部分仅以批次管理、清场管理两个有一般性和代表性的控制项为例，描述口服固体制剂生产控制的原则和方法，更多关键控制项目，将在其他分册或本册后续章节结合相应主题讨论。

3.3.1 批次管理

法规要求

药品生产质量管理规范（2010 年修订）

第一百八十五条 应当建立划分产品生产批次的操作规程，生产批次的划分应当能够确保同一批次产品质量和特性的均一性。

第一百八十六条 应当建立编制药品批号和确定生产日期的操作规程。每批药品均应当编制唯一的批号。除另有法定要求外，生产日期不得迟于产品成型或灌装（封）前经最后混合的操作开始日期，不得以产品包装日期作为生产日期。

第一百八十七条 每批产品应当检查产量和物料平衡，确保物料平衡符合设定的限度。如有差异，必须查明原因，确认无潜在质量风险后，方可按照正常产品处理。

背景介绍

批的定义是：经一个或若干加工过程生产的、具有预期均一质量和特性的一定数量的原辅料、包装材料或成品。为完成某些生产操作步骤，可能有必要将一批产品分成若干亚批，最终合并成为一个均一的批。在连续生产情况下，批必须与生产中具有预期均一特性的确定数量的产品相对应，批量可以是固定数量或固定时间段内生产的产品量。在同一个公司内的不同车间，例如：口服或外用的固体、半固体制剂在成型或分装前使用同一台混合设备一次混合所生产的均质产品为一批。

批号的定义是：用于识别一个特定批的具有唯一性的数字和（或）字母的组合。

批号编制以简单易识别为原则，确保生产批次的追溯性和唯一性，批号编制原则应符合相关文件规定。

技术要求

GMP 要求药品的每一次生产都有制定的唯一、永久批号，不得随意更改。口服固体制剂批次划分以在成型或分装前使用同一台混合设备，一次混合量所生产的均质产品为一批，如果使用多台压片机、填充机等设备的，经过验证确有同一性能的，可以用于同一批产品生产。

应当建立编制药品批号和确定生产日期的操作规程，每批药品均应当编制唯一的批号。根据批号，应能追溯到该批药品的生产日期、时间、班次、人员以及批记录，进而可追溯该批药品的完整生产历史。除另有法定要求外，生产日期不得迟于产品成型或者灌装（封）前经最后混合的操作开始日期，不得以产品包装日期作为生产日期。药品批号应明显标记于药品的标签和包装物上，生产企业要严格按照批划分生产，以确保药品的均一性。

使用同一台混合设备一次混合量所生产的同一批的制剂产品由于生产需要可以分为不同含量规格或相同含量规格的若干个商业批次，进行不同规格的压片或者包装，在保证不出现混淆和差错的情况下，可以分为不同的商业批次。

产品和物料平衡从本义上说是从数量和成本方面加以规定，但如果“量”上发生重大偏离，本身就说明生产工艺发生了偏离，或者有混药、混料、错投料的偏差发生。“量”的控制是保证“质”的有效工具。

每批进行物料平衡控制是避免或及时发现差错与混淆的有效方法之一，在各关键生产工序的批生产记录或者批包装记录中明确规定物料平衡的计算方法，以及根据验证结果确定的物料平衡合格范围，超出合格范围要进行偏差调查。

3.3.2 清场管理

法规要求

药品生产质量管理规范（2010 年修订）

第一百九十九条 生产开始前应当进行检查，确保设备和工作场所没有上批遗留的产品、文件或与本批产品生产无关的物料，设备处于已清洁及待用状态。检查结果应当有记录。

生产操作前，还应当核对物料或中间产品的名称、代码、批号和标识，确保生产所用物料或中间产品正确且符合要求。

第二百零一条 每批药品的每一生产阶段完成后必须由生产操作人员清场，并填写清场记录。清场记录内容包括：操作间编号、产品名称、批号、生产工序、清场日期、检查项目及结果、清场负责人及复核人签名。清场记录应当纳入批生产记录。

背景介绍

为了防止药品生产中不同批号、品种、规格之间的污染和交叉污染，各生产工序在生产结束、更换品种及规格或换批号前，应彻底清理及检查作业场所。有效的清场管理程序，可以防止混药事故的发生。

清场分为同品种批与批之间的清场、同品种周期性清场和换品种清场。

技术要求

A. 清场的通用要求

- 企业应当建立各工序清洁消毒操作规程，并经过验证，保证产品质量。
- 清洁前需要确认操作间内无上一批次物料和批生产记录。
- 地面无积尘、无料迹，门窗、室内照明灯、风管、墙面、开关箱外壳无积尘，室内不得存放与生产无关的物品。
- 使用的工具、容器，清洁无异物，无前次产品的残留物。
- 设备外无前次生产遗留的药品，无粉尘。
- 及时填写岗位清洁记录及清场检查记录，并需相关负责人进行复核签字。

B. 同品种批与批之间的清场

除清场通用要求之外，需要对物料进行单独的规定。

- 同品种换批，如直接接触物料的部位不拆卸清洁，尽可能地将上一批次剩余物料生产完毕，并根据产品特性，制定残存物料的控制措施。

• 包装岗位换批时，要求将上一批活性物料和带有批次信息的包装材料全部清空，消除混批风险。

C. 换品种清场和周期性清场

除通用要求之外，需要做更彻底的清洁。

• 对顶棚、壁板、回风口、日光灯等所有设施进行清洁至洁净、无粉尘、无料迹。

• 对使用的工具、容器清洁至洁净、无粉尘、无料迹。

• 对设备内、外表面各个部位清洗至洁净、无粉尘、无料迹。设备除手动清洁方式外，建议考虑使用自动清洗程序进行清洗。行业中使用的三种典型自动清洗程序为：在线清洗（clean in place，CIP）、原位清洗（wash in place，WIP）、离线清洗（clean out of place，COP）。应对自动清洗程序进行验证，并随着新产品的加入确认清洗程序的清洁能力。

• 对电子秤等仪器清洁至洁净、无粉尘、无料迹。

• 有地漏的操作间，清场时需对地漏进行清理，确保无粉尘、无料迹。

• 按照清洁顺序进行清场，如：先物后地、先内后外、先上后下等。

• 清洁工作完成后根据需要进行适当的消毒工作。

• 调换品种、规格时，必须对原料、辅料、包装材料、标签、说明书等的领用数、使用数和剩余数认真核对，核对无误后认真填写记录，对不再使用的原料、辅料、包装材料、标签、说明书要及时清场，退回库房。对印有批号的标签、包装材料不得涂改使用，应由专人负责及时销毁，并做好记录。

清场后检查：

• 清场结束后，清场记录需要复核。检查合格后在清场记录上签字，合格后发给“清场合格证”或者其他合适的方式，例如清场批记录，证明清场合格。

• “清场合格证”或者其他合适的方式，例如清场批记录，证明清场合格，作为下一个班次、下一批产品、另一个品种或同一品种不同规格产品的生产凭证，附入批生产记录。

实施指导

A. 包衣类产品清场

• 在同产品批间清洁时，需确保上批产品的半成品、包衣物料及废品都移出操作间。操作间需要进行表面清洁，地面、墙面、设备/容器表面需要确保没有粉尘。所有清洁活动结束后，进行目视检查，确认没有可见粉尘/物料后，在清场记录中记录检查结果。只有目视检查合格方可开始准备下批次生产。

• 包衣机换产品清洁，需确保上批产品的半成品、包衣物料及废品都移出操作间。生产时使用的工具，包衣液容器，管路，喷枪需要进行全清洁，更换清洁标签。设备/房间全清洁需要遵循验证过的清洁流程进行。所有清洁活动结束后，进行目视检查，确认清洁合格后，需要在房间日志中记录检查结果。房间和设备完成全清洁后，需要在房间和设备上作出明显已经清洁的状态标识。

• 同品种产品连续包衣的周期（时间/批次数）需要经过验证。规定于标准操作规程（SOP）中的包衣机及辅助设备待清洁时限和已清洁状态有效期的时限均需要依据清洁验证/评估的结果。

• 包衣锅通风系统的管路和过滤器应定期检查和清洁，如过滤器通风能力降低，应对其进行更换，确保包衣锅内空气符合 D 级要求。

B. 胶囊类产品清场

在同产品批间清洁时，需确保上批产品的半成品、颗粒/小丸及物料污染过的废品都移出操作间。该批产品生产时使用的可移动工具需要进行表面清洁，更换清洁标签（如适用）。操作间需要进行表面清洁，需要确保地面、墙面、设备/容器表面没有粉尘。所有清洁活动结束后，进行目视检查，确认没有可见粉尘/物料后，需要记录检查结果。只有目视检查合格方可开始准备下批次生产。

• 胶囊灌装机换产品清洁，需确保上批产品的半成品、颗粒/小丸、囊壳及物料污染过的废品都移出操作间，所剩余该批产品囊壳需要完成退库。生产时使用的可移动工具，设备需要拆卸，定量环等模具需要进行全清洁，更换清洁标签。设备/房间全清洁需要遵循验证过的清洁流程进行。所有清洁活动结束后，进行目视检查，确认清洁合格后，记录检查结果，房间和设备完成清洁后，需挂上相应的标识卡标识。

• 同品种产品连续胶囊灌装周期（时间/批次数）需要经过验证。

实例分析

清场记录样例见表 3-10、表 3-11。

表 3-10 清场记录示例

__________岗位清场检查记录

编号：　　　　　　日期：______年__月__日　房间名称：__________　房间编号：____________

清场前品种		批号		清场后品种		批号	
项目	清场标准	清洁项目		自检结果	自检人 / 日期	检查结果	检查人签字 / 日期
		同品种换批	其余类型				
文件	无上品种、批次相关文件	√	√				
物料	无上品种、批次物料	√	√				
	压片、胶囊料斗内剩余物料约（　　）kg	√	N/A				
顶棚、进风口、日光灯	洁净、无粉尘、无料迹	N/A	√				
门窗、壁板	洁净、无粉尘、无料迹	√	√				
回风口	洁净、无粉尘、无料迹	√	√				
容器具	洁净、无粉尘、无料迹	√	√				
设备	外观洁净、无粉尘、无料迹	√	√				
	整体洁净、无粉尘、无料迹	N/A	√				
电子天平及其他仪器	外观洁净、无粉尘、无料迹	√	√				
	整体洁净、无粉尘、无料迹	N/A	√				
记录桌、凳	洁净、无粉尘、无料迹	√	√				
水池、地漏	洁净、无粉尘、无料迹且用消毒液灌封	√	√				
地面	洁净、无粉尘、无料迹	√	√				

注：1. 检查结果合格用“√”表示，不合格用“×”表示。

2. 压片、胶囊岗位同品种换批填写料斗内剩余物料重量，其余岗位同品种换批不得有上批次物料。

表 3-11　清场合格证

清场合格证

编码：

品名 ____________________ 批号 _______________

清场岗位 _______________ 规格 _______________

清场人 __________ 清场完成时间 ____年__月__日

检查人 __________ 检查完成时间 ____年__月__日

有效期至 _______________

4 口服固体制剂常用设备

本章主要内容：

☞ 口服固体制剂生产过程使用的常用设备和特殊设备

☞ GMP 对模具、筛网、滤袋方面的要求

☞ 口服固体制剂产品中间过程检测用到的设备

口服固体制剂常用生产设备通常包括工艺生产设备、过程检测设备、清洗设备、辅助设备、口服固体制剂相关的特殊设备、部件、自动化系统等。本章重点探讨：关键工艺设备、检测设备、清洗设备、特殊设备及 GMP 相关的自动化系统等在设计安装、维护维修、使用清洁、校准等方面的 GMP 要求。

口服固体制剂工艺通常包括多个操作工序，各工序需要相应设备来完成生产活动、实现工艺和质量控制目的，生产出符合质量标准的产品。一些新设备、新技术、新系统的应用也对口服固体制剂的生产和质量管理提出新的要求和挑战。

口服固体制剂的生产设备主要包括：粉碎设备、制粒设备、干燥设备、混合设备、压片设备、包衣设备、胶囊填充设备、除尘设备、包装设备等。近年来，随着科学技术的发展、新产品、新固体制剂剂型的出现及制药生产理念的更新，制药行业出现了许多改良或全新的工艺设备，如：连续制造设备、3D 打印设备、激光技术、高自动化、智能化的设备及其系统等，也逐渐应用于口服固体制剂的生产中。

口服固体制剂生产的过程检测仪器设备主要包括：水分测定仪、黏度测定设备、筛分设备、粒度检测仪、崩解仪、片剂硬度测试仪、电子天平、金属检测仪、片剂在线取样检测设备、片剂 / 胶囊全检机、脆碎度测定仪等。近年来，过程分析技术（process analytical technology，PAT）发展迅速，其实时监控和在线检测在制药行业和口服固体制剂生产过程中起到重要应用。

口服固体制剂生产涉及的特殊设备，如：模具、筛网、滤袋等，因对生产过程和产品质量影响的特殊性，需对其使用、维护和记录等特别关注。

自动化生产控制系统，如：功能设备（包括工艺设备、清洗设备、检测设备等）自带的计算机控制系统、自动化生产系统（manufacturing execution system，MES）系统等，已经在口服固体制剂生产管理领域得到广泛应用。在提高生产智能化、自动化水平的同时，也对设备及其系统的计算机化系统管理、数据可靠性管理等提出更高的要求。

4.1 生产设备

4.1.1 设计和选型

法规要求

药品生产质量管理规范（2010年修订）

第七十一条 设备的设计、选型、安装、改造和维护必须符合预定用途，应当尽可能降低产生污染、交叉污染、混淆和差错的风险，便于操作、清洁、维护，以及必要时进行的消毒或灭菌。

第七十四条 生产设备不得对药品质量产生任何不利影响。与药品直接接触的生产设备表面应当平整、光洁、易清洗或消毒、耐腐蚀，不得与药品发生化学反应、吸附药品或向药品中释放物质。

背景介绍

固体制剂生产设备的设计、选型是保证设备能够实现工艺目的和产品质量要求至关重要的环节。设备的设计、选型应充分考虑其科学性、安全性、合规性和适用性，便于以后常规生产过程中的使用、清洁和维护；物料、中间产品或药品接触的设备部件不产生化学反应和吸附作用，保证设备使用过程中药品的质量特性不会因设备材质、结构等原因发生改变；设备使用自动化系统时，应满足计算机化系统验证和数据可靠性的管理要求；设备运行和维护所有必要的技术、操作、环境、健康和安全要求，与公用系统、自动化执行系统及其他设施的连接要求等均应在设备的设计、选型过程中予以考虑。设备的设计、选型过程还应符合GMP和质量体系的要求，建立、保留相关的文件和记录。

技术要求

在设备设计和选型过程中，应结合设备全生命周期的管理理念，系统地考虑设备是否适用于预期目的，能够满足产品关键质量属性（CQA）和实现CQA的关键工艺参数（CPP），尽可能降低发生污染、混淆和差错的风险；设备使用自动化系统时，应满足计算机化系统验证和数据可靠性的管理要求；同时综合考虑设备运行和维护所有必要的技术、操作、环境、健康和安全要求，与公用系统、自动化执行系统及其他设施的连接要求等；最后在设备设计、选型、安装、确认、退役等不同阶段，应按照GMP要求形成必要的记录和文件，并按要求保存。

设备的正确设计和选购，应根据设备的用户需求标准（URS）来实现，制药企业应根据所生产品种的工艺针对性地制定URS。在制定URS时，一般应考虑到法规要求、技术要求、服务要求等方面，以便最终保证所选设备能满足所生产品种的工艺要求，生产出符合质量标准的药品。

固体制剂设备设计应考虑以下几方面：

A. 降低污染、交叉污染、混淆和差错风险

口服固体制剂生产过程中可能会产生大量的粉尘；设备在生产过程中会与物料、产品长时间充分接触；设备机械和电器部件自身会发光、发热、甚至产生辐射；部分设备还需要使用润滑剂、冷却剂等，这些因素都会增加产品污染和交叉污染的风险。

因此，口服固体制剂的生产设备设施设计选型过程中，应充分考虑包括但不限于以下措施：

- 设备应尽可能保持密闭生产状态，对易发尘的操作环节可使用除尘、隔尘、控制粉尘量的设计和设施，将产生的粉尘量降到最低。
- 设备的结构设计应便于清洗和维护；电器部件、机械传动部件应与操作区域隔离；操作区域内应光洁、平整、避免出现死角。
- 评估设备正常运转中产生的热量、光线、电磁辐射等，是否做了有效隔离或不会对物料、产品质量产生不利影响。
- 设备直接接触物料的金属材料应采用惰性材料，如316、316L不锈钢等制作，不直接接触物料的金属材料可使用304、304L不锈钢等制作；其他非金属的部件（如塑料、弹性体材料）如果与物料直接接触，应保证在工艺过程中不与物料直接发生反应、吸附，且此类物质在工艺过程中不会释放出物质；尽可能减少与有机溶剂的

接触，建议至少使用食品级的材料；对于新材料或无法在验证过程中判断影响的材料，需供应商提供材质证明以确保符合 GMP 要求。

• 设备表面应平整、光洁、不易残留物料、易清洗或消毒、耐腐蚀。口服固体制剂生产企业应根据工艺要求，对直接接触物料和不直接接触物料的设备部件表面粗糙度制定要求。

• 设备使用的润滑剂、冷却剂等不得对药品或容器造成污染，与药品直接接触的润滑部位应至少使用食用级润滑油。设备所用材料供应商应提供相应的材质证明或符合性证明文件。

• 在设备设计选型的过程中，应考虑与厂房和设施结合来降低污染、交叉污染、混淆和差错的风险。如使用气闸、气流梯度和通过工艺布局和建筑结构方面的设计实现人流、物流的单向流动等来降低污染和交叉污染的风险。

• 设备的设计还需要考虑满足安全方面的要求。

设备的安装应根据设备说明书结合厂房设计进行安装。设备能满足工艺要求，安装合理便于操作、维护和清洁。所有连接部分应进行抛光，保证连接处过渡自然、圆滑无死角，易清洗；设备应带有一定的安全防护措施，发生意外时能报警提示操作人员；设备的机电部分可以统一密闭安装到洁净区外面或者相邻的技术房间，例如：干燥设备的机电设施和集尘设施，控制按钮、控制柜等应密封良好避免固体粉尘的进入。

B. 对计算机化系统的要求

计算机化生产系统，如：MES 系统等，可通过系统与设备的集成，对生产过程进行管理、监控和实时记录。当采用此类计算机自动控制系统时，需要在设备选型的过程中，充分考虑并评价对设备操作权限、参数设置、调节和运行监控、过程数据存储和传输、系统审计追踪以及与其他关联控制系统交互的功能；并符合相应的计算机化系统验证要求。

口服固体制剂的生产设备在设计选型过程中，对设备的计算机化系统建议在完成系统分类和风险等级划分后，考虑采取以下措施：

• 对系统操作需求的确认：包括系统功能的实现、审计追踪功能、电子签名使用、输出（如：报告、报表、文件）内容确认、错误信息或报警信息的明确等。

• 对系统数据需求的确认：包括电子记录定义，如：格式、关键参数、有效的数据范围、准确度、字符集等。

• 对系统技术需求的确认：系统运行中的变更（如：启动、关闭、测试、故障）、灾难恢复、性能和时间上的需求、容量需求、可配置性等。

• 对系统界面需求的确认：操作员界面 / 人机界面要求、软硬件通讯模式、模块间连接模式及与其他系统连接时的要求等。

• 对系统环境需求的确认：物理要求（如：空间、位置、环境等）、安全要求（包括物理及逻辑方面的安全要求）等。

• 对系统限制条件的确认：兼容性、实用性、可靠性需求、允许的最长维护时间，或其他停机时间、用户技术水平、扩展能力、可能的提供空间、期望寿命、长期性支持等。

• 对生命周期需求的确认：特殊测试需求；负荷测试工厂验收测试；期望供应商交付的文件（如：功能需求、测试需求、设计需求、用户指南、维护指南或操作手册）；培训课程；产品验收后的支持和维护等。

• 对法规特殊需求的确认等。

对于计算机化系统产生的数据，需要确保收集的数据是完全的，一致的，可追溯和准确的。口服固体制剂设备在设计和选型阶段，基于风险考虑，需重点对设备的审计追踪功能和设备系统的权限管理提出具体要求，具体包括但不限于以下内容：

a. 审计追踪

审计追踪是元数据的一种形式，包含与创建、修改或删除 GXP 记录有关动作的信息。

设备应基于其在工艺过程中的关键性考虑设计审计追踪功能，配置审计追踪记录的信息、审计追踪记录的保存格式及存储量。这将决定审计追踪记录是否可以被修改、覆盖，以确保审计追踪记录的真实、有效、完整。

所有与 GMP 活动相关的审计追踪在安装时需激活启用，并一直保持激活状态。应定期确认审计追踪在数据生命周期保持激活状态。审计追踪记录需要定期进行审核。

b. 权限管理

权限管理包括权限控制和访问安全。当一个系统需要进行权限控制时，该系统中的权限控制及访问安全应遵循以下原则：

• 职责分离：即一项任务多人参与原则。基于职责分离的概念，关键业务的职责可以分为四种：授权、保管、记录和协调。在一个理想的系统中，没有任何人可身负第二项职责。每个职责中只有经过授权的人员才能访问系统及数据。

• 最小权限：在电子系统中，用户的权限应该限制为允许员工执行工作，没有任何额外的不必要的权限，即每个用户都被给予对其常规操作任务的足够访问权。高风险的功能（例如用户管理）需留给业务相关部门以外的用户使用。应考虑如何管理密码，包括重新设置忘记的密码。

- 访问安全：个人账户及密码只有本人可以使用，不能与他人共享。不能共用登录账号或使用通用账户访问，系统设计应支持个人用户访问。如果一个计算机化系统仅支持一个用户登录，或有限数量用户登录，且没有合适的替代计算化系统，可使用第三方软件或纸质方法进行等同控制，提供可追溯性（有版本控制）。替代系统的适用性应经过论证并有记录。系统还应基于自身关键程度设计密码复杂度、密码定期更改、无活动自动退出时间、多次尝试失败后锁定账户等安全配置对账户安全进行控制，以防止出现未经授权的访问。

以上原则应在系统设计初期进行考虑，但用户可基于系统所存储数据的关键程度评估访问控制的严格程度，包括更换密码周期、密码复杂度要求、系统账户的定期审核等。

对于已有系统 / 设备，如前期在设备计算机化系统的设计、选型过程中未充分考虑上述要求，建议考虑实施数据可靠性差距分析并进行相应的风险评估，按照风险评估的结果制定相应的措施以确保满足数据可靠性的要求。具体可参见本丛书《质量管理体系》分册质量风险管理和数据可靠性相关内容。

C. 设备技术、操作、环境、健康和安全要求

在设备设计和选型过程中，设备不仅要满足产品和工艺的关键质量属性（CQA）、关键工艺参数（CPP）和工艺控制策略，确保产出符合设计及质量标准的药品。还需要系统地明确设备所必需的技术、操作、安装、环境、健康和安全等方面的要求。

通常，口服固体制剂的生产设备在设计选型过程中，建议充分考虑包括但不限于以下要求：

- 设备各项控制参数的精度应能够满足所服务产品的生产工艺所要求控制的精度范围、CQA、CPP 和工艺控制策略。
- 设备应能够满足所服务产品和企业生产所需要的连续生产时间的需求。
- 设备应能够满足国家、行业、企业环境、健康和安全法规、制度和标准；对电器系统安全标准、零进入、上锁挂牌、噪音、旁路和连锁等设备相关安装设计，尤其需要注意。
- 设备应能够满足企业建筑结构、区域洁净等级等环境要求。
- 设备应能够满足企业日常维护、维护和校验的需求。

• 设备应能够满足企业公用系统（如：水、电、气、暖等）的设计能力和连接需求。

• 设备应能够满足与企业自动化系统等其他相关系统的连接需求（如：对控制系统软硬件和显示器的配置的需求、通讯协议需求、对数据采集和监视控制系统的需求等）。

• 设备安装、验证和正常使用、维护所需的相关培训。

• 需要供应商提供或自己建立的、保证设备安装、验证和正常使用维护所需的文件和记录等。

D. 文件和记录要求

口服固体制剂的生产设备在设计选型过程中，建议充分考虑包括但不限于以下的文件和记录要求：

• 首先需明确设备服务的产品和工艺路线、CQA、CPP 等必要的要求。

• 编制设备用户需求标准（URS），内容应涵盖设备满足产品和工艺的 CQA、CPP 和工艺控制策略的要求，和设备所必需的技术、操作、安装、环境、健康和安全、与其他系统接口等方面的要求。

• 对于定制、功能复杂的设备应进行设计确认（DQ）。

• 必要时，制定设备验证主计划（VMP），描述所有制造、公用系统及设施和实验室系统的确认策略，以确保其适合预期用途；制定项目确认计划（PVP）以详述所有确认活动，描述本阶段将创建的文件结构；制定调试计划，描述从施工到确认的统一协调活动，例如安装、安全启动、设备运行准备就绪以及移交的一系列要求等。

• 对供应商文件的评估与选择。

• 供应商工厂验收测试（FAT）的草案和报告。

• 现场验收测试（SAT）及与其他系统（如计算机化系统等）连机调试的草案和报告。

• 操作、清洁、维护、校验等所需的操作规程。

• 安装和运行确认（IQ/OQ）的草案和报告。

• 性能确认（PQ）的草案和报告。

• 如涉及计算机和自动化系统的安装、验证等活动，在设备确认文件中还应加入其要求的相关内容。

此外，对于定制的、功能复杂或完全新建的设备及系统，也可以采用 ASTM E2500《制药、生物制药生产系统和设备的规范、设计和确认标准指南》的模式，对设备的设计、选型和确认进行系统管理。

ASTM E2500 强调以风险和科学为基础的方法，对潜在可能影响产品质量和患者安全的生产系统、设备的设计和确认进行系统的管理。ASTM E2500 对设计阶段风险关注较多，如在设计阶段，要求对设备和系统的关键内容进行相应的风险评估，并形成关键方面风险评估和设计评审的相关文件和记录（critical aspects risk assessment，以及 critical aspect design review）；ASTM E2500 将 URS 分为产品 / 工艺用户要求规范（P/PURS，用于确定产品和工艺要求，强调 CQA 和确定对 CQA 有影响的 CPP）和系统用户要求规范（SURS，对设备 / 系统设计、运行和维护的所有必要技术、操作、环境、健康和安全方面提出的要求）。ASTM E2500 对设计阶段的工程资料、供应商提供文件等要求更细致；但在确认阶段，ASTM E2500 系统相对简化了对设备确认的步骤和对文件记录的要求，提高了整体效率。

E. 产品工艺要求

在设备设计和选型过程中，为保证设备能够满足产品和工艺的关键质量属性（CQA）、关键工艺参数（CPP）和工艺控制策略的要求，能够确保产出符合设计及质量标准的药品，企业产品工艺要求根据产品特性和设备选型不同，需要综合考虑产品的物料特性、产品知识和信息、工艺过程特点、关键和主要的工艺参数、中间产品及最终产品的质量属性和质量检测标准、设备自身的特殊性、操作经验等，对设备是否符合产品工艺提出相应要求。可参考但不限于以下内容：

- 设备需满足产品及物料的特性；如物料的生物学性质：溶解性、渗透性等；化学稳定性、热敏性、光敏属性、酸（碱）性等。物料物理性质：晶型、粒径、流动性、可压性、脆碎性等。

- 设备需满足企业所需要的产品形状尺寸、批量、清洁方式、连续生产时间和清洁频次等的需求。

- 设备的容积、尺寸、形状、结构、部件配合精度；运行的速度、温度、湿度、转速、风量、压力、计时等控制参数、正常生产状态下的一次通过率、产出效率等应能够满足所服务产品的生产工艺所要求控制的精度范围关键工艺参数（CPP）和工艺控制策略。

- 口服固体常用设备按照设定工艺参数生产出的产品需满足企业产品标准和关键质量属性（CQA），如：中间产品的粒度、湿度、密度、容积等；待包装产品的重量、硬度、厚度、长度、崩解时限、脆碎度等；成品的密封性、打印或印刷的清晰度、正确率、检测的精准度、准确率等。

实施指导

用于固体制剂生产的工艺设备根据生产单元的不同，大致可分为：称量设备、粉碎设备、制粒设备、干燥设备、混合设备、压片设备、包衣设备、胶囊填充设备、除尘设备、包装设备等。不同的产品类型和工艺路线需要使用相对应的工艺设备。

A. 单元操作设备

a. 称量设备

称量是将原辅料按照工艺处方规定进行分配和转移的过程。口服固体制剂产品所使用的物料大多为粉状，称量和物料转移过程中也会产生较大的粉尘。为防止污染和交叉污染，在称量设备设计和选型过程中，应重点考虑除尘、抑尘和密闭、隔离等装置和技术，使物料的暴露程度及扬尘降至最低。目前，为了控制粉状物料在称量和转移过程中暴露引起的污染和交叉污染风险，隔离器（isolator）、手套箱（glove box）、高密闭双蝶阀系统（high containment valve）以及层流罩（laminar flow booth）等设备和技术广泛应用于口服固体制剂产品的称量和物料转移过程中。其中隔离器、手套箱可用于物料的称量和转移，其设计理念、功能结构大致相似，但密闭程度依次降低。

层流罩是一种垂直单向流的局部洁净空气处理装置，多用于有暴露风险物料的称量、分配及实验过程中。它采用了自循环的运行方式，气流在风机带动下实现“顶送侧回”的单向流，使罩内形成微负压（一般为 −10~0Pa）的密闭状态。系统内设置有不同等级的过滤器，如初、中、高效过滤器等，使用层流罩的称量区域，洁净度控制要求不低于所在生产区域的洁净等级。层流罩使用过程中，需确保层流罩内的过滤器压差、风速及温湿度等符合设定限度。

此外，在设计称量区域的隔离和除尘设备时，还可以综合考虑与厂房设施结合来降低污染、交叉污染的风险。如使用气闸、气流梯度和通过工艺布局和建筑结构设计来实现人流、物流的单向流动从而降低污染和交叉污染的风险。

高密闭双蝶阀系统可以用于高密闭状态下的物料传输。它是由料仓和安装在料仓传输管道上（被动阀）与安装在接收容器的（主动阀）两个卫生级蝶阀组成。将容器置于该接收站上后，主动和被动阀主体通过气密封将管道密封，形成两端被双阀紧闭的充填室。此时打开主动阀和被动阀阀板，将料仓和接收容器连通，实现物料的密闭传输。传输结束后可使用压缩空气喷射器（或选用其他流体、液体，或二者兼用）和真空系统来“清洗”该阀体腔室。

所有用于除尘、抑尘和密闭、隔离等的设备设施，投入使用前，也需对其功能、作用进行规定的确认，确保其能够实现预期的用途和结果。

b. 粉碎设备

粉碎设备按照构造和工作原理，大致可分为机械式粉碎机、气流式粉碎机、研磨粉碎机、低温粉碎机等。粉碎过程其实是一个动能传递的过程，粉碎设备应避免动能传递不均匀，局部过热造成对物料质量的影响。目前，机械式和研磨粉碎机在口服固体制剂生产中较为常用。这类粉碎机通常采用冲击式的破碎方法，在物料进入粉碎室后，用高速旋转的几组活动锤或转刀，对物料进行冲击、切割；物料经转锤或转刀的切割和相互间撞击而被粉碎，后经撞击、挤压通过规定目数的筛网，形成符合粒径要求的粉状物料。操作人员可根据工艺要求的物料粒径，选择使用刀面还是锤面冲击、处理物料。转刀和转锤的数量和排布，也可以根据工艺要求而设计。同时，转刀和转锤的转速、筛网目数的选择，对物料粉碎过程的效果、物料的粒径影响较大。

粉碎过筛是一道产尘非常大的操作工序，不能够密封的地方应注意抑制粉尘。当密封不可行时，粉碎、过筛应在一个配有除尘系统的区域进行，使得物料的暴露程度降至最低。生产过程中可通过筛分实验的方法对粉碎效果进行检测。

c. 制粒设备

制粒设备通常可分为湿法制粒设备和干法制粒设备。

①湿法制粒设备：常见的有摇摆式颗粒机、高剪切混合制粒机和流化床一步制粒机等。其中，高剪切混合制粒机和流化床一步制粒机在目前的固体制剂生产过程中比较常用。

流化床一步制粒机的用途为：通过在设备的混合、喷液、制粒及干燥功能，将原料药与辅料投入设备沸腾仓中，物料经流态化混合、黏合液喷雾润湿、沸腾制粒、干燥，最终制成大小均匀、含水量适宜的固体颗粒混合物。流化床一步制粒机通常由动力部分、制粒部分、控制部分和清洗站组成。其工作原理为：设备采用负压抽风式，通过风机运转产生气流使原辅料粉末悬浮成流态化，然后以喷雾方式加入液状黏合剂。流态化的粉末遇到汽雾状黏合剂，由于表面张力作用产生液体架桥，经热风干燥黏合剂水分蒸发，固相残留，彼此覆盖成粒。当颗粒大小达到要求时，停止喷雾，随即通入热空气，与湿颗粒进行热交换，蒸发颗粒中多余水分，即得大小均匀、含湿量适宜的固体干燥颗粒。制粒工艺终点通常由颗粒大小或物料水分含量决定。

设备关键工艺参数通常包括：进风流量、进风温度、进风湿度、喷液压力、喷液速率、产品温度等。流化床一步制粒机按照喷液系统的设计不同，又可分为顶喷、切线喷和底喷流化床制粒机。

流化床一步制粒机的进风需要经过高效过滤器过滤保证进风洁净度符合要求。对制粒过程包含有机溶剂的产品，还需要考虑溶剂残留监控报警和停机系统、溶剂回收系统等。流化床一步制粒机必须使用含有导电性材质的滤袋，导电性滤袋的电阻需符合安全规定。流化床制粒机的滤袋建议每个原料药专用，并对滤袋的清洗效果进行相关清洁验证。制粒机的进风温度控制精度需满足产品工艺和质量要求。制粒机进风可通过增加加湿、除湿装置，来更好地保证进风湿度的稳定，使制粒系统不受季节温湿度的影响。排风增加高效过滤器，保证排风中的粉尘不会直接排到室外，符合环保要求。应配备在线清洗设备，保证设备的清洗效果，避免交叉污染，同时节省人力和动力消耗。

高剪切混合制粒机是通过搅拌器混合与高速制粒刀快速切割的方式，将进入料仓的原料药和辅料与黏合剂喷雾结合制成软材，加工成湿颗粒的集混合和制粒为一体的制粒设备。高剪切混合制粒机通常由料仓、搅拌器、制粒刀、动力驱动部分、控制部分和清洗站组成，其工作原理为：粉体物料与黏合剂在料仓中由垂直方向设置的搅拌器充分混合制成湿润软材，而后由侧置的高速旋转的制粒刀将软材切割成大小均匀的湿颗粒。而后，通过独立干燥设备或连接流化床一步制粒机进行干燥，最终得到适当湿度、大小均匀的固体颗粒。

设备关键工艺参数通常包括：搅拌器转速、制粒刀转速等。

湿法制粒的全过程仍然是产尘较大的工序，建议采用密闭系统作业，来降低污染和交叉污染风险。如：称量好的物料通过真空管道或高密闭双碟阀系统，密闭输送到湿法制粒机中；黏合剂采用压力罐压入或者蠕动泵加入的形式密闭传输；制好的颗粒直接密闭出料至湿法整粒机中进行湿整粒，整好的颗粒靠沸腾干燥器的真空或物料自重，通过湿法整粒机与沸腾干燥器之间的连接管道直接进入沸腾干燥器中进行干燥；干燥好的颗粒通过真空管道或垂直传输至干整粒机中进行干整粒，然后收集入混合容器中进行混合。整个制粒生产过程中采用密闭管道输送物料，极大降低了过程中的粉尘暴露及生产过程中的污染和交叉污染风险。

②干法制粒设备：按照制粒方式不同，通常分为压片式干法制粒机和辊压式干法制粒机。其中辊压式制粒设备目前得到较为广泛的应用。

干法制粒工艺是混合各个原始配料（原料药和辅料），在无外加液体黏合剂情况下，将干燥固体形成颗粒的工艺。在干法制粒工艺中，混合步骤相比湿法制粒过程更为关键。

压片式制粒设备：在压片式制粒工艺中，干粉通过传统式压片机或重压型旋转压片机进行压制。在此工艺中的压制过程（典型情况下 25mm 直径，10~15mm 厚度）被称之为“压饼”。

辊压式制粒设备是通过连续地辊压操作方式实现制粒目的。干法制粒的目的同样是生产出良好物理流动性能，组分均匀分布和良好可压性能的颗粒。它相对于湿法制粒方式，不易对产品活性成分的化学稳定性产生影响。对于干法制粒，原料药通常与内项辅料（如填充剂、黏合剂、崩解剂等）混合均匀后通过强力进料杆匀速进料，也可加入一定量的润滑剂来增强其在进料时的与金属壁的黏附性。相向转动的双螺杆或单螺杆设计将物料输送填入到辊压区，在足够的压力下形成片状物，紧接着被打碎成大小不等的块状物，并被送入成粒区，由固定目数的筛网进行挤压整粒，最终形成一定尺寸的固体颗粒。

在辊压式设备内部，一般分为三个区域：进料区、辊压区、成粒区。在进料区、辊压区的关键参数有：螺杆进料速度、辊压的夹角、压力大小、真空压力（如有）、辊轮转速、螺纹形状等。成粒区的关键参数有：碾磨速度、筛网数量、筛网形状、产出速度等，这些因素会对颗粒强度和将来压片工艺的稳定性起着重要作用。

③热熔挤出（hot melt extrusion，HME，又称熔融挤出）制粒是近年来开始应用于固体制剂制造领域的一种新型的制粒和药物传递技术，是一种利用挤出机将原料药均匀分散在聚合物载体中的连续生产工艺。HME 设备通常由物料输送装置、熔融单元、脱挥机构（可选）、混合匀化挤出单元、冷却装置等组成。原料药与高分子材料辅料、载体经预混后，通过物料输送器进入热熔挤出设备，通过调节设备不同温区的外加温度及挤出机机械力使固体物料处于熔融状态，而后通过调节螺杆间距和转速等参数，使物料在熔融热状态下进行混合和匀化，根据工艺需要，还可以通过增加脱挥工艺将降解的小分子和水分等从物料中脱除，最后将经脱挥的物料通过旋转螺杆推动、加压挤出，然后通过风冷、水冷设施或冷却辊等降温装置使物料固化、定型，再经过切割、粉碎或整粒等工序形成混合药物颗粒；在此过程中，多组分物料粒径不断减小，同时彼此间进行空间位置的对称交换和渗透，使难溶性药物以分子形式分散在聚合物载体上，达到分子水平的混合，并通过熔融过程将物料由多相转变为单相状态，极大地改善了药物溶出。热熔挤出制粒工艺，对于难溶药物增溶解，提高药物生物利用度、制剂掩味、缓（控）释制剂和植入制剂等新剂型方面具有明显优势。对于 HME 设备而言，其处方设计，特别是辅料、载体的选择、物料相容性和溶解度参数考察，以及设备关键参数设置（加料速度、熔融区及后序区域的套筒温度、熔融温度、螺杆转速等）是能否达到工艺目的的关键。

d. 干燥设备

干燥设备是指通过给物料施加一定能量（通常指热能等）使物料中的湿分（通常指水分或其他溶剂）汽化、蒸发，并利用气流或真空带走汽化的湿分，从而获得干燥物料的制药设备。在口服固体制剂生产过程中，由于被干燥物料的性状、预期的干燥程度、工艺和质量要求、生产环境和条件等的不同，所采用的干燥方法、干燥设备也不尽相同。常见的制药干燥设备包括：厢式干燥设备、带式干燥设备、喷雾干燥设备、沸腾干燥设备、真空干燥设备、真空冷冻干燥设备等。这些设备的操作方式、操作压力、热量传导方式、适用工况及工作原理等各不相同。

沸腾干燥设备特别是流化床干燥设备，目前在口服固体制剂生产中应用比较广泛，多用于粉状、颗粒状、晶状等物料的干燥。其工作原理为：首先将湿物料均匀加入流化床干燥器内；空气经过滤、加热后，由鼓风机吸入；通过设在干燥器底部的均流多孔板与床层内的颗粒物接触，使湿物料扬起、呈流化状态。进行气、固相的传质和热量交换，达到所要求的物料湿度后，将物料倒出，尾气经集尘滤袋过滤后排出。流化床干燥设备底筛或均流底板的孔径、滤袋选择、干燥过程的进风量、进风温度、进风湿度和干燥时间等参数，是选择、使用流化床干燥设备时需重点考虑的因素。

e. 混合设备

混合设备能使物料之间互相扩散以及实现传送。常用的混合设备有回转型混合机（如V型混合机、桶式和箱式混合机等）和容器固定型混合机（如：槽型搅拌混合机、锥形垂直螺旋混合机等），都可以满足混合的需求。箱式混合机在混合物料后，无需转移物料，直接将混合箱移至压片机上方采用重力下料的方式进行压片。箱式混合设备工艺关键参数包括：转速、混合时间、倾斜角度等，在设备确认中应充分考虑这些参数对产品均匀度、松密度、物料流动性和可压性等的影响。

直接压片技术因其不必进行制粒、干燥等工序作业，适合热敏、湿敏等物料，加之生产工艺简单、工艺路线短，近年来在固体制剂生产中也得以广泛应用。但直压工艺除对原辅料有特殊要求外，对混合工艺和混合设备要求也很高，要求企业在混合机选型、转速、混合时间等关键参数的选择和验证方面给予更多关注。

f. 压片设备

按照结构和运转方式，通常可分为：单冲式压片机、花篮式压片机和旋转式压片机等。目前口服固体制剂的压片生产多使用旋转式压片机，它通常由工作转盘、加料机构、填充调节机构、上下冲导轨装置、压力调节机构、操作屏及控制系统等组成。将药物干颗粒或粉末通过压片机构、模具和相关设定参数压制成符合相应重量、硬度、厚度和外观等质量要求的片剂。主设备的工作原理为主电机直接连接到主轴，带动大盘转动。固定在转盘上的上、下冲沿各自轨道作相应的升降运动，在模圈内完成计量、预压、压片成型，压制后的片剂由出片槽排出。通常压片速度、压力设置、物料填充速度和填充位置等对压片过程和产品质量特性的影响比较直接和明显。

压片机通常独立安装在一个操作间内。机器的运转部分应密封在安全门内使得噪音降到最低并保证操作安全。安全门采用互锁装置、实现“零进入”以保护操作者。操作间应有足够的空间安置金属检测器、除尘设备和传送设备以及存放片剂的容器。可在压片的前室设置天平、电子秤、脆碎度仪、硬度仪等中间控制仪器。压片机模具应使用高抛光的模具，注意下料装置高度、控制下料速度，避免物料在下料过程中产生分层，另外使用强制下料器可以很好地满足高速压片冲模中物料的及时填充和有助于物料的再次混合均匀。对于压片设备所用模具需全过程管理、做好维护保养。

采用直压工艺的产品，因缺少制粒工序加工，容易出现分层、不均匀、流动性不佳、可压性较差等问题，极易对产品的含量均匀度等造成影响，还可能出现裂片、磕边等外观缺陷。需要对压片的下料装置选择、饲料速度、压片速度、物料填充深度、预压压力等压片机设置和压片参数进行充分的研究和验证。

g. 胶囊灌装设备

按照结构、饲料方式和灌装工作原理，通常可分为间歇式胶囊灌装机和连续式胶囊灌装机。间歇式胶囊灌装机因其结构简单、安装和控制调整容易、成本又相对较低，在口服固体制剂企业的硬胶囊生产过程中应用广泛。以粉末灌装的间歇式胶囊灌装机为例，设备一般由动力及传动机构（真空除尘输送系统、水环真空泵、主电机、链条传动系统：主传动轴、链条、齿轮、凸轮等）、执行机构（空胶囊上料系统、饲料系统、胶囊梳理系统、真空开囊装置、药粉的计量灌装、剔除、闭合、除尘系统等）、操作及控制机构（操作屏、控制及电器柜）等组成；其工作原理如下：空胶囊由上料系统导入料斗，后经梳理器导向进入上段板。在真空吸力下，囊帽、囊体分离，上段板移开，囊体暴露至粉末计量站，粉末自料斗通过螺旋饲料器送入计量盘，经填料杆5次，填入计量盘的计量孔中，逐次压实后，将其推入囊体中，段板继续运行至残次胶囊剔除站，剔除残次胶囊后，囊帽囊体定位、接合、闭合，最后由顶杆顶出，进入胶囊抛光除尘器。震荡式和毛刷式抛光除尘器是两种最常见的胶囊抛光除尘设备，其原理是通过设备震荡传送或旋转毛刷的摩擦去除并用真空移去胶囊表面粉尘、提高产品表面光洁度。设备震荡强度和毛刷的旋转速度可根据胶囊产品规格和生产需求调整。胶囊产品经抛光除尘后通常还会经过空囊剔废装置，使用真空将灌装过程产生的空囊和半囊收集入剔废盒，而后经金属检测仪进入到胶囊收集容器。

在胶囊灌装的再次循环工作前，压缩空气清洁段板内异物，从而生产出填充重量、长度、外观均符合质量要求的硬胶囊产品。间歇式胶囊灌装机通过更换灌装机构和模具，可以实现不同类型产品（如粉末灌装、微丸灌装、药片芯丸等灌装）和不同规格尺寸（000–5 号等常规及定制规格）胶囊产品的灌装生产。通常胶囊机速度、物料填充速度、计量盘厚度、计量杆高度（或计量仓容积）等对胶囊灌装过程和胶囊产品质量特性的影响较大。

胶囊机应尽量独立安装在一个操作间内。机器的运转部分应密封在安全门内使得噪音降到最低并保证操作安全。安全门采用互锁装置、实现“零进入”以保护操作者。操作间应有足够的空间安置金属检测仪、除尘设备、过程控制仪器设备和传送设备以及存放胶囊的容器。胶囊机的除尘设备应放在独立的房间，避免粉尘飞扬。可在胶囊灌装的前室设置天平、电子秤、游标卡尺等中间控制仪器。胶囊设备所用模具需全过程管理以及维护保养。

h. 包衣机

口服固体制剂生产企业使用的包衣设备主要包括：流化包衣机、网孔式旋转包衣机和无孔旋转包衣机等。

网孔式旋转包衣机目前是固体制剂包衣生产的主流设备，此类设备可用于片剂的水相、有机薄膜等的包衣。网孔式旋转包衣机通常由进排风处理单元、动力系统、包衣锅、控制系统、清洗站等组成；其工作原理为：在进风风机引导下，空气通过温度和湿度控制单元，经空气处理单元、高效过滤器及进风管后进入包衣主机。设备主电机按设定速度带动包衣锅转动，素片在包衣锅内搅拌叶的作用下，在布满网孔的包衣锅体内做无规则的翻滚运动。包衣液在蠕动喷液系统的雾化作用下形成细小的液滴附着在素片表面，被预热至一定温度的洁净热空气，经进风管和锅体上的网孔从素片间隙穿过，与药片表面的包衣液充分接触而进行热交换，使包衣液快速、均匀地黏附在药片表面，最后，进风在实现对药片干燥的作用后进入排气管道，经空气处理单元后排放，包衣液在素片上经沉积和热风干燥后形成均匀、光洁和密实的包衣层。包衣工艺终点通常由包衣增重限度或包衣液量决定。设备关键工艺参数通常包括：进风流量、进风温度、进风湿度、包衣锅转速、喷液压力、喷液速率、产品温度等。

采用有孔设计的包衣机，包衣效率显著提高，但是对于喷枪系统功能有较高要求。为了能精确控制喷浆的流速和雾化压力，供液系统优先选择配置流量计的蠕动泵。另外包衣工艺对于风量和温度也要求能够精准控制，宜采用进风的冷热风混合栅阀来控制进风温度。进风风量应采用风量测量仪进行测量。在进风系统应增加降温除湿装置，保证进风湿度的相对稳定，保证了包衣系统不受季节温湿度的影响。应在排风系统增加高效过滤器，保证排风中的粉尘不会直接排到室外，符合环保要求。应对浆液桶进行称重计量或者使用质量流量计，来控制喷浆量的稳定输出。最后，建议配备在线清洗装置，保证设备的清洗效果，避免交叉污染。

无孔旋转包衣机的工作原理、系统构造和设备参数要求等与有孔旋转包衣设备类似，但其设备结构，特别是包衣滚筒、导流板形式、进排风系统的设计和排布与有孔包衣机完全不同。无孔旋转包衣机多用于小片径素片、丸剂、微丸等固体产品的包衣生产。

i. 口服固体制剂的创新生产设备

近年来，随着科技水平的提高和制造技术意识的转变，一些原用于其他行业和制造领域的新兴技术也陆续被引入到口服固体制剂的生产领域，出现很多创新型的生产设备和系统。连续制造和 3D 打印技术就是其中非常具有代表性的新兴技术。

ICH 已经发布了 Q13《原料药和制剂的连续制造》指导原则，对连续制造的目标、范围、概念、科学探讨和法规考虑等进行了详细描述。连续制造设备实际上是部分或全部生产、检测设备在不同范围的模块化的组合系统，至少有两类技术在连续制造设备系统领域得到创新性的发展和应用。一是实现对生产工序物理和数据处理最佳连接的智能制造技术，其重点是保证物料传输系统的稳健性；二是实现对连续制造过程关键质控点的集中配置、监控、反馈、控制和记录生产参数和检测结果的现代化传感和在线检测技术；该指南共描述了 3 种原料药或制剂生产不同的连续制造模式和设备系统：

- 生产过程部分制造单元的组合，生产过程中的一部分设备集成以连续制造模式运行，另一部分仍以批处理形式生产。
- 生产过程所有单元操作设备整体集成并以连续制造模式运行。
- 跨越原料药和制剂生产的边界，形成从原料药生产到最终药品制剂制造的全流程设备集成的连续制造模式。

目前，使用黏合剂喷射成型的 3D 打印技术生产的药品，左乙拉西坦速溶片已获美国 FDA 批准上市。虽然此后尚无对 3D 打印药品进行管理的正式法规和指导原则出台，但部分国内外制药企业对 3D 打印技术和设备用于固体制剂新产品、新剂型的研发和商业化生产，特别是在定制化、结构化药物、需要改善释放特性、要求精准释放等方面的药物研发和生产进行了深入的探索和研究。材料挤出成型、黏合剂喷射成型、材料喷射成型、粉末床熔融成型以及光聚合固化成型等3D打印技术设备，在未来固体制剂研发和生产中将发挥一定的作用。

B. 包装设备

建议采用自动化设备，减少人为因素造成的混淆和差错，但是仍要人工定时抽检各项参数指标。保证设备的运行一直处于稳定可靠状态。

包装设备应采用合理措施保证产品的准确性和密闭性等性质，避免混淆和差错。

a. 瓶装生产线

瓶装生产线主要设备包括：理瓶机、数粒灌装机、旋盖机、贴签机、说明书折叠机、装盒机、检重仪、中包机、追溯码赋码系统、装箱机。瓶装设备关键为数粒机，位于初级包装区，应采用有效措施保证数粒的准确。建议采用电子数粒机。目前电子数粒技术已经很成熟，可以节省大量人力。其工作原理为：采用光电效应的原理将药粒下落时通过红外线动态扫描传感器所产生的工作信号输入到高速微处理器，通过电路和程序的配合实现计数功能。数粒机的主要工艺参数为数粒速度。另外，为防止数粒机灌装前和灌装后引入不相关物质，建议使用自动理瓶机与旋盖机。整个理瓶、灌装、旋盖过程全自动化。贴签机的自动控制系统能剔除无签、空白签以及标签批号信息不正确的瓶体。

瓶体通过传送带进入次级包装区域，首先是装盒工序，装盒机通过自动控制，将说明书折叠后连同瓶体一同装入药盒中，设备带有自动说明书与药盒条码扫描系统时，可以识别条码不正确的说明书或药盒并进行剔除。安装有纸盒批号信息打印检测系统时，能在线全检每一纸盒的批号信息，将不清晰、不正确的纸盒有效剔除。在线检重仪可以自动控制并将无说明书或瓶体，以及封盒不良的纸盒剔除。装好的药盒进入全自动裹包机中进行裹包，裹包机可以根据不同的裹包形式设定每层的盒数与层数。中包裹膜可以使用BOPP膜/热缩膜实现四面封、五面封、六面封。药品追溯码系统实现在线采集并形成关联关系。自动装箱机实现自动装箱以及药品追溯码打印标签的粘贴。

b. 铝塑包装生产线

铝塑包装生产线主要设备包含：泡罩机、说明书折叠机、装盒机、检重仪、中包机、追溯码赋码系统、装箱机。其中泡罩机为主要设备，也是初级包装设备。其工作原理为：成型膜经过加热软化之后，利用压缩空气将软化的成型膜吹塑成泡罩，然后将药片或胶囊填充。再在合适的温度以及压力条件下，将单面涂有黏合剂的覆盖膜封合在带泡罩材料的表面，将药品密封在泡罩中。其主要工艺参数有：泡罩机的速度、成型膜加热温度、热封的温度及压力。泡罩机可配备过程质量控制系统，包括：成型膜的异物检测系统（成型铝的针孔检测）、成型膜加热温控系统、填充控制系统、填充后照相检测系统、覆盖膜信息识别系统、热封温度及压力控制系统、剔除控制系统。

泡罩板通过传送带进入次级包装设备，首先是装盒工序，装盒机通过自动控制，将说明书折叠后连同药板一同装入药盒中。设备带有说明书与纸盒条码自动扫描系统，可以将条码不正确的说明书或纸盒剔除。纸盒批号信息打印检测系统，能在线全检每一纸盒的批号信息。在线检重仪自动控制将无说明书或药板以及封盒不良的纸盒剔除。装好的药盒进入全自动裹包机中进行裹包，裹包机可以根据不同的裹包形式设定每层的盒数与层数。中包裹膜可以使用 BOPP 膜 / 热缩膜实现四面封、五面封、六面封。药品追溯码系统实现在线采集形成关联关系。自动装箱机实现自动装箱以及药品追溯码打印标签的粘贴。

c. 袋装包装生产线

颗粒剂袋装包装线主要设备包括：灌装机、小袋整理机、装盒机、检重仪、中包机、追溯码赋码系统、装箱机。

其中灌装机为主要设备，位于初级包装区，其工作原理为：复合膜通过制袋器，形成小袋，与此同时颗粒剂装填物也进入小袋，然后封合冲切成小袋。其主要工艺参数为：灌装机速度、小袋封合的温度。其主要的过程质量控制系统有：包装小袋的在线印刷（或预印刷后通过光标定位）系统、小袋的批号信息在线打印及检测、灌装剂量的在线检重控制、小袋的封合温控系统、冲切剔除控制系统、包装小袋的自动整理。

装袋后的产品会通过传送带进入次级包装区域，进行自动装盒、检重、中包、追溯码、装箱。

d. 包装线物料信息识别系统及在线打印检测系统

包装线物料信息识别系统，是通过光学识别读取印字包材上的物料编码，与系统设置的编码进行比对，保证包装材料的正确性，避免混淆。包括铝箔、小盒、说明书、标签上的条形码或二维码检测。在线打印检测系统：其工作原理是对在线打印的内容通过光学识别然后与系统设置的内容进行比对，保证在线打印的内容准确无误。包括：纸盒上批号信息的打印检测、纸箱合格证上信息的打印检测。

e. 药品追踪追溯系统

通过对包装单元（小盒、中包、大箱）进行赋码并关联，实现药品的追踪追溯。

可采用两种形式：两层级关联与三层级关联。

两层级关联（小盒、大箱）：小盒追溯码进行预印，大箱标签在线打印。设备对小盒上追溯码信息和大箱标签信息进行扫描，并比对。当扫描到的信息和系统中不一致时，进行剔除并报警。当扫描到的信息与系统中一致时，通过并进行层级关联。任务结束后，上传关联关系到上层系统。

三层级关联（小盒、中包、大箱）：小盒追溯码在线打印，中包标签追溯码在线打印，大箱标签在线打印。系统对每个中包的所有小盒追溯码、中包标签追溯码和大箱追溯码信息进行扫描，并比对。剔除不合格产品并报警。比对通过的产品进行层级关联。任务结束后，上传关联关系到上层系统。

有关包装设备对药品追溯码相关的具体要求和内容，可参照《药品追溯码标识规范》执行。

实例分析

A. 流化床的用户需求标准（URS）

a. 生产工艺要求（表 4–1）

表 4–1 流化床 URS——生产工艺要求

需求编号	需求	必需 / 期望
URS001	流化床的生产能力；确保在 ×××kg 装料范围内能正常生产，干燥能力应能确保制成颗粒水分均匀度控制在目标值的 ±××%，在进风温度 ××℃的条件下，最大除湿能力需不低于 ×××kg/h。流化床的真室出料设备的上料能力：不低于 ×××kg/min	必需
URS002	干法整粒机的生产能力：不低于 ×××kg/min	必需
URS003	流化床的真空出料设备的上料高度与干法制粒机进料口高度相匹配	必需
URS004	流化床一步制粒时制成的颗粒均匀度应得到有效控制	必需
URS005	干法整粒机转子转速可无级调整，具备显示转子转速功能	必需
URS006	流化床的真空出料设备出料阶段的物料损耗应不超过 ×.×%	必需
URS007	流化床进风速度控制应能满足沸腾干燥功能要求，能检测、显示并无级自动控制风速（风量）。风量控制精度控制在 ±××%范围内。流化床进风温湿度控制应能满足沸腾干燥功能要求，能检测、显示并无级自动控制风温，温度控制精度控制在目标值 ±××℃；能检测、显示室外进风口空气湿度、经过除湿处理的空气绝对湿度确保在 ××g/kg 干空气以下	必需
URS008	流化床的排风温度控制应能检测、显示风温；温度检测精度控制在 ±××℃，配备终点温度控制停机功能	必需

续表

需求编号	需求	必需 / 期望
URS009	流化床的控制系统可设置、储存并自动执行产品工艺控制参数（风量、进风温湿度、物料温度、喷浆蠕动泵流量、锅体真空度、出风终点制温度）；可分级设置技术参数修改权限	必需
URS010	流化床的控制系统应具备检测、显示、记录和打印功能的主要控制参数：原料容器与进风之间的压差、扩散室与出风过滤器之间的压差、所有进排风过滤器的压差、雾化空气压力、物料温度、排风温度	必需
URS011	流化床的控制系统应具备检测、显示、设置、控制、记录和打印功能的主要控制参数：进风风速（空气流量）、喷浆蠕动泵流量、进风的温度和湿度、排风终点温度、抖袋时间和频率、运行时间	必需

b. 厂房设施及公用系统要求（表 4–2）

表 4–2　流化床 URS——厂房设施及公用系统要求

需求编号	需求	必需 / 期望
URS012	提供设备详细所需动力系统和厂房设施配套要求，并协助用户完成安装施工图设计	必需

c. 设备要求（表 4–3）

表 4–3　流化床 URS——设备要求

需求编号	需求	必需 / 期望
URS013	设备接触物料的内表面采用抛光处理（$R_a \leq$ ×.× μm），外表面表面粗糙度达到规定要求（$R_a \leq$ ×.× μm）	必需
URS014	设备内外表面所有凹凸部件全部采用圆弧过渡（$R \geq$ 10mm），或采用不低于 135° 倒角过渡、紧固方式不采用外露螺钉，确保无死角易清洁	必需
URS015	沸腾流化床机座、原料容器、喷雾扩散室、过滤室桶体厚度不低于 × × mm。国家设计规范另有规定的，从其要求	必需
URS016	流化床进风风筒材质选用 304 不锈钢；采用圆风筒、快开联接形式，且圆滑无锐利棱角，易清洁，进风管道上设置防倒流装置和防爆装置。进风经高效过滤器处理	必需
URS017	流化床进风系统的主要部件设置要求：进风止回阀（气动自动开关）；进风初效过滤器 G4 型号；中效过滤器 F8；预加热（对进风空气进行预加热）；除湿器（对进风空气进行除湿）；冷热风混合栅阀（一体式冷热风并联通道）；蒸汽加热器（气动比例控制阀，可方便拆卸维修，304 材质）；蒸汽稳压阀；高效过滤器 H13 设置在加热器后；进风防爆阀；所有过滤器前后带压差显示	必需
URS018	流化床的主要部件设置要求主机分为四个部分（包括机座，顶喷原料容器室，喷雾扩散室，过滤室），其中喷雾扩散室和原料容器室要求采用细长圆锥形，确保在 × × kg 装料范围内在主机塔上配备防高压的镜片用于观测物料。所有的垫圈都是硅橡胶，有认证证明材料；在喷雾扩散室上面有个进料口用于吸入原料。顶部安全泄爆设计：双过滤室（机械升降式抖袋）；防静电过滤袋；由 PLC 控制气缸抖袋；所有过滤器前后带压差显示	必需

续表

需求编号	需求	必需 / 期望
URS019	流化床喷雾系统的要求：一个喷枪带不同规格喷芯，配备防滴液和防堵塞功能。黏合剂输送蠕动泵能与主机控制面板联动控制，输液小车能与湿法制粒自动喷浆装置共用	必需
URS020	流化床的排风应采用“Y”型排风管，排风风筒材质（排风过滤器前）选用 304 不锈钢；采用圆风筒、快开联接形式，且圆滑无锐利棱角，易清洁。排风管道上设置防倒流装置和防爆装置	必需
URS021	流化床的排风系统的主要部件设置要求：排风止回开关阀（气动自动开关）；排风管（配粉尘报警仪）；排风防爆阀；排风过滤器（配出风中效过滤器 F8 和高效过滤器 H13）；风机；消音器；所有过滤器前后带压差显示	必需
URS022	预留高效过滤器完整性检测试剂注入口，日常使用中主入口密封完好	必需
URS023	高效过滤器安装完毕后须做完整性测试，并出具合格报告	必需
URS024	出料口设有与相关容器或管道配套连接的快装接口和连接管道。转子与筛筒的间隙应能调整以满足对不同粒径的均化要求	必需
URS025	干法整粒机的应配备带有除尘过滤装置的进气口，随机配三种规格筛筒	必需
URS026	所有设备与相关厂房地面的连接结构设计，须确保不破坏厂房设施，无死角易清洁，易维护保养	必需

d. 电气自控要求（表 4–4）

表 4–4　流化床 URS——电气自控要求

需求编号	需求	必需 / 期望
URS027	控制柜、操控箱、操控按钮具有良好密封，可完全阻止灰尘、水和湿气进入其中	必需
URS028	流化床控制系统的报警功能包括变频器的错误报警，温度控制的错误操作报警，压缩空气低压高压报警，安全互锁系统等。当系统出现错误时系统会给操作人员指示	必需

e. 控制要求（表 4–5）

表 4–5　流化床 URS——控制要求

需求编号	需求	必需 / 期望
URS029	与物料接触部件：金属的选用 316 L 不锈钢材质制作，非金属的必须符合药用要求，提供有效的材质证明书。不与物料接触部件：要求选用 304 不锈钢材质制作，如选用其他材质的必须确保不脱落、不渗透、耐腐蚀、易清洁	必需
URS030	干法整粒机的传动轴与整粒腔间有良好可靠的密封（隔离）机构，既不使粉尘向传动轴的轴隙泄露，也不使轴隙处的油垢污染物料	必需

f. RAM（维修服务）要求（表 4–6）

表 4–6　流化床 URS——RAM（维修服务）要求

需求编号	需求	必需 / 期望
URS031	卖方保证所供货物是用上等材料制成，全新未曾使用过	必需
URS032	设备运行综合性能：设备配备良好的减振、传动、变速、冷却、润滑装置，在维修保养周期内，连续满负荷生产条件下，没有明显漏油和温升现象、没有明显的振动和噪声恶化现象，始终符合出厂验收标准	必需

g. 清洗消毒要求（表 4–7）

表 4–7　流化床 URS——清洗消毒要求

需求编号	需求	必需 / 期望
URS033	设备电缆和辅助管线（洁净区内）配备洁净管外套	必需
URS034	流化床应具有在线清洗系统（CIP）：配备洗涤剂计量和高压泵，高压泵提供高压水。流化床除过滤器、过滤袋等进行人工清洗外，其他主要部件包括过滤室、扩散室、机座和原料容器等具备在线清洁功能	必需
URS035	所提供的设备、附件和连接管线的材质和结构设计，须确保易拆装、无死角、易清洁	必需

h. EHS 要求（表 4–8）

表 4–8　流化床 URS——EHS 要求

需求编号	需求	必需 / 期望
URS036	设备噪声不得大于 75dB，配带室内洁净区和室外环境的防污染装置	必需
URS037	设备使用、操作和维修等方面的结构设计须符合人机工程学原理，设计制造满足相关设备安全设计规范	必需

i. FAT 要求（表 4–9）

表 4–9　流化床 URS——FAT 要求

需求编号	需求	必需 / 期望
URS038	流化床的排风经处理后，洁净度达到环保要求	必需
URS039	设备制造质量进度关键控制点，须通知用户到制造厂进行验收，确认后方可继续下一工序制造或组装	必需
URS040	供应商负责编写设备的 FAT 文件（设备工厂 IQ/OQ/CAMP5 部分）经用户确认后，负责实施	必需

j. 包装运输要求（表 4–10）

表 4–10 流化床 URS——包装运输要求

需求编号	需求	必需 / 期望
URS041	包装满足运输和装卸要求，防潮湿、防磕碰、防振动	必需
URS042	机器到货清单必须详列每装箱内容物	必需

k. 文件资料要求（表 4–11）

表 4–11 流化床 URS——文件资料要求

需求编号	需求	必需 / 期望
URS043	技术文件中应有按功能部件区分、针对每一部件所作的序号简明图册，以便于维护，迅速辨识，且能与厂家沟通无碍	必需
URS044	须提供文件清单，所有文件资料均须提供英文及中译本各三份	必需
URS045	须提供机器总装配图及部件型录	必需
URS046	须提供机器零组件分解组立图及零件编号、名称说明表	必需
URS047	须提供机器操作保养手册或说明书、故障排除说明书	必需
URS048	须提供机器附属配件清单，两年内易损坏品之建议清单	必需
URS049	须提供电路控制线路图（电路之配线以符号标明于接在线以便核查）	必需
URS050	须提供控制盘面仪表，开关配置图	必需
URS051	机器使用 PLC 编辑须随机需要附有 PLC 阶梯图及驱动程序、开机磁盘片	必需
URS052	须协助用户编写确认文件（用户工厂 DQ/IQ/OQ/PQ/GAMP5 部分），并与用户共同完成验证确认	必需
URS053	须提供设备标准操作、清洗和维护检修 SOP	必需

l. 备品零件要求（表 4–12）

表 4–12 流化床 URS——备品零件要求

需求编号	需求	必需 / 期望
URS054	本机使用之两年内易损坏备品零件	必需
URS055	本机使用之安装校正器具各一组	必需
URS056	本机使用之齿轮润滑油 15L	必需
URS057	本机拆卸保养工具一组含工具箱	必需

m. 安装调试要求（表 4–13）

表 4–13　流化床 URS——安装调试要求

需求编号	需求	必需 / 期望
URS058	机器到货拆箱时供应商必须陪同现场人员进行拆箱，如供应商授权我方自行拆箱，拆箱后如发现机器及零配件有任何损坏、缺少，供应商应负全责不得推诿	必需
URS059	机器订购后供应商需负责到货运送、搬运、吊装及安装，安装期间供应商至少需有一人全程配合	必需
URS060	机器到货运送、吊装、搬运安装试车至完成及技术转移事宜之各项费用应由供应商负责，我方仅提供必要协助	必需
URS061	机器到货，我公司通知供应商来厂安装日期起，应在 15 个自然日内完成安装，试车完毕	必需
URS062	试车零件更换等寄送费用，由供应商负责	必需
URS063	供应商进厂施工需遵守我方施工规则施工	必需

n. SAT 要求（表 4–14）

表 4–14　流化床 URS——SAT 要求

需求编号	需求	必需 / 期望
URS064	依原厂提供之机器性能条件逐一验收	必需
URS065	依合约内容条件逐一验收	必需
URS066	机器安装完成后供应商应有技术人员协同我方进行产品试生产，能够连续生产三批合格产品为验收合格标准	必需
URS067	试车期限为六个月，如六个月内该机器始终无法完成连续三批合格产品时，供应商需无条件免费收回该机器，其运费、装箱费用由供应商负责、退回机器合同订立的全部款额	必需

o. 培训要求（表 4–15）

表 4–15　流化床 URS——培训要求

需求编号	需求	必需 / 期望
URS068	负责对技术管理人员、操作人员、维修人员进行结构原理、性能、操作、维修、故障排除等基本知识的培训，使我方人员至一定熟练度，由双方人员认可，费用由供应商自理	必需

p. 保修要求（表 4–16）

表 4–16　流化床 URS——保修要求

需求编号	需求	必需 / 期望
URS069	本机保修期限 2 年，有效日为安装试车完成验收日起	必需

续表

需求编号	需求	必需 / 期望
URS070	如因机器故障导致停止生产时，需要延长保修期限。同时故障零件供应商需无条件负责免费更换	必需
URS071	机器试车后于保修期限内其消耗品或电子零件故障需由供应商负责免费供应修缮或更换。且维修需要在 2 天内到现场	必需
URS072	维修期限内供应商每年至现场作免费检修 1 次	必需

q. 自动化需求（表 4–17~ 表 4–22）

表 4–17　流化床 URS——自动化系统的语言显示需求

需求编号	需求	必需 / 期望
URS073	交互必须支持英文和中文	必需

表 4–18　流化床 URS——自动化系统的操作 / 运行系统需求

需求编号	需求	必需 / 期望
URS074	设备与网络连接的电脑或工控机，其操作系统应为 Windows 10 版本	必需

表 4–19　流化床 URS——自动化系统的 HMI 显示与安装需求

需求编号	需求	必需 / 期望
URS075	设备具有触摸式彩色显示屏和友好的人机界面	必需
URS076	设备安装位置便于操作	期望

表 4–20　流化床 URS——自动化系统的本地账户权限分配需求

需求编号	需求	必需 / 期望
URS077	计算机系统的用户应有分级管理	必需
URS078	账户层级与分别应当包括但不限于下列分布 管理员：所有权限 工程师账号：设备运行参数修改与配置权限 维修账号：设备运行参数修改权限 主管账号：设备的运行与操作权限，分配生产操作账号权限 操作账号：设备的运行与操作权限	必需
URS079	系统应该确保数据和功能是按照用户组设置访问	必需
URS080	只有特定用户组可以进行配方的发布或者调整	必需

表 4–21　流化床 URS——自动化系统的 PLC 控制器需求

需求编号	需求	必需 / 期望
URS081	一旦断电，设备应该立刻停止，但是不能引起程序内存丢失	必需

表 4-22 流化床 URS——自动化系统的本地配方需求

需求编号	需求	必需 / 期望
URS082	过程 / 系统参数	必需
URS083	超范围界定	必需
URS084	检查提供给操作工的警示信息	必需
URS085	管理生产所需的所有信息	必需
URS086	过程时间的计时应该进行检查和记录	必需

r. 数据可靠性需求（表 4-23~ 表 4-26）

表 4-23 流化床 URS——设备时间戳管理需求

需求编号	需求	必需 / 期望
URS087	时间及日期格式清晰可读	必需
URS088	设备具备时间同步并且数据不应该被覆写	必需

表 4-24 流化床 URS——数据储存与管理需求

需求编号	需求	必需 / 期望
URS089	设备应可以对系统记录和用户记录进行备份，需要时可以恢复	必需
URS090	设备应该具有在指定期限内对指定批次产品的历史信息记录进行储存 / 导出功能	必需

表 4-25 流化床 URS——用户账户权限安全需求

需求编号	需求	必需 / 期望
URS091	具有权限分级，可以实现职责分离	必需
URS092	具有访问安全设置功能（包括密码复杂度，无活动自动退出时间、多次登录错误账号锁定、定期修改密码等）	必需

表 4-26 流化床 URS——审计追踪需求

需求编号	需求	必需 / 期望
URS093	具有审计追踪功能且审计追踪功能始终保持开启	必需
URS094	审计追踪记录不可更改	必需
URS095	设备应该具有在指定期限内对指定批次产品的历史信息记录进行储存 / 导出功能	必需
URS096	系统中电子记录和审计跟踪应符合 21 CFR Part 11 标准	必需

s. 其他要求（表 4–27）

表 4–27 流化床 URS——其他要求

需求编号	需求	必需 / 期望
URS097	本规格表中基本规格内容，技术数据及参考文件等各大项中所提及各项要求供应商提供资料，若有任何问题应于契约签订前先知会我方，在合约上说明，否则各项列入机器到货验收时之依据	必需
URS098	供应商在报价中需要将所有需要提供的负责设施（如冷水、电、蒸汽、压缩空气、支架等）列举清楚，若有列举不明之项目，发生费用则全部由供应商自己承担	必需
URS099	本 URS 作为合同的补充条款，作为到货验收的依据	必需

要点备忘

- 固体制剂设备生产线，整体生产线应考虑生产流程的顺畅，整体设备之间连接整体处于密封状态，避免物料损失和外界的污染，保证产品质量。
- 固体制剂设备建议采用自动化设备进行生产，但要确保自动化设备的准确和可靠。
- 药品生产设备是实施药品 GMP 的先决条件，其设计应有利于人员操作、日常维护及清洁，避免差错和交叉污染。设备验证文件应合理完整，如验证方案、实施情况总结，缺陷的处理，变更的控制，最终验证报告等。

4.1.2 设备仪表的校准

背景介绍

设备仪表的校准是为了证明该设备的仪器仪表的测量值和显示值均能真实反应实际值。如果设备的仪表没有经过校准，那么该设备的输出结果将因为无法保证准确性而失去意义，这时所有有关的操作也就没有了意义。

校准是设备验证的前提，所有的生产都是通过仪器仪表的显示来反应实际的工艺的参数，不管使用何种设备，如果没有准确的校准就不能保证设备参数的真实性及准确性，生产出的产品质量就得不到保障。

技术要求

GMP 条件下，所有与生产、检验测试相关的设备仪器仪表必须经过校准，并保证使用时在校准有效期内，当出现校准偏差时，需要按照偏差程序经行调查处理。

校准频率要根据国家相应的法规，仪器仪表用途，影响重要程度以及和每日的使用次数等进行风险分析后确定。仪表投入使用后，可以定期根据其校准数据进行趋势分析。必要时，可根据数据分析结果调整检验频次。对于仪表检验计划的管理，推荐使用计算机化系统进行管理，避免人为因素引起偏差。如果仪表不能按照计划进行校准，也需要按照偏差程序进行调查处理。

更多内容可参考本丛书《厂房设施与设备》分册。

4.1.3 设备的清洁

法规要求

药品生产质量管理规范（2010 年修订）

第八十四条　应当按照详细规定的操作规程清洁生产设备。

生产设备清洁的操作规程应当规定具体而完整的清洁方法、清洁用设备或工具、清洁剂的名称和配制方法、去除前一批次标识的方法、保护已清洁设备在使用前免受污染的方法、已清洁设备最长的保存时限、使用前检查设备清洁状况的方法，使操作者能以可重现的、有效的方式对各类设备进行清洁。

如需拆装设备，还应当规定设备拆装的顺序和方法；如需对设备消毒或灭菌，还应当规定消毒或灭菌的具体方法、消毒剂的名称和配制方法。必要时，还应当规定设备生产结束至清洁前所允许的最长间隔时限。

第八十五条　已清洁的生产设备应当在清洁、干燥的条件下存放。

第一百四十三条　清洁方法应当经过验证，证实其清洁的效果，以有效防止污染和交叉污染。清洁验证应当综合考虑设备使用情况、所使用的清洁剂和消毒剂、取样方法和位置以及相应的取样回收率、残留物的性质和限度、残留物检验方法的灵敏度等因素。

背景介绍

设备的清洁是防止药品污染和交叉污染的一个重要手段，应强调清洁方法的有效性和可重现性。所有与生产相关的设备必须进行清洁，并符合预先制定的可接受限度要求，只有这样才能保证设备本身不会对产品产生交叉污染，保证产品质量。本部分重点介绍口服固体制剂设备清洁的一些方式，具体的清洁步骤应根据不同药品性质制定，且必须经过验证。

技术要求

应定期对直接接触药品的生产设备、容器具及部件，以及辅助器具进行清洁，并且根据药品的性质进行消毒和（或）灭菌，防止产生污染和交叉污染，进而影响药品的安全性、均一性、效价或含量、质量或纯度。设备的清洁方法必须经过验证，验证通过后将验证的清洁方法形成书面的管理程序及作业指导（standard operation procedure/working instruction，SOP/WI）；或者形成自动化系统（或设备）的清洁配方（recipe）。所有设备的清洁均应严格按照SOP/WI进行操作，同时使用程序规定的清洗剂和清洁工具。对于自动清洗的须严格执行批准过的清洁配方。

对于清洁前后需进行拆卸和安装的生产设备，还应当在相应的清洁SOP/WI中规定设备拆卸/安装的顺序和方法，特殊的清洁要求及注意事项在SOP/WI要明确规定。

清洗剂的选用：对于CIP和WIP系统，一般选用碱性的或者酸性的CIP专用清洗剂，不建议采用单一种类的表面活性剂类清洗剂，以避免单一种类表面活性剂类清洗剂在自动清洗系统的管道内残留较多的泡沫较难以去除，导致在最终冲洗阶段需要耗费大量的水；同时清洗剂泡沫残留可能会滋生微生物，导致系统管道内部的交叉污染。市场上最新的复方组分的CIP专用清洗剂不存在泡沫残留的问题，对于自动清洗具有良好的适用性。

对于口服固体制剂设备部件的手工清洗，可选用表面活性剂类清洗剂，此类清洗剂在人工物理擦洗过程中产生的泡沫可有效去除药物成分的残留，达到很好的清洗效果。

清洁效果的周期性监控：设备完成清洁验证后，还应对清洁过程的有效性进行定期评估。通过对不同的设备进行风险评估，建立已验证设备的清洁监控计划以及相应的取样频率。监控项目可包括定期实施目检，总有机碳（TOC）和化学、微生物棉签擦拭或淋洗取样测试。清洁周期性监控结果应予以记录，并起草相应的监控报告。

实施指导

A. 设备清洁基本类型

在实际生产过程中，在确保污染、交叉污染能得到有效控制的前提下，可根据设备的不同生产状态采取不同的清洁类型。

a. 日常清洁：指设备在正常生产过程中应保持的清洁状态。

举例压片机：在生产中应保持设备表面清洁，台面粉尘及时清理。

b. 班后清洁：指每个班次生产结束后对生产设备及现场的清洁。

举例压片机：用吸尘管吸除机器内外部残留粉尘；擦拭机器台面、门、平台、片剂除尘器等；清洁、整理工作现场环境。

c. 批间清洁：相同产品不同批次切换时所作的清洁。

举例压片机：每批生产结束后，在班后清洁的基础上，清除与本批无关的所有产品或物料。如果下料阀上装有呼吸器，应根据阶段性生产的最大批次或其他风险因素设定呼吸器更换和清洁的频次。

d. 彻底清洁：在更换不同产品生产时，以及同产品达到阶段性生产的最大批次（或最长时间）等情况下，进行彻底的、完全去除上一产品残留的清洁过程。

举例压片机：拆卸所有部件（饲料器、上下冲、冲模、金属检测仪、除尘塔等）；主机的清洁；部件的清洁（一般分为就地清洁部分和清洗间清洁部分）；辅助设备的清洁。

彻底清洁也适用于下列情况：

- 生产试机活动结束后。
- 与原辅料及产品直接接触的设备实施维修 / 校准活动后。

B. 生产设备基本的清洗方式及说明

CIP：无需移位或拆卸设备，通过使用自动化系统将水和（或）清洗剂溶液在工艺管道或设备中循环而实现清洁的过程。

WIP：设备主体不动，采用 CIP，但部分零部件需采用手工清洗，或拆卸并转移到其他地方进行清洗，在设备 CIP 结束后，这些单独清洗的零部件再返回生产区域与主设备进行组装。如流化床一步制粒机，主设备采用CIP，其滤袋、整粒机筛网、喷枪是拆除单独进行清洗。

COP：可拆卸设备或移动设备运送至专门的清洗区后，通过使用系统将水和清洗剂（酸性、碱性或其他类型）溶液在工艺管道和设备中循环而实现清洁的过程，或者将容器、部件放置于专门的清洗机内，或者进行手工清洗。清洗机清洗、清洗站清洗与手工清洗均属于离线清洗方式。如物料（中间产品）周转容器（IBC）、压片机部件、胶囊机部件、初级包装线模具的清洗。

根据设备可实现的清洗功能、可移动性、可拆卸性等特点，选择适用的清洗方式。无论采用何种清洗方式，都要经过清洁验证，设定相应的可接受标准，保证设备的清洁状态。

C. CIP系统的设计，清洗间的设计和清洗站的设计

a. CIP系统

CIP系统是指在无需人工拆开或打开的前提下，在预定时间内，将一定温度、浓度的清洗剂溶液和清洗水通过密闭的管道和泵等输送到设备内部，并通过喷淋、循环等方式，达到自动清洗设备的目的。

CIP的优点：与手工清洗相比，节省劳动力以及减少人为差异，重现性好，可靠性高，同时清洗周期（时间）固定，非常方便设备的排产。

CIP可以根据被清洗设备和生产产品的实际情况，确定合适的清洗步骤，包括确定清洗条件，清洗剂的选择，清洗剂和水的回收设计等，可对关键参数和条件（如每一步骤的时间、水温、流量、压力、电导率、pH、干燥温度等）进行预设定并可全程进行在线监测。

生产设备进行CIP时，可以省去打开设备和拆分设备的耗时过程。CIP系统可以是固定或移动的，通过管道连接，确保生产设备的各个部位都得到彻底的清洁，过程中使用化学清洗剂溶液和清洗水反复机械冲洗设备各部位，以确保产品活性成分（API）、辅料成分和清洗剂均无残留。对于CIP过程的用水建议使用纯化水或软化水（不建议直接使用饮用水），一般地，最终冲洗水必须为纯化水。

CIP系统设计应考虑：

- 系统设计压力根据工艺需要确定，要能够完全满足清洗需求。
- 设施的所有部位具备完全清空的能力，尤其是泵、阀门、管件、测量仪器和排气装置等。
- 在有代表性位置设取样口。

- CIP 系统和纯化水循环系统之间需要有机械隔离装置以避免相互影响。CIP 系统的排空装置一般须加有止逆装置，防止倒流导致不同系统间的交叉污染。
- 对于 CIP 系统，设计时应避免存在清洗死角，同时在日常使用中对于清洗效果的定期检查也是必要的。

目前在一些制药企业的生产车间内，具备在线清洗功能的设备还可以和 MES/AIL 系统交互链接，基于特定产品和设备的经过验证的清洗配方可以在清洗时直接被调用下载至设备上，启动后清洗过程中的参数变化可被全程监控和记录，任何超出限度的报警和异常都会被记录，以确保清洗过程的有效性。

b. 清洗间

固体制剂车间在辅助区域配备专门的清洗操作间和离线清洗系统，可以极大地减少对关键生产操作区域的影响。

清洗间的设计：

- 一般建议采用单向流设计，也就是待清洗设备 / 容器 / 部件流向和干净设备 / 容器 / 部件流向尽可能完全隔离，避免产生交叉污染。送洗设备建议通过专门的走廊和缓冲间转移至清洗区。见图 4–1。
- 通常建议设计待清洗区和已清洗设备存储区，在待清洗区和已清洗设备存储区之间一般设计为手工清洗设备 / 部件的干燥间（烘房）或者缓冲间进行设备 / 部件的传递。
- 待清洗区应设计有清洗水进入管道和用水点，以及废水排放设施。
- 手工清洗区的饮用水（或软化水）、纯水管道和压缩空气管道上均要有明显的标识，压缩空气可用于手工清洗后设备 / 部件表面残留水分的吹扫，排水地漏通常位于手工清洗槽格栅下以避免对清洗过程潜在的影响。
- 手工清洗槽顶部一般建议安装排风装置，以避免清洗过程中大量水汽的滞留。
- 清洗区应邻近某一特定工艺工序以减少运送待清洁设备 / 部件的距离，也可位于工艺操作区域的中心以提高操作效率。
- 待清洗区和已清洁设备存放区应设计有足够空间，和生产区有通道连接。同时应考虑清洗剂储存和转运的空间要求（清洗剂存储空间还应考虑其相关化学品特性的要求）。

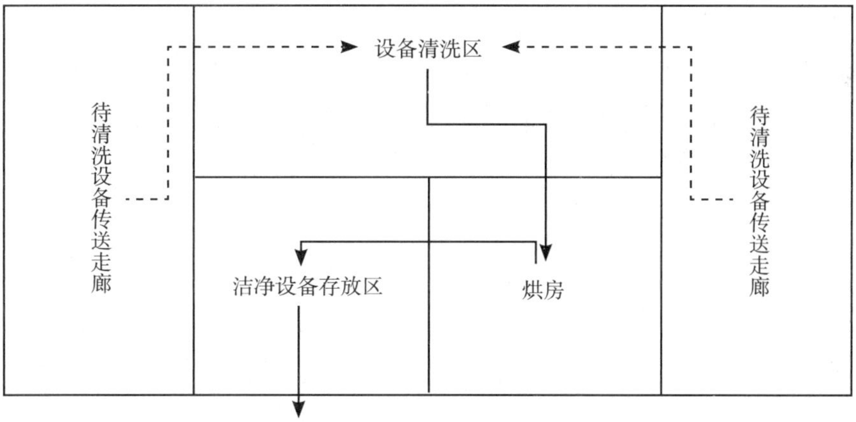

图 4-1 生产设备清洗区示意图（基于单向流设计）

虚线箭头：待清洗设备流向；实线箭头：已清洗设备流向

口服固体制剂车间烘房内部示意图见图4-2。

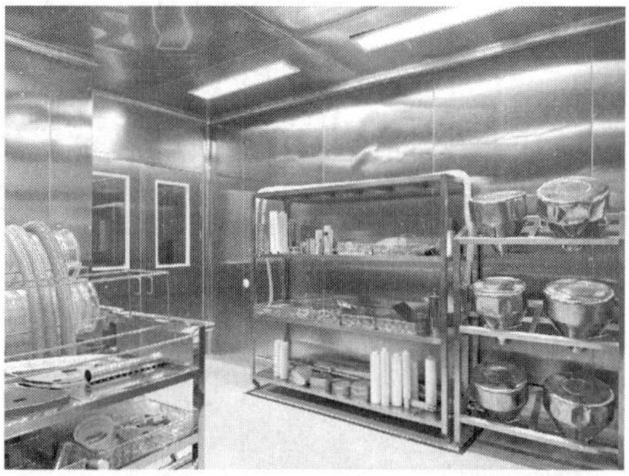

图 4-2 口服固体制剂车间烘房内部示意图

说明：烘房内的干燥温度需根据被干燥设备和部件的特性，以及现场操作人员的安全性，设置在合适的范围。烘房内一般干燥的设备种类有：压片机部件、胶囊机部件、包装线机头模具以及软管、手阀、卡箍、盲板、垫圈、料铲、取样器等小器具。

烘房内部设计和布局要求：顶部和墙面一般采用不锈钢板覆盖。设备模具和小部件一般放置在专门的转移车上或者不锈钢架子上进行干燥。软管类可以在墙面设计专门的挂钩进行悬挂干燥。注意物品的放置不要影响烘房内热空气的流动。干燥开始和结束时需要填写专门的台账。

干燥后的标识：干燥结束后要放置专门的清洗卡（或标签）进行标识，应包含清洗时间及有效期至等信息。注意对于具有计算机化系统管理的设备和部件，系统可打印出包含特定信息的清洗标签。

为保护小部件的洁净状态并方便生产人员拿取使用，干燥后的小部件可按不同类别分类放置在专用的密闭容器中并明确标识。

c. 清洗站

清洗站可以分固定的和移动的两类，主要由储罐、管道、泵、阀门、测量仪表、连接元件及密封件等组成（图 4-3）。可用于一步制粒机黏合液配制容器、包衣液配制容器等的清洗。

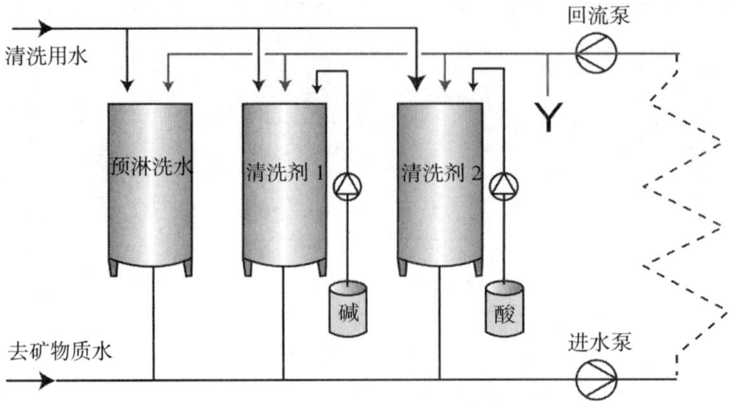

图 4-3　清洗站组成示意图

清洗站用水：建议使用软化水或纯化水（注：饮用水在长期使用后因为水中的钙、镁离子会导致结垢的现象；另外，在使用含 OH^- 的清洁剂的时候，如果使用饮用水，其中的钙、镁离子会和 OH^- 反应，造成设备更难清洁）。对于最终冲洗环节建议使用纯化水。

在洁净生产车间，清洗站排水点的数量尽可能做到最少。要设计有防止倒流的排水阀和排空阀，以防止微生物的滋生和繁殖。清洗站和被清洗容器连接示意见图 4-4

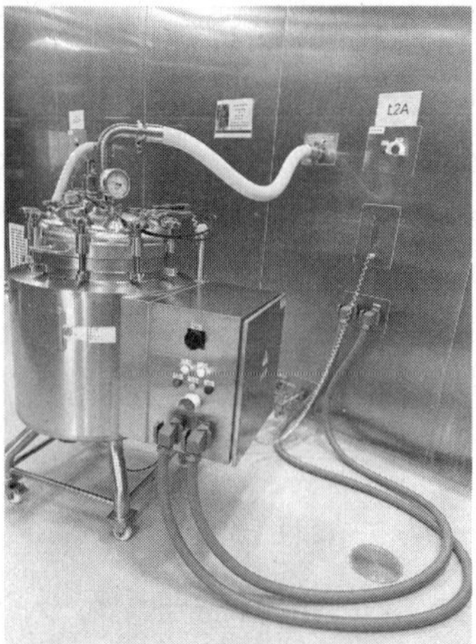

图 4-4　清洗站和被清洗容器连接示意图

清洗站的特点：

- 高度自动化和高可靠性，同时节约相应的劳动力，清洗时间固定。
- 操作人员不直接接触清洗剂等化学品以及其他清洗介质，安全性高。
- 有的可以设计为重复使用清洗剂溶液和清洗水（在进行充分验证和风险评估的前提下），降低化学品和能源消耗，节约环保。

D. 设备的首次清洁（生产设备首次投用前的清洁）

原则：新设备、搬迁设备启用前应完成设备的首次清洁确认。

目的：有效去除设备内、外表面在其制造、运输、安装调试过程中可能引入的污染，对于搬迁设备去除搬迁（如运输和安装 / 调试）过程中引入的污染物，这些外来的污染（如物料周转容器在制造厂家表面加工和抛光过程中残留的金属粉末以及抛光膏、油脂的残留等污染）不能确保使用常规的清洗方法和配方可以去除。通过首次清洁确保设备在正式投入生产时不会对药品本身质量产生任何的影响。

实例分析

A. COP——物料（中间产品）周转容器清洗过程举例

清洗设备：物料（中间产品）周转容器自动清洗机（IBC washer）。

清洗剂：碱性清洗剂。

水的类型：生产纯化水。

装卸载方式：使用站驾式叉车进行装载和卸载。

物料周转容器的介绍：物料周转容器（IBC）按容积一般可分为300L、600L、1200L、2000L等，见图4-5；图4-6为物料（中间产品）周转容器自动清洗机图例。

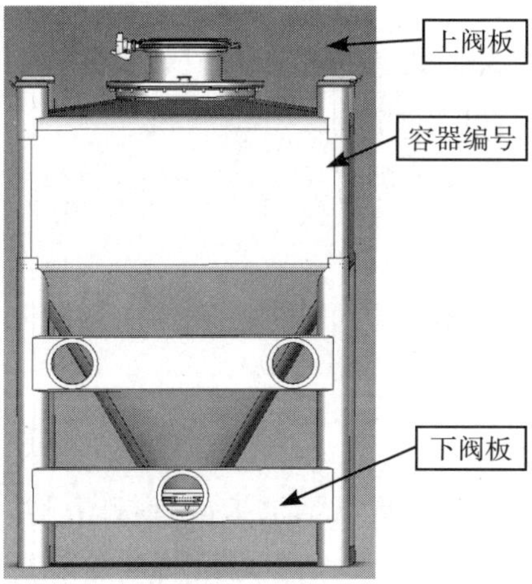

图4-5　物料周转容器（IBC）示例

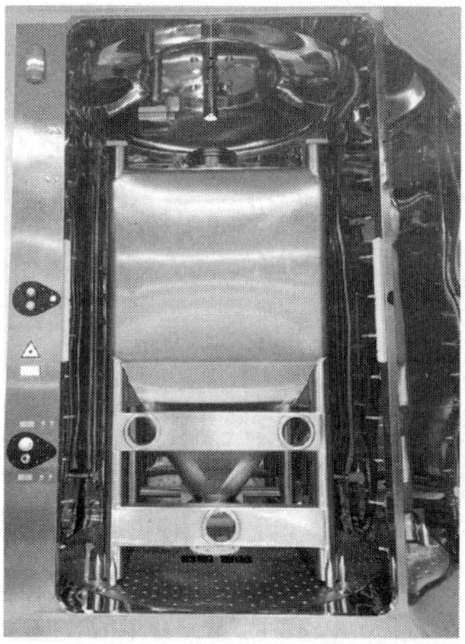

图4-6　物料（中间产品）周转容器自动清洗机舱内示意图

物料（中间产品）周转容器清洗一般步骤：

- 人工去除容器外表面上批次的物料标签。
- 用叉车将待清洗容器装载进清洗机舱内，关闭舱门。
- 清洗机自动探测容器是否完全就位。
- 在设备人机界面（HMI）上选择已批准的清洗配方并启动清洗。
- 纯化水预冲洗（冲走内部的残留粉末）。
- 清洗剂溶液清洗同时循环，排空。
- 纯化水冲洗，排空。
- 舱内洁净压缩空气吹扫。

- 舱内洁净热空气干燥。
- 冷却（使舱内和容器温度降低到安全温度以下）。
- 用叉车卸载容器并放置在洁净存储区。
- 放置已清洁卡或者打印已清洁标签并粘贴在容器固定的位置上，已清洁卡或标签上须标明清洗日期 / 时间、有效期至、容器编码等信息。

B. 手工清洗步骤举例（以压片机部件清洗过程为例）

- 用连接水枪的生产纯化水（也可用饮用水或者软化水）将设备内外表面喷湿。对已浸湿的设备，用生产纯化水（也可用饮用水或者软化水）冲洗内外表面，此时应注意难清洗部位的冲洗，冲洗时间依据清洁验证确定的时间执行。
- 对于接触难溶于水的 API 等物料的部件，可用无水乙醇等有机溶剂将设备内外表面擦洗一遍，再使用生产纯化水（也可用饮用水或者软化水）冲洗后执行以下程序。
- 使用合适的较柔软的清洁工具（不掉屑和纤维，不划伤部件表面）蘸取清洗剂溶液擦洗部件内外表面，擦洗时间依据清洁验证确定的时间执行。
- 用生产纯化水（也可用饮用水或者软化水）冲洗部件内外表面，冲洗时间依据清洁验证确定的时间执行。
- 使用生产纯化水（注意此步骤只能用纯化水）最终冲洗部件内外表面。冲洗时间依据清洁验证确定的时间执行。
- 用压缩空气吹扫部件后转入烘房干燥。
- 目检部件完全干燥后转移至已清洗设备存储区，并放置已清洁卡或者打印已清洁标签粘贴在固定的位置上（或者是转运车的固定位置上），已清洁卡或标签上须填写（显示）清洗日期 / 时间、有效期、部件编码等信息。
- 对于设备部件 / 模具的手工清洗 / 干燥步骤，用水类型，使用的清洗剂类型和浓度，使用的清洁工具类型，目检可接受标准须在 SOP/WI 中进行详尽的描述。对于总的清洗执行时间和每个步骤的执行时间可根据药品剂型和设备的特点，在 SOP/WI 中进行规定说明。

C. 设备清洗注意事项

- 待清洗设备须放置待清洗卡（或标签）进行明确标识，能够清晰的显示已生产产品名称、批号、生产结束时间等信息。
- 对于一些 OEL 值比较高的 API 物料接触的生产设备，在转移至待清洗区时，可以采用对其进行包裹或者放在密闭的小车上进行转移的方式，避免粉尘污染公共走廊。

● 过程严格按照相应的清洗作业指导进行清洗。

● 对于手工清洗使用的清洗剂溶液的配制要有专门的记录，清洗剂溶液的使用浓度和使用期限在 SOP/WI 中需有明确规定。

● 整个过程及时填写清洗台账，或使用计算机化系统记录清洗开始时间、清洗结束时间、操作人信息等。

● 清洗过程中轻拿轻放，防止损坏设备和部件。同时防止设备 / 容器倾倒砸伤脚或者挤伤手臂或滑倒。

● 清洁结束后，将水、电、气全部关闭，以避免造成资源浪费。

● 清洗过程严格按照要求佩戴相应的防护用品（PPE）。

● 对于手工清洗工具（毛刷等）也应制定严格的清洁流程和定期更换流程，以防止交叉污染以及对产品质量潜在的影响。

● 手工清洗用水点软管使用完毕按照标准程序清洁后，悬挂在指定位置，保持水管两端向下，避免水管自身被污染或污染相连接的生产用水点。

D. 设备的首次清洁

a. 清洁方法和清洗剂的选择

● 对于不锈钢制品和容器可采用稀释到一定浓度的去蜡水溶液（建议在使用前进行风险评估）擦拭内外表面，非不锈钢材料的可选用表面活性剂类清洗剂溶液擦拭处理。

● 有 CIP 系统的设备并且无法手工清洁内部的，使用批准的首次清洁专用配方进行清洁。

b. 标识：所有新设备、搬迁设备投入使用前均需要完成首次清洁确认工作，在完成设备确认（IQ/OQ）后执行首次清洁，等待和进行首次清洁的设备上应张贴相应的标识以防止被生产使用。设备清洗人员依据专门的 SOP/WI 完成首次清洁以及确认取样工作，待首次清洁结束设备目检合格释放后，移除相应的标识。

c. 进行首次清洁环境的状态：需处于规定级别的洁净环境中。

d. 对于首次清洁应制订可接受标准，有相应的记录并附相应的证据（照片等），经过相关部门审批后存档，设备放行用于生产。企业也可以根据自身的需求结合检测最终淋洗水的电导、pH 或 TOC 用于设备放行。

要点备忘

物料（中间产品）周转容器（IBC）：设计上部和下部均要有一定的倾斜度，便于在清洗时内部很容易被冲刷到同时不会有水残留的情况出现。上、下阀门等密封件有时需要单独拆卸后才能进行自动清洗。注：但行业内目前最新的IBC设计以及相应的自动清洗机已经能做到在清洗时自动开启上、下部阀门并同时清洗阀门，可不需要进行拆卸。

干法制粒机：一般来说在线清洗不能满足其清洗的要求，通常采用在线清洗和人工清洗结合的方式进行，例如物料传送装置或者螺杆建议单独拆卸后手工清洗。

流化床一步制粒机：相对于其他固体设备来说，流化床一步制粒机可能是最复杂的设备，清洗时，为了避免粉尘暴露的影响，滤袋应在设备腔体内提前润湿后再拆卸单独进行清洗，注意为设备内部应设计有足够数量的喷头以保证设备的清洗效果。

整粒机：筛网一般在设备内部完成预冲洗后，再拆卸进行单独的手工清洗。

压片机：压片机的清洗是一个比较费时间的工作，模具的拆卸和清洗都需要人工完成，但是现在最新的技术已经可以实现自动清洗，以及可快速更换的转台等，大大提高了清洗效率。对于压片机除了清洁，防止部件生锈的问题也需要考虑，清洁完需要及时上油避免生锈（如上下冲）。

胶囊填充机：部件应可以快速手工拆卸进行清洗。

包衣机：建议使用在线清洗系统进行清洗，清洗后自动干燥。

鉴于筛网（整粒机筛网，下料站筛网，物料手工过筛筛网等）以及软管的不易清洗且其在使用过程的重要性，对于筛网类和软管类器具的手工清洗可制定专门的清洗作业指导，对于筛网清洗后的目检确认建议有专门的记录。如果发现筛网变形、破损要及时报告，以便于调查、维修或报废，避免影响正常的生产以及对药品质量造成影响。

4.1.4 设备维护

法规要求

药品生产质量管理规范（2010年修订）

第七十九条 设备的维护和维修不得影响产品质量。

第八十条 应当制定设备的预防性维护计划和操作规程，设备的维护和维修应当有相应的记录。

第八十一条 经改造或重大维修的设备应当进行再确认，符合要求后方可用于生产。

第八十二条 主要生产和检验设备都应当有明确的操作规程。

第八十三条 生产设备应当在确认的参数范围内使用。

第八十六条 用于药品生产或检验的设备和仪器，应当有使用日志，记录内容包括使用、清洁、维护和维修情况以及日期、时间、所生产及检验的药品名称、规格和批号等。

第八十七条 生产设备应当有明显的状态标识，标明设备编号和内容物（如名称、规格、批号）；没有内容物的应当标明清洁状态。

第八十八条 不合格的设备如有可能应当搬出生产和质量控制区，未搬出前，应当有醒目的状态标识。

第八十九条 主要固定管道应当标明内容物名称和流向。

背景介绍

设备维护的目的是为了降低设备故障发生的概率，并为设备可以持续地生产出高质量的产品提供保证。GMP 把设备的维护分为设备的维护和维修两类，维护即预防性维护，维修即基于设备故障后的维修。基于风险的维修计划参见本丛书《厂房设施与设备》分册。

技术要求

应定期对设备与工具进行维护保养，防止出现故障与污染，影响药品的安全性、均一性、效价或含量、质量或纯度。应制定设备的预防性维护的书面操作规程并执行，设备的预防性维护必须按照制定的已批准的预防性维护计划周期进行实施，经改造或重大维修的设备应进行适当的评估以判定是否需要再验证，符合要求后方可用于生产。设备的维护和维修应有相应的记录。如维护与物料接触部分，维护后应及时对设备进行清洁，保证再次使用时不会对产品质量造成影响。

实施指导

A. 预防性维护

a. 预防性维护

预防性维护是在故障发生前，一项有计划地对设备进行基本清洁、调整、更换磨损部件、校验等并根据制定的维护任务而进行的周期性维修活动。

企业应制定书面的预防性维护程序或作业指导。维护内容和周期应根据设备关键程度，设备供应商推荐，生产负荷情况，设备故障可能对产品质量和安全造成的影响程度等综合考虑制定。预防性维护的内容和周期需进行定期或不定期回顾，根据历史维修数据分析，设备及生产状态的变化进行更新调整。生产相关设备均应建立预防性维护计划，预防性维护的项目，周期，可接受标准等应通过表格或预防维修任务单等书面文件进行规定，或者利用计算机系统进行管理，定期自动触发预防维修订单。企业应按照计划实施预防性维护以最大限度避免设备故障等带来的产品质量风险。如果预防性维护工作因为一些原因无法按照计划进行实施，企业必须采取必要的评估和短期措施来保证设备可以正常运转，直至预防性维护完成。

b. 基于状态的维护或预测性维护

传统的预防性维护是一种固定时间周期的维修方式，往往存在维护不足或过度维护的情况，即“该修不能修，不该修却要修”。基于状态的维护也叫视情维护，是一种基于设备运行状态，依靠监控手段及时发现潜在故障，在设备功能性故障之前进行维护从而避免故障后果的出现，是一种经济且有效的维修方式。

一种方式是通过统计设备的运行时间，以实际运行时间作为维护周期，具体的运行时间维护周期应根据设备厂家推荐或历史故障统计分析来确定，对于关键部件同样适用该方法，例如可以将阀门的开关次数或某部件的实际运行时间作为维护周期。

另一种方式是通过仪表、传感器等对设备状态参数，如轴承温度、震动、噪音、压力等进行监控，通过数据分析，当监测数据出现明显异常或当达到预设的预警值时触发相应的维护活动，这种方式也称为预测性维护。预警值的设定应根据历史故障数据分析及经验值来确定。

B. 日常设备使用时发生故障后的维修

设备定期的预防性维护是为了最大限度地减少设备运行过程中出现的故障。但实际情况是在设备的日常使用中还是会出现意外故障，因此设备故障后如何维护也需要有批准的书面流程，并参照执行。

生产设备发生故障后应评估是否会对产品质量造成影响，如对产品质量有潜在影响应按照偏差管理流程上报质量管理部门，并组织相关部门进行调查分析确定对产品的影响及对产品的处置。维护部门应对故障设备进行维修并调查分析故障根源，制定相应的纠正预防措施。如涉及重大维修或改造则应评估是否需启动变更流程及设备确认流程，测试合格并审批后方可投入使用。

需要特别注意设备维护维修之后的清洁是否充分执行，是否有记录。设备维护过程中如使用到一些挥发性的试剂或溶剂，例如除锈剂等，需确保现场没有生产活动，也没有物料、产品等，避免造成污染的风险。

实例分析

A. 预防性维护

预防性维护内容应该全面包括故障后可能对产品质量、安全、效率造成影响的部件，包括设备机械和电气部分。根据设备或部件的关键程度和故障率，不同维修项目的周期不同。考虑预防性维护周期时应综合考虑故障率、故障影响、排产计划等，一般可以最小的维护周期的整数倍作为维护周期，避免不同维修项目造成多次停机对排产带来影响。如一台压片机的检修周期可以定为 3 个月、6 个月、12 个月、48 个月。

压片机预防性维护检修内容计划示例见表 4–28。

表 4–28　压片机预防性维护检修内容计划示例

序号	检修项目	检修完好标准	检修周期
1	检查润滑系统有无泄漏、堵塞、缺损	润滑系统无泄漏、堵塞、缺损	6月
2	检查上、下压力轮是否磨损，相应轴承是否转动灵活、无晃动	上、下压力轮无磨损，相应轴承转动灵活、无晃动	
3	检查上行、下行轨道是否磨损	上行、下行轨道无磨损	
4	检查强迫加料传动系统转动是否灵活	强迫加料传动系统转动灵活	
5	更换上、下冲密封圈	更换上、下冲密封圈	
6	调整校验传感器	传感器有效	
7	清洁电控柜、变频器	电控柜、变频器清洁	

续表

序号	检修项目	检修完好标准	检修周期
1	检查减速机是否运转平稳，无噪音	减速机运转平稳，无噪音	12月
2	更换充填轨	更换充填轨	
3	更换压力轮、压力轮轴及压力轮轴轴承	更换压力轮、压力轮轴及压力轮轴轴承	
4	更换电机轴承	更换电机轴承	
5	更换减速机润滑油，更换蜗杆轴端油封	更换减速机润滑油、蜗杆轴端油封	
6	清理减速机积垢	减速机清洁	
1	检查转台冲模孔是否磨损，必要时进行修理	转台冲模孔无磨损	48月
2	检查蜗轮蜗杆减速器：蜗轮表面是否磨损，蜗杆轴头是否磨损	蜗轮表面无磨损，蜗杆轴头无磨损	
3	更换强迫加料器	更换强迫加料器	

综合所有设备全年的预防性维护计划制定出年度预防性维护计划（表4-29），年度计划应纳入全年的生产计划中，预留足够的预防性维护时间。一般情况下应将维修计划平均分配在全年的不同月份中以利于维修资源的安排。执行过程中，可将设备的年度计划分解成月度计划，月度计划分解成周计划进行具体安排。

表4-29　× 年关键设备维护计划示例

序号	设备名称	设备编号	月份											
			1	2	3	4	5	6	7	8	9	10	11	12
1	压片机	00001	×						×					
2	制粒机	00002		×						×				
3	包衣机	00003			×						×			
…						…						…		

B. 故障后维修实例

以瓶装生产线上装瓶的数粒机数粒不准故障为例，故障后采取措施如下：

- 因为数粒机为影响最终产品质量的关键设备，其故障导致产品瓶装量的不准确直接影响到产品的关键质量属性，故障发生后立即上报并启动偏差管理流程。
- 质量部组织评估对产品的影响和影响的产品范围，并对可能受影响的产品出具处置意见。
- 维修部门进行设备维修，并会同相关部门调查故障根源，认为维护不足导致自然磨损为本次故障的直接原因。

- 经评估认为数粒机为关键设备，维修过程中对其关键部件进行了更换及改动，需对该设备进行性能确认，合格后方可投入使用。
- 制定纠正预防措施，在预防维护中增加对该设备的检修项目及频次。

4.1.5 设备使用和文件记录

法规要求

药品生产质量管理规范（2010年修订）

第七十二条 应当建立设备使用、清洁、维护和维修的操作规范，并保存相应的操作记录。

第八十六条 用于药品生产或检验的设备和仪器，应当有使用日志，记录内容包括使用、清洁、维护和维修情况以及日期、时间、所生产及检验的药品名称、规格和批号等。

第八十七条 生产设备应当有明显的状态标识，标明设备编号和内容物（如名称、规格、批号）；没有内容物的应当标明清洁状态。

技术要求

产品的生产依靠的是设备，所有与设备有关的活动，例如清洁、维护、维修、使用等都应有相对应的文件和记录，所有活动都应由经过培训合格的人员执行，执行后应及时填写设备日志等记录文件。设备状态如清洁、维护、维修、使用、停用等应当显著标示。

实施指导

A. 设备使用和文件记录分类

a. 设备操作

- 岗位操作人员必须经过相关设备操作使用的培训，考核合格后方可上岗。

- 岗位操作人员必须严格按照相关设备标准操作程序进行设备操作。
- 岗位操作人员必须及时正确填写设备运行日志等记录文件。

b. 维护保养

- 岗位操作人员或维修工程师必须按照设备标准操作程序或设备维护标准操作程序相关内容进行设备的基本清洁、润滑、维护保养等，并及时正确填写相关维护记录。
- 维护结束后，岗位操作人员应及时试机验收并填写相关记录，验收合格后方可投入使用。
- 岗位操作人员若发现程序有与实际不符的情况，应及时反映，进行修订。

c. 设备维修

- 岗位操作人员在生产过程中发现设备故障后，必须及时通知维修人员或相关人员进行维修，如涉及产品质量相关，应按偏差处理流程上报。
- 维修人员必须进行相应培训并具备维修资格。
- 维修人员必须严格按照相关设备预防性维护等相关程序进行维修，并及时正确填写设备维修日志等记录。
- 维修人员应对故障原因进行分析，制定相关措施，并告知岗位操作人员在今后操作中采取必要的预防措施和需注意事项。
- 维修结束后，须将维修现场清理干净。

B. 口服固体制剂常用设备文件和记录

a. 常用设备文件和记录（一般包括）

- 操作使用 SOP。
- 预防维护 SOP。
- 清洁 SOP。
- 润滑示意图及记录：压片机润滑记录实例见图 4-7，表 4-30。
- 预防性维护检修记录：实例见表 4-31、表 4-32、表 4-33。
- 维修记录：实例见表 4-34。
- 设备维修日志：实例见表 4-35。
- 设备运行日志：实例见表 4-36。

文件编号：	设备名称：	设备编号：	页码：

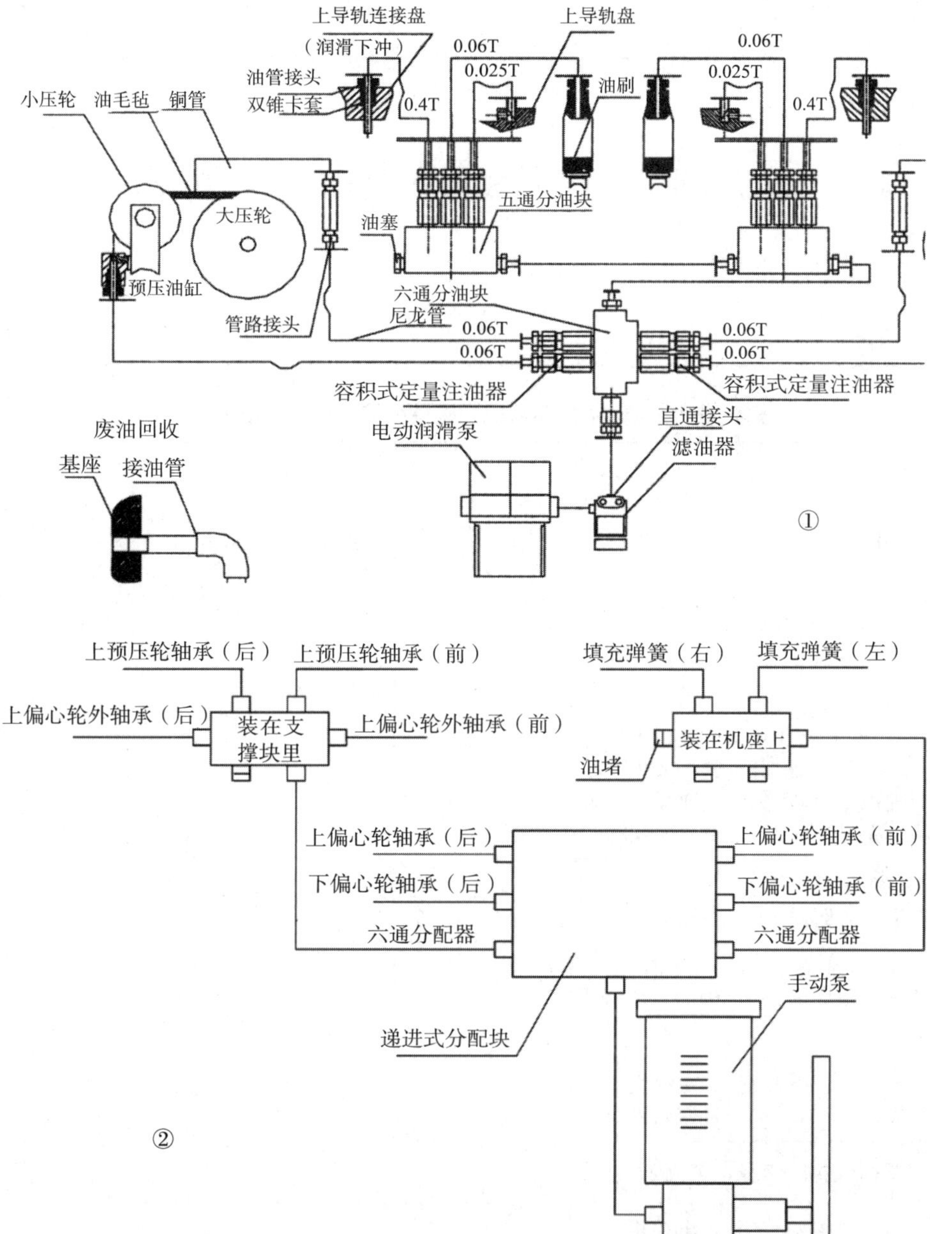

备注：
A. 每周用润滑脂喷枪给①进行润滑。
B. 每周给②加油。
C. 每周检查②内的油位是否在 1/2~2/3 之间。
D. 执行完成后在相应表格打“√”。
E. 实际执行周期，“每周”一次的项目允许前后偏离各一天。

图 4-7 压片机润滑系统示意图

表 4-30 × 年压片机润滑记录

部位	每周	月 日 班	月 日 班	月 日 班	月 日 班	月 日 班
1	●					
2	●					
操作人 / 日期						
部位	每周	月 日 班	月 日 班	月 日 班	月 日 班	月 日 班
1	●					
2	●					
操作人 / 日期						

表 4-31 × 年 × 月压片机预防性维护记录（小维护）

序号	检修项目	检修完好标准	检修周期	上次检修日期	检修结果			检修人	检修日期	备注
					正常	异常				
						检修	更换			
1	检查润滑系统有无泄漏、堵塞、缺损	润滑系统无泄漏、堵塞、缺损	6 月							
2	检查上、下压力轮是否磨损，相应轴承是否转动灵活、无晃动	上、下压力轮无磨损，相应轴承转动灵活、无晃动								
3	检查上行、下行轨道是否磨损	上行、下行轨道无磨损								
4	检查强迫加料传动系统转动是否灵活	强迫加料传动系统转动灵活								
5	更换上、下冲密封圈	更换上、下冲密封圈								
6	调整校验传感器	传感器有效								
7	清洁电控柜、变频器	电控柜、变频器清洁								
…	……	……								

表 4-32 × 年 × 月压片机预防性维护记录（中维护）

序号	检修项目	检修完好标准	检修周期	上次检修日期	检修结果			检修人	检修日期	备注
					正常	异常				
						检修	更换			
1	检查减速机是否运转平稳，无噪音	减速机运转平稳，无噪音								
2	更换充填轨	更换充填轨	12 月							
3	更换压力轮、压力轮轴及压力轮轴轴承	更换压力轮、压力轮轴及压力轮轴轴承								

表 4-33 × 年 × 月压片机预防性维护检修记录（大维护）

序号	检修项目	检修完好标准	检修周期	上次检修日期	检修结果			检修人	检修日期	备注
					正常	异常				
						检修	更换			
1	检查转台冲模孔是否磨损，必要时进行修理	转台冲模孔无磨损								
2	检查蜗轮蜗杆减速器：蜗轮表面是否磨损，蜗杆轴头是否磨损	蜗轮表面无磨损，蜗杆轴头无磨损	48 月							
3	更换强迫加料器	更换强迫加料器								

表 4-34 × 设备（系统）维修记录

序号	维修原因	维修内容	更换部件	完成情况	维修人员 / 日期	验收人员 / 日期
1						
2						
3						
4						

表 4-35　设备维护日志（× 年）

设备名称				设备型号						设备编号					生产厂家				安装日期			
日 月	1	2	3	4	5	6	7	8	9	10	11	12	13	14	15	16	17	18	19	20	21	……
1																						
2																						
3																						
4																						
……																						

注：在检修类型一列填写为年度检修计划，在具体的日期内填写为具体实施日期。

表 4-36　设备运行日志

有效运行时间																	有效运行时间	设备效率	生产（清场）产品名称	产品批号	产量（万片）	备注
操作者 / 日期	0:00	0:30	1:00	1:30	2:00	2:30	3:00	3:30	4:00	4:30	5:00	5:30	6:00	6:30	7:00	7:30	小时	%				
操作者 / 日期	0:00	0:30	1:00	1:30	2:00	2:30	3:00	3:30	4:00	4:30	5:00	5:30	6:00	6:30	7:00	7:30	小时	%				
操作者 / 日期	0:00	0:30	1:00	1:30	2:00	2:30	3:00	3:30	4:00	4:30	5:00	5:30	6:00	6:30	7:00	7:30	小时	%				
操作者 / 日期	0:00	0:30	1:00	1:30	2:00	2:30	3:00	3:30	4:00	4:30	5:00	5:30	6:00	6:30	7:00	7:30	小时	%				

本页记录中设备累计运行时间：______小时；设备总累计运行时间：______小时，计算人 / 日期：__________________。

b. 电子记录

随着科技发展，计算机化系统已经在制药行业的各个方面得到广泛应用，各种电子化记录得以替代传统的纸张记录。相比传统记录，电子化记录具有数据自动采集，记录更完整，易于统计分析，易于检索等优点。电子化记录系统应经过计算机验证确保电子记录的真实、完整、准确及数据的安全性，记录或数据不可被随意更改、删除、发送，遇到故障或其他突发事件时数据可以被保存或恢复。

例如在智能制造系统中可以自动记录设备信息、环境信息、物料信息、生产过程信息等生成电子批生产报告。设备信息可包括设备的运行时间、生产、清洁、维修等状态从而代替纸张的设备运行日志、维修日志等。设备的标准操作程序等文件也可集成于系统中供操作人员随时调阅。

在计算机化的维修管理系统中，可以实现维修过程中各个环节的电子化管理，包括设备备件信息、维护内容和周期、任务触发与分配、故障信息、维修记录等的电子化管理。计算机维修管理系统更易于设备故障的查阅、追溯、故障统计及分析等。

4.1.6 设备的变更管理

法规要求

药品生产质量管理规范（2010年修订）

第一百四十二条 当影响产品质量的主要因素，如原辅料、与药品直接接触的包装材料、生产设备、生产环境（或厂房）、生产工艺、检验方法等发生变更时，应当进行确认或验证。必要时，还应当经药品监督管理部门批准。

第二百四十条 企业应当建立变更控制系统，对所有影响产品质量的变更进行评估和管理。需要经药品监督管理部门批准的变更应当在得到批准后方可实施。

第二百四十一条 应当建立操作规程，规定原辅料、包装材料、质量标准、检验方法、操作规程、厂房、设施、设备、仪器、生产工艺和计算机软件变更的申请、评估、审核、批准和实施。质量管理部门应当指定专人负责变更控制。

技术要求

企业应当建立变更管理程序，对于生产相关设备在功能、用途或状态、计算机化系统等方面的改变均须遵守变更管理流程。包括设备位置的转移、暂时停止使用、停用后重新启用或局部改造、计算机化系统的软硬件升级及设备报废等。对于可能影响设备性能从而影响产品质量的变更需评估其是否需要进行设备确认，批准后方可执行。

实施指导

A. 设备转移

如设备的转移或移位可能会对设备预定的性能或状态产生影响，则需进行设备功能及性能确认。设备转移过程中设备的位置及编号发生变化的应注意更新相关资料及关联文件。

B. 设备停用

因生产策略等原因需临时停用设备的，可按照企业设备管理流程停用设备并暂停设备相关活动，如备件采购、预防维护、校验等。停用的设备需在显著位置张贴设备停用标识。

C. 设备的再启用

停用设备在重新启用前需进行功能测试并进行设备再验证工作，批准后方可投入使用。停用设备再启用需同时启动暂停的相关维护、校验及备件采购等活动。

D. 设备功能改造

在对生产相关设备进行改造后，或对可能影响设备主要性能从而影响产品质量的关键部件进行改造后，以及对关键设备进行重大维修后，需要对设备进行再验证工作，合格并批准后方可投入使用。设备改造后相关的设备资料、备件、预防维修、校准计划等需做相应更新。

E. 设备的报废

设备的报废条件包括但不限于如下：

- 设备老化，生产效率低且不能改造利用。
- 因厂房改建或工艺改变不能迁移必须拆毁。
- 损坏严重无修复价值或继续使用易发生危险。
- 设备老旧或损坏继续使用可能导致潜在的产品质量风险。

设备的报废应遵守企业相关设备管理程序，由使用部门提出经相关部门评估批准后执行。设备的报废需考虑相关程序文件，如预防维护计划、校验计划、设备操作程序、生产相关程序的废止或更新。对于带有产品名称、产品图标以及公司名称、公司图标等的附属设备，如压片冲模、包装成型模具、特殊印字设备等，需对带有关键信息的部位进行损毁，不得随意丢弃或直接转卖。对于涉及计算机化系统的设备，报废时还应结合“系统退役”的相关管理规定，考虑对系统的撤销、退役、销毁以及必要的数据迁移、处理等措施。

设备报废前应增加一次性能确认，以证明设备整个生命周期设备的完好性及报废前设备未对生产的产品质量造成影响。

4.2 口服固体制剂生产中用到的特殊设备

口服固体制剂生产过程中用到的一些与剂型特点紧密相关的特殊设备包括筛网、滤袋、模具、清洗设备等，以下重点说明对模具、筛网、滤袋的日常管理要求。

法规要求

药品生产质量管理规范（2010年修订）

第七十八条 生产用模具的采购、验收、保管、维护、发放及报废应当制定相应操作规程，设专人专柜保管，并有相应记录。

第一百四十三条 清洁方法应当经过验证，证实其清洁的效果，以有效防止污染和交叉污染。清洁验证应当综合考虑设备使用情况、所使用的清洁剂和消毒剂、取样方法和位置以及相应的取样回收率、残留物的性质和限度、残留物检验方法的灵敏度等因素。

第一百九十七条 生产过程中应当尽可能采取措施，防止污染和交叉污染，如：

……

（九）生产和清洁过程中应当避免使用易碎、易脱屑、易发霉器具；使用筛网时，应当有防止因筛网断裂而造成污染的措施。

背景介绍

口服固体制剂生产过程中用到的筛网、滤袋、模具因其在生产过程中，直接参与工艺并会与物料、产品长时间直接接触，其自身质量、故障、损坏、污染或失效会对工艺过程的稳定性、有效性和产品的质量产生直接的、严重的影响。因而，在口服固体制剂企业的生产和质量管理过程中，将其视为特殊设备进行管理。

技术要求

因为筛网、滤袋、模具等对口服固体制剂生产过程、物料和产品影响的特殊性，要求对其设计选型、采购、验收、保管、使用、清洁、维护、发放及报废等全生命周期的活动进行管控，评估、制定各项活动相应操作规程，对各项活动的具体内容、控制及有效性进行规范，并建立和保留活动相关的记录。

4.2.1 模具

实施指导

口服固体制剂生产用模具主要包括：压片机冲模 / 中模，胶囊机填充装置，包装线成型、灌装和热封模具等。生产模具对产品形状、计量、外观等质量特性有着比较关键的影响，并且模具需要和生产设备集成配合使用，所以对生产过程参数、设备性能和安全性等方面也有重要影响。因此，为了使生产模具满足产品质量要求和设备、生产的需求，需要规范模具的设计、订购、技术资料提供、验收、试机、日常使用、贮存、清洁、保养、维修、报废的全过程管理，建立相关的管理流程和使用过程的文件、记录，确保模具全生命周期的管理受控。

模具的设计：模具的设计基础是产品图纸和质量要求，如片型图、胶囊规格和灌装量限度、包装产品板型图等。模具设计还需考虑设备的安装运行要求、行业标准和规范。关键模具需要设计模具图纸，作为模具制作、订货和测量、接收的依据。同时，对于一个产品对应多套模具的情况，设计时还应考虑建立唯一性的永久编号，避免混淆。产品图纸和模具图纸都应由工厂产品技术和设备管理部门审核、批准，并作为 GMP 文件对其编制、审批、修改和存档进行管理，以确保其一致性和可追溯性，降低差错和混淆的风险。

模具的制作或加工：模具制作单位应具备相应的机械加工资质、机械加工设备与设施以及相应的测量或检测仪器仪表，模具加工时应有加工图纸等。

模具的管理：实行专人管理、定置存放，并对模具进行编号管理并建立区域的模具台账；新进厂的模具应由设备管理和模具使用部门专人进行验收，应建立接收和模具使用台账，对模具测量、进出、状态等进行记录。使用部门应设置模具管理员组织做好模具的验收、领取、发放、使用、维护保养、存放及报废管理。

模具的验收：模具使用单位开箱验货，对模具的材质进行确认，要求加工单位提供模具材质证明；按照模具加工合同、设计图纸等对模具的规格、尺寸、数量等进行核对。验收合格后签收、登记台账。以压片机冲模为例，以下的相关要求需要在采购前和模具的制造商明确清楚，避免验收时产生争议：

- 冲模的材质应为耐冲击高合金工具钢。
- 冲模的外观品质和尺寸精度应符合相应标准。
- 工艺保证：模具供应商应具备相应的工艺能力，确保模具的加工制造精度满足模具标准和用户的接收标准，保证每套冲模安装和使用过程可以实现100%互换。
- 检验、标识、记录：对每支冲模进行激光打标、检验及数据记录，保证出厂产品100%合格并有可追溯性。
- 带字模具需确认字体大小和正确性。

模具的保管：新模具验收合格后，依据相关要求对模具进行编号或者使用模具上刻的原供应商编号，要求编号具有唯一性，可追踪性。采取防锈蚀、防磕碰措施，将模具定置、挂牌存放，专人专柜上锁保管，并记录相关信息。模具保管的环境要求应与模具使用环境保持一致。以压片机冲模为例，保管时应注意把冲模头部采用塑料保护套保护，或使用冲模车，每个冲模放在一个单独的存放槽内，以免发生冲头不必要的撞伤。

模具的试机、试用：模具如需试机，项目负责人应首先对模具进行必要的首次清洁，然后按规定流程在模拟生产环境和规定的参数内进行，先低速运行后，逐渐达到机器允许的速度，避免对设备造成损伤；试机结束，项目负责人应对设备进行必要的清洁、清场，应确保所有试机模具、物料退出生产现场。

模具的发放、使用：生产人员按照产品要求领取相应的模具，认真核对模具型号、规格、数量等，无误后领取并记录。使用前需对模具进行首次清洁，确保无污染风险后，核对模具的型号、规格、数量、外观完好，按照模具安装规程进行安装。如发现损伤应立即报相关管理人员查明原因。模具使用结束拆卸后确认模具外观完好、数量准确，如有冲头异常（残损、缺失等）立即按照偏差进行处理。模具发放、收回均需填写使用记录，记录内容包括模具名称、模具编号、数量、所安装设备编号、领用人、领用日期、交回日期、交回人。模具的安装应按相应规程进行，以压片机为例，具体如下：

药片冲模在装机前要进行彻底的清洁（不要将冲杆头部保护套丢弃，以备拆卸后再次使用），以确保药片冲模没有油污，然后逐个进行安装；安装的顺序为先装中模、上冲杆，后装下冲杆；在安装异形冲模时应将上冲头与中模内型腔的配合间隙调整到最佳状态。因药片冲模片形刃口部分十分脆弱，在安装药片冲模过程中不要相互碰撞，以保证药片质量。在安装中模时，冲盘中模孔必须清理干净，可用专用中模清角器进行清理，以确保中模安装到位，可用专用的装模器；同时将中模的锁紧螺钉锁紧，以免发生中模松动上窜现象，损坏压片机。药片冲模安装完毕后要进行手盘车一周以上，起动压片机前必须卸压和减填充。

模具的维护：清洁完毕的模具应采取防锈蚀、防磕碰措施，放回指定位置。模具领用、安装及使用人员应注意保护模具。在运送、安装和使用过程中，严禁对模具进行随意敲打，注意不要磕碰、撞击，勿将工具等异物掉入模具内，以防造成模具损坏。有些模具需进行特殊型腔面处理，即：在冲模型腔表面镀上一层硬铬，镀层厚度一般在 0.01mm 左右，其作用是增加耐磨性、防腐蚀性和便于脱模减少黏冲。特殊型腔面处理主要适用于：中药、维生素、糖类、钙类、带有腐蚀性的物料及矿物质。拆卸后的模具要逐个进行清洗和检查，对发现有问题的要及时进行修复或更换；冲模型腔面的表面粗糙度可用专用的抛光刷和抛光膏进行修复，修复后要进行防护处理（可用 F20-1 薄层防锈油进行防护），有保护套的模具用保护套套好，放置在专用的药片冲模柜中，以备下次使用。

模具的清洁、保养：更换品种或同一品种使用一定周期后应对模具进行清洁，可使用软质毛刷、绢布等对模具表面进行清洁，不要使用腐蚀性清洁剂。模具晾干后再存放，如有可能，将模具放在盛有轻质油的不锈钢盒内保养。至少使用食品级的材料；对于新材料或无法在验证过程中判断影响的材料，需供应商提供确保符合食品或制药行业使用的材质证明，或符合 GMP 要求的证明，避免污染。

模具的报废：模具经确认不符合使用标准的进行报废，报废时要登记编号等信息，有精密配合要求的模具一般成套报废，如：压片机上冲、中模、下冲一般成套报废。对于有产品刻痕的模具，如：冲头字面、包装机成型站的成型腔部分等，需打磨损毁后报废；模具报废需有记录。

4.2.2 筛网

实施指导

口服固体制剂生产过程中使用的筛网均采用美国泰勒标准和《中国药典》标准，按照制作方法一般可分为冲制筛和编织筛，编织筛常由金属丝、化学纤维、绢丝等织成，冲制筛则是在金属板上冲压出一系列特定形状的筛孔可制成。筛网因其对产品粒度等质量特性影响较大，加之其通常为移动部件、强度较弱，直接与产品接触且有受力破裂的风险，因此在使用和管理过程中应注意降低使用差错和污染的风险。

筛网的选用：筛网的制作单位应具备相应的加工资质或技术能力及相应的测量或检测仪器仪表等。筛网的网丝直径、筛网孔径、筛网丝的材质应符合国家标准或行业标准。应用标准的目镜确定筛网目数是否符合要求。

筛网的管理：使用部门应做好筛网的领取、发放、清洁、使用管理；应对筛网本身进行永久性的编号或标识，使操作人员可以方便快捷的确认使用的筛网正确；使用部门应建立筛网检查记录并制订相应的检查流程，应制定筛网使用过程中的检查周期，并在生产记录中建立使用前后对筛网完整性检查的活动和记录，并有对筛网破损后产品的处理措施。确保无使用差错和污染的风险。

筛网的储存：筛网实行定置存放，并按不同的目数分类，必要时由专人来负责管理；筛网领回后应确认无脱丝、断裂等情况，按不同规格分别放入干燥、密闭的容器内储存。

筛网的使用：使用前确认筛网完好、无脱丝、断裂等情况后进行安装；操作过程中，操作人员应匀速操作，防止筛网破裂，过程中应观察筛网有无脱丝、断裂、漏药现象，如发现筛网脱丝、断裂，应立即停止使用，更换筛网，并按偏差进行处理；操作结束后确认筛网的完整性，如有破损，按偏差进行处理。

筛网的清洁、消毒：筛网使用部门应制定筛网的清洁、消毒规程，新筛网在接收使用前需进行首次清洁。而后每次使用结束按规定流程清洁，并根据清洁验证结果，如果在有效期内直接使用，若超出清洁效期，应使前将筛网重新清洁消毒。

4.2.3 滤袋

实施指导

口服固体制剂生产过程中使用的滤袋通常包括：流化床制粒机上的集尘过滤袋、压片或胶囊充填设备附属的抽尘滤袋等生产设备使用的滤袋，不包括：空调净化系统、除湿系统等使用的送风、回风过滤袋以及直排、局排系统安装的滤袋。流化床制粒机上的过滤袋按种类又可分为：单室过滤袋、双室过滤袋和金属过滤器等；因其直接接触产品，完整性、洁净状态和使用的符合性对产品收率、含量、均匀度、粒度等质量特性有直接影响；同时，因流化床设备的特殊性，要求其过滤袋应有消除静电等安全要求，因此，口服固体制剂生产过程中滤袋的使用和管理尤其需要关注。金属过滤器通常被看作流化床制粒机与物料直接接触的部件之一，其选型要求、使用管理、清洁方法、相关验证的策略以及必要的共线生产评估应和制粒机结合一并考虑。

滤袋的选择：滤袋的制作单位应具备相应的加工资质或技术能力，滤袋原材料的提供单位应提供滤袋的材质说明，证明其符合 GMP 用途，还应提供具体的技术参数。滤袋的尺寸规格、材质应符合国家标准或行业标准。根据物料的情况选用适当的材质，原则上除考虑透气性外还应考虑漏粉率，防止物料消耗过大，如涤纶长纤维材质的滤袋，分厚薄两种，应正确选用；而流化床制粒机必须使用含有导电性材质的过滤袋，导电性过滤袋的电阻需符合安全规定。

滤袋的管理：使用部门应做好滤袋的领取、发放、清洗、消毒、使用管理。使用部门应建立滤袋检查记录，对滤袋进行编号，必要时实行专人管理。滤袋实行定置存放，并按不同的品种、规格分类，建议做永久编号或标识；使用部门应建立滤袋检查记录，并制订相应的检查流程，对滤袋的安装、使用、清洁、状态进行检查记录，特别是清洁和使用次数或时限需重点记录，作为评估滤袋寿命的关键参数。

滤袋的储存：滤袋接收后应确认规格尺寸、材质等符合工艺要求，按品种、数量进行编号，并标识、定置存放。使用过程中，清洁后的滤袋应尽量密闭存放，存放环境与制粒生产环境保持一致。

滤袋的使用：使用部门应制定滤袋的使用管理程序。使用前按品种、规格领用，确认滤袋完好并记录；安装、操作结束后确认滤袋的完整性，并建立检查记录，如发现滤袋有破损，按偏差进行处理。

滤袋的清洁：使用部门应制定详细的滤袋清洁方法、消毒规程及清洁周期。滤袋初次使用前应进行清洁、消毒。流化床制粒机的过滤袋建议每个活性物料使用一套专用袋，并对滤袋清洗效果进行相关清洁验证，并按验证结果，确定清洁方法，存储期限，选用适当的清洗剂；清洁时按规定流程、严格分品种独立清洗。滤袋清洗、晾干后按品种、规格分别整理，标识洁净存储期限、定置存放。

滤袋的附件：对于悬挂滤袋的连接带、不锈钢金属环、不锈钢卡宾扣等，应同滤袋的使用和管理要求类似：材质符合 GMP 要求、坚固结实、不容易脱落、损坏，能够耐酸碱洗涤；卡宾扣需有防脱装置。

4.3 中间产品检测过程中使用的设备和技术

口服固体制剂生产过程中间产品的关键质量指标对成品质量有着非常重要的作用。

中间产品控制过程中可能使用到的独立仪器设备包括：卤素水分测定仪、筛分仪、黏度仪、崩解仪、片剂硬度厚度测试仪、脆碎度测试仪、电子天平、金属检测仪等。近年来随着传感器和在线检测技术设备的快速发展，一些利用光谱学技术和光电传感技术研制而成的在线检测装置和设备，如：近红外光谱 NIR、拉曼光谱仪、紫外检测 UV Flow cell、在线粒度分析仪 PSD（particle size distribution）、片剂在线取样设备、片剂和胶囊重量外观在线检测仪器等也广泛应用到口服固体制剂生产过程中。

这些过程检测设备通过对中间产品关键质量指标如：水分、粒度、含量、均匀度、溶液黏度、产品崩解时限、重量、硬度、厚度脆碎度、金属杂质及外观等的控制来保证成品的高合格率。下文概述了这些中间产品检测设备的原理、作用和使用注意事项，文中提到的校验周期仅作为建议供企业参考，企业也可以根据仪器供应商建议的频率进行日常校验管理，但原则是不能低于仪器供应商建议的校验频率，以免由于仪器本身问题影响检测结果的准确性。

4.3.1 通用要求

口服固体制剂的检测设备，因为其对控制产品质量有着极其重要的作用，在检测设备的设计、选型、安装、验证和使用等不同阶段，也应结合设备全生命周期的管理的理念、按照 GMP 要求进行评估、确认，并形成必要的记录和文件。通常需要考虑如下方面要求：

- 应结合检测设备使用的环境和工况，确认设备使用过程是否产生污染、交叉污染、混淆和差错方面的风险；如：其机构、部件、材质等是否符合 GMP 生产要求、其机械和电器部件自身会发光、发热、甚至产生辐射等是否影响产品质量；其使用的介质、溶剂等有没有污染产品的风险等。
- 要系统地考虑检测设备能否稳定、可靠、有效地输出检测结果；其功能是否满足预期的检测目的，是否能够与设备连续生产速度和能力匹配、是否涵盖检测项目要求的量程与范围，并与检测项目要求的精度一致。
- 检测设备的自动化系统，应满足计算机系统验证和数据可靠性的管理的要求。
- 检测设备运行和维护所有必要的技术、操作、环境、健康和安全要求、与公用系统、自动化执行系统及其他设施的连接要求等。
- 检测设备应有单独的或结合附属设备操作内容编写的操作程序和必要的清洁程序。
- 应建立校验管理程序，对检测设备按重要程度进行分级，并按照分级结果，结合规定的校验间隔，分别规定检验设备的强制检定、确认、校准和日常检查等做出要求；并对检验结果按程序要求张贴规定格式的标签，并保存校验记录。

• 在检测设备设计、选型、安装、校验、验证、使用等不同阶段，应按照 GMP 要求进行评估、确认，形成必要的草案、报告、记录和文件，并按要求保存。

4.3.2 卤素水分测定仪

背景介绍

卤素水分测定仪在中间控制过程中主要用于控制片剂、颗粒剂水分，确保片剂外观成型；控制颗粒剂分装前水分，确保成品水分合格。

技术要求

卤素水分测定仪主要由样品盘、称重系统、操作控制盘、卤素灯加热系统、检测结果打印系统等部件组成。其工作原理：用卤素灯加热被测样品，根据水分蒸发后被测样品的重量减少量来测定水分含量。通常使用的烘干测定方法有两种：测定样品规定时间、规定温度下的水分蒸发量；单位时间失重，在指定时间内平均失重小于预置值，即结束测定，记录失重值。

卤素水分测定仪对于不同的产品（如颗粒、粉末等）需要不同的温度、时间参数设置，不同的产品因处方、物料组成和组成物料特性不同，会呈现不同的水分含量。对于易吸潮物料，取样后需密闭或在规定时间内开始测试，避免偏差。测试样品需均匀放置于称量盘中，厚度及平摊面积适宜，否则，会影响检测结果。

通常卤素水分测定仪的时间、加热温度、称重系统等设备功能需定期校验。

4.3.3 粒度检测仪

背景介绍

粒度检测仪通常被用于口服固体制剂的中间产品颗粒或辅料的粒度分析。目前，制药行业常用振荡筛粒度检测仪、气流筛粒度检测仪、激光粒度检测仪等。

技术要求

振荡筛粒度检测仪因其结构简单、操作方便，在口服固体制剂的中间产品颗粒或辅料的粒度分析中仍被广泛应用，普通的振荡筛粒度检测仪由有机玻璃盖、分样筛、筛盘、振荡底座、伸缩固定装置、操作面板等组成。其工作原理是利用物料颗粒与筛网面由振荡引起的相对运动，使不同粒径的颗粒通过筛网掉落、并最终使颗粒从大到小停留在不同级别筛面上的振动筛分过程。振荡筛粒度检测设备通常需要同天平一起工作，通过称量、计算不同级别振动筛在振动筛分前后的重量差异，得到不同粒径物料在总取样量中所占比重。

振荡筛粒度检测仪通常有不同粒径的检验分样筛供选用，设备振荡振幅和振荡时间也可分别设定，需要使用者根据各自产品和物料特征做选择。使用过程，需对设备使用清洁、状态检查、筛网检查、计时器校验等做出程序规定。

4.3.4 崩解仪

背景介绍

崩解仪主要是由主机、吊篮和挡板三部分组成。

崩解仪是用于检查固体制剂在规定条件下的崩解情况，在中间控制过程中主要用于：控制片剂试压后崩解时限合格；控制糖衣片、薄膜衣片片芯崩解时限，确保成品崩解时限合格；确保整批压完后待包装片剂产品合格；控制胶囊剂灌装之后，待包装胶囊产品的崩解时限合格。

实施指导

崩解仪每日首次使用前要确认仪器置于坚固的无震动共鸣的操作台上，环境干燥通风，勿受潮；供电电源应有地线且接地良好；水槽中无水时，严禁启动加热；主机箱后面、水槽上方引出的气导管通过尼龙单向阀连接，防止水槽中的水虹吸倒流，不可反接。每天在崩解试验完毕后，关闭电源开关。较长时间不用仪器，应拔下电源线插头。

崩解仪需定期校验，测试项目包括仪器的外观；吊篮的上下移动距离、吊篮下移至最低点时筛网距烧杯底部的距离、吊篮每分钟往返次数和计时精度；温控部分（包括指示温度误差、温场均匀性和温场波动量）测试周期和测试项目可根据不同型号崩解仪说明书在法规范围内进行适当调整。

实例分析

崩解仪测试记录表见表 4–37。

表 4–37 崩解仪测试记录表

<table>
<tr><td>送检单位</td><td colspan="2"></td><td>型号</td><td colspan="2"></td></tr>
<tr><td>生产厂家</td><td colspan="2"></td><td>出厂编号</td><td colspan="2"></td></tr>
<tr><td>检定用标准</td><td colspan="2"></td><td>统一编号</td><td colspan="2"></td></tr>
<tr><td>室温</td><td colspan="2"></td><td>相对湿度</td><td colspan="2"></td></tr>
<tr><td colspan="6">吊篮</td></tr>
<tr><td>测试项目</td><td colspan="2">标准值</td><td>实测值</td><td colspan="2">结论</td></tr>
<tr><td>吊篮上下移动距离</td><td colspan="2"></td><td></td><td colspan="2"></td></tr>
<tr><td>筛网距烧杯底部的距离</td><td colspan="2"></td><td></td><td colspan="2"></td></tr>
<tr><td>吊篮每分钟往返次数</td><td colspan="2"></td><td></td><td colspan="2"></td></tr>
<tr><td>计时精度</td><td colspan="2"></td><td></td><td colspan="2"></td></tr>
<tr><td colspan="6">温控部分</td></tr>
<tr><td colspan="3">标准计时器</td><td colspan="3">标准温度计</td></tr>
<tr><td colspan="3"></td><td colspan="3"></td></tr>
<tr><td>被检点温度（℃）</td><td colspan="2">仪器显示值（℃，左侧点）</td><td>仪器显示值（℃，右侧点）</td><td>指示误差（℃）</td><td>均匀性误差（℃）</td></tr>
<tr><td></td><td colspan="2"></td><td></td><td></td><td></td></tr>
<tr><td></td><td colspan="2"></td><td></td><td colspan="2"></td></tr>
<tr><td>外观检查</td><td></td><td>指示最大误差（℃）</td><td></td><td>温场均匀性误差（℃）</td><td></td></tr>
<tr><td>通电检查</td><td></td><td>温场波动量（℃）</td><td></td><td>结论</td><td></td></tr>
</table>

4.3.5 片剂硬度测试仪

背景介绍

片剂硬度测试仪主要由机箱、控制系统、传感器部件、传动部件、探头部件等部分组成。

片剂硬度测试仪是用于测量片剂硬度，在中间控制过程中主要也是用于对片剂硬度的测量，片剂只有有了适宜的硬度，才能避免在包装、运输过程中破碎或磨损，片剂硬度也是反映片剂生产工艺水平、控制片剂质量的一项重要指标。

实施指导

片剂硬度测试仪的检验周期依据设备状态，设定 6 个月或一年，测试项目包括：仪器的外观、使用环境。测试周期和项目可根据不同型号硬度仪说明书在法规范围内进行适当调整。

实例分析

硬度测试仪测试记录表参见表 4–38。

表 4–38 硬度测试仪测试记录表

<table>
<tr><td>标准砝码编号</td><td></td><td>检定日期</td><td></td><td>有效期至</td><td></td></tr>
<tr><td>测试项目</td><td colspan="2">标准</td><td>结果</td><td colspan="2">结论</td></tr>
<tr><td>外观</td><td colspan="2">仪表外形结构应完好，无破损，调整旋钮完好可调，电压稳定</td><td></td><td colspan="2">合格
不合格</td></tr>
<tr><td>环境</td><td colspan="2">使用温度 +18 ℃ ~+28 ℃，相对湿度 20%~80%</td><td></td><td colspan="2">温度____℃
湿度____%</td></tr>
<tr><td colspan="6">a. 开机，记录空载硬度显示值（ N），调整硬度值调零电位器，使硬度显示值为 000.0N。加载 10kg 砝码，记录加载硬度显示值（ N）。
b. 若硬度显示值不对，调整硬度测试仪后面的硬度值校正电位器使硬度显示值为 098.0（±0.5N），去掉 10kg 的标准砝码，调节硬度值调零电位器，使硬度显示值为 000.0N，在砝码挂钩上悬挂 10kg 的标准砝码，调整校正电位器使硬度显示值为 098.0（±0.5N），反复数次，直至卸载时为 0N，加载时为 98N。</td></tr>
<tr><td colspan="2">反复次数</td><td colspan="2">卸载示值</td><td colspan="2">加载示值</td></tr>
<tr><td colspan="2"></td><td colspan="2"></td><td colspan="2"></td></tr>
<tr><td colspan="2"></td><td colspan="2"></td><td colspan="2"></td></tr>
</table>

4.3.6 电子天平

背景介绍

电子天平主要是由秤盘、传感器、位置检测器、PID 调节器、功率放大器、低道滤波器、模数（A/D）转换器、微计算机、显示屏、机壳和底脚组成。

电子天平在中间控制过程中主要是用于中间产品或待包装产品检测样品重量，以及不同生产工序过程控制检测项目中与重量相关的物料、器具、产品的重量检测。

实施指导

电子天平每日首次称量前根据所用的天平来选择不同的标准砝码进行校对并填写电子天平校对记录；校对时将砝码置于天平称量盘中心位置，并将称量值及时填写在电子天平校对记录上；电子天平内校按说明书由具备相关校验操作资质的人员进行；电子天平最大差值应为天平示值与标准砝码计算实际质量值之差，若发现天平最大差值超出其最大允许误差时及时请相关人员进行校准，未校准前不允许使用。校对 / 校准允许误差对照表见表 4-39。

表 4-39 校对 / 校准允许误差对照表

序号	电子天平最大量程	标定范围	e 值	允许误差	天平等级
1	41g	$0 \leqslant m \leqslant 5 \times 10^4$	0.1mg	± 0.05mg	Ⅰ级
2	41g	$5 \times 10^4 < m \leqslant 2 \times 10^5$	0.1mg	± 0.10mg	Ⅰ级
3	41g	$2 \times 10^5 < m$	0.1mg	± 0.15mg	Ⅰ级
4	121g	$0 \leqslant m \leqslant 5 \times 10^4$	1.0mg	± 0.5mg	Ⅰ级
5	121g	$5 \times 10^4 < m \leqslant 2 \times 10^5$	1.0mg	± 1.0mg	Ⅰ级
6	121g	$2 \times 10^5 < m$	1.0mg	± 1.5mg	Ⅰ级
7	200~210g	$0 \leqslant m \leqslant 5 \times 10^4$	1mg	± 0.5mg	Ⅰ级
8	200~210g	$5 \times 10^4 < m \leqslant 2 \times 10^5$	1mg	± 1mg	Ⅰ级
9	200~210g	$2 \times 10^5 < m$	1mg	± 1.5mg	Ⅰ级
10	1000g	$0 \leqslant m \leqslant 5 \times 10^4$	10mg	± 5mg	Ⅰ级
11	1000g	$5 \times 10^4 < m \leqslant 2 \times 10^5$	10mg	± 10mg	Ⅰ级
12	1000g	$2 \times 10^5 < m$	10mg	± 15mg	Ⅰ级
13	3200g	$0 \leqslant m \leqslant 5 \times 10^3$	100mg	± 50mg	Ⅱ级
14	3200g	$5 \times 10^3 < m \leqslant 2 \times 10^4$	100mg	± 100mg	Ⅱ级
15	3200g	$2 \times 10^4 < m$	100mg	± 150mg	Ⅱ级

注：a. 标定范围中的 m 值即为标准砝码的质量，e 为电子天平的检定分度值。

b. 名词解释：检定分度值 e：是用于天平划分准确度级别和检定的以质量为单位表示的值，还用来确定天平的允许误差。实际分度值 d：是天平实际最小分度值，指相邻两个示值之差，它表示电子天平的读数能力。

电子天平日常使用过程中的注意事项：

● 开启和关闭天平的动作应轻缓仔细。

● 电子分析天平不得称量有磁性或有静电的物体。

● 天平移动后一定要重新调水平及进行校准，对称量有怀疑时也要及时校准。

● 非专业人员不得擅自使用天平的校准功能。

● 按动天平的按键要轻，严禁使用锐物按动按键。

● 对于球形或柱状的被称物要采取防滚动措施，否则影响称量效果。

● 向称量盘内放置被称物时一定要轻，严禁用手按压称量盘。

● 称量值不得超过天平最大载荷。任何形式的超载或者冲击均可能造成电子分析天平永久损坏，哪怕在电子分析天平不使用或者不通电的情况下也是如此。

● 称量读数时，天平所有门应关闭严。

● 分析天平应由具备相关校准资质的人员进行检定，检定周期一般不超过 1 年；可参考厂家建议、相关的规范和国家标准，仪表关键性等因素进行评估确定合适的检定周期。

● 天平在接通电源的情况下，即使天平自身电源关闭，天平的电子电路也始终保持通电状态，此状态天平不需预热，可随时开启使用。其他情况下应保证通电后天平的预热时间。

实例分析

A. 电子天平日常使用校验记录

电子天平日常校对记录参见表 4-40。

表 4-40　电子天平日常校对记录

使用岗位						规格型号		统一编号	
电子秤使用范围						检定分度值（*e*）		精度等级	
允许最大误差						校对用砝码编号		校对用砝码重量	
标准砝码（kg）	秤的示值（kg）					最大差值（g）	校对结果	校对人 / 日期	核对人 / 日期
	1	2	3	4	5				

B. 电子天平测试

电子天平需定期校验，主要测试项目包括仪器的外观、检定标尺分度值（*e*）、最大允许误差、重复性误差、偏载检验（四角误差检验）等项目。校验方法依据中华人民共和国国家计量检定规程 JJG1036—2008（《电子天平》）所述方法进行校验。

电子天平周期检定 / 校准记录见表 4–41。

表 4–41　电子天平周期检定 / 校准记录

使用岗位		规格型号		生产厂家	
出厂编号		准确度等级		检定室温度	
统一编号		标准砝码编号		相对湿度	
检定员		核验员		检定日期	
Max =		*e* =		*d* =	
外观检查：合格□　不合格□					
1. 电子天平四角误差检定					
序号	载荷 L（g）	位置	指示值 I（g）	误差 E（g）	结论
1		中			合格□ 不合格□
2		前			
3		后			
4		左			
5		右			

2. 电子天平重复性检定				
序号	零位指示值 I_1（g）	载荷指示值 I_2（g）	指示值之差（I_2–I_1）	结论
1				合格□ 不合格□
2				
……	……	……	……	

3. 电子天平载荷点最大允许误差检定							
序号	载荷 L（g）	指示值 I（g）		误差 E（mg）		最大允许差 MPE（± mg）	结论
		↓	↑	↓	↑		
零位							合格□ 不合格□
1							
2							
……	……	……	……	……	……	……	

4.3.7 金属检测器

背景介绍

在制剂生产过程中，常因设备的磨损、人工的疏忽等原因，会造成产品中存在金属粉末、金属粒子等金属异物的风险，给药品安全性带来极大的危害。现代制药技术中，采取配备具有一定精度的在线金属检测器对产品中的金属异物进行检测并剔除的手段，可将此风险降低到可接受水平，以保证最终产品质量。

技术要求

通常金属检测器由两部分组成，即金属检测器与自动剔除装置，其中检测器为核心部分（图 4–8）。以被检测物品输送方式来划分，通常将金属检测器分为：通道式、落体式和管道式。目前市场上最常见的金属检测器为通道式金属检测器，检测器的通道呈方形，一般都配以输送带机构，带有自动剔除装置，或者提供报警信号。输送带上的物品经过检测器时，一旦有金属就自动剔除或停止输送。主要针对成品和待包装产品的在线检测，提供出货前的最终检查。

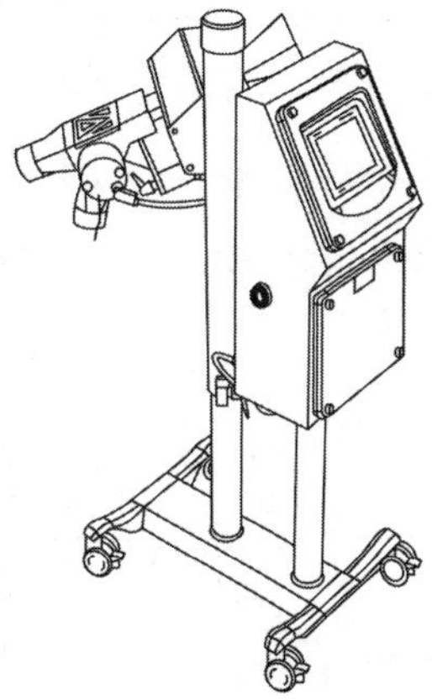

图 4–8　金属检测器示意图

实施指导

A. 操作原理

a. 简介

检测器采用低功率、高频率、磁场线圈系统，能够感应到金属颗粒产生的微小扰动。当金属颗粒经过检测机开口时，检测器内部的磁场会发生改变。磁场变化会使线圈系统产生电流信号，并产生报警信号（检测到金属杂质），这可以用相位和振幅参数来表征。信号的振幅或大小与通过磁场的金属颗粒的大小相关。金属颗粒越大，信号的振幅越大。

b. 振动信号

振动信号与金属颗粒产生的信号的表达方式可以是相同的，即用振幅和相位来表达信号。

当比较线圈系统产生的信号的相位角时，振动信号可作为参考。例如，如果我们说不锈钢的相位角是一个特定数值，则该相位角是一个与振动相关的角位。因此，选择振动作为参考相位的理由是显而易见的。

c. 相位控制

金属检测器包含相位控制电路，能够辨别金属颗粒产生的有用信号和因振动和产品效应产生的无用信号。也就是说，它能最大限度提高检测器对金属颗粒的反应灵敏度，同时减少无用信号的影响。减少振动或产品效应信号的最简单方式可能是调节灵敏度控制。但是，灵敏度控制又可能会降低对所有信号、金属信号、类似的振动和产品信号的敏感性。因此需要一种具有更大选择性的调节方式来辨别不同信号之间的差异。相位控制通过有选择地减少振动和产品效应的信号，同时最大限度减少对金属信号的影响，以此达到这一目标。检测器线圈系统的信号如图 4–9 所示。

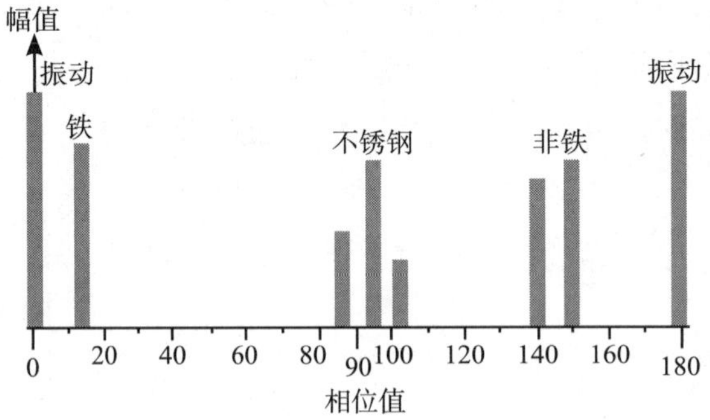

图 4–9　金属检测器的相位与振幅

相位控制电路的特征如图 4–10 所示。该图显示了所调整的相位控制的位置，以最大限度减少无用振动信号。突破相位控制特性的所有信号（阴影面积）将触发检测机。从图 4–10 中可看出，必须增加无用振动信号的振幅才能触发检测机。

从图 4–10 还可以看出，相位控制特性屏蔽了部分铁金属的信号，并且对非铁金属 / 不锈钢信号的影响微乎其微。

相位控制用于尽量减少无用的产品效应信号。图 4–11 显示了一个典型的例子。可以看出，相位控制特性屏蔽了部分不锈钢信号，并且对铁金属信号的影响微乎其微。可以调节检测机的相位设置，以协调对任何无用产品效应信号的相位控制。

一般来说，如果采用检测器来检测任何具有产品效应的产品，则非铁金属 / 不锈钢灵敏度将降低。

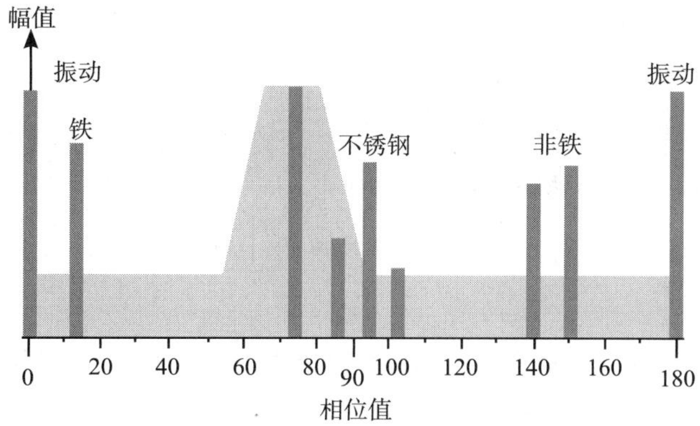

图 4-10 金属检测器相位控制的效应

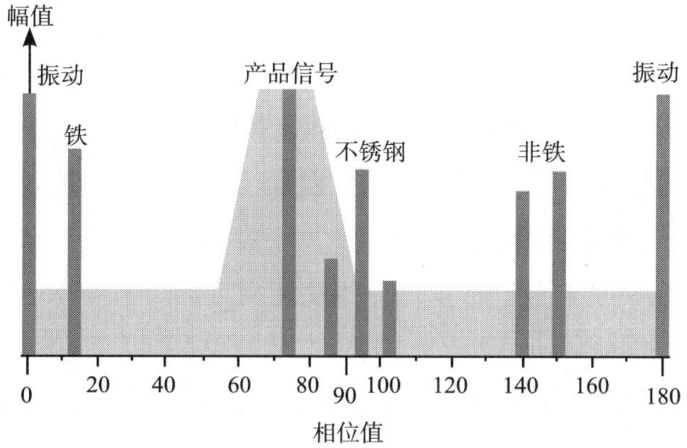

图 4-11 金属检测器无用信号的效应

d. 使用限制

金属污染物的方位、几何形状和成分将影响检测机所能检测出的最小污染物尺寸。此外，用于抑制受检测产品的无用信号或系统振动的金属检测机设置同样也会抑制污染物信号，并且在某些情况下会妨碍检测机检测出大于可检测球体最小尺寸的污染物。

e. 注意事项

- 不要将检测器安装在任何可能发射电磁干扰的设备附近。
- 尽量避免检测器或检测器电缆与变频器、变速传动装置等的电缆距离太近。
- 金属检测机的灵敏度用所能检测到的最小尺寸球体的直径表示（即球体直径）。对相同材料的非球体（如一段电线）的灵敏度，则因物体经过检测机开口时的方向而异。如果该物体的直径小于规定的球体检测灵敏度，就有可能无法检测出该物体。
- 定期用适当的测试样品来测试金属检测器，确保检测器和所有附属剔除装置均处于正常工作状态，定期检查和清洁检测器系统。

B. 设备确认

a. 安装确认

- 设备的安装环境：按照厂家说明书要求。
- 金属检测器应安装在无放射性和无电磁干扰的地方，使用的电源不会受到干扰。
- 金属检测器的高度和角度通过锁紧装置固定在可调架上，确保金属检测器的进料位置与样品的出口高度一致。

b. 运行确认

- 测试产品通过金属检测器的可接受速度。
- 检查含有金属杂质的产品能否通过金属检测器。
- 检查用户权限设置，确保各级用户的权限控制。
- 操作功能检查，包括产品设置、计数设置、调节灵敏度或相位、更改产品批次或代码、快速剔除或延时剔除功能检查等。
- 设备断电重启后的恢复、数据保存等功能。

c. 性能确认

企业可根据各自生产设备状况、工艺条件、产品要求等，对生产过程中设备金属污染的风险进行风险评估，并结合评估结果确定是否需要对金属检测器的灵敏性进行性能确认或挑战性测试，通常的测试方法如下：

准备 3 个样品，一个铁饼（0.3~0.5mm），一个非铁金属（如铝质，0.3~0.5mm）和 1 个不锈钢饼（0.3~0.5mm），进行连续 10 次的通过测试，确保金检器能够将金属样品准确剔除。

金属检测器的灵敏度挑战性测试建议在生产阶段的开始、结束以及设备停机重启或维修后，均安排进行并保留测试记录。

C. 质量保证

为确保操作行为遵守质量标准，企业根据各自产品特性设定有资质的人员在生产过程中进行检查的程序。

4.3.8 片剂在线取样检测设备

背景介绍

片剂在线取样检测设备是集重量、硬度、厚度、直径四种参数测试功能于一体的全自动片剂测试仪，可在压片机不停顿、连续生产的过程中，根据设置的间隔和数量自动取样、测试，并向压片机反馈测试结果，触发压片机的自动参数调节。设备测试单位可选（mm/inch, N/KP/SC），根据模式设置，可以实现对圆片、异形片等的测试。

技术要求

片剂在线取样检测设备主要由真空取样装置、摇摆分配器、圆形或异形片剂抓取装置、星形装盘、间歇式推进机构、重量测试系统、硬度测试系统、厚度测试系统、直径测试系统、操作显示屏、电器控制单元、动力传输机构、废料推出管道集料容器和可调节底脚等组成。该设备适应性强、测量精度高；重量测试范围10~50000mg，显示精度达到0.1mg，测量精度可达 ±1mg；硬度测试范围4~400N，测量精度可达 ±1N；厚度测试范围1~17mm，测量精度可达 ±0.05mm；直径的测试范围3~18mm（圆片），测量精度可达 ±0.1mm。因为片剂在线取样检测设备最后一道硬度检测为破坏性测试，测试样品最终都作废品处理。

片剂在线取样检测设备可作为独立装置单独使用。也可以直接与压片机控制系统连接，按照规定的时间间隔或累计产量间隔，从压片机的出片装置直接抽取设定量的片剂检测样本，然后对同一样品按照称重、测量厚度、测量直径、检测硬度的顺序进行检测，检测结果和检测数量可以以数值、柱状图、折线图等规定形式实时传递给压片机，同时，实现偏差报警（如取样量不够或项目检测结果超限等）；还可以根据检测结果和产品控制限度，通过设定的控制模式，对压片机填充位置、压力等进行定量自动调节，确保生产过程和产品重量、硬度、厚度、直径等质量指标的稳定。

片剂在线取样检测设备的选择和使用需同压片机联系进行，除单独的功能验证外，还需对片剂在线取样检测设备与压片机等进行一定时间的连机测试和验证，确保信号和数据交互稳定、可靠。日常使用过程中，需按照校验程序和方法规定对各测量系统独立进行定期校验，对称量系统建议与电子天平的校验周期方法保持一致，日常使用应执行日校。需建立片剂在线取样检测设备的使用和清洁程序，清洁频次应与压片机系统同步。

4.3.9 片剂及胶囊全检机

背景介绍

固体制剂检测用片剂及胶囊全检机按其功能可分为重量全检机、外观全检机两种类型。全检机可作为过程控制设备脱机单独使用，也可以与胶囊机、压片机联机集成同步使用，在生产设备不停顿、连续生产的过程中，对产出的胶囊、片剂产品进行 100% 的重量或外观检测。设备可以通过更换模具适应 000–5 号胶囊产品，以及圆形和异形片剂产品的检测。

技术要求

片剂及胶囊重量全检机，以胶囊全检机为例，主要由物料空气传输装置、料仓、称重通道和称重单元（根据不同供应商设计，常见的有 12、18、24、30 通道等，每组通道对应一个独立称量单元）、计数系统、剔除系统和剔除收集容器、操作显示屏、PC 控制系统等组成。

胶囊全检机运行原理：胶囊产品首先通过空气传输装置由灌装设备传入全检机料仓，而后胶囊通过料斗进入多通道胶囊梳理排列架，再通过传送拨轮将胶囊从排列架的通道逐粒传送到独立的称量单元进行称重，最终，根据操作人员在重量全检机系统内设置的重量差异限度，将称重后的胶囊输送到合格品通道或剔除品仓。同时，对称量结果、合格品和剔除品分别记录或计数，将称重结果和累计数量以设定形式（如数值、折线图、正态分布图等）在显示屏上显示。PC 控制的全检机一般可实现批次管理、配方管理、批记录功能和数据的存储，并可通过 OPC 与电脑或服务器实现数据交换。

目前，行业内常见的胶囊全检机速度通常可达 20 万粒 / 小时，测量范围 2~2000mg，显示精度通常可达 0.2mg，测量精度在 ±1~2mg。

考虑到全检机直接与产品接触和经常与生产设备连机使用的使用工况，对设备的 GMP 要求相对较高，检测设备通用要求中：设备材质、校验、操作和清洁要求、设备功能和计算机验证、数据管理和 EHS 及与其他系统连接等要求普遍适用于全检机。

4.3.10 脆碎度测定仪

背景介绍

脆碎度测定仪通常被用于检查口服固体制剂的片剂非包衣片剂的脆碎情况及其物理强度。

技术要求

脆碎度测定通常由脆碎度检测仪器（由驱动电机、控制面板、转轴及转盘组成）、分析天平、吹风机（或毛刷）等设备和器具组成。其工作原理为：通过驱动电机，带动盛放片剂的装盘转动，使片剂在转盘内充分摔打，当转动达到规定时间［对于口服固体制剂的片剂，转速通常设定为每分钟（25 ± 1）转，转动 100 次］后，使用吹风机（或毛刷）吹净片面，通过称量片剂在脆碎度测定仪上运动前后的重量差异，计算缺失重量占样品总重量的比重。

脆碎度测定的样品量选择，需符合药典及相关质量标准的要求，并有程序规定。使用过程中，需对设备使用、清洁、状态检查、转速、计时器校验等做出程序规定。

4.3.11 密封渗漏测试仪

背景介绍

密封渗漏测试仪通常被用于检查口服固体制剂泡罩产品、袋装产品等包装的密封性能。

技术要求

密封渗漏测试仪通常分为干式密封渗漏仪和湿式密封渗漏仪。干式密封渗漏仪工作原理为：通过对真空室抽真空，使测试样品（一个密封周期的样品）产生内外压差，观测试样膨胀及释放真空后样品形状恢复情况，以此判定样品的密封性能。湿式密封渗漏仪工作原理为：通过对真空室抽真空，使浸在水（品红或其他颜色的水）中的测试样品产生内外压差，观测试样内气体外逸情况，以此判定样品的密封性能；其主要参数有：真空度、真空度保持时间等。

4.3.12 过程分析技术

背景介绍

美国FDA在2004年9月发布的《PAT工业指南》(*Guidance for Industry PAT*)中，把它作为是一个创新药品开发、生产和质量保证的重要手段提出来。过程分析技术（PAT）是通过实时测量原料、中间产品和工艺过程本身的关键质量指标和性能特征，来实现设计、分析和生产控制的系统，目的是确保最终的产品质量。

中间过程分析的测试有以下四种实现方式，PAT主要用于在线旁路和在线原位测试（图4-12）。

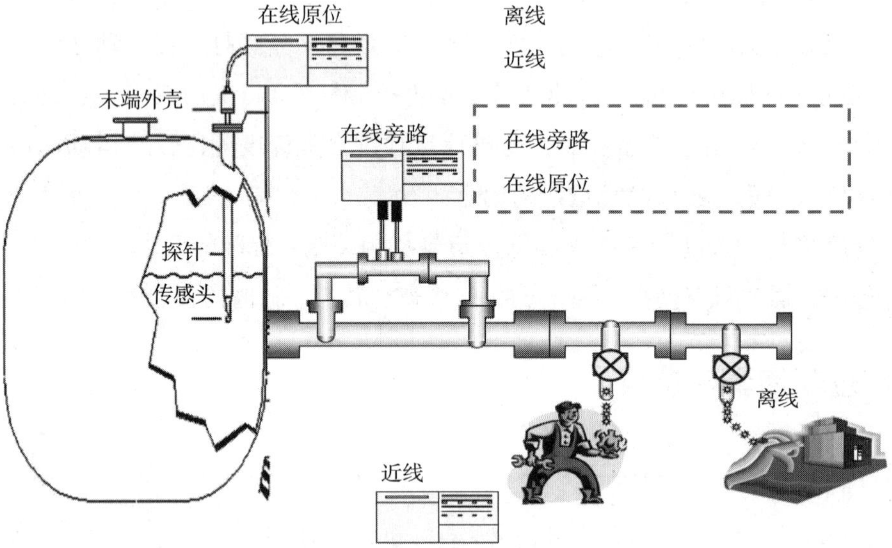

图4-12　PAT的不同实施方式

参考自 Handbook of Near-Infrared Analysis

a. 离线检测

传统的过程分析方法，是将样品取出，传递样品在QC实验室进行测试。

b. 近线检测

样品从生产线取出，在接近生产线的地方，如IPC室进行分析。

c. 在线旁路检测

样品从生产线取出，分析后可以返回生产线。

d. 在线原位检测

样品无需取出，直接在生产线上进行分析。

与传统的离线检测相比，PAT 具有以下优势：

- 分析速度快，可实现实时监测，避免不合格批次的产生。
- 分析过程不破坏样品。
- 无需预处理，不消耗试剂，对环境友好。
- 重现性好，可消除样品处理过程中人为因素的影响。

样品不从过程中取出更可能地保留了其完整性，因此，与离线分析相比，PAT 可以实现真正的过程分析，而非样品分析。

常用的 PAT 技术有：近红外光谱法、拉曼光谱法、微波共振法、快速成像法和激光衍射法等。

实例分析

A. 制粒过程中水分的在线监测

目前对于制粒水分的测试常用 Karl–Fischer 滴定法，烘箱法和快速水分测定仪测试。其中 Karl–Fischer 滴定法和烘箱法为药典规定的方法。流化床一步制粒过程中，操作人员需要在干燥终点取样，停机测试样品的水分是否符合预先设定要求，再根据水分情况调整是否需要继续干燥直至水分合格。这个水分测试的效率低，并且样品转移过程中可能带来测试的误差。干燥过程是不可逆的，若干燥过度，也可能导致整批样品的报废。使用 PAT 技术可以在线实时的监测颗粒制粒过程中的水分。下面介绍一种常用的 PAT 水分测定技术。

近红外光谱技术：由于水分子在近红外区有一些特征性很强的合频吸收带，而其他各种分子的合频和倍频吸收相对较弱，这使近红外光谱能够较为方便的测定药物和其他化学物质中水分的含量。利用近红外光的漫反射，采集带有样品信息的近红外光谱，同时结合参考方法的测量结果建立化学计量学定量模型，即光谱与水分之间的相关关系，实现水分的实时在线测量。该方法需要建立定量模型的全生命周期的管理，从可行性和开发、验证、转移、周期性维护直至废止。与传统的方法类似，模型的验证需要考虑方法的准确度、精密度、专属性、线性、范围、耐用性等。近红外方法的开发和验证可参考《中国药典》指导原则 9104 近红外分光光度法指导原则。

使用便携式近红外探头用于制粒过程的水分实时监控。近红外探头连接一个延长探头可直接插入制粒机的感受器内，制粒过程中始终与物料接触，见图 4–13。通过设定近红外的扫描频率，可以实现每秒采集颗粒的近红外光谱数据，带入化学计量学模型后可反馈颗粒实时的水分值。该方法用于指导流化床一步制粒过程的控制和干燥终点的判断。当颗粒水分干燥至过程控制的可接受限度内，指导生产立即停止干燥过程，防止了颗粒干燥过度并节约了水分测定过程的等待时间。

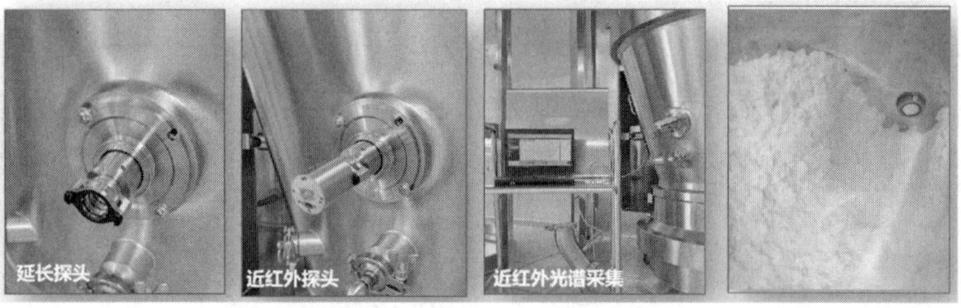

图 4-13　流化床一步制粒过程中使用近红外光谱在线监测水分设备安装示意图

B. 制粒过程中粒径的在线监测

目前用于颗粒粒径测试的传统方法有显微镜法、筛分法和激光散射法。以上方法无法实时监测制粒过程中颗粒的形成过程。有一种新型在线粒径分析技术，可以连接制粒机，光源发出红、绿、蓝三色光照射在颗粒表面，相机可拍摄颗粒大小和形状，生成实时图像，并可以实时分析粉末和颗粒的粒径大小和粒径分布（图 4-14）。

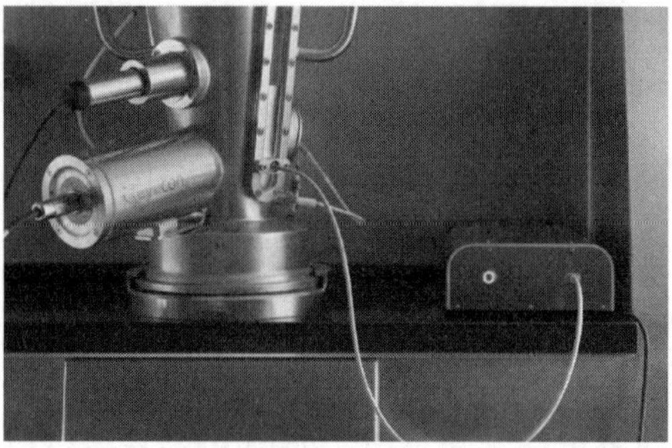

图 4-14　新型直接成像在线粒径分析示意图

C. 混合均匀度的在线监测

目前用于混合均匀度测试需要从混合容器中取代表性位置的样品，送 QC 进行测试，得到各取样点的样品含量结果，计算多个取样点样品含量的标准偏差确定是否混合均匀。PAT 近红外光谱和拉曼光谱技术可用于混合均匀度的实时测试和混合终点的判定。

以近红外光谱技术为例，采用便携式无线近红外光谱仪安装在箱式混合的容器上，近红外光谱仪可自带重力感应功能，每次混合机带着混合容器旋转至光谱仪位于最低点时，此时颗粒可以完全接触和包裹近红外探头，进行扫描即可收集到一条近红外光谱。在持续的混合过程中，每转一圈即可采集一次。采用移动窗口法分析比较混合不同时间扫描的近红外光谱，根据移动窗口的均值和移动窗口标准偏差，可在线确定混合的终点（图 4–15）。此方法在工艺开发、放大、转移过程中可以帮助节约混合工艺参数摸索的时间，减少 QC 样品的测试量。建立化学计量学定量模型还可以实时地测量样品混合过程中的含量均匀度。

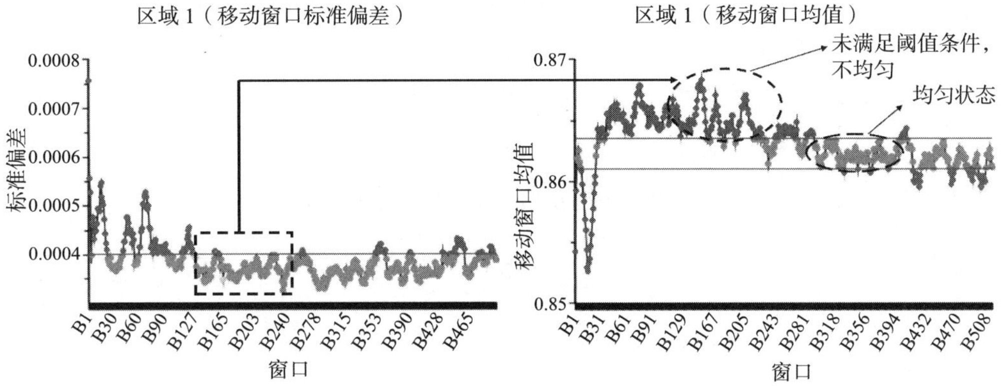

图 4–15　移动窗口分析法判断混合过程终点示意图

D. 压片过程中片剂含量、含量均匀度的测试

目前用于片剂含量和含量均匀度的检验都是生产结束后，取样送至质量控制实验室，普遍采用液相色谱法进行检验。根据检验结果对产品的质量进行评价。近红外设备可以安装在压片机的饲料器部分在线监控压片前颗粒的含量，同时在压片机出口可以连接近红外设备，采用线边测试的方式，实现在压片过程中对片剂的含量和含量均匀度的实时监测。若出现含量的结果趋势异常，可以立刻反馈调节压片参数以生产出质量稳定的产品。

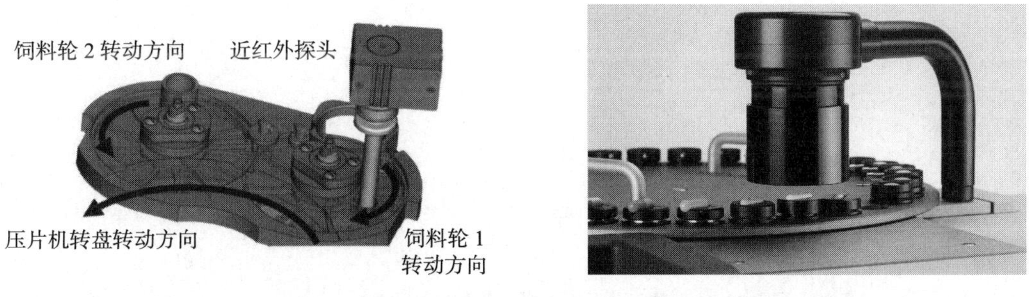

图 4–16　近红外光谱在线与线边测试在压片过程中的应用示意图

国外已有多家企业使用近红外方法用于片剂产品的鉴别，含量及含量均匀度的放行检验，并获得了相关药监部门的批准。

E. 其他

除以上介绍的工艺过程中应用外，PAT 还可用于原辅料和包装材料的鉴别，包衣过程薄膜厚度在线监测，结合实验设计（DOE）和多变量分析技术，预测片剂溶出度，清洁验证相关的在线 TOC，API 残留测试等。

对于连续制造工艺，PAT 的应用可以获取生产运行期间工艺参数及物料（包括输入物料、中间过程物料、输出物料）质量属性的实时信息，用于实现瞬时扰动和工艺偏差的灵敏检出、主动工艺控制、物料分流以及实时放行检验。

5 生产过程控制

口服固体制剂常见剂型有片剂、胶囊剂、颗粒剂，剂型不同，工艺不同，所涉及的操作单元不同，常规操作单元一般为配料、制粒（湿法制粒、干法制粒、热熔挤出制粒等）、干燥、整粒、混合、压片、包衣（片剂包衣、微丸包衣）、胶囊填充、内外包装等，其中胶囊剂包括硬胶囊剂和软胶囊剂，软胶囊的操作单元有别于其他固体制剂操作单元，通常为：配料、溶胶、压丸、干燥、拣丸、洗丸、印字、内外包装等。

本章节着重介绍固体制剂单元操作所涉及的技术要点、关键过程参数以及各操作单元生产过程的质量控制，以保障持续稳定地生产出符合预期质量要求的药品。

法规要求

药品生产质量管理规范（2010 年修订）

第一百一十五条 应当由指定人员按照操作规程进行配料，核对物料后，精确称量或计量，并作好标识。

第一百一十六条 配制的每一物料及其重量或体积应当由他人独立进行复核，并有复核记录。

第一百一十七条 用于同一批药品生产的所有配料应当集中存放，并作好标识。

第一百二十一条 包装材料应当由专人按照操作规程发放，并采取措施避免混淆和差错，确保用于药品生产的包装材料正确无误。

第一百二十四条 印刷包装材料应当设置专门区域妥善存放，未经批准人员不得进入。切割式标签或其他散装印刷包装材料应当分别置于密闭容器内储运，以防混淆。

第一百二十五条 印刷包装材料应当由专人保管，并按照操作规程和需求量发放。

第一百二十六条 每批或每次发放的与药品直接接触的包装材料或印刷包装材料，均应当有识别标志，标明所用产品的名称和批号。

第一百八十四条 所有药品的生产和包装均应当按照批准的工艺规程和操作规程进行操作并有相关记录，以确保药品达到规定的质量标准，并符合药品生产许可和注册批准的要求。

第一百八十九条 在生产的每一阶段，应当保护产品和物料免受微生物和其他污染。

第一百九十条 在干燥物料或产品，尤其是高活性、高毒性或高致敏性物料或产品的生产过程中，应当采取特殊措施，防止粉尘的产生和扩散。

第一百九十七条 生产过程中应当尽可能采取措施，防止污染和交叉污染。

第二百零二条 包装操作规程应当规定降低污染和交叉污染、混淆或差错风险的措施。

第二百零三条 包装开始前应当进行检查，确保工作场所、包装生产线、印刷机及其他设备已处于清洁或待用状态，无上批遗留的产品、文件或与本批产品包装无关的物料。检查结果应当有记录。

第二百零四条 包装操作前，还应当检查所领用的包装材料正确无误，核对待包装产品和所用包装材料的名称、规格、数量、质量状态，且与工艺规程相符。

第二百零五条 每一包装操作场所或包装生产线，应当有标识标明包装中的产品名称、规格、批号和批量的生产状态。

第二百零六条 有数条包装线同时进行包装时，应当采取隔离或其他有效防止污染、交叉污染或混淆的措施。

第二百零七条 待用分装容器在分装前应当保持清洁，避免容器中有玻璃碎屑、金属颗粒等污染物。

第二百零八条 产品分装、封口后应当及时贴签。未能及时贴签时，应当按照相关的操作规程操作，避免发生混淆或贴错标签等差错。

第二百零九条 单独打印或包装过程中在线打印的信息（如产品批号或有效期）均应当进行检查，确保其正确无误，并予以记录。如手工打印，应当增加检查频次。

第二百一十条 使用切割式标签或在包装线以外单独打印标签，应当采取专门措施，防止混淆。

第二百一十一条 应当对电子读码机、标签计数器或其他类似装置的功能进行检查，确保其准确运行。检查应当有记录。

第二百一十二条 包装材料上印刷或模压的内容应当清晰，不易褪色和擦除。

第二百一十三条 包装期间，产品的中间控制检查应当至少包括下述内容：

（一）包装外观；

（二）包装是否完整；

（三）产品和包装材料是否正确；

（四）打印信息是否正确；

（五）在线监控装置的功能是否正常。

样品从包装生产线取走后不应当再返还，以防止产品混淆或污染。

第二百一十五条 在物料平衡检查中，发现待包装产品、印刷包装材料以及成品数量有显著差异时，应当进行调查，未得出结论前，成品不得放行。

第二百一十六条 包装结束时，已打印批号的剩余包装材料应当由专人负责全部计数销毁，并有记录。如将未打印批号的印刷包装材料退库，应当按照操作规程执行。

另外主要参考以下 GMP 相关章节内容：

- PIC/S GMP Chapter 5- Production（第五章　生产）
- 美国 CFR 211-F Production & Process Control（生产与过程控制）
- 美国 CFR 211G Packaging &Labeling Control（包材与标签控制）
- 欧盟 GMP Chapter 5 Production（第五章　生产）

5.1 过程操作单元

5.1.1 配料

背景介绍

配料是口服固体制剂生产过程中的第一个步骤，按处方量精确称量每个物料，是生产出符合预定用途和注册要求药品的前提。

技术要求

新建厂房建议中央配料区域设置在靠近库房的区域，以减少物料的转运。根据生产设施的产能，工厂可能需要一个或多个称量和配料单元。生产多种产品的工厂，可以设置不同产品专属的配料单元，如液体配料区、防爆配料区。

专属配料区应与生产区域相连接，使得被配好的物料直接通过洁净走廊，供应生产使用。

配料区域和其他后续工序的生产房间一样，也要按照 GMP 的要求建造和运行。由于在这个过程可能需要操作特殊性质（如：高致敏性、高活性、β-内酰胺结构类、性激素类、某些激素类、细胞毒类等）的物料，所以密闭隔离、人员安全保护、员工暴露操作防护和可清洁性是配料设备和配料区域设计要考虑的关键因素。配料区所使用的密闭隔离装置和设备应根据物料的危险级别和配料方法设置。

称量操作对环境的要求反映了该步骤的重要性。除了对于布局、设备和厂房表面光滑度、完整性、密封性的要求，房间也应该独立于生产区域的其他房间。在规划阶段，称量地点就应该根据既定的物流和人流来确定。因此不建议将称量固定在多功能房间进行。作为称量系统必须非常精确地按物料平衡和流程定义，以防止交叉污染和混淆。

为了避免交叉污染，配料原则上是先称量无粉尘辅料，再称量可能产尘辅料，最后称量原料；在上述原则基础上，应先称量白色、类白色物料，再称量其他颜色物料。

实施指导

称量时应选用合适量程和精度的称量仪器，以确保称量的准确性。

A. 手动配料

在开放环境下手动配料将会导致粉尘浓度达到或超过职业暴露限值，增加交叉污染的风险。因此，典型的方法是在单向层流装置中进行配料称量。同一时间内，只允许一种物料进行称量操作。

对于特殊性质的物料（如：高致敏性、高活性、β-内酰胺结构类、性激素类、某些激素类、细胞毒类等），应考虑在隔离装置（如手套箱）中进行物料称量。隔离装置可以是固定的，也可以是可移动的，该装置装有高效过滤器和位置合适的手套式操作口。容器或者物料桶可以使用称量隔离装置直接被装料，但是这需要一个提升平台使物料桶位于下方，或者隔离装置可以被安装在物料桶装料区域之上的楼层。物料通过缓冲间需要被仔细的评估，在称量和配料操作过程中，高级别的密闭隔离，需要考虑产品和人员均被防护到位。当处理这类危险级别高的原料时，可以使用人员缓冲间使这些区域分开，而且也可以设定专门的更衣程序。

B. 自动配料

自动称配系统，通常是基于软、硬件控制，使物料从储料容器中被卸载并以受控的方式进入接收容器，在接收容器中物料被称量。这种系统需要把物料从各自的原容器中转移到储料器中，通常使用重力卸载或者气动输送。这种受控的物料输送可能包括螺旋杆输送、旋转阀门或脉动开关阀门的使用，物料被收集在一个可以称量的容器中，当所需重量的物料被分配到接收容器时，下料系统会停止。自动称配系统在设计时要考虑称量准确可靠、数据可靠性以及如何避免污染和交叉污染。

C. 生产过程

a. 检查准备

检查房间温湿度符合要求，房间设施清洁消毒在效期内，无与该配料操作无关的物料、文件等。

检查层流罩或隔离器功能正常，并空机运行，压差、风速符合要求；确认使用到的衡器功能正常且在校验效期内，并进行了日常校准。

领取物料并核对物料名称、批号、数量和质量状态等信息，重点关注储存条件特殊的物料，确保环境不会对物料造成不良影响。

领取配料用的物品，如容器、物料勺等，确保使用前是洁净状态。

b. 配料

物料的称量顺序应按规定的原则进行，以降低交叉污染的风险；严格按注册批准工艺所描述的处方用量进行称量；配料过程需要由第二人进行复核，确保物料品种和数量正确、标签正确、密封完好。

称量前后物料均应有明确标识，标明名称、批号、数量等。

配料过程中，接触物料的已清洁工具一次只能用于一种物料，避免混用。

c. 暂存退回

称量后物料按产品批次或物料批次摆放暂存，物料应与产品相关联，暂存过程需关注物料存储条件的符合性。称量剩余物料应核实名称、批号、数量和物料平衡等关键信息后，贴好物料标签，密封好后退回至领取点。

d. 清场

按规程对所用到的区域及设备设施等进行清洁。

要点备忘

- 配料所使用的称量衡器应满足精度及准确度要求，并定期校验。

配料前应按配料指令单核对物料标签的信息，包括物料名称、物料编号、批号、有效期及质量状态等。

配料时，先配无尘辅料，再配可能产尘辅料，最后配原料；在上述基础上先配白色、类白色物料，再配其他颜色物料。

- 配料过程中，工具一次只能用于一种物料，不能混用。
- 物料称量过程必须由他人复核，确保所称物料名称、数量正确。

实例分析

某工厂配料区域与操作实例：某工厂配料区域的房间布局图见图 5–1。

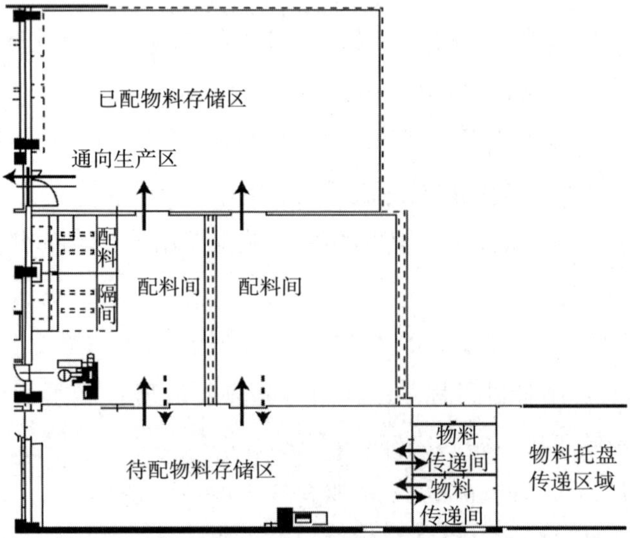

图 5–1　某工厂配料区域的房间布局图

层流配料隔间下的配料操作：具体如下，层流配料隔间循环气流模式示意图见图 5–2。

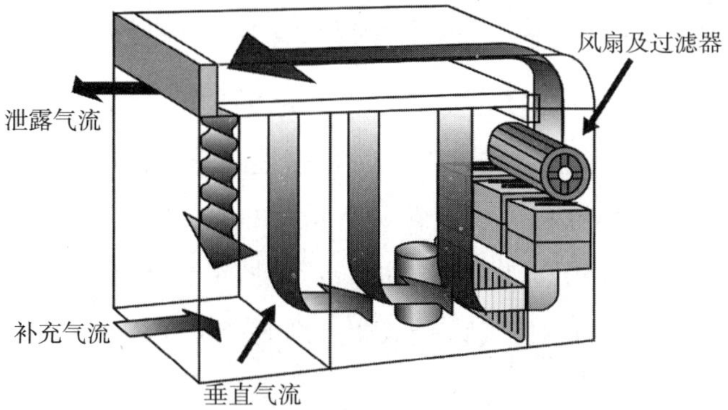

图 5–2　层流配料隔间循环气流模式示意图

整个工作区域中，洁净空气应以平均速度 0.36~0.54m/s 从单向流动，此垂直气流有效地避免在保护区域中粉尘的产生，保证操作者呼吸区域的粉尘处于较低水平（图 5–3）。粉尘随后被排放入过滤系统。

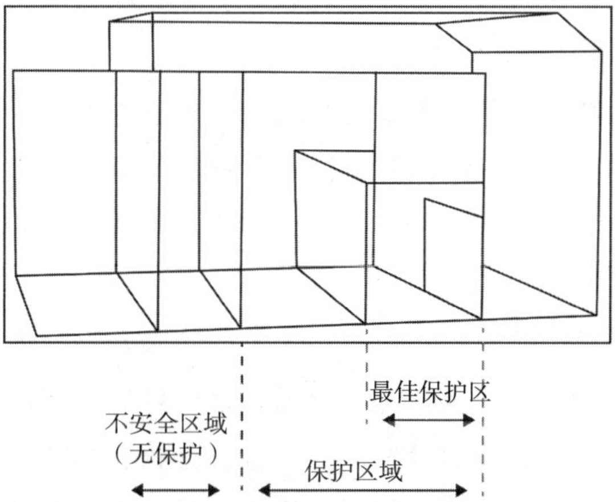

图 5–3　保护区工作线、安全区、最佳保护区

为了有效地保护操作者及避免交叉污染，所有产尘操作必须在配料隔间保护区内进行，称量位置应放在后部的最佳保护区内。

5.1.2 制粒 / 干燥 / 整粒

虽然制粒、干燥、整粒可作为独立的操作单元，但在湿法制粒工艺中 3 个操作单元通常为同一工序的 3 个连续操作步骤，因此在本章节中将对 3 个操作单元合并介绍。

5.1.2.1 制粒

背景介绍

制粒是把粉末聚结成具有一定形状与大小的颗粒的操作。此过程有改善物料流动性、可压性，提高原料的混合均匀度，防止粉尘暴露等作用。

制粒通常分为湿法制粒和干法制粒两种应用最广的制药技术。近年来，热熔挤出制粒技术也逐渐得到应用，其有利于提高活性成分的溶解度，从而提高其生物利用度，也可掩盖活性成分的不良气味，增加制剂的稳定性。

技术要求

湿法制粒物料的粒径大小、粒径分布、形态、表面积、在黏合剂中的溶解度、制粒过程中表面被黏合剂润湿的程度都可能影响制粒的工艺和颗粒的质量，进而影响产品的质量。合适的颗粒粒径大小、粒径分布、颗粒密度、可压性、流动性、水分是湿法制粒成功的重要体现。

干法制粒是将药物和辅料的粉末混合均匀，通过机械力压缩成片状、板状或硬条状，再粉碎成所需大小颗粒的制粒方法，常见的压饼方法有压片法和辊压法。干法制粒用物料应具有良好的流动性和压缩成型性。干法制粒的生产周期短，生产效率高，有利于提高药物的稳定性。

热熔挤出技术是利用挤出机将原料均匀分散于聚合物载体的连续制粒工艺。热熔挤出过程中，原料和载体以及各种辅料加入挤出机后，在挤出机的机械力及机筒外加热量的作用下，首先将物料熔融，然后进行分布和分散混合，使原料及各种辅料均匀分散于载体中，再进一步进行脱挥操作，最后由挤出机螺杆将物料从机头挤出。在热熔挤出工艺中，选择合适的载体至关重要。载体应具备良好的热稳定性和热塑性，与原料相容性好。载体的空隙和微孔结构对药物的释放速度有明显的影响。热熔挤出处方中常常通过加入增塑剂，以降低载体的玻璃态转化温度，增加原料的润湿性，增加挤出物的孔隙率及释药表面积，改善药物释放。

实施指导

A. 湿法制粒

a. 高速搅拌制粒

将原料、辅料和黏合剂加入制粒锅中，靠高速旋转的搅拌器的搅拌作用和切碎器的切割作用迅速完成混合并制成颗粒的方法。高速混合制粒机的形状多种多样，其结构主要由容器、搅拌桨、切割刀组成。操作时先把原料和各种辅料倒入容器中，加盖，把物料搅拌混合均匀后加入黏合剂，搅拌制粒。完成制粒后倾倒颗粒或打开安装位于底部的出料口自动放出湿颗粒，对湿颗粒进行整粒，将大团块打散，然后进行干燥，干燥结束后对干颗粒进行过筛整粒。

物料加入和转出高速混合制粒机的方式与设备的布局相关。手工上料会产生大量的粉尘。如果可能，可以用物料桶或管道连接，采用真空吸料。使用高速混合制粒机还需要考虑的是配制和加入黏合剂，并且实现自动化控制这些操作。

由于制粒过程比较复杂，影响制粒效果的因素比较多，如大量的操作参数、原料的占比、物料粒径分布、物料密度等。因此，通常的做法是固定一些操作参数：如干混的时间、搅拌桨转速、黏合剂加入量，同时允许有限的几个参数在规定的范围内调整，至达到制粒终点的控制要求。例如湿混时，湿混时间可以不固定，监控搅拌桨的负荷（如扭矩、电流值），当其达到一定的值即指示制粒终点的到达。

高速搅拌制粒的关键控制点一般有加液速度、搅拌桨速度、制粒时间。加液速度越慢，物料接触黏合剂越充分，颗粒越均匀，但可能导致颗粒变硬，影响颗粒可压性；搅拌桨速度越快，制粒时间越长，颗粒越大越硬。

b. 挤压制粒

挤压制粒分挤压制粒和挤出滚圆制粒两种。两种制粒方式操作过程类似，挤压制粒操作过程一般为：原料、辅料混合→捏合（制软材）→挤压制粒→干燥→整粒。挤出滚圆制粒操作过程一般为：原料、辅料混合→捏合（制软材）→挤压制粒 / 成条状→滚圆→干燥。制粒设备有螺旋挤压式、旋转挤压式、摇摆挤压式、螺杆挤出机、滚圆机等。

制软材过程与高速搅拌制粒制软材过程一致。挤压制粒的方式有很多种，但其原理相同，即软材在外力的作用下通过筛网或辊子。在干颗粒特性和黏合剂类型一定的情况下，黏合剂的加入量、加入方式及速度，混合时间，桨转速，桨叶的形状就成为影响软材质量的关键。

颗粒的大小取决于筛网的孔径或挤压轮上的孔径大小。孔径越小，颗粒的密度越大。制软材加液量也影响颗粒的密度，加液量越多，颗粒密度越大。颗粒密度大小影响压片工序或胶囊填充等工序，也会影响药品的溶出度 / 释放度。

关键控制点一般有加液速度、挤压力度、筛网 / 挤出板孔径和滚圆时间等。加液速度越慢，物料接触黏合剂越充分，颗粒越均匀，但可能导致颗粒变硬；挤压力度越大，孔径越小，颗粒越硬；滚圆时间越长，颗粒越圆整，但硬度越硬。

c. 流化床制粒

使混合粉体在自下而上的气流作用下保持悬浮的流化状态，黏合剂液体向流化层喷入使混合粉末聚结成颗粒的方法。由于在同一台设备内完成混合、制粒、干燥整个过程，又称一步制粒。主要结构有进风系统、流化床锅体、气体分布装置（如筛板）、喷液系统、排风系统。操作时，把药物粉末与各种辅料加入流化床内，从床层底下通过筛板吹入适宜温度的气流，使物料在流化状态下混合均匀，然后开始喷入黏合剂，粉末开始聚结成粒，经过连续喷雾和干燥，当黏合剂喷完后，制粒结束，形成的颗粒继续在床层内送热风干燥，到达干燥终点后出料并进行过筛整粒。

在流化床制粒机中，干粉和黏合剂接触制粒。根据喷枪安装位置不同，主要有三种工艺：顶喷、底喷和切线喷，其中流化床制粒主要采用顶喷工艺。

通过配置不同的配件，流化床制粒机可以制造满足预定用途的颗粒。例如，增加搅拌转动功能的流化床，由于粒子做环形运动，制出的颗粒比传统的顶端喷雾制粒流化床密度要稍大，更圆更光滑。

在流化床制粒中，物料粉末靠黏合剂的架桥作用相互聚结成粒。制粒时影响因素较多，除了黏合剂的选择，原料粒度的影响外，操作参数的影响较大。如进风量影响物料的流化状态、粉体颗粒的分散性、干燥的快慢；进风温度影响物料表面的润湿与干燥；雾化压力影响粒径的大小；喷雾速度影响粉体粒子间的结合速度及粒径大小和均匀性；喷嘴的高度影响喷雾的均匀性和润湿程度。

流化床制粒的关键控制点一般有加液速度、物料温度、雾化压力和进风量。加液速度越慢，物料接触黏合剂越充分，颗粒越均匀，但太慢会导致过度喷雾干燥，影响颗粒成粒，细粉变多；通过物料温度监控流化床内湿热平衡状态，温度太低，流化床内湿度大，容易造成塌床；雾化压力主要用于将黏合剂雾化成小液滴，雾化压力越大，液滴越小，成粒越均匀，雾化压力过大也会造成喷雾干燥现象；风量起到流化物料和干燥作用，风量越大，带走水分越快，干燥效果越好，风量过大可能会影响收率。颗粒的质量对后续工序如压片工艺的成功有重要的影响。应用 PAT 来控制制粒工艺是很有帮助的，如近红外全光谱在线检测水分，颗粒特征分析仪在线检测制粒过程不同阶段颗粒的大小和分布，借此可判断制粒终点。

d. 喷雾制粒

喷雾制粒是将药物溶液或混悬液用雾化器喷雾于干燥室内的热气流中，使溶剂迅速蒸发以直接制成球状干燥细颗粒的方法。该法在数秒钟内即完成原料液的浓缩、干燥、制粒的过程，原料液含水量可达 70%~80% 以上。喷雾制粒过程为：原料液由储槽进入雾化器喷成液滴分散于热气流中，空气经蒸汽加热器或电加热器进入干燥室与液滴接触，液滴中的水分迅速蒸发，液滴经干燥后形成固体粉末落于器底，干品可连续或间歇出料，废气由干燥室下方的出口流入旋风分离器，进一步分离出固体粉末，然后经风机和袋滤器后排出。

喷雾制粒中，原料液在干燥室内喷雾成微小颗粒液滴是靠雾化器完成，因此雾化器是喷雾干燥制粒机的关键部件。常用的雾化器有压力式雾化器、气流式雾化器、离心式雾化器。

雾滴的干燥情况与热气流及雾滴的流向有关。流向有并流型和逆流型，其中并流型较常见。并流型使热气流与雾滴并流进干燥室，颗粒与较低温的气流接触，适用于热敏物料的制粒，且制得颗粒大小较均匀。逆流型使热气流与雾滴逆流进入干燥室，干燥颗粒与温度较高的热风接触，物料在干燥室内的悬浮时间较长，干燥效果好，制得的颗粒粒径分布较广。

关键控制点一般有加液速度、物料温度、雾化压力、风量。这些因素相互作用，影响颗粒的粒径大小、表面形态和密度等。

B. 干法制粒

干法制粒常用于热敏性物料、遇水易分解的药物以及容易压缩成形的药物的制粒。

a. 压片法制粒

是将待制粒的原辅料混合均匀，压制成大直径的片（块）状，再经过规定大小的筛网进行粉碎和挤碎，即得颗粒。

压片法制粒的关键控制点一般有压力、粉碎刀速度和筛网孔径大小。压力越大，压成饼后颗粒的可压性变差，最终影响崩解时限；粉碎刀速度和筛网孔径共同决定了制得颗粒的大小。

b. 辊压法制粒

辊压法制粒其颗粒性质的优化程度就是颗粒的可压缩程度。为降低辊压工艺对再压制能力的损害，尽量使用仅满足粉料密度化所需最低的压力。

可能影响薄片形成以及颗粒特性的关键参数有：辊压压力、滚轮间隙、进料速度、粉碎刀速度和筛网孔径。粉体应保持稳定地进料，不稳定的进料速度导致饼的密度不均匀，最终会影响粉碎后颗粒大小、粒径分布与其堆密度和硬度。

辊压区内，根据自动模式的不同，典型的控制方式有：

- 设定压力恒定值，固定缝宽，自动调节进料速度以维持压力 / 缝隙宽度。
- 设定压力恒定值，固定进料速度下，自动调节缝隙宽度以维持压力设定。

针对密度小的粉料，若螺杆强制进料很难确保稳定进料时，可考虑在进料过程增加真空吸气，在粉料进入辊压步骤前，将粉料中锁住的空气抽出，使得粉料密度增大，从而确保粉料能稳定进料，所以真空吸气是另外一种能确保粉料均衡进料的方式。

在辊压区内，粉料被高密度化，粉粒被挤压变形或者变碎，最后辊压缝最窄处形成薄片。此时，可以通过控制辊压压力、真空压力和稳定进料，来控制薄片密度，再通过粉碎刀和筛网来控制最终颗粒的粒径。

C. 热熔挤出制粒

热熔挤出处方中一般含增塑剂，使得聚合物变软并增加其柔韧性，以此来改善工艺条件。

热熔挤出制粒关键控制参数包括螺杆转速、进料速度、温度等。进料速度和螺杆速度是一组相关联的参数，加料速度相比于螺杆转速过快，会引起加料口物料堆积，而不能连续操作；螺杆转速相比于进料速度过快，物料在机筒中有效填充率偏低。两者共同决定了物料在机筒中的停留时间，停留时间过短会导致物料熔融、混合不充分；停留时间过长会使物料降解加剧。温度是物料改性和成型的关键因素，也是物料热稳定的关键因素。挤出温度可以进行分段控制，一般熔融区温度略高于混合物的玻璃态转化温度；加料口温度一般需要较低的温度控制，避免高温区热传递导致加料口物料熔融，出现加料口物料软化堆积现象；口模的温度控制决定物料挤出形态和压力。

热熔挤出完成后，条状物一般需进行粉碎，将条状物粉碎至所需大小的颗粒，常用的粉碎方式主要是机械粉碎，如万能粉碎机、锤式粉碎机等。粉碎过程，粉碎机粉碎刀转速、筛网孔径大小对粒径大小影响较大，粉碎刀越快，筛网网孔越小，粉碎后的颗粒的粒径越小。

要点备忘

- 制粒是产尘过程，操作应尽量保持密闭，房间应保持相对负压，并采用直接排风。
- 制粒过筛操作前后应检查筛网的完整性，生产用到的过滤器、过滤袋、连接管道（必要时）等难清洁部件应明确标识，按活性成分专用。
- 投料前应检查物料的名称、编号、重量等信息，并建议由他人进行复核，确保正确投料，按规定的顺序依次加入物料。
- 应对制粒液制定合理的存储效期，并在规定的存储效期内使用。
- 制粒液如使用到有机溶剂，需要关注安全和环境风险，应采取相应措施控制风险。

5.1.2.2 干燥 / 整粒

背景介绍

干燥是利用热能使湿颗粒中的溶剂汽化，并利用气流或真空带走汽化的溶剂，从而达到去除制粒溶剂的目的。产品中湿分多为水分，带走湿分的气流一般为空气。

在固体制剂生产过程中需要使用到干燥工艺的多为湿法制粒产品。

使湿分汽化的加热方式有：热传导加热、对流加热、热辐射加热、介电加热等，对应的干燥设备有：厢式干燥器、流化床干燥器、红外干燥器、微波干燥器，其中厢式干燥器和流化床干燥器为固体制剂中最常用的干燥设备。

厢式干燥器产品损耗少，主要适用于少量物料的干燥，如产品研发阶段，当原料用量很少又很贵重时。厢式干燥器是一种静态的干燥过程，干燥时间较长，效率较低。将产品从物料盘中转移出来应采取措施避免产生大量粉尘。

流化床干燥在口服固体制剂颗粒的干燥中应用广泛。此种干燥是使空气自下而上通过松散的粒状或粉状物料层形成“沸腾床”而进行的干燥操作，它是一种动态的干燥过程，干燥效率高。流化床干燥器干燥产品时，将产品由加料器送入干燥器内的多孔气体分布板（筛板）上，经过加热的空气吹入流化床底部的筛板充分与物料接触，热量由空气传入到颗粒中，进而将液体转化成蒸汽，在产品呈悬浮状态并上下翻动的过程中得到干燥。干燥后的产品由卸料口排出，废气经过滤袋或旋风分离器，夹带的粉尘被截留，废弃经排风系统排出。流化床干燥器干燥效率高，适用于干燥热敏性物料，但不适用于含水量高、易黏结成团的产品干燥。流化床可采用真空卸料，避免操作过程中粉尘暴露，还可配备在线清洗功能，避免清洁过程中操作者接触大量粉尘。

技术要求

A. 厢式干燥

厢式干燥器按照干燥方法分类，可分为两种。一种厢式干燥器是采用尾气循环法，将部分从干燥室排出的空气与新鲜空气混合重新进入干燥室。设备的热效率较高，同时还可调节空气的湿度以防止产品发生龟裂和变形。还有一种是中间加热法，即干燥室内装有加热器，使空气每通过一次产品盘再次得到加热，可保证室内上、下层干燥盘内产品干燥均匀。对于大多数固体制剂产品，干燥温度最高 60℃即可达到干燥效果。干燥器配温控功能，厢式干燥器有电加热和蒸汽加热两种方式，这两种方式常用于不易燃湿分的干燥。

B. 流化床干燥

流化床主要由流化床床体、气体分布装置（如筛板等）、气固分离装置（如袋滤器等）、进风系统、排风系统，物料排出口等组成。

流化床干燥器的底部是一个有孔的板或者气体分散的盘，使空气均匀的接触到产品层。也可以将底部板上的孔做成一定的角度以控制气流的方向。

进风经过加热，一般经过初、中、高三级过滤器，确保进风是洁净的。干燥过程受环境温度和湿度的影响。所以，如果控制进风的湿度，干燥过程的重复性会得到提高。

由于经过流化床的气流非常大，所以产品中的细小颗粒有从过滤器泄露的风险，干燥器的出风处应装有除尘装置和防止倒灌的蝶阀密闭。

干燥器中应有气固分离装置（如袋滤器），可截住产品颗粒，同时允许空气穿过。典型的流化床干燥器应可以截住 95% 直径在 5μm 的颗粒。传统的干燥器是靠滤袋的机械抖动来收集截住的产品。现在也有用不锈钢过滤器的趋势，此种过滤器一般用预先打好孔的不锈钢滤芯，通常用反吹的压缩空气将过滤器上的产品吹落。在过滤器的下游配有风机（此种方式可避免扇叶上有粉尘残留），在干燥器体内创造了负压的环境，保证最少量的粉尘泄露。

C. 整粒

一般湿颗粒和干燥后的颗粒，需进行过筛整粒，对较大的团块和颗粒进行打散破碎，使颗粒粒径大小更均匀。

整粒机关键部件为转子和筛网，转子一般分圆刀型和方刀型，筛网除孔径大小外，还有不同的形状，如圆形、方形、鱼鳞形。一般湿颗粒整粒，选用方形孔筛网；硬度比较大的干颗粒，选用方刀型转子和鱼鳞形筛网搭配使用，使得颗粒更容易被破碎。

整粒的关键控制参数有转子速度和筛网孔径，两者共同决定过筛整粒后颗粒的粒径大小，如转子速度越快，筛网孔径越小，整粒后颗粒粒径越小。

根据工艺需要，首次整粒后的颗粒可进行二次或多次整粒，如将首次过筛整粒的颗粒通过筛分设备进行筛分，将筛分后得到的大颗粒再次粉碎过筛。整粒设备与干燥设备建议密闭连接，采用垂直下料或真空上料，避免粉尘产生和扩散。整粒过程，需要控制出料速度，若速度过快，可能会出现整粒机颗粒架桥导致堵料的现象。

实施指导

A. 厢式干燥

厢式干燥缺点是干燥时间长，若颗粒中有可溶性物料，可能会造成其迁移；而且在干燥过程中箱体内的温度均匀性可能较差。设计优良的干燥器通常厢体内每点的温度和设定温度之间的差值小于 2~3℃，为了使干燥均匀，达到干燥过程可控，通常需准确控制进风量、进风温度、湿度和干燥时间，从而尽量保证厢内的温度均匀。另外，干燥盘内的物料层不能过厚，必要时在干燥盘上开孔，以使空气透过。

以上方面在选择厢式干燥器和验证厢式干燥器的干燥工艺时需要评估和测试。同时应该有实验证明在干燥终点时，颗粒的含水量是均匀的。

生产过程一般如下：

a. 检查准备

对用到的区域进行检查确认，包括设备设施、现场文件、温湿度、清洁消毒效期等。

b. 上料

一般采用人工将湿颗粒装入干燥盘中，每个盘中颗粒量需无太大差异，同时需要将颗粒均匀平铺在干燥盘中。

c. 干燥

按批准的工艺进行参数设置，开始干燥，同时在干燥过程中翻盘的均匀性影响最终干燥的均匀性。

此步骤关键控制点有进风量，进风温度，湿度，干燥时间，干燥盘的摆放，颗粒的厚度，待干燥颗粒的量，干燥过程中是否需要翻盘和翻盘的次数应经过验证，并在实际操作中严格遵守。干燥温度需监控，最好能实时记录，并设有超限时报警功能。

d. 卸料

将干燥盘中的颗粒收集到容器中，进行下一步过筛整粒操作，收集颗粒时，应避免粉尘扩散。

e. 清场

卸料后，把颗粒转移至符合规定的条件进行暂存，最后对房间设备设施进行清理清洁。

B. 流化床干燥

a. 生产前检查

对用到的区域进行检查确认，包括设备设施、现场文件、温湿度、清洁消毒效期和用到的物品器具等，比较难清洁的器具应按活性成分专用，如物料管道（必要时）、流化床过滤布袋或过滤筒等应核对专用标识。

b. 上料

湿颗粒通常是直接由制粒机转移到流化床中，通常由容器中真空吸入或靠重力进料。

c. 干燥过程和过程控制

干燥通常分为三个阶段：流化床预热阶段，此阶段先是颗粒升温，颗粒升温至饱和蒸汽的湿球温度，水分流失速度渐渐加快；然后是恒速干燥失水阶段，颗粒表面的空气接近饱和，干燥速度由气流的湿度和流速决定，在这个阶段，颗粒表面的温度停留在饱和蒸汽的湿球温度，通常是30℃左右，因产品不同可能会有差异；最后是干燥速率下降阶段，此阶段水分的迁移速度较慢，不能保证颗粒表面的空气为饱和蒸汽。干燥速率取决于粉末间架桥形成的孔结构和水分的迁移机制，因此，颗粒的温度不再维持在饱和蒸汽的湿球温度，开始接近进风温度。

颗粒干燥的速率与空气的性质（如相对湿度、温度）和颗粒内部水分（如自由水和结合水）有关。如在恒速干燥阶段，颗粒中的含水量较多，其表面的水分汽化扩散到空气中，内部水分及时补充到表面，保持充分润湿的表面状态，所以恒速干燥阶段的干燥速率主要取决于水分在表面汽化的速率，主要受外部条件的影响。此时通过提高空气温度、降低空气湿度，从而提高传热和传质效率；或改善颗粒与空气接触的情况，提高空气流速使颗粒表面气膜变薄，降低传热和传质的阻力，最终提高干燥速率。

在降速干燥阶段，颗粒内部水分向表面移动已不能补充表面汽化水分，颗粒表面逐渐变干，温度上升，其速率主要由颗粒内部的水分向表面扩散的速率决定。而内部水分扩散的速率主要取决于颗粒本身结构、形状和大小等。可通过提高颗粒温度，改善颗粒分散程度，以促进内部水分向表面扩散速率，从而提高干燥速率，改变空气的状态和流速对干燥影响不大。

通常，干燥终点由干燥时间和离线样品水分检查结果相结合来确定。也可采用间接的测量方法，如干燥物料温度、出风温度和湿度推断干燥终点，因为这些参数在整个干燥过程中基本保持不变，只有在干燥速率下降时才开始变化，当这些参数出现变化时开始监测干燥物料的水分，当水分到达控制标准范围内即可停止干燥。另外，近红外技术提供了实时监测流化床中产品含水量的手段，物料的含水量在干燥过程中会发生变化，干燥过程中可以用近红外仪测量产品含水量，从而准确判断干燥终点。

为了证明干燥结束后样品水分是均匀的，一般在验证阶段需要进行确认，在颗粒的上、中、下三层和每层的不同位置取样检验。

d. 卸料

对于小型设备通常只能用手工方式卸料，如手工翻转出料。对于大型的生产设备，通常卸料方式为真空转移或直接从流化床的底部卸料和翻转卸料。一般卸料过程同步进行过筛整粒。

e. 清场

生产结束后，需计算本过程的物料平衡和收率，并按规定的存储条件进行暂存，最后对房间设备设施进行清理清洁。

实例分析

湿法制粒产品工艺及生产控制举例

某片剂产品生产过程（湿法制粒工艺）控制举例（案例中所举例参数范围及控制标准仅作示例，不作为参考），某产品工艺流程见图 5-4，生产过程质量控制要求见表 5-1。

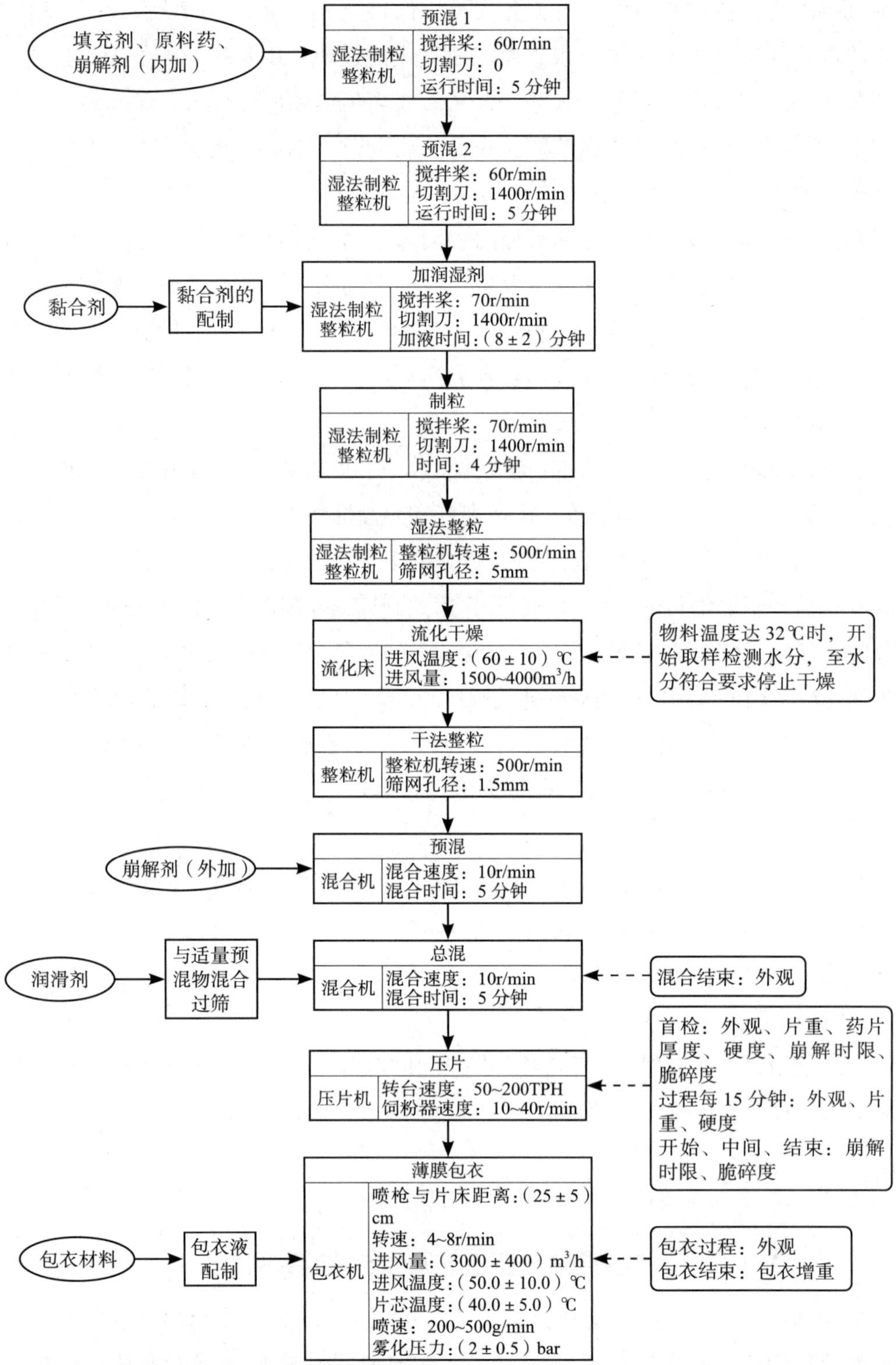

图 5-4 某产品工艺流程

表 5-1 生产过程质量控制要求

<table>
<tr><th>工序</th><th>质量控制项目</th><th>监控频率</th><th>可接受标准</th><th>工艺验证批额外取样</th></tr>
<tr><td>制粒</td><td>水分</td><td>物料温度达 32℃时，每 5 分钟取样一次，至水分符合标准要求</td><td>2.0%~3.5%</td><td>干燥终点，在料仓上、中、下三层取 10 份样品，均应符合标准要求</td></tr>
<tr><td>混合</td><td>外观</td><td>混合结束</td><td>为类白色颗粒，无明显团块</td><td>a. 混合结束，从料斗代表性位点（至少 10 个），每点取样 3 份样品检测混合均匀度
b. 混合结束，从料斗上、中、下三层取样混合，检测粒径分布、堆密度、松密度</td></tr>
<tr><td rowspan="6">压片</td><td>药片厚度</td><td>首检</td><td>3.2~3.7mm</td><td rowspan="6">压片开始、压片过程（总时长 120 分钟，每 6 分钟取样一次）、压片结束，每点取样 7 片，检测产品含量均匀度</td></tr>
<tr><td>外观</td><td rowspan="3">首检、压片开始、中间每 15 分钟、结束</td><td>应为白色或类白色圆形片，表面完整光滑，无裂片、黏冲等现象</td></tr>
<tr><td>硬度</td><td>80~120N</td></tr>
<tr><td>片重</td><td>单片重量：190~210mg
平均片重：194~206mg
重量差异：5%</td></tr>
<tr><td>脆碎度</td><td rowspan="2">首检、压片开始、中间、结束</td><td>减失重量不超过 1.0%，且不得检出断裂、龟裂及粉碎的片</td></tr>
<tr><td>崩解时限</td><td>≤ 10 分钟</td></tr>
<tr><td rowspan="2">薄膜包衣</td><td>外观</td><td>生产过程操作员持续关注产品外观</td><td>应为白色或类白色圆形薄膜衣片，无明显粘片</td><td rowspan="2">无</td></tr>
<tr><td>增重</td><td>包衣结束</td><td>2.5%~3.5%</td></tr>
</table>

要点备忘

- 干燥步骤的上料及出料过程应尽量避免颗粒的暴露，尽量采用密闭操作，房间应保持相对负压，并采用直接排风。
- 流化床过滤器、过滤布袋及连接管道（必要时）应明确标识，按活性成分专用。
- 干燥厢 / 流化床的进风应满足口服固体制剂生产洁净度的要求，避免对产品产生污染。

- 设备温度探头应定期校准，确保温度的准确性。
- 要关注干燥过程颗粒状态，防止颗粒局部过湿或过干。
- 干燥厢干燥盘如使用垫布应按活性成分专用。

5.1.2.3 生产过程控制

关键质量指标：日常生产中一般干燥终点应监测物料水分，整粒结束检查干颗粒外观。同时，产品的研究及验证过程应在终混后收集颗粒的粒径分布、堆密度和振实密度等数据，并结合质量风险管理，评估建立商业化生产批次针对上述项目有效控制措施的必要性。

外观：关注颗粒颜色、性状且应无异物。

水分：常用的水分测定方法有烘干法和费休法。烘干法建议使用卤素水分测定仪：采用卤素灯热解重量原理，通过加热系统快速加热样品，使样品的水分能够短时间内完全蒸发，从而能够在很短时间内检测出样品的含水率。针对熔点低的物料建议使用费休法，该法是根据碘和二氧化硫在吡啶和甲醇溶液中与水定量反应的原理来测定水分，具体的检测方法详见《中国药典》通则 0832。

粒径分布：常用分析方法为机械筛分法，具体的检测方法详见《中国药典》通则 0982。

堆密度和振实密度：粉末在松散状态下的填充密度为堆密度，粉末在振实状态下的填充密度为振实密度，通过比较堆密度和振实密度的差异，计算粉末的压缩性指数或豪斯纳比率，可有效评估粉末的可压缩性，具体的测定及计算方法详见《中国药典》通则 0993。

5.1.3 混合

背景介绍

混合是将原料和辅料，或不同亚批颗粒之间混匀的过程，目的是保证产品的含量均匀性。典型情况下，制药行业使用的混合机在不连续的情况下按批次生产。根据混合机的不同，物料的混合按照剪切混合、对流混合和扩散混合三种方式进行。

技术要求

对于混合工艺来说最关键的一点是如何能够达到其混合均匀度的要求，无论是对于制粒前混合、制粒后混合还是粉末直混，混合不均匀可能会导致产品不能符合规定的质量标准。

物料粉体性质（如粒度分布、表面特点、堆密度、含水量、流动性、黏附性等），以及各个组分的比例均会对混合效果产生影响。

设备类型，如容器的尺寸、挡板的设计、表面的粗糙度以及旋转的角度，也会对混合效果产生影响。

操作条件，如转速、装料体积、装料方式、混合时间均会直接影响混合的效果，应当选择适当的填充体积、转速和适当的防静电措施以防结块，确保混合均匀。

实施指导

A. 生产过程

a. 检查准备

检查确认房间温湿度符合要求，房间设施清洁消毒在效期内，无与本批无关的文件、物料、产品等。

空机运行，检查并确认混合机功能正常。

领取物料并核对确认物料信息的正确性。

领取混合用的器具、物品，如混合料斗、筛网等，检查并确认其已洁净。

b. 上料

根据注册工艺要求，按规定的顺序逐个加入所需要的物料。

c. 混合

混合工艺相对比较简单，主要目的是使混合后物料含量是均匀的，且通过加入助流剂、润滑剂等进行混合，以满足后续工序的使用要求。混合的参数一般有混合转速和混合时间等，影响均匀性的关键参数为转速和混合时间。混合料斗的选择应根据产品批量的大小及产品堆密度测算，使料斗的装载量在确认过的范围内。

混合后的物料若需要暂存，应进行验证，确认物料暂存期内的稳定性及均一性。建议暂存在原混合容器中，若物料需从混合容器中转移出，必要时应考虑转移过程对混合均一性的影响。

d. 清场

生产结束后，需计算本过程的物料平衡和收率，并按混合物料的储存条件要求进行暂存，最后对房间设备设施进行清理清洁。

B. 生产过程控制

混合均匀度是混合工艺的关键质量指标，应对产品全生命周期中关键批次进行考察，如工艺验证、临床研究、上市后变更等批次。考察批次需结合产品特点进行评估，确保产品质量始终如一。根据研究结果并结合质量风险管理，建立商业化生产批次混合均匀度有效控制的策略。

混合均匀度的取样位置应考虑设备的结构特点，确定设备最可能存在的死角，分层进行取样，一般涵盖物料的上、中、下层及卸料区域。常见混合设备取样示意图见图 5–5。

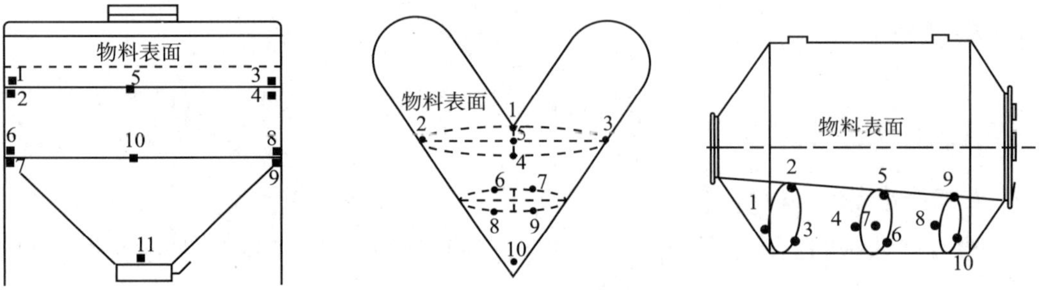

方锥型混合机：分别从混合机上部（1，2，3，4，5）、转角边缘处（6，7，8，9，10）和出料口（11）共 11 个位置取样

V– 型混合机：分别从混合机上部（1，2，3，4，5）、中间（6，7，8，9）和下部（10）共 10 个位置取样

双锥型混合机：分别从混合机上部（1，2，3）、中间（4，5，6，7）和下部（8，9，10）共 10 个位置取样

图 5–5　混合设备分层取样示意图

混合均匀度取样点建议至少选取 10 个，每点取样 3 份，取样量通常在单剂量的 1~10 倍内，如果取样量大于 3 倍单剂量应有科学的论证，每份样品应全量转移用于分析，避免二次分样。样品检测量及结果评价要求详见《化药口服固体制剂混合均匀度和中控剂量单位均匀度研究技术指导原则（试行）》。

另外，ISPE 针对混合均匀度及剂量均匀度也提出了相应的建议，介绍了在产品生命周期中不同阶段的控制策略，详见 ISPE 文件：*Recommendations for the Assessment of Blend and Content Uniformity: Modifications to Withdrawn FDA Draft Stratified Sampling Guidance*。

要点备忘

- 选择合适体积的混合料斗、设置正确的混合速度与时间，并对混合机时间及转速的准确性定期进行校准。
- 混合后物料应按照验证过的方式储存，并在规定的暂存期内使用。

5.1.4 压片

背景介绍

为方便药物服用，可将制得的颗粒、粉末或微丸压制成一定形状，如圆形、椭圆形、囊形等。药片的形状由冲模决定，冲模上可增加刻字、刻痕等。增加刻字为避免混淆差错；刻痕分功能性和非功能性，如服用剂量有半片，则可在冲模上增加一个功能性刻痕。

技术要求

压片机主要由驱动系统、饲粉填充系统、压片成型系统、润滑系统和剔除系统等功能部分组成。

冲模分三部分，上冲、中模和下冲，一般上冲和下冲设计时需有刻字，目的是防止混淆差错。为了确保从每个冲模孔中产出的药品片重差异、尺寸和硬度无太大差异，冲模的加工精度要高，如下冲杆长度，直接影响中模孔中粉量的多少。

压片一般采用重力下料和真空上料将物料转移进入饲粉器内，颗粒在饲粉器内布粉进入中模孔中，上冲、下冲上下运行进入中模孔中，先上冲、下冲通过预压轮预压排粉体内空气成型，再通过主压轮压制符合预期重量和硬度的片子。双层片需压片机具备两个饲粉器，第一层药粉通过饲粉器进入中模孔压制成型，第二层药粉再进入中模孔中，通过主压轮一次压制成型，成型后的药片的硬度及每一层的药片的重量需符合要求。对于多层片产品，需压片机具备相应层数饲粉器，压片过程同双层片。

冲模高速上下移动，阻力是影响移动的关键，一般设有润滑系统，润滑系统中润滑时间和间隔显得至关重要，油量太多，容易流入产品中，润滑太少冲杆阻力太大，增加了冲杆的摩擦，润滑油应选择食品级润滑油。

实施指导

A. 压片过程

a. 检查准备

对用到的区域进行检查确认，包括设备设施、文件记录、温湿度、清洁消毒效期等。

领取压片用冲模等模具。冲模应专人上锁管理，领取时应核对编号的正确性，检查其外观是否完好，领出后需进行清洁。

领取压片用总混颗粒，需确认总混颗粒的名称、批号、重量及质量状态的正确性，且在规定的暂存期内。

b. 上料

药粉的进料系统可能影响药片质量，低速压片机通常用人工料铲加料，需注意减少粉尘的产生及对操作者的保护；高速压片机的加料方式则包括气动传输和重力加料，颗粒再通过下料管道，进入到饲粉器中，此过程为密闭加料，可以有效避免粉尘的产生。多层片各饲粉器之间应有有效防漏粉措施。

c. 压片

药片的硬度由设备压片时的压力决定，片重由中模的填粉深度决定。

制粒过程由于物料批次间的细微差异、制粒过程的微小变化等因素的影响，每批颗粒粒径分布、密度等性质略有差异，故每批产品正式压片前，需先进行试压片，调整主压力和填充深度参数，以获得满足片重和硬度要求的药片。双层片或多层片，每层均需进行试压，确保每层片重均满足要求，最终药片的硬度、脆碎度、崩解时限（必要时）等其他质量指标均符合要求。

试压片结束后进行正式压片，压片过程需要开启设备主压力剔除功能、配套使用除粉设备和金属检测设备。药片从压片机出料口出来后，进入除粉设备筛片机和金属检测设备，合格药片最终到达收集桶中。

一般压片机配备有主压力剔除系统，主压力直接影响药片硬度，目的是剔除压片过程主压力超出限度范围所压的药片，避免硬度不合格的药片混入合格药片中，故每批产品生产前需确认剔除系统功能正常。压片配套使用的金属检测机，可有效检测并防止金属异物进入产品中，每批产品生产前及生产结束需用标准金属样片（铁、非铁、不锈钢）对剔除功能进行确认，剔除样片需避免交叉污染和差错混入产品中。

压片的主要操作参数有转台速度、饲粉器速度、填充深度和主压力等。转台速度决定产出量，转台速度越快，饲粉器速度越快，才能确保药粉能及时填入到中模孔中；填充深度代表药粉填入中模孔的量，代表的是药片的重量；主压力反馈药片的硬度，药粉有一定的可压缩性，在药片的可压缩性范围内，主压力越大硬度越大。进行压片操作时，为保障在恒定转速、稳定的片重和压力下生产出高质量药片，根据工艺设计的不同，各种应用模式应用在高速压片系统中：

• 片重控制（不带自动调节功能）：为了减少片重的波动，通过设立固定数值的精确定料控制台来达到要求片重。由人工来检测片重值。此时，可通过微调药片厚度来达到压力值，进一步达到硬度要求（对于稳定的配方，在大多数经验证的工艺范围内，压片机的主压力与药片的硬度成同向关系，特殊配方例外）。

• 硬度控制方式，在固定压力的设定下，通过自动微调药片厚度来达到片重的质量要求。

• 片重控制（自动调节功能）：通过自动装置检测片重，回馈信号至 PLC，联系上述两种方式进行自动调节压力设定，以达到压片机所初设的片重设置。

• 药片厚度通过设定的硬度值或者直接设定填料深度来控制。一些情况下，厚度控制是因为有些包装（如泡罩包装）会受片子厚度影响。

高产量的设备、自动化系统可以进行片子称量和数片。包括 IBC 在内的专门收置药片的设备，其附带料口和软质的下料口阀门。

d. 清场

压片结束后，需计算本过程的物料平衡和收率并按存储条件进行暂存，最后对房间设备设施进行清理清洁。

B. 生产过程控制

压片过程的关键质量指标：常规商业化批次生产一般应控制素片的外观、平均片重与单片重量或重量差异、硬度、崩解时限（如需要）、脆碎度与药片厚度；针对产品全生命周期中关键批次：如工艺验证、临床研究、上市后变更等批次，应额外监测素片中控剂量单位均匀度，根据研究结果并结合质量风险管理，建立商业化生产批次产品含量均匀度有效控制的策略。

在压片生产过程的不同阶段上述控制指标的控制频率及取样量有所不同，具体如下。

首样：外观、平均片重与单片重量或重量差异、硬度、崩解时限（如需要）、脆碎度与药片厚度，除崩解时限和脆碎度按照《中国药典》通则取相应样品量外，其他检测项目样品检测数量应不少于压片机冲头数。

过程样：外观、平均片重与单片重量或重量差异、硬度需要高频率监测，并根据其变化趋势及时对压片机控制参数进行微调，以保证片重与硬度在内控的标准范围内。崩解时限、脆碎度需要监测，但检测频率可适当降低。检测样品量一般少于首样，建议结合压片机性能合理制定。

控制标准如下：

外观：重点关注异物点、黏冲、裂片或掉盖等情况。

平均片重与单片重量或重量差异：《中国药典》通则 0101 规定，平均片重或标示片重在 0.30g 以下的，重量差异应不超过 ±7.5%，否则，重量差异应不超过 ±5%；另外，片剂成品的含量与素片片重直接相关；为了确保成品重量差异与成品含量符合标准要求，压片过程中需对素片的平均片重及单片重量制定更严格的控制标准，例如：成品含量可接受标准为 95%~105%，素片平均片重为 200mg，则素片平均片重可控制在 97%~103%（194~206mg），每一单片的重量在 95%~105%（190~210mg），当单粒重量出现偏大或偏小值时，应进一步确认装量差异能否满足要求，重量差异不超过 ±5%。

硬度：根据工艺要求给定控制标准。

崩解时限：《中国药典》通则 0921 对不同剂型片剂崩解时限的检测条件及控制标准要求不同，素片的崩解时限控制标准可结合剂型特点、药典标准以及产品的工艺控制要求来制定。

脆碎度：减失重量不得过 1%，且不得检出断裂、龟裂及粉碎的片，具体的测试方法及要求见《中国药典》通则 0923。

药片厚度：根据产品工艺要求给定控制标准。

剂量单位均匀度：压片工序剂量单位均匀度取样一般不少于 20 个时间点，应涵盖压片开始、结束、中间停机再开启的过程，储料罐和中间体容器的加料过程等，每个时间点取样至少 7 片，若有特殊情况，如批量小、压片时长较短等，无法满足上述取样量的要求，应有科学的说明。样品检测量及数据评价要求详见《化药口服固体制剂混合均匀度和中控剂量单位均匀度研究技术指导原则（试行）》。

另外，ISPE 针对混合均匀度及剂量均匀度也提出了相应的建议，介绍了在产品生命周期中不同阶段的控制策略，详见 ISPE 文件：*Recommendations for the Assessment of Blend and Content Uniformity: Modifications to Withdrawn FDA Draft Stratified Sampling Guidance*。

要点备忘

- 装机前应确认领取冲模的正确性与完好性。
- 压片设备应配备局部除尘设施，避免粉尘扩散带来的污染。
- 应检查在线剔除功能 / 设备（如主压力超限剔除功能、金属检测功能等）是否正常，确保异常产品被正确剔除。
- 压片过程中间控制样品应按规定抽取并及时检测，有不良趋势应及时反馈到岗位操作员，对压片参数进行调整；检测结果有异常，应对相应产品做好隔离并调查。

5.1.5 包衣

背景介绍

包衣一般是指在片剂（常称其为片芯或素片）、微丸或颗粒的外表面包裹上一定厚度的衣膜。包衣技术在制药工业中越来越占有重要的地位，包衣设备和包衣材料的发展使得包衣应用越来越广泛。包衣既有功能性目的，也有非功能性目的，主要包括以下内容：

- 保护药物不受光照、吸潮的影响，增加药物稳定性。
- 改善制剂的外观质量。
- 掩盖苦味或不良气味，增加患者的顺应性。
- 防止药物的配伍禁忌。
- 改变药物的释放部位及速度，如胃溶型、肠溶型、缓（控）释等。

包衣的种类主要有两大类，即糖衣和薄膜衣，其中薄膜衣一般又分为胃溶型、肠溶型和缓释型三种。

技术要求

包衣常用设备有包衣锅和流化床，其中包衣锅通常被用于药片包衣，流化床通常被用于微丸或颗粒包衣。包衣锅组成和流化床组成类似，由锅体、进风系统、排风系统和喷液系统组成。

包衣即在底物上包一定厚度的衣膜，包衣过程，是一个喷液和干燥的湿热平衡状态，即包衣液喷出后附着在底物上，包衣液中成膜材料进行延展，延展过程及时干燥。包衣锅内产品温度或排风温度显得至关重要。

流化床包衣设备主要组成同流化床制粒设备。微丸包衣产品多为缓（控）释产品，如肠溶、缓释等。流化床包衣产品由于底物小，包衣技术较复杂，工艺难度较大，喷液速度、雾化压力、进风量、进风温度、进风湿度等均可能影响包衣效果及药物释放速度。包衣过程衣膜过湿或过干均可能会增加粘丸的风险，如喷液越快，膜致密性越好，但也可能会过湿，导致粘丸；进风温度高，影响成膜，静电现象明显，也会造成粘丸。

实施指导

A. 包衣材料

薄膜包衣材料主要由高分子聚合物、增塑剂、抗黏剂、色料 / 遮光剂、速度调节剂和溶剂组成。

a. 高分子聚合物

常用的高分子聚合物有纤维素衍生物和丙烯酸树脂类，其中纤维素衍生物包括酯类、醚类、醚酯类。按薄膜衣层的作用主要分为 3 类：

- 普通薄膜衣材料：主要用于改善产品外观，改善吸潮和防止粉尘等的包衣材料，如羟丙基甲基纤维素、甲基纤维素、羟丙基纤维素、聚维酮等。
- 缓释用包衣材料：常用缓（控）释包衣材料是乙基纤维素和醋酸纤维素。乙基纤维素通常不单独使用，而与其他聚合物，如羟丙基甲基纤维素或聚乙二醇混合使用。
- 肠溶包衣材料：常用的肠溶性包衣材料有醋酸纤维素酞酸酯（CAP）、甲基丙烯酸共聚物、聚醋酸乙烯酞酸酯（PVAP）、羟丙基甲基纤维素酞酸酯（HPMCP）。

b. 增塑剂

增塑剂是分子量相对低的材料，能降低成膜温度，改变高分子薄膜的物理机械性质，使其更具柔顺性，从而使其更适宜充当薄膜衣材料。常用的增塑剂主要有酯类（如枸橼酸三乙酯、邻苯二甲酸二乙酯、癸二酸二丁酯等）、甘油、聚乙二醇、蓖麻油等。

c. 抗黏剂

滑石粉等固体物料能防止颗粒或片剂在包衣过程中粘连。

d. 色料 / 遮光剂

色料 / 遮光剂主要分为有机色料及其色淀，如日落黄、柠檬黄、赤藓红；无机色料，如二氧化钛、黄色氧化铁、红色氧化铁等，无机色料的重要特征是对光稳定，具有遮光能力；天然色素，如核黄素、胭脂红等。色料 / 遮光剂的选择同时要考虑各国法规允许使用的情况，如二氧化钛欧盟不建议使用（见 EMA 指南 *Final Feedback from EMA to EU Commission Request to Evaluate the Impact of the Removal of Titanium Dioxide from the List of Authourized Food Additives on Medicinal Products*），色素酒石黄在美国是不建议使用的，如有使用需在药品说明书中增加相关说明（见 21CFR 201.20），赤藓红已从 CFR（美国联邦法规）安全使用清单中删除。

很明显，此类物质能够达到产品美观的要求，且在改善产品性能方面也能起到以下作用：

- 遮光性，二氧化钛等无机色料对光稳定，对于含有避光活性物质的产品是必要的。
- 使药厂的标识形象更突出，便于鉴别，防止假冒。

e. 速度调节剂

释放速度调节剂又称溶出促进剂或致孔剂、致流剂，其中较常用的辅料为水溶性的辅料，如蔗糖、聚乙二醇和表面活性剂。含这类调节剂的薄膜衣，一旦遇到水性液体的作用，水溶性调节剂迅速溶解，留下一个多孔膜作为扩散屏障。

f. 溶剂 / 介质

一般来说，聚合物要分散或溶解在适当的溶剂中，再包于固体制剂上。溶剂主要分为水性溶剂和有机溶剂。选择溶剂的先决条件是它必须与所选择的聚合物相互作用良好，能使薄膜的黏着性、机械强度得到改善。过去水不溶性高分子材料基本都用有机溶剂溶解后再用于包衣操作，目前采用聚合物的水分散体系得到了广泛的应用。同一成膜材料，使用不同的溶剂配制，成膜性能可能不同，进而导致药物溶出行为的不同。

B. 薄膜包衣过程

包衣常用设备有包衣锅和流化床，此处采用包衣锅对药片包衣为例，说明薄膜包衣过程。

a. 检查准备

对用到的区域进行检查确认，包括设备设施、文件记录、温湿度、清洁消毒效期。

领取洁净的搅拌罐、喷枪、管道等，搅拌罐的大小应与包衣液量相匹配。

空机运行包衣机，确认设备功能正常，如可正常升温、降温等。

凭记录领取包衣材料和药片，领取时需双人确认领取的重量和记录标识上重量是否一致，同时名称、批号等信息是否正确，药片是否在规定的暂存期内。

b. 包衣溶液或混悬液的配制

薄膜包衣溶液或混悬液通常在包衣操作间进行配制，根据工艺规程或批记录中的批处方量，将适量的溶剂加入带搅拌的容器，并按工艺规定的顺序加入其他包衣物料，以一定的速度搅拌，使液面形成漩涡，带动整个容器的液体，直至混合均匀。

混合容器搅拌桨的高度、桨叶的大小要适宜，能够使物料充分混匀。对于混悬液，在包衣过程中，为了保证混悬液的均匀性，搅拌桨应持续搅拌，直至包衣结束。

需关注混悬的包衣液中有无团块，可在包衣液搅拌分散后进行过筛，避免包衣过程喷枪堵塞，影响包衣液喷射角度和雾化状态。

配制包衣液用的纯化水，需现配现取，同时配制好的包衣液需要做暂存期研究，确保包衣液在规定的暂存期内使用。

c. 装料

将待包衣的片芯装载到包衣锅，通常为手动装料，把片芯从容器中经装料口直接转移到包衣锅中，也可以用气动输送的方式将片芯装载到锅内。

d. 预热

片芯被装载到包衣锅中，在比较慢转动速度下或间歇性转动，热空气吹片床进行预热，至出风温度达到要求，便可以开始喷液。预热结束应取样监测素片片重，用于后续包衣增重的计算。

e. 喷包衣液

在喷液过程，包衣锅持续转动，使片子不断翻动，同时进风也持续吹进锅内，热量由空气传入到药片中，进而将液体转化成蒸汽，蒸汽随热空气排出。滚筒的转动速度是一个关键控制参数，转速设定过快，会导致片芯磨损，而降低转速，虽然降低片芯磨损风险，但也延长了药片通过喷射区的时间，降低干燥效率，增加了片面过湿、衣层不均匀的可能性。

喷雾过程包括雾滴的产生，雾滴从喷枪向片床的移动，雾滴在片芯表面上的润湿、撞击、铺展以及蒸发成膜。喷雾系统应满足以下要求：

- 能够产生小粒径分布的雾滴。
- 能够处理固体含量在 8%~20%、有一定黏度的混悬液。
- 构造简单，易于清洁。
- 喷射角度能够控制和调整。

喷雾的操作条件对薄膜包衣的成败至关重要，在包衣过程中，要求雾滴在到达片芯表面后均匀散布，并形成一定厚度的均匀薄膜。当雾滴从喷枪喷往片床表面时就开始干燥，打到片面时呈部分干燥状态，沉积到片面后液体变得更浓，同时残留液体被快速蒸发掉可避免片芯将其吸收。过程主要工艺参数如下：

- 锅的转动速度
- 喷枪到片床的距离
- 喷射的角度和方向
- 进风量
- 进风温度
- 进风湿度
- 喷液速度
- 雾化压力 / 扇面压力
- 出风口温度 / 片床温度

在气压雾化过程中，包衣液以一定的速率被输送到喷枪，并在相对较低的雾化压力下形成雾滴，喷雾速率和雾化压力的设定要与雾滴的蒸发效率相适应。通常，使用多通道的蠕动泵输送包衣液，一个通道供应一个喷枪。雾化压力是影响雾滴粒径大小的关键参数。喷枪到片床的距离、扇面压力、喷射的角度和方向也是影响喷雾效果的重要控制参数。

在这些变量中，任何一个变量的作用都会受到其他的一个或多个变量的影响，因此，这些因素通常都不是单独起作用的，这些因素综合影响包衣环境的湿热平衡。例如避免片子粘连，可以选择减小喷速，提高进风温度或进风量，调整喷射角度和雾化压力。关键的工艺参数为片床温度或出风温度，包衣过程中通过调整上述控制参数以使片床温度或出风温度达到工艺控制的要求。

在包衣过程中，排出的空气会含有一定量的从亚微米到 200~300μm 的粉尘微粒。这些微粒来自于片剂粉尘或被干燥的包衣物料。为了防止环境污染，这些粉尘必须被除去，常用的粉尘除去装置包括旋风分离器、织物滤袋、粉尘收集器和湿洗涤器。

f. 干燥和冷却

喷雾结束后，可以在包衣锅内继续干燥一段时间，然后降温，再进行卸料操作。

g. 卸料

包衣结束后，包衣片的卸载有多种不同的操作方式，具体如下：

- 操作工用料铲手工卸料，料铲边缘应为弧形，不能造成包衣片损坏。
- 通过包衣锅底部阀门，利用重力卸料。
- 正向转动包衣锅，利用一个特制的卸料铲斗使包衣片提起，并通过包衣锅门安装的滑道卸到包衣锅前的容器中。

● 反向转动包衣锅的卸料方式，利用包衣锅中固定的挡板，在包衣锅反向转动时，片子被提起，并通过包衣锅前的密闭滑道卸到容器中。反向转动卸料是唯一的一种可以不用打开包衣锅门的卸料技术。

h. 清场

包衣结束后，需计算本过程的物料平衡和收率并按存储条件进行暂存，最后对房间设备设施进行清理清洁。

C. 生产过程控制

片剂的包衣过程关键质量指标有：外观、增重、崩解时限（如需要）。

外观：重点关注产品刻字是否清晰、是否有色差与花斑、包衣片是否完整、片面是否光滑等，包衣过程需频繁对包衣产品外观进行监控，及时对包衣参数进行微调。

包衣增重：一般包衣结束，取样薄膜衣片计算包衣增重，包衣增重 =（薄膜衣片平均片重 – 素片平均片重）/ 素片平均片重，包衣增重的控制标准根据工艺要求制定。

崩解时限：崩解时限的控制标准应结合剂型、工艺及《中国药典》的要求设定，详细的检测方法及标准要求可参考《中国药典》通则 0921。

D. 缓（控）释包衣及肠溶包衣

片剂缓（控）释包衣及肠溶包衣和普通薄膜包衣过程完全一样，只是包衣的材料有差别，缓（控）释包衣材料为功能性，普通薄膜包衣为非功能性。

用不同性质的包衣材料包出的药片或小丸，可以使药物达到特定的释放速率，也可以使药物在体内特定的部位释放，如胃部或肠部，该过程称为调节药物释放的包衣。肠溶衣是缓（控）释包衣的一种类型。肠溶衣膜可以阻止药物在胃部释放，防止药物刺激胃黏膜，或避免药物被胃酸或胃内酶类破坏。

缓（控）释包衣和普通薄膜包衣的操作基本一致，区别是要进行不同性质衣膜层的包衣操作，以达到控制药物释放的目的，参数设置变化相对复杂。

在进行缓（控）释包衣生产过程中，片芯或基丸质量的均一性对包衣的效果有很大影响。包括外观平整度、基丸的形状和大小会显著影响衣层的覆盖效果，进而影响产品的释放速度。此外，如果包衣过程的控制不好，包衣物料分散不均匀，片芯过湿，或者在到片床前雾滴已经被干燥也会降低药物包衣的作用。

E. 包糖衣

虽然薄膜包衣技术发展迅速，但药物包糖衣工艺仍被应用。与薄膜包衣不同，包糖衣是多工序过程，且相当依赖于操作者的经验和技艺。

糖浆的制备：糖浆熬制材料为蔗糖和纯化水，按照处方配比把纯化水加入蒸汽锅中，加热至沸，慢慢加入处方量的蔗糖，边加边搅拌，保持合适的蒸汽压维持微沸状态，至蔗糖溶解，把表面的泡沫撇去，用糖度计确认糖浆浓度符合要求，停止加热，趁热过 100 目筛，筛至糖浆贮存容器中保温备用。若要增加糖浆的黏度，可加入明胶或阿拉伯胶等；若要加入食用色素，应将色素溶解，逐次加入糖浆中，使颜色由浅至深。包衣过程中糖浆应持续搅拌混合并保温。

包糖衣主要分为以下 6 个步骤：

a. 包隔离层

包隔离层是为了形成一层不透水的屏障，防止糖浆中的水分浸入片芯。可供选择的材料有：10% 的玉米朊乙醇溶液、醋酸纤维素酞酸酯乙醇溶液等。因为包隔离层使用的是有机溶剂，所以应注意防爆、防火，采用中等干燥的温度（40~50℃）。

b. 包粉衣层

糖衣片的理想形状是边缘很薄的双面凸型片，为了尽快消除片剂的棱角，多采用交替加入糖浆和滑石粉的办法，在隔离层的外面包上一层较厚的粉衣层，使片芯具有圆整的外观。片重的增加主要发生在粉衣层。为了增加糖浆的黏度，也可以加入一定量的明胶或阿拉伯胶。

c. 包糖衣层

粉衣层的片子表面比较粗糙、疏松，因而再包糖衣层使其表面光滑平整坚实，一般用较稀的糖浆，包至 10~15 层即可得到下步工艺所需的片子。

d. 包有色糖衣层

包有色糖衣层和上述包糖衣层工序相同，目的是为了片剂的美观和便于识别，区别是在糖浆中加入了色料，包有色糖衣层要注意着色的均匀性，避免产生花斑。色料包括食用色素、色淀、氧化铁粉等，并加入二氧化钛粉作遮光剂。

e. 打光

目的是为了增加片剂的光泽和疏水性。打光前片子的干燥是非常重要的。打光剂一般有虫白蜡、川蜡、巴西棕榈蜡等，通常也会加入适量的硅油以增加片子的光亮度，降低糖衣片在存储期内变色、霉变的风险。

f. 印记

印字的目的是便于标识，提高药物的识别度。与薄膜衣片不同，包糖衣片不宜在片芯表面由压片机直接压字，只好在其表面印字。一般可用食用级的油墨。

F. 微丸包衣

微丸包衣以药用微丸丸芯为底物进行包衣，常用的药用微丸丸芯有蔗糖型、微晶纤维素型和淀粉型。

微丸包衣采用流化床包衣技术，主要有三种工艺：底喷、切线喷、顶喷。由于设备构造不同，物料流化状态也不相同；采用不同工艺，包衣质量和制剂释放特性可能有所差异。其中，底喷工艺（又称为 Wurster 系统）在微丸包衣中应用最普遍。

流化床包衣是在充分了解底物和包衣处方性质的基础上，调节包衣过程干燥效率和喷液速率之间的平衡，以达到一个最适合包衣成膜的物料温度，物料温度通常被定义为微丸包衣过程的关键工艺参数。

喷液速率取决于 3 个限速因素：干燥效率、喷枪雾化能力、包衣液黏性，在流化床包衣系统中，干燥效率和喷枪雾化能力的可调性是很大的，很多情况下喷液速率的限速因素是包衣液黏性或包衣材料的成膜温度。如有些处方在包衣过程中只能采用较低喷液速率，出风相对湿度很低，但物料已接近于黏结，因此处方需要加入比较多抗黏剂才能达到包衣要求，否则工艺周期太长，而且生产放大过程中由于料床高度增加，黏结问题会变得更加突出。

包衣液通过压缩空气雾化成细小的液滴，雾化压力和气体量决定液滴的大小，液滴越细，形成的衣膜越致密，理想的液滴大小在 5~20μm。实际应用中，包衣液滴的大小应根据颗粒粒径来选择。粒径较大的颗粒包衣时不需要雾化得太细的液滴，但对于小颗粒（250μm 或更小），需要较高的雾化压力使形成较小液滴，以避免颗粒产生粘连现象，通常认为液滴大小应为颗粒粒径的 1/50 左右。雾化液滴大小还与喷液速率有关，相同雾化压力下，液滴的大小会随着喷液速率提高而有所变大。因此，包衣过程中在提高喷液速率时，如果希望保持相同的液滴大小，那么同时也需要相应地提高雾化压力。液滴大小也由包衣液性质（如黏度和表面张力）决定，不同包衣材料或处方在相同的雾化条件下，形成的液滴大小都不相同。鉴于这个原因，液滴大小通常根据经验来选择，而不是通过纯粹的数学概念来决定。

流化床干燥效率包括 3 个因素：进风风量、进风温度、进风相对湿度。提高进风风量和进风温度有利于提高干燥效率，但风量过大也可能降低包衣物料的成膜性，导致产生的细粉量增加。进风湿度的控制往往容易被忽略，季节性湿度变化可能造成干燥效率的明显变化。湿度过大降低干燥效率，如保持相同的喷液效率可能造成颗粒黏结，湿度过低则可能产生静电问题。而且湿度的波动也可能影响最终产品的水分残留量，进而影响产品稳定性。对于有机溶液包衣，通常选择较低的进风温度，加上有机溶剂蒸发会降低底物周围的局部空气温度，当降至低于露点温度时，有可能导致在底物表面形成冷凝水，使衣膜的连续性受到破坏。因此应通过除湿尽量保持进风的湿度一致，但不要求去除所有湿度，一定量的湿度有利于消除包衣过程的静电问题，进风过于干燥时可能还需要进行加湿。

除包衣处方和工艺外，底物的性质也会显著影响包衣质量，控制批间物料性质（如粒径、密度、脆碎度等）的稳定，是保证包衣重现性的重要前提。

要点备忘

- 包衣前领取中间产品或物料，应核对信息正确性，并在规定的存储效期内。
- 包衣液的配制应按规定的顺序加入包衣物料，且配制好的包衣液应在规定的暂存期内使用，在混悬液包衣过程中要持续搅拌以保持混悬状态。
- 配制包衣液的介质为有机溶剂时，应配备相应的安全防爆设施及环保设施。
- 包衣过程需要高频率关注衣膜外观（微丸包衣需关注微丸是否粘连），在已验证的控制参数范围内适时调整，避免过干或过湿引起产品外观的异常。

5.1.6 药片外观检查

背景介绍

产品压片和包衣过程可能会造成少量药片的机械损伤及外观异常，如黏冲、色差、衣膜破损、磕角等，一般会在产品包衣后对药片的外观进行检查。

外观检查有两种方式：人工目视检查、设备检查。设备检查使用外观检查机，检片效率高且更可靠。

技术要求

外观检查机主要通过成像检查，将采集到的药片外观图像信息与合格药片的外观图像信息进行比对，比对结果不相似，视为外观不合格，并自动剔除。外观检查机一般具备多个 2D 相机和 3D 相机，其工作过程如下：

首先，对设备检片参数进行确认，将已知外观合格产品和不合格产品通过设备的检测通道，设置检片参数，确认外观不合格产品全部被剔除，合格产品全部进入合格通道。

然后，将需检查外观的产品通过下料装置排列好，进入检查部位，检查部位设有 2D 及 3D 的高像素彩色摄像装置，多视角对产品外观进行检查，检查部位形成的图像信息与设定的可接受图像信息比较，对比结果不相似的产品会在区分部位被剔除出来，合格的产品进入合格品收集桶。

实施指导

A. 生产过程

a. 设备检片

- 检查准备：对用到的区域进行检查确认，包括设备设施、文件记录、温湿度、清洁消毒效期和其他必需的物品等。
- 上料：上料一般采用重力下料或真空上料方式，尽可能使用密闭操作，避免粉尘的产生。
- 检片：药片通过下料装置，逐个排列进入检查部位，在轨道上高速通过照相检查，不合格药片被剔除，外观合格药片进入合格品收集桶中。相机对药片的识别效果决定了检片的效果。检片过程中需注意：不能对药片外观有不良影响且能保证药片传送顺畅；为了确保剔除的准确性，需要定期对剔除功能进行确认；药片的检片，尤其素片，应尽可能缩短产品暴露时间，以降低环境对药片的影响。
- 清场：外观检查结束后，需计算本过程的物料平衡和收率并按存储条件进行暂存，最后对房间设备设施进行清理清洁。

b. 人工检片

通过肉眼对产品外观进行检查，检查过程应注意以下内容：

- 检片操作区域照度不低于 300lx，必要时可增加光源，检片人员矫正视力建议不低于 4.9，且检片过程需定时休息。
- 注意做好人员的防护，如佩戴口罩、眼罩、手套，避免对产品造成污染。
- 应制备标样或标样图册，指导操作人员挑出外观异常产品。
- 应尽可能缩短产品暴露时间，以降低环境对药片的影响。

B. 生产过程控制

设备检出外观合格的药片，过程需定期进行人工复核确认。

要点备忘

- 应定期检查检片机剔除功能是否正常，确保外观不符合要求产品能被有效剔除。
- 若为人工检片，应定期确认检片人员的视力，检片过程中应规定连续工作最长时间及中间休息时间，避免操作员视觉疲劳。
- 关注产品的特性（如对湿度、光照敏感），控制产品的裸露时间，避免暴露时间过长影响产品质量。

5.1.7 胶囊剂制备

背景介绍

胶囊剂系指原料药物或与适宜辅料充填于空心胶囊或密封于软质囊材中制成的固体制剂，可分为硬胶囊（通称为胶囊）和软胶囊，根据释放特性的不同还可以分为缓释胶囊、控释胶囊和肠溶胶囊等。硬胶囊和软胶囊生产工艺及控制完全不同：将原料药物或加适宜辅料制成的均匀粉末、颗粒、小片、小丸、半固体或液体等，充填于空心胶囊中制得硬胶囊；将一定量的液体原料药物直接密封，或将固体原料药物溶解或分散在适宜的辅料中制备成溶液、混悬液、乳状液或半固体，密封于软质囊材中制得软胶囊。

5.1.7.1 硬胶囊

技术要求

硬胶囊储存区域对温湿度有较严格的要求，一般建议存储温度为15~25℃，湿度为35%~65%。硬胶囊剂易受温度和湿度的影响，高湿度（>65%相对湿度，室温）易使包装不良的胶囊剂变软，发黏，膨胀，并容易滋长微生物。若超过室温，相对湿度大于65%时，会产生更快更明显的影响，直至发生溶化。因水分会使胶囊壳本身原有的结构变化，若长期贮藏于高湿度中，崩解时间明显延长，溶出速度也有较大的变化。

硬胶囊填充机由驱动系统、真空系统、填充系统等功能部分组成。硬胶囊填充关键控制点为装量。填充类型一般包括压缩填充、真空吸料填充。

压缩填充分为填塞式和插管式两种方式。填塞式一般采用计量盘式填充，计量盘的厚度直接影响装量，填充过程，填充杆多次插入计量盘中，将粉末压成柱状，填充杆最后一次插入时将柱状粉末推至胶囊囊体中。插管式采用计量管式填充，计量管有一定的容积，填充过程，计量管插入粉末中，粉末进入计量管中被压缩，再将计量管中的粉末推出至胶囊囊体中。压缩填充需要粉末具有一定可压缩性和流动性，才能确保填充过程装量稳定。

真空吸料填充，一般用于微丸、微片、微囊等有一定形状的内容物填充。填充过程，通过真空将固态药物吸入计量管中，再断开真空，药物进入胶囊囊体中。真空压力影响装量，压力太小，在转动过程计量管中的药物容易被甩出，造成装量偏小，压力太大，会吸住多余的药物，可能造成装量偏多。

实施指导

A. 硬胶囊填充类型

a. 粉末 / 颗粒填充

粉末 / 颗粒特征与胶囊填充过程中的产品质量有特定关联，粉末 / 颗粒胶囊灌装工艺需关注的粉末 / 颗粒特性包括但不限于：

- 流动性
- 松密度和振实密度
- 粒子大小和粒度分布
- 粒子形状
- 内部颗粒黏着力
- 水分

b. 小丸填充

通常状况下填充在硬囊壳中的为小丸或球状体。一般采用真空将微丸吸入填充管中，断开真空，微丸落入胶囊囊体中。

c. 片剂填充成硬胶囊

可将微片或小型胶囊填充到硬胶囊中。受限于胶囊的直径对于内容物的尺寸有一定的限制，一般需要小于装填的胶囊内径。采用真空将微片 / 小型胶囊吸入填充管中，断开真空，微片 / 小型胶囊落入胶囊囊体中。

d. 多组分灌装

很多装囊机可填充一种或多种组分到胶囊中。每个组分需要有独立的灌装站。

B. 硬胶囊填充过程

a. 检查准备

对用到的区域进行检查确认，包括设备设施完好，现场无和本批无关文件，温湿度符合要求，区域、设备设施及容器具在清洁消毒效期内。

领取硬胶囊填充用物料，需确认物料的名称、批号、重量及质量状态正确，且在规定的暂存期内。

b. 上料

上料一般采用重力下料或真空上料方式，尽可能使用密闭操作，避免粉尘的产生。

c. 填充

同型号不同供应商的胶囊壳，在尺寸上可能略有差异，可能会导致下囊不畅，分囊率低等问题。更换胶囊壳供应商前，需测试胶囊壳上机率。

硬胶囊填充通过充填管定量药粉，为了确保每个填充管的粉量差异在可接受范围内，对填充管的精度要求较高。

硬胶囊填充关键操作参数一般有填充速度、装量刻度、真空度等。不同填充速度下，填充管会有一个离心力，在相同的装量刻度，可能填充量会有所差异。真空度一般用于将囊帽和囊体分离；对于微丸的胶囊填充，真空度也用于微丸的填充，将微丸吸附在真空管中，放入胶囊囊体，再断开真空使微丸进入囊体中。

填充前，对设备进行调试确认，确认设备各项功能正常，进行试填充，试填充过程至少需要将每个填充管填出的胶囊进行粒重或装量检测，确保每个填充管填出的胶囊均符合装量要求。

填充过程中，粉体一直处于运动过程，粉体的变化可能会导致填充量有差异，需对胶囊重量（平均重量和单粒重量）进行监控。

从胶囊填充机出来的胶囊需经过抛光、筛选和金属检测，将胶囊表面抛光，将空胶囊、囊帽、囊体分选出，把含金属异物的胶囊剔除。胶囊进入抛光段，胶囊随毛刷转动往前运动，使得胶囊外表面粉尘被除去；胶囊再进入筛选段，通过真空负压将重量过轻的残次品如空胶囊、囊帽、囊体剔除；剩下的胶囊进入金属检测机，有金属异物的胶囊被自动剔除，正常的胶囊进入产品收集桶。

由于温湿度对胶囊有一定影响，填充过程需要控制环境温湿度，同时填充过程尽量减少空胶囊壳和胶囊的暴露时间，避免长时间的暴露导致填充过程异常或产品质量受影响。

d. 清场

生产结束后，需计算本过程的物料平衡和收率并按存储条件进行暂存，最后对房间设备设施进行清理清洁。

C. 生产过程控制

硬胶囊剂中间过程质量控制指标：一般商业化生产中控制胶囊外观、胶囊重量（平均重量和单粒重量）及装量差异（当单粒重量出现偏大或偏小值时，应进一步确认装量差异能否满足要求）、胶囊锁合长度（如需要）、崩解时限（如需要）；针对产品全生命周期中关键批次：如工艺验证、临床研究、上市后变更等批次，应监测胶囊剂量单位均匀度，根据研究结果并结合质量风险管理，建立商业化生产批次剂量单位均匀度有效控制的策略。

外观：重点关注胶囊壳的颜色、印字、外观是否圆整光亮、锁合牢固，不允许有破头、沙眼、梅花头、皱皮、破口、缺口、瘪头、气泡等现象。

胶囊重量（平均重量和单粒重量）及装量差异：《中国药典》通则 0103 胶囊剂项下规定，平均装量或标示装量在 0.30g 以下的，装量差异应不超过 ±10%，否则，装量差异应不超过 ±7.5%（中药 ±10%）；另外，胶囊成品的含量与胶囊装量直接相关；故胶囊填充过程胶囊重量的控制标准应结合成品装量差异与含量的可接受标准适当收严，例如：成品含量可接受标准为 95%~105%，理论装量为 400mg，则胶囊填充过程平均重量可控制在理论重量的 97%~103%，单粒重量控制在理论重量的 95%~105%，装量差异不超过 ±5%。

胶囊锁合长度：根据工艺要求给定控制标准，通常与胶囊壳厂家提供的锁合长度标准保持一致。

崩解时限：《中国药典》通则 0921 对不同的胶囊剂成品崩解时限的检测条件及控制标准要求不同，胶囊填充过程崩解时限控制标准可结合剂型特点、药典对相应成品的控制要求及工艺的要求给定。

剂量单位均匀度：取样一般不少于 20 个时间点，应涵盖胶囊填充开始、结束、中间停机再开启的过程，储料罐和中间体容器的加料过程等，每个时间点至少取样 7 粒，若有特殊情况，如批量小、填充时长较短等，无法满足上述取样量的要求，应有科学的说明。样品检测量及数据评价要求详见《化药口服固体制剂混合均匀度和中控剂量单位均匀度研究技术指导原则（试行）》。

另外，ISPE 针对混合均匀度及剂量均匀度也提出了相应的建议，介绍了在产品生命周期中不同阶段的控制策略，详见 ISPE 文件：*Recommendations for the Assessment of Blend and Content Uniformity: Modifications to Withdrawn FDA Draft Stratified Sampling Guidance*。

要点备忘

- 装机前应确认领取的配件特别是计量盘、填充管等的正确性和完好性。
- 填充过程注意对环境温湿度的控制，避免温湿度过高，胶囊暴露时间过长，导致胶囊剂变软，发黏，膨胀，微生物滋长等。
- 胶囊填充设备应配备局部除尘设施，避免填充过程粉尘扩散。
- 应检查在线剔除功能 / 设备（如筛选、金属检测机等）是否正常，确保异常产品被正确剔除。
- 填充过程中间控制样品应按规定抽取并及时检测，有不良趋势应及时反馈到岗位操作员，对参数进行调整；检测结果有异常，应对相应产品做好隔离并调查。

5.1.7.2 软胶囊

技术要求

软胶囊剂生产工艺过程包括溶胶、压丸、干燥、拣丸、洗丸、印字等步骤。

囊材的性质与处方直接关系到胶囊的成型与美观，其囊材的主要成分是胶料、增塑剂、附加剂和水等四类物质。最常用的胶料是明胶、阿拉伯胶，也有许多天然、半合成及合成物质被用来代替明胶制备软胶囊的囊壳，其中有天然的树胶或聚合物（阿拉伯树胶、黄蔑胶、琼脂等）、半合成的树胶或聚合物及合成的树脂或聚合物（聚甲基丙烯酸树脂、聚乙烯吡咯烷酮、泊洛沙姆等）。增塑剂一般为甘油、山梨醇、丙二醇中的一种或其混合物。附加剂主要包括着色剂、遮盖剂、矫味剂（香料等）和防腐剂。软胶囊的弹性大小取决于囊壳中干明胶、增塑剂及水三者之间的重量比。而干明胶与增塑剂的重量决定囊壳的硬度。

软胶囊中填充的液体内容物通常有以下三类：

- 与水不相混溶的挥发性或不挥发性的液体，如植物油或芳香油。

- 能与水混溶的不挥发性的液体如聚乙二醇和非离子性表面活性剂。
- 能与水相溶而挥发性小的化合物如甘油、丙二醇和异丙醇。

如果药物是亲水性的，往往会引起胶囊壳中水分发生改变，因此内容物应保持适量的水分。药液中含水分超过 50% 或含低分子量与水互相混溶的挥发性溶剂如乙醇、丙酮、胺、酸及酯类等，均能使软胶囊软化或溶解，因此不宜制成软胶囊剂。药物若是固态，首先将其粉碎过 100~200 目筛，再与油混合，经胶体磨研匀，或用低速搅拌加玻璃砂研匀，使药物以极细腻的质点形式均匀的悬浮于油中。

软胶囊的制法有两种：滴制法和压制法，压制法又分平模压制和滚模压制。压制过程中混悬的药液需要持续搅拌，以确保剂量单位均匀度；胶液需要保持在合适的温度以保持均质状态。

软胶囊干燥过快反而欲速而不达，严重的会造成外观质量不合格和崩解度变差，因此应在预干一定时间后采用自然风干。

拣丸过程中应严格控制胶囊出料速度，避免由于惯性导致不合格胶囊进入合格区域或合格胶囊进入不合格区域。

洗丸的目的是将胶囊表层的油脂去除，关键点是选择合适的溶剂，既要达到清洗的目的，又要确保不因为过多的残留而影响产品质量。

印字是在软胶囊囊皮上以适当的方式印上文字或图案，常用的方法有：字模印字法、喷墨印字法、激光刻字法。印字用油墨应为药用级别或食用级别，印字过程中要随时抽查胶囊的印字质量，确保胶囊印字清晰、完整。

实施指导

A. 溶胶

将增塑剂、纯化水及附加剂按照规定的比例和顺序，加入密闭容器中，加热搅拌混合，升温至规定的温度后加入明胶颗粒，继续搅拌至明胶全部溶化为胶液，开启真空泵至规定的真空度进行脱泡，直至制得均质胶液，必要时，过 100 目筛网后使用。制好的胶液应保温、静置存放，并在规定时间内使用。

B. 压丸

a. 滴制法

将药液加入料斗中；明胶浆加入胶浆斗中，并保持一定温度；盛软胶囊器中放入冷却液（必须安全无害，和明胶不相混溶，一般为液体石蜡、植物油、硅油等）。根据每一胶丸内含药量多少，调节好出料口和出胶口，胶浆、药液先后以不同的速度从同心管出口滴出，明胶在外层，药液从中心管滴出，明胶浆先滴到液体石蜡上面并展开，药液立即滴在刚刚展开的明胶表面上，由于重力加速度，胶皮继续下降，使胶皮完全封口，药液便被包裹在胶皮里面，再加上表面张力作用，使胶皮成为圆球形，由于温度不断地下降，逐渐凝固成软胶囊。制备过程中必须控制药液、明胶和冷却液三者的密度以保证胶囊有一定的沉降速度，同时有足够的时间冷却。

b. 压制法（滚模式压制法）

胶液分别由软胶囊机两边的输胶系统流出铺到转动的胶带定型转鼓上形成胶液带，由胶盒刀闸高低调整胶带厚薄。胶液带经冷源冷却定型后，由上油滚轮揭下胶带。自动制出的两条胶带，由左右两旁向中央共相对合的方向靠拢移动，在分别穿过左右各自上油滚轮时，完成涂入模剂和脱模剂工作，然后经胶带传送导杆和传送滚柱，从模具上部对应送入两平行对应吻合转动的一对圆柱形滚模间，使两条对合的胶带一部分先受到楔形注液器加热与模压作用而先黏合，此时内容物料液泵同步随即将内容物料液定量输出，通过料液管到楔形注液器，经喷射孔喷出，充入两胶带间所形成的由模腔包托着的囊腔内。因滚模不断地转动，使喷液完毕后的囊腔旋即模压黏合而完全封闭，形成软胶囊。压制法的关键控制点为：胶皮厚度、设备转速、胶盒温度、喷体温度、内容物装量、冷水温度等。

C. 干燥

压制后的软胶囊通过传送带送入预干转笼内，通过转笼旋转和风机吹风使胶囊囊壳的水分快速散失达到定型的目的，经预干后的胶囊放于托盘内并放于干燥隧道或干燥间内通过空调系统除湿干燥。预干的温度和时间、终干的环境温湿度是软胶囊干燥的关键控制点。

D. 拣丸

拣丸是控制软胶囊大小的一种方式，其操作简介如下：首先，在加料料斗中加入待拣产品；通过一个振荡器向直径分拣区加料，在此区域将粘连在一起的软胶囊剔除。接着通过一个倾角可以调节的胶囊分配单元分别引导软胶囊进入厚度分拣区的转辊轨道；两个转辊轨道之间形成一个梯形缝隙，由上到下逐渐加宽，利用设定的界定值将该梯形缝隙分为三个区域，然后通过转辊的运转，输送软胶囊分别进入相应的区域。

E. 洗丸

洗丸是通过乙醇或异丙醇等清洗溶剂将胶囊表层的油脂去除，洗涤形式主要分冲淋式和浸泡式，包括超声波技术应用。清洗后的软胶囊应充分晾干，让清洗溶剂彻底挥发，必要时可检测清洗溶剂的残留情况。

F. 印字

字模印字法：主要就是按文字或图案样刻在一硬质模上，舔上印油，在排列好的软胶囊表面像盖章一样将文字图案印在胶囊上面，由于印墨属于食品级并会快速挥发达到干燥后色印留驻产品上的目的。字模印字一般为单色且个别会模糊印字不清，因此其对字和图案的大小有一定要求范围。

喷墨印字法：喷墨印字法使用喷墨印字机技术，靠光感应到丸后而由特制喷嘴细微喷射孔定量定位喷射出食品级色墨喷印在丸外表面上，墨会极其迅速地挥发去溶剂并干燥。喷墨印字机反应迅速，软胶囊排列速度有多快，其速度就多快，是非常有效的印字设备，相对字模印字机，速度快清晰度好，质量更好。由于喷嘴是平面喷射文字或图案，而丸是球拱曲面，所以边缘图案文字可能会走形，所以要特别注意软件的配选。

激光刻字法：是利用激光技术像刻图章般在软胶囊外表面阴（凹）刻下文字或图案，字体细度能达到 0.005mm。使用该技术进行印字时各项参数的设计尤为重要，确保胶囊印字完好且不穿透胶皮影响产品质量。

G. 生产过程控制

溶胶：胶液制备终点应检测其黏度和水分。

软胶囊内容物（药液）制备：药液制备好后，应检查其外观，应均匀无异物；必要时检测含量，应在规定的控制范围。

压丸：压丸过程应监测制得软胶囊的外观及粒重（平均粒重和单粒重量）。外观形状应与目标形状一致，且表面应光滑；装量的控制标准应结合成品装量差异（见《中国药典》通则 0103 胶囊剂）及成品含量的要求适当收严。

干燥：干燥终点应检查软胶囊的外观和水分，外观应光滑、无粘连、裂痕等。

拣丸：拣丸过程应从拣丸设备合格产品区抽查软胶囊的外观，确认合格区产品大小及形状均符合规定。

洗丸：必要时，在软胶囊晾干后检测清洗溶剂的残留量，确保符合残留溶剂的控制要求。

印字：印字过程需要高频率检测产品外观，确保印字内容呢正确、清晰。

要点备忘

● 溶胶工序应严格控制物料的加入顺序、溶胶的温度、时间，脱气的真空度与时间；配制好的胶液应保存在保温容器中，在规定时间内使用。

● 内容物若为混悬液，压丸前应搅拌均匀，压丸过程也应持续搅拌，确保产品剂量单位均匀。

● 压丸过程需要密切关注胶皮的厚度与均匀度，高频率检查软胶囊的重量和形状，以确保压制的软胶囊均匀一致。

● 无论印字的字模，还是设置的印刷或刻印内容，均需由第二人复核，同时，印字过程需要频繁检查软胶囊外观，以确保印字内容的正确、清晰。

5.1.8 胶囊检重

背景介绍

为了更好地确保胶囊装量差异符合要求，可在胶囊灌装步骤之后进行 100% 重量检查。

技术要求

重量检查采用自动称重设备，设备上有多个轨道，每个轨道下连接一个微型称量单元，每粒胶囊通过检重轨道，快速地通过称重单元并被精确称量，粒重超限的胶囊被剔除至剔除箱中，粒重合格的产品则被收集至合格产品收集处。称量单元的准确性至关重要，应定期对其进行检查。

实施指导

胶囊称重可和胶囊填充连续进行，也可作为一个独立的工序，以下为单独作为一个工序的生产过程。

生产过程

a. 检查准备

对用到的区域进行检查确认，包括设备设施完好，现场无和本批无关文件、产品等，温湿度符合要求，洁净物品、工具等在清洁消毒效期内。

领取待检重胶囊，核对并确认产品名称、批号、数量、质量状态等信息正确，产品在规定的暂存期内。

b. 上料

上料一般采用重力下料或真空上料方式，真空上料时需避免对胶囊造成损伤。

c. 称重

每批生产前和生产结束，需对检重秤进行校准，同时对重量超限剔除功能进行确认。

d. 清场

生产结束后，需计算本过程的物料平衡和收率并按存储条件进行暂存，最后对房间设备设施进行清理清洁。

要点备忘

- 称重设备应定期校准，确保其精度和准确度满足生产需求。
- 根据胶囊的理论重量及控制标准要求设定合适的设备运行速度，并在每批生产前和生产结束确认剔除功能正常。
- 装量剔除范围应结合《中国药典》通则 0103 胶囊剂的要求及成品含量可接受标准，合理制定。
- 检重过程注意对环境温湿度的控制，避免温湿度过高，胶囊暴露时间过长，导致胶囊剂变软，发黏，膨胀，造成微生物的滋长。

5.1.9 包装

背景介绍

包装是为流通过程中保护产品，方便储运，促进销售，采用容器、材料和辅助物等按一定技术方法的操作活动。包装的作用具体如下：

- 保护商品，免受日晒、风吹、雨淋、灰尘沾染等自然因素的侵袭，防止挥发、渗漏、溶化、沾污、碰撞、挤压、散失以及盗窃等损失。

- 给流通环节贮、运、调、销带来方便，如装卸、盘点、码垛、发货、收货、转运、销售计数等。

技术要求

包装材料的选择需要考虑对产品在运输和存储中的保护，同时也要考虑成本。在研发阶段通过实验确认产品对光、湿度等的稳定情况，选择合适的包材：例如对光敏感的，在材质上可选择遮光性的包材（如棕色或其他不透明的包材）；对湿度比较敏感的产品，则可以考虑使用双铝包装。

固体制剂产品常用的包装方式有：瓶包装、泡罩包装和袋包装。

瓶包装设备一般由理瓶机、数粒机 / 粉末灌装机、旋盖机、封口机及贴标机等部分组成，且通常配备自动质控系统，如理瓶机的自动反吹功能，数粒机针对数粒错误、含有断片异常药瓶的剔除功能，旋盖机对旋盖高度异常药瓶的剔除功能，铝箔封口机对瓶盖缺铝箔药瓶的剔除功能，贴标机针对无标签、空白签、标签批号错误药瓶的剔除功能等，从而确保所包装产品数量正确，密封性符合要求。

泡罩包装根据封装材料不同，可分为铝塑包装、铝铝包装、纸铝包装等，可以是一条包装线满足上述多种材料要求，也可以是一种或两种。生产过程包括以下步骤：泡罩成型、药片填充入泡孔、铝箔覆膜封合、裁切，主要控制参数为成型模加热温度和冲压成型的压力（如为双铝包装则为冲压成型的压力）、热封温度及压力、包装速度等。泡罩包装机通常配备的质控系统有：覆盖膜信息识别系统，用于确认覆盖膜的正确性；药片填充后的照相剔除系统，用于剔除空药板、缺粒及含残缺片的药板、含颜色及形状异常药片的药板。

袋装包装生产过程包括以下步骤：制袋、灌装、封口、冲切。主要控制参数为灌装速度、小袋封合温度等。袋包装机通常配备的质控系统有：复合膜条码识别系统，用于确认复合膜的正确性；光标定位系统，用于确保每一个小袋印刷内容的完整性；灌装剂量的在线检重剔除功能，用于自动剔除重量异常的产品；冲切剔除系统，用于自动剔除冲切位置偏移的产品。

装盒机由下料单元、说明书折纸单元、包装盒供给单元、推舌单元等组成，全部由机械动作进行装盒。通常配备的质控系统有：对于说明书缺失、缺料、纸盒打不开等问题能自动检测并定位停机的功能；小盒及说明书识别码扫描与异常自动剔除功能，以保证小盒与说明书 100% 的正确性。

为了保证最小包装单元药品的可追溯性，已有多国对此有相应的规定，产品的追溯应满足注册当地的法规要求，例如我国的《药品追溯码标识规范》《药品追溯消费者查询结果显示规范》等；美国 DSCSA 供应链安全法案 *Product Identifiers Under the Drug Supply Chain Security Act Questions and Answers Guidance for Industry*；欧盟反假药指令欧盟人用药品包装上安全特征的详细规则 *European Parliament and of the Council by Laying Down Detailed Rules for the Safety Features Appearing on the Packaging of Medicinal Products for Human Use* 等。药品追溯系统的组成主要有：条码或二维码生成，打印，读取，上传的计算机硬件和软件，扫描枪，打印机以及追溯码跟踪、查询、存储的信息化平台。

实施指导

A. 包装过程

a. 包材的领用、退回及处理

①包装材料的领用：根据待包装产品的数量计算出本批需用各种包材的数量，由生产主管制定批包装生产指令。包装岗位人员根据批包装指令到包材仓库领用包材，按指令以最少整数箱备货，包材管理员与岗位操作员共同核对品名、规格、批号、数量，并填写相关记录。

②包装材料的退回：整批包装生产结束时，包材管理员和岗位操作人员一起称重或点数、核对品种后，指定托盘摆放。称重包材包括：铝箔、PVC、PE 膜、复合膜、烟膜。点数包材包括：塑料瓶、盖、盒、说明书、签、箱皮、纸托，核算物料平衡，贴好物料标签后退回。

③废包材的处理：所有废弃包材（包括已打印批号的剩余包装材料）由岗位操作员统计数量，在 QA 监督下销毁并记录。

b. 瓶包装

①理瓶：岗位操作员根据包装记录上的理瓶机生产参数进行设定，每批正式生产前应对参数进行核对。岗位操作员将瓶子倒入理瓶机内，通过理瓶机将瓶子理到传送带上，传送至数粒装置处进行灌装。理瓶机上的反吹功能非常重要，可有效避免异物被带入所包装的产品中。

②数粒装瓶：岗位操作员在数粒机上设定好对应产品的生产参数（如计数设定、数粒速度等）后，将待包装的产品倒入数粒机的料斗内，开启数粒机。设备带自动

剔除功能时，应在包装开始前进行剔除功能测试，设备应可以自动剔除计数错误和有残片的药瓶。在包装过程中应周期性检查装量的准确性，以及测试剔除功能。

③旋盖：岗位操作员在旋盖机上设定好对应产品的生产参数（如旋盖轮速度等）后，将瓶盖倒入旋盖机的料斗内，开启旋盖机。设备带自动剔除功能时，应在包装开始前进行剔除功能测试，设备应可以自动剔除旋盖后瓶身高度不符合要求的药瓶。在包装过程中应周期性检查所旋瓶盖的松紧度。

④封口：岗位操作员在封口机上设定好对应产品的生产参数后，开启封口机。设备带有自动剔除不含铝箔衬垫的瓶盖功能时，需要在包装开始前对剔除功能进行测试。在包装过程中应周期性检查剔除功能，以及药瓶的气密性。

⑤贴标签：岗位操作员首先要核对标签版本的正确性。设备带有标签条码检测系统时，还应该开启标签条码检测功能，100% 确认标签的正确性。将标签安装好后，正式开始包装前，需双人核对确认标签上打印的产品批号 / 生产日期 / 有效期信息正确。设备带有自动控制系统时，还应该开启并剔除无签、空白签以及标签批号信息不正确的瓶体，并对剔除功能进行测试。在包装过程中应周期性对剔除功能进行测试，并检查标签上产品批号 / 生产日期 / 有效期信息的正确性。

c. 泡罩包装

岗位操作员首先要核对印字铝箔版本的正确性。泡罩包装设备带有条码扫描系统时，应开启条码扫描系统，100% 确认铝箔的正确性。

先调整好设备参数（如包装速度、热封板温度等），设定好批号和效期，需双人核对确认板上打印的产品批号 / 有效期信息正确然后进行产品包装，在包装过程中应人工或者使用自动化设备检测并剔除缺片、有残粒或者空板的泡罩版，并且周期性对泡罩包装设备的剔除功能进行测试，通过 IPC 抽查检查铝塑板的气密性。

d. 小袋包装

岗位操作员首先要核对复合膜版本的正确性。设备带有条码检测系统时，还应该启用该功能，100% 确认复合膜的正确性。岗位操作员根据包装记录上的生产参数进行设定，每批正式生产前应对参数（如热封温度）进行核对。正式开始包装前，操作员需要对光标对版情况及灌装量进行调试，灌装量应确保能满足《中国药典》通则 0104 的要求；还需要双人核对确认标签上打印的产品批号 / 有效期信息的正确性。设备带有自动控制系统时，应该开启并剔除光标对版超过允许的偏差，批号信息不正确，装量异常或冲切位置偏移的小袋。在包装过程中应周期性对自动剔除功能进行测试，确保自动控制系统的有效性。

e. 装盒

岗位操作员首先要核对印字包材（如药盒和说明书）版本的正确性。装盒设备带有自动说明书和药盒条码扫描系统时，应开启条码扫描系统，100% 确认说明书和药盒的正确性。正式开始包装前，需要双人核对确认药盒上打印的产品批号 / 生产日期 / 有效期信息正确。设备带有药盒批号打印检测系统时，还应该开启并 100% 检测并剔除批号效期打印不全或者缺失的药盒。在包装过程中应周期性检查标签上产品批号 / 生产日期 / 有效期信息的正确性，药盒中的说明书和泡罩板等数量正确。盒装线还应该配备检重剔除系统，剔除缺说明书、缺药板的药盒。

f. 药品追溯码关联

药品的最小销售单元上预印或在线打印药品追溯码，中包和大箱上的追溯码在线打印。在药品追溯码赋码系统中扫描各级追溯码，使各级包装单元（小盒、中包、大纸箱）的追溯码建立关联关系。任务结束后，上传关联关系至追溯码系统。

g. 裹包、装箱

包装员在裹包机上设定好对应产品的生产参数后，开启裹包机。应检查每裹包的外观是否整齐，产品批号 / 生产日期 / 有效期信息是否正确后装箱，应确认纸箱的品名、规格、数量、产品批号 / 生产日期 / 有效期信息是否正确，正确无误后封箱。

B. 包装过程控制

应检查、检测以下关键质量指标：

- 产品和包装材料是否正确，领料和上机人工确认，在线监控装置的功能开机、关机，过程中确认。
- 打印信息是否正确：包装开始需双人确认产品批号、生产日期、有效期信息的正确性，包装过程中、结束均需确认打印信息的正确性、完整性和可读性。
- 包装是否完整：包装开始、结束时应抽查气密性，包装过程中应阶段性抽查气密性，另外，中间过程参数调整或意外停机可能影响到产品气密性时，均应抽查。气密性检测方法参照 GB/T 15171（《软包装件密封性能试验方法》）或 ASTM D3078（《气泡排放测定软包装中泄漏的标准测试方法》）等，所用方法的有效性应进行确认。
- 装量或数量：包装的开始、中间过程参数调整或意外停机、结束时应抽查产品装量、数量的正确性，可通过称重或人工计数等方法。

要点备忘

- 印字包材应上锁管理，生产前领取时需要核对包材的正确性。
- 主要的印刷包材（如说明书、小盒等）应印有专属条码，包装设备尽可能配备相应的条码扫描及剔除功能，且包装过程需要定期对上述功能进行确认，以有效避免混淆的发生。
- 理瓶机应配备反吹功能，避免异物带入所包装产品中。
- 数粒机数粒的正确性及对缺损片的剔除功能，旋盖机的旋盖高度异常剔除功能，铝箔封口机的缺铝箔剔除功能及封口气密性应在包装过程定期确认，以保证装量正确，密封完好。
- 泡罩包装机尽可能配备条码识别功能，摄像剔除功能，且应在包装过程定期进行确认，以保证包装质量符合要求。
- 装盒机应尽可能配备条码识别剔除功能，批号效期检查剔除功能，检重剔除功能等，且应在包装过程定期进行确认，以保证包装质量符合要求。
- 包装全过程均需注意所用包材和打印信息的正确性，包装结束需关注标签、说明书等印刷包材的数量平衡，剩余已打印批号印刷包材应在 QA 监督下销毁。

5.2 技术转移

背景介绍

技术转移的目的是系统全面地将产品从研发转移至生产，或在不同生产地点间转移，以实现产品的工艺与质量得到重现为目标，为产品实现商业化或产能扩大提供基础。

技术转移通常包括新产品从研发向生产转移；产品在场地内或者不同的生产场地之间的转移。

技术转移，尤其是不同公司之间的技术转移，具有法律和经济影响，其中可能包括知识产权、利益冲突和保密协议等。因此，应在规划和实施转移之前和期间解决此类问题。

实施指导

企业应组建技术转移团队，建立技术转移规程，来管理和实施各种类型的技术转移，以确保各类技术转移的有序和可控。技术转移通常按照项目进行管理，一般分为以下实施步骤：

A. 技术转移的项目启动

在技术转移之前，转出方应对技术转移的可行性进行评估，包括技术、质量、监管和法律等方面的评估。技术转移评估通常由对拟转移的产品具有知识和经验的专业技术人员参与。评估的内容包括但不限于以下：

- 对接收方的条件、技术水平、质量管理情况进行现场考核，确认其具有完成受托工作的能力，并能保证符合各项法规的要求。
- 评估接收方厂房设施是否满足拟转移产品的生产要求。
- 拟转移的品种与原有品种的共线风险评估，确认是否共线。
- 评估接收方的生产设备、检测仪器与转出方的差异，是否满足拟转移产品的生产和检验要求，确认需要补充的硬件（设备、模具、备件等）投入情况。
- 评估接收方企业的稳定发展能力。
- 评估接收方生产业务的可持续性以及转移后工艺放大的能力。
- 评估技术转移中将涉及的生产监管事项变更和注册管理事项变更。
- 评估技术转移中涉及的知识产权的管理等。
- 评估接收方所在地相关法规（如药品监管、EHS、废物处理等）的特殊要求。
- 评估转移产品的产能和成本预算对比。

技术转移评估小组完成技术转移的可行性评估后，由转出方和接收方公司高层对产品技术转移申请做出最终决定。

B. 技术转移的组织和规划

a. 组建技术转移团队

批准转移后，转出方和接收方应组建技术转移团队，明确团队成员的职责，通常要求以书面形式确定转移团队成员及各自的电话、邮件等联系方式，成员通常包括转出方与接收方的技术转移项目经理及质量管理、生产技术、分析方法、法规注册、EHS、法规事务等方面的技术转移小组成员。

b. 技术转移项目计划

转出方和接收方技术转移项目经理共同拟定技术转移项目计划和进度表，明确各项工作的时间节点要求，确定转移各步骤的接收标准，制定双方定期的沟通交流机制。技术转移项目计划应由转出方和接收方共同审核和批准。

c. 签署委托生产合同和质量协议

转出方和接收方应签署书面的委托生产合同和药品委托生产质量协议，落实药品管理法律法规及药品生产质量管理规范规定的各项质量责任，保证药品生产全过程持续符合法规要求。

委托生产合同的内容包括委托生产的法律依据，合同双方的基本要求和职责，货期、加工费用和付款方式，验收标准，合同终止条件等。

药品委托生产质量协议的具体内容要求应遵照GMP（2010年修订）和国家药监局发布的关于药品委托生产质量协议指南。质量协议的起草应由持有人和受托方的质量管理部门及相关部门共同参与，其技术性条款应由具有制药技术、检验专业知识和熟悉GMP的主管人员拟订。质量协议双方应当遵守药品管理的法律法规和技术规范要求，履行GMP规定的相关权利和义务，以及质量协议的各项规定，并各自依法承担相应的职责。

C. 技术转移的实施

a. 技术文件准备和传递

转出方应当向接收方提供项目转移所有必要的技术资料，以使接收方能够按照药品注册和其他法定要求正确实现所转移的技术。技术转移文件包通常包括内容见表5-2。

表5-2 技术转移文件包通常包括内容

序号	文件名称	研发到生产	生产厂到生产厂	备注
1	注册批准的资料 （包括药品注册证书、生产工艺信息表、药品注册标准、说明书、药品补充申请批件、变更备案公示）	不适用	必需	
2	生产处方和工艺开发报告 ［包括产品设计空间、关键质量属性（CQA）、关键工艺参数（CPP）、控制策略等内容］	必需	如需可提供	
3	产品的生产和包装工艺规程	不适用	必需	

续表

序号	文件名称	研发到生产	生产厂到生产厂	备注
4	产品的生产和包装主批记录	不适用	必需	
5	工艺验证方案和报告	不适用	如需可提供	
6	产品清洁方法	如需可提供	必需	
7	清洁验证方案和报告	不适用	如需可提供	
8	转移方使用的所有设备的总说明（包括工作原理、构造、产能和速度）	如需可提供	必需	
9	模具图	如需可提供	必需	
10	模具的材质构成	可选	可选	
11	任何特别的环境 / 工艺条件要求（即湿度控制、氮保护等）	必需	必需	
12	产品的安全数据表	如需可提供	必需	
13	劳动保护用具的要求	必需	必需	
14	原辅料和包材供应商清单	必需	必需	
15	原辅料和包材供应商档案资料	可选	可选	
16	原辅料和包材的分析方法开发报告	必需	如需可提供	
17	原辅料和包材的分析方法验证方案和报告	不适用	必需	必要时提供典型图谱
18	原辅料和包材的质量标准和检验方法	必需	必需	
19	原辅料和包材的安全数据表	必需	必需	
20	原辅料溶解性能信息和数据	如需可提供	如需可提供	
21	印刷包装材料的设计稿	可选	可选	
22	中间产品的分析方法开发报告	必需	如需可提供	
23	中间产品的分析方法验证方案和报告	不适用	必需	必要时提供典型图谱
24	中间产品的质量标准和检验方法	必需	必需	
25	化学残留分析方法开发报告	如需可提供	如需可提供	
26	化学残留分析方法验证方案和报告	如需可提供	必须	
27	产品的分析方法开发报告	必需	如需可提供	
28	产品的分析方法验证方案和报告	不适用	必需	必要时提供典型图谱
29	产品的质量标准和检验方法	必需	必需	

续表

序号	文件名称	研发到生产	生产厂到生产厂	备注
30	产品检验报告书	如需可提供	必需	必要时提供典型图谱
31	中间产品暂存考察报告	必需	必需	
32	产品的稳定性考察方案和报告	如需可提供	必需	
33	产品安全性数据 ［如每日允许暴露剂量（PDE）、职业接触限值（OEL）、最大日服用剂量等］	如需可提供	必需	
34	产品年度回顾报告	不适用	如需可提供	
35	产品相关的偏差 /OOS 情况汇总	不适用	如需可提供	
36	产品相关的变更情况汇总	不适用	如需可提供	

知识传递：在技术转移实施前，转出方应对接收方的技术人员进行培训，使接收方充分了解产品的生产工艺和检验方法。转出方在进行关键工艺步骤期间，由接收方派人员去转出方进行现场学习，或是接收方在进行转移活动过程中，由转出方派人前来接收方给予现场指导。

b. 差距分析

收到转出方转移的产品技术文件后，接收方应运用风险管理工具进行差距分析，通常包括：多产品共线生产可能存在的风险，新引入产品的清洁要求是否影响目前清洁验证状态；生产设备和设施及其验证状态是否满足新转入产品生产工艺及控制的要求；检测仪器及其验证状态是否满足转移项目涉及的物料、中间产品及成品的检测要求；物料仓储条件（有无特殊温湿度要求）、生产厂房环境（有无防爆、除尘功能）是否满足转移项目要求；转移前后生产批量、生产设备变化可能引起工艺参数的变化等。接收方依据差距分析结论，对不同风险级别分配不同资源和时间，制定详细方案，明确需要采取的降低风险的措施。

c. 技术转移项目计划（或技术转移方案）

接收方技术转移小组按管理程序要求制定技术转移项目计划（或技术转移方案），依据差距分析结论，明确此项目技术转移过程中需要确认和验证的内容、时间节点、负责人等。

依项目计划（或技术转移方案），准备相应方案，实施技术转移。

d. 试生产批

根据技术转移文件和生产场地的设备设施情况，接收方负责准备试生产的方案，在试生产方案中应该规定数据的收集和评估要求，报转出方批准。试生产批次通常为中试规模和商业化规模，一般至少有一批商业化规模。

e. 分析方法转移

分析方法转移是保证不同实验室之间获得一致、可靠和准确检测结果的一个重要环节，同时也是对实验室检测能力的一个重要评估。分析方法转移可通过多种途径实现。最常用的方法是相同批次均一样品的比对试验或专门制备用于测试样品的检测结果的比对试验。其他方法包括：实验室间共同验证、接收方对分析方法进行完全或部分验证和合理的转移豁免。分析方法转移实验、转移范围和执行策略制订要依据接收方经验和知识、样品复杂性和特殊性、分析过程的风险评估。

分析方法转移前，双方通过讨论达成共识并制订文件形成转移方案。在分析方法转移方案中应明确分析方法转移成功的评价标准。当分析方法转移成功后，双方应共同起草方法转移报告，报告应提供与可接受标准相关的实验结果，确认接收方已具备使用所转移分析方法的资格（《中国药典》指导原则 9100 分析方法转移指导原则）。

f. 工艺验证

根据试生产批的结果和工艺验证指南及变更指南的要求，决定所需的工艺验证工作。工艺验证一般要求为连续生产的三批，且生产工艺应该是一致的。在工艺验证方案中应该规定数据的收集和评估要求（包括使用的统计学方法，溶出曲线的对比要求等），以及工艺验证通过的条件。

g. 清洁验证

根据清洁验证相关的指南和接收方管理规程的要求进行书面评估，决定所需的清洁验证工作。

h. 稳定性研究

技术转移的工艺验证批产品应进行加速和长期的稳定性考察及一些特殊条件稳定性考察。如果产品包括多个剂量规格和包装规格，可以参考 ICH Q1D，采用括号法或矩阵法设计稳定性考察方案。产品稳定性的考察应充分考虑技术转移过程所有注册管理事项变更的申报要求以及商业化的要求。

i. 可比性研究（质量等同性研究）

对于已获批的产品，技术转移的转出方和接收方应进行产品转移前后的质量等同性研究，研究内容包括对比产品技术转移前后的产品处方组成、生产工艺和设备、产品批量、产品工艺参数和过程控制标准、物料的供应商和物料的接收标准、中间产品的质量标准和检验数据、成品的质量标准和检验数据（包括成品全项检验结果、混合均匀度和含量均匀度、溶出曲线等质量研究数据）、稳定性数据等。除此之外，需要提醒如有刻痕的药片，需根据《化学仿制药口服片剂功能性刻痕设计和研究技术指导原则（试行）》进行对比研究。

j. 变更事项

技术转移中还需要考虑相关的生产监管事项的变更和注册管理事项的变更工作和办理时限要求，具体按照《药品生产监督管理办法》《药品注册管理办法》《已上市化学药品药学变更研究技术指导原则》等法规要求执行。

生产场地的变更需要进行的研究和验证工作包括内容如下：

- 说明变更的具体情况和原因，对变更后相关工序进行研究和（或）验证。
- 比较新旧场地处方和生产工艺、生产过程控制等情况。比较新旧场地生产设备情况，包括生产厂家、型号、材质、设备原理、关键技术参数等，并说明变更前后生产设备与生产工艺的匹配性。
- 提供变更后一批样品的批生产记录。
- 对变更前后的样品进行质量对比研究，重点证明变更前后样品的溶出曲线、杂质谱、关键理化性质等应保持一致，并符合相关指导原则要求。
- 对变更后生产的 1~3 批样品进行检验，应符合质量标准的规定。
- 对变更后 1~3 批样品进行加速和长期稳定性研究，申报时提供 3~6 个月稳定性研究数据，并与变更前药品稳定性情况进行比较。变更后样品的稳定性应不低于变更前。

如变更场地的同时，其处方、生产工艺和生产设备、产品批量、质量标准和分析方法、物料供应商等发生变更，需按照相关的变更指导原则和变更规程，如《已上市化学药品药学变更研究技术指导原则（试行）》相关章节要求进行关联变更的研究，各项变更应单独发起，所有该项目技术转移的关联变更可在项目验证主计划中明确。

k. 技术转移过程偏差处理

技术转移过程中发生的偏差，接收方应按照质量协议要求及时反馈给转出方，双方进行充分的技术交流，共同对偏差进行调查、评估并制定纠正预防措施。

技术转移过程中执行的各项活动的记录，应遵循质量协议和记录管理规程的要求，确保数据的完整可靠。

D. 技术转移评价

技术转移活动结束后，转出方和接收方应共同完成一个技术转移报告以关闭整个项目的技术转移。这个报告应评估转移前制定的转移计划、转移成功标准及风险减低措施的实施情况，描述得到的经验教训并深入分析，以便为将来产品工艺改进提供有力的背景知识支持。必要时，还需要在这个阶段根据风险评估制定一个持续确认的计划，以监控转移的技术在持续生产中的性能表现。

实例分析

药品上市许可持有人已获批自行生产药品 ××× 片（A 地），计划增加委托生产地址（B 地），生产场地需从 A 地转移至 B 地，技术转移所涉及的具体工作及可能存在的关联变更如下：

序号	事项	转出方工作内容	接收方工作内容
1	新增设备、仪器	提供拟转移品种的仪器、设备的要求	发起新仪器、设备引入的变更，工作内容一般包括起草用户需求标准（URS），设备选型、采购、设计确认（DQ）、FAT、SAT、安装 / 运行 / 性能确认（IQ/OQ/PQ）等
2	新增模具，如压片冲模、包装设备下料模具等	提供拟转移品种的生产模具图纸及材质要求	模具的采购、验收，必要时还需要进行安装和运行确认
3	物料及产品检测涉及的试剂、耗材采购	提供品牌及质量要求	按照检验需求进行采购
4	产品生产专用的备品备件、耗材采购，如过滤袋、清洁布、连接管道等	—	按照生产需求进行采购和验收
5	物料供应商	提供所需物料供应商清单，收集新增的供应商质量档案资料，审核和批准新增的供应商	按照质量协议要求，对供应商进行质量评估，并纳入合格供应商清单。 如果是新增供应商，需发起新增物料供应商的变更，对供应商进行质量评估，对主要物料供应商（尤其是生产商）的质量体系进行现场质量审计，按照要求进行小样检验、小批量试生产和质量等同性研究等工作，后续还需要进行工艺验证，按照变更类别，提交补充注册申请、备案或者年报
6	物料采购	—	按照产品的生产需求和质量标准，采购物料
7	原料分析方法验证（含量、有关物质、残留溶剂、晶型、粒径分布等）	提供分析方法验证报告；必要时提供技术指导	起草方法验证 / 确认方案，开展方法学验证 / 确认，起草方法验证 / 确认报告

续表

序号	事项	转出方工作内容	接收方工作内容
8	辅料、包材分析方法验证	提供分析方法验证报告或方法来源（如药典相关章节）；必要时提供技术指导	起草方法验证 / 确认方案，开展方法学验证 / 确认，起草方法验证 / 确认报告
9	中间产品分析方法转移（混合均匀度、含量均匀度等）	提供分析方法验证报告； 若采用对比试验的方法，应审核对比检测方案 / 报告，提供对比检测样品； 必要时提供技术指导	起草方法验证 / 确认 / 对比试验方案，开展方法学验证 / 确认 / 对比检测，起草方法验证 / 确认报告 / 对比检测报告
10	成品分析方法转移（含量、有关物质、溶出度等）	提供分析方法验证报告； 若采用对比试验的方法，应审核对比检测方案 / 报告，提供对比检测样品； 必要时提供技术指导	起草方法验证 / 确认 / 对比试验方案，开展方法学验证 / 确认 / 对比检测，起草方法验证 / 确认报告 / 对比检测报告
11	原辅料、包材质量标准 / 检验方法建立	提供相应质量标准草案及起草说明；审核接收方所起草质量标准 / 检验方法	起草相应质量标准 / 检验方法
12	中间产品 / 成品质量标准 / 检验方法建立	提供相应质量标准草案及起草说明；审核接收方所起草质量标准 / 检验方法	起草相应质量标准 / 检验方法
13	化学残留检测方法验证	提供分析方法验证报告；必要时提供技术指导	起草方法验证方案，开展方法学验证，起草方法验证报告
14	清洁验证	提供产品安全性数据［如：每日允许暴露剂量（PDE）、职业接触限值（OEL）、最大日服用剂量等］、清洁方法、化学残留取样方法	进行评估，确认是否影响清洁验证状态，必要时进行清洁验证
15	试生产	提供产品技术文件（处方、工艺开发报告，工艺规程、批记录等）； 审核试生产方案 / 报告； 提供必要的技术指导	起草试生产方案；进行试生产；对试生产批进行必要的检测；对试生产情况及试生产批质量进行总结。 根据试生产情况，推荐工艺验证批生产使用的设备、批量、工艺参数范围。与转出方提供的工艺相比，涉及变更的，需要发起变更，进行必要的研究和验证工作，按照变更类别，提交补充注册申请、备案或者年报
16	工艺验证批用物料检测及放行	—	按照已建立的原辅料标准 / 方法对工艺验证批用到的物料检测放行
17	工艺验证	审核工艺验证方案 / 报告；提供必要的技术指导	起草工艺验证方案 / 报告； 完成工艺验证批生产和检验

续表

序号	事项	转出方工作内容	接收方工作内容
18	溶出曲线对比	提供技术转移产品溶出曲线数据（建议为关键批次，如 BE 批或关键临床批）	对工艺验证批次产品进行多介质溶出曲线检测，并与转出方数据进行相似性比较
19	稳定性试验	审核稳定性试验方案	起草稳定性试验方案并开展稳定性试验
20	可比性研究报告	审核可比性研究报告	起草可比性研究报告，重点关注转出方与接收方产品质量的等同性（中间产品及成品均符合申报标准、产品溶出曲线相似、稳定性数据趋势一致）
21	药品生产许可证变更和产品注册变更申报	生产许可证变更 – 委托生产（办理 B 证）、药品上市后变更 – 新增生产地址	生产许可证变更 – 受托生产（办理 C 证）
22	工艺规程和批记录	批准工艺规程和批记录	起草工艺规程和批记录

固体制剂技术转移的目标是要使接收方生产出的产品与转出方产品质量等同，疗效一致，故最关键的是确保接收方生产的产品符合注册标准，批内和批间含量均匀性，溶出曲线与转出方产品提供数据相似。因固体制剂工序多，易产尘，设备共用，产品共线风险和交叉污染风险也是技术转移过程中需要重点关注的因素。

6 物料与产品管理

本章主要内容：

- 物料供应商的管理
- 中间过程物料、中间产品的贮存、转运等管理要求
- 中间过程物料、中间产品标识方法管理要求
- 产品贮存的基本要求
- 产品的检测和放行程序
- 产品的发货、运输和销售程序

6.1 概述

6.1.1 质量标准和标识

法规要求

药品生产质量管理规范（2010 年修订）

第十二条 质量控制的基本要求：

（六）物料、中间产品、待包装产品和成品必须按照质量标准进行检查和检验，并有记录。

第六十一条 如采用单独的隔离区域贮存待验物料，待验区应当有醒目的标识，且只限于经批准的人员出入。

不合格、退货或召回的物料或产品应当隔离存放。

如果采用其他方法替代物理隔离，则该方法应当具有同等的安全性。

第一百零二条 药品生产所用的原辅料、与药品直接接触的包装材料应当符合相应的质量标准。药品上直接印字所用油墨应当符合食用标准

要求。

进口原辅料应当符合国家相关的进口管理规定。

第一百零七条 物料接收和成品生产后应当及时按照待验管理，直至放行。

第一百零九条 使用计算机化仓储管理的，应当有相应的操作规程，防止因系统故障、停机等特殊情况而造成物料和产品的混淆和差错。

使用完全计算机化仓储管理系统进行识别的，物料、产品等相关信息可不必以书面可读的方式标出。

第一百一十二条 仓储区内的原辅料应当有适当的标识，并至少标明下述内容：

（一）指定的物料名称和企业内部的物料代码；

（二）企业接收时设定的批号；

（三）物料质量状态（如待验、合格、不合格、已取样）；

（四）有效期或复验期。

第一百一十九条 中间产品和待包装产品应当有明确的标识，并至少标明下述内容：

（一）产品名称和企业内部的产品代码；

（二）产品批号；

（三）数量或重量（如毛重、净重等）；

（四）生产工序（必要时）；

（五）产品质量状态（必要时，如待验、合格、不合格、已取样）。

第一百五十条 文件是质量保证系统的基本要素。企业必须有内容正确的书面质量标准、生产处方和工艺规程、操作规程以及记录等文件。

第一百六十四条 物料和成品应当有经批准的现行质量标准；必要时，中间产品或待包装产品也应当有质量标准。

第一百六十五条 物料的质量标准一般应当包括：

（一）物料的基本信息：

1. 企业统一指定的物料名称和内部使用的物料代码；

2. 质量标准的依据；

3. 经批准的供应商；

4. 印刷包装材料的实样或样稿。

（二）取样、检验方法或相关操作规程编号；

（三）定性和定量的限度要求；

（四）贮存条件和注意事项；

（五）有效期或复验期。

第一百六十六条 外购或外销的中间产品和待包装产品应当有质量标准；如果中间产品的检验结果用于成品的质量评价，则应当制定与成品质量标准相对应的中间产品质量标准。

第一百六十七条 成品的质量标准应当包括：

（一）产品名称以及产品代码；

（二）对应的产品处方编号（如有）；

（三）产品规格和包装形式；

（四）取样、检验方法或相关操作规程编号；

（五）定性和定量的限度要求；

（六）贮存条件和注意事项；

（七）有效期。

第三百零三条 已召回的产品应当有标识，并单独、妥善贮存，等待最终处理决定。

技术要求

应当为物料、中间产品、待包装产品和成品建立内容正确的书面质量标准。成品的质量标准必须符合注册标准。

物料、中间产品、待包装产品和成品必须按照质量标准进行检查和检验，并有记录。质量标准的设计与制订以及质量标准文件的管理控制可参见本丛书《质量控制实验室与物料系统》分册质量控制实验室部分相关内容。

原辅料、包装材料、中间产品、待包装品及成品应有适当的明确标识。

物料标识包括物料信息标识和物料质量状态标识两类。

- 每一件原辅料、包装材料应贴有完整的物料标识。
- 采用计算机化仓储管理，需有一个安全的管理系统来确保物料使用时能正确识别物料的信息和质量状态。

具体操作可参见本丛书《质量控制实验室与物料系统》分册物料系统物料标识、存放和待检部分。

6.1.2 物料供应商管理

法规要求

药品生产质量管理规范（2010年修订）

第一百零四条 物料供应商的确定及变更应当进行质量评估，并经质量管理部门批准后方可采购。

第二百五十五条 质量管理部门应当对所有生产用物料的供应商进行质量评估，会同有关部门对主要物料供应商（尤其是生产商）的质量体系进行现场质量审计，并对质量评估不符合要求的供应商行使否决权。

主要物料的确定应当综合考虑企业所生产的药品质量风险、物料用量以及物料对药品质量的影响程度等因素。

企业法定代表人、企业负责人及其他部门的人员不得干扰或妨碍质量管理部门对物料供应商独立作出质量评估。

第二百五十六条 应当建立物料供应商评估和批准的操作规程，明确供应商的资质、选择的原则、质量评估方式、评估标准、物料供应商批准的程序。

如质量评估需采用现场质量审计方式的，还应当明确审计内容、周期、审计人员的组成及资质。需采用样品小批量试生产的，还应当明确生产批量、生产工艺、产品质量标准、稳定性考察方案。

第二百五十七条 质量管理部门应当指定专人负责物料供应商质量评估和现场质量审计，分发经批准的合格供应商名单。被指定的人员应当具有相关的法规和专业知识，具有足够的质量评估和现场质量审计的实践经验。

第二百五十八条 现场质量审计应当核实供应商资质证明文件和检验报告的真实性，核实是否具备检验条件。应当对其人员机构、厂房设施和设备、物料管理、生产工艺流程和生产管理、质量控制实验室的设备、仪器、文件管理等进行检查，以全面评估其质量保证系统。现场质量审计应当有报告。

第二百五十九条 必要时，应当对主要物料供应商提供的样品进行小批量试生产，并对试生产的药品进行稳定性考察。

第二百六十条 质量管理部门对物料供应商的评估至少应当包括：供

应商的资质证明文件、质量标准、检验报告、企业对物料样品的检验数据和报告。如进行现场质量审计和样品小批量试生产的，还应当包括现场质量审计报告，以及小试产品的质量检验报告和稳定性考察报告。

第二百六十一条 改变物料供应商，应当对新的供应商进行质量评估；改变主要物料供应商的，还需要对产品进行相关的验证及稳定性考察。

第二百六十二条 质量管理部门应当向物料管理部门分发经批准的合格供应商名单，该名单内容至少包括物料名称、规格、质量标准、生产商名称和地址、经销商（如有）名称等，并及时更新。

第二百六十三条 质量管理部门应当与主要物料供应商签订质量协议，在协议中应当明确双方所承担的质量责任。

第二百六十四条 质量管理部门应当定期对物料供应商进行评估或现场质量审计，回顾分析物料质量检验结果、质量投诉和不合格处理记录。如物料出现质量问题或生产条件、工艺、质量标准和检验方法等可能影响质量的关键因素发生重大改变时，还应当尽快进行相关的现场质量审计。

第二百六十五条 企业应当对每家物料供应商建立质量档案，档案内容应当包括供应商的资质证明文件、质量协议、质量标准、样品检验数据和报告、供应商的检验报告、现场质量审计报告、产品稳定性考察报告、定期的质量回顾分析报告等。

药品生产监督管理办法（2020年版）

第三十二条 从事药品生产活动，应当对使用的原料药、辅料、直接接触药品的包装材料和容器等相关物料供应商或者生产企业进行审核，保证购进、使用符合法规要求。

技术要求

关于印发加强药用辅料监督管理有关规定的通知

（国食药监办〔2012〕212号）

（三）药品制剂生产企业应加强药用辅料供应商审计。应按照《药品生产质量管理规范（2010年修订）》有关要求，对药用辅料生产企业定期进行质量评估，对药用辅料生产企业的质量体系进行质量审计和回顾分析，并建立所有购入药用辅料及供应商的质量档案。

（五）药品制剂生产企业应与主要药用辅料供应商签订质量协议。随时掌握所使用药用辅料的变更情况，研究和评估变更对药品质量的影响，并按照《药品注册管理办法》的要求进行申报。

实施指导

A. 建立物料供应商评估和批准的操作程序

a. 主要物料的确定物料的关键性需要综合考虑企业所生产的药品质量风险、物料用量以及物料对药品质量的影响程度等因素并进行评估。可以从物料与产品接触的程度、临床阶段、是否接近最终成品来决定，必须由质量部门来确定。原则上，影响产品质量的物料、与产品直接接触的物料可被归类为“关键的”。例如：活性成分、主要辅料、与药品直接接触的包装材料、关键的一次性物料（如袋、管、软管、产品过滤器等）、主要的印刷包装材料（如印字铝箔、标签、说明书、纸盒）等。

b. 物料供应商的评估及批准流程

药品生产企业用于药品制剂生产的原辅料、直接接触药品的包装材料必须由合法的药用原辅料生产企业、合法的药品包装材料生产企业提供，并取得药品原辅料或包装材料登记信息。同时，应按照GMP的有关要求加强对主要物料供应商的评估和审计。对于非主要物料供应商，药品生产企业应进行质量评估，根据质量评估的结果，选择合适的供应商管理和审计的方式，例如采用问卷调查等。

企业应当建立物料供应商评估和批准的操作规程。图6-1为参考的批准流程图。

对物料供应商的质量评估，建议包括以下内容：

- 供应商的资质证明文件如营业执照、药品生产许可证、原辅料或药品包装材料登记信息、质量证书（如ISO、GMP符合性证明文件等）、生产流程图等。
- 质量审计报告。
- 试机报告（包括小试产品的质量检验报告和稳定性考察报告）。
- 声明，如溶剂残留/金属催化物/转基因/亚硝胺等。
- 物料安全数据。
- 供应商出厂检验报告/产品质量标准。

- 稳定性信息（贮藏条件、复验期 / 有效期、稳定性数据）。
- 包装材料信息和包装尺寸。
- 企业对样品的检验数据和报告。
- 质量保证协议或者采购标准。
- 变更。

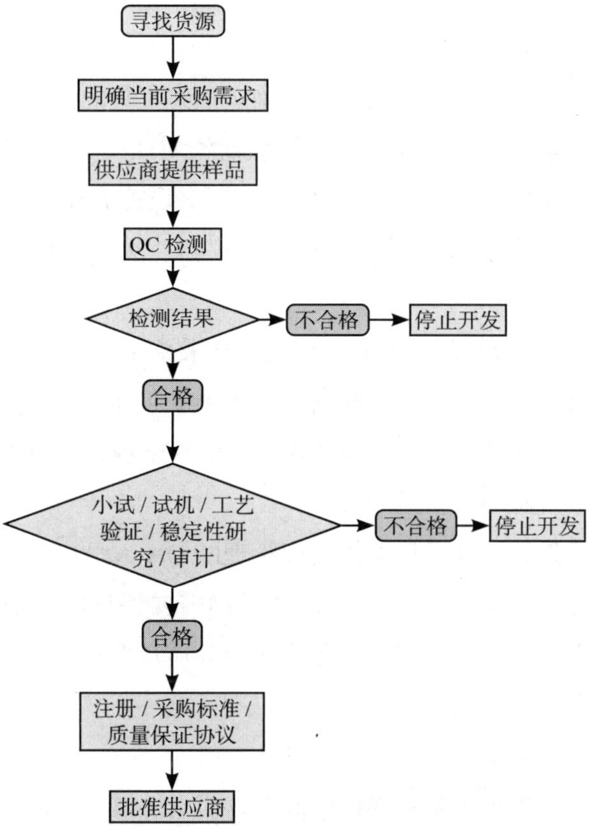

图 6-1　物料供应商批准的参考操作规程

c. 物料供应商的审计

审计员的确定：质量管理部门应当指定专人负责物料供应商质量评估和现场质量审计，分发经批准的合格供应商名单。被指定的人员应当具有相关的法规和专业知识，具有足够的质量评估和现场质量审计的实践经验。可以建立审计小组，确定一个审计组长（通过教育背景 / 经验技能 / 相关的培训 / 参加过审计 / 领导能力等），一个或者多个审计员，可以从不同部门选择（如 QA、QC、生产、工艺技术等部门）。应对审计员进行资格确认和批准，并持续进行培训和定期资格审查。

现场审计的基本流程见图 6-2：

制订审计计划 → 实施审计 → 审计报告 → 整改跟踪 → 审计结束

图 6-2　现场审计的基本流程

• 审计计划：审计计划包含年度审计计划和每次审计的独立计划。年度审计计划内容包括被审核的供应商、审计方式、审计时间的安排等。每次审计的计划内容可包括行程会议安排、审计时间、审计人员（组长和审计员）、审计范围、需要预先收集的信息资料 / 文件等。定期回顾并更新年度审计计划。

每次审计前可邀请被审计的供应商、审计团队召开准备会议，确认审计范围、审计日程，回顾上次审计的纠正预防措施，确定预先收集的信息资料 / 文件等。

• 实施审计：现场质量审计应当核实供应商资质证明文件和检验报告的真实性，核实是否具备检验条件。应当对其人员机构、厂房设施和设备、物料管理、生产工艺流程和生产管理、质量控制实验室的设备、仪器、文件管理等进行检查，以全面评估其质量保证系统。

• 审计报告：审计人员基于审计的实际情况来总结审计报告，至少包括以下内容：审计区域、审计数据、审计信息资料、确定的缺陷项和级别、审计结论等。

• 整改跟踪：被审计的供应商应确认报告中的缺陷项，查找根本原因，并制定相应的纠正预防措施及完成时限。

• 审计结束：质量管理部门负责供应商管理的 QA 人员应定期追踪被审计的供应商的整改进度，直至完成所有的措施。质量部门需要评估缺陷项的关闭以及整改措施的有效性等情况。对于审计结果，在年度供应商质量评估中进行回顾。

d. 物料供应商的管理

• 应有相应的文件记录供应商的批准以及撤销。

• 质量管理部门应当与主要物料供应商签订质量协议，在协议中应当明确双方所承担的质量责任。质量协议描述协议活动的类型和范围，定义采购物料或 GMP 相关服务的质量要求，描述与质量相关的义务、责任和信息交流程序等。质量协议不是商务或商业协议，不涉及诸如商业条款、保密性、定价、债务和交付等问题。它是单独的文件，或者至少可以和商业合同分开。

• 物料的采购标准应满足物料的相关要求，例如对生产洁净级别、检验和控制、取样、包装和标签、运输要求和变更管理、检验项目的检验方法和限度等。

• 企业应当对每家物料供应商建立质量档案，档案内容应当包括供应商的资质证明文件、质量协议、质量标准、样品检验数据和报告、供应商的检验报告、现场质量审计报告、产品稳定性考察报告、定期的质量回顾分析报告等。

• 质量管理部门应当向物料管理部门分发经批准的合格供应商名单，该名单内容至少包括物料名称、规格、质量标准、生产商名称和地址、经销商（如有）名称等，并及时更新。

• 质量管理部门应当定期对物料供应商进行评估或现场质量审计。评估可以分为某些原因（严重质量问题、新的法规要求等）或者相关变更（工艺变更等）引起的再评估和周期性质量回顾。周期性质量回顾可定义为每年对关键物料的供应商情况进行回顾，回顾分析物料质量检验结果、质量投诉和不合格处理记录（偏差、OOS、拒收等）、审计结果、变更情况、质量保证协议、供应商资质证明文件的有效性等。

• 如物料出现质量问题或生产条件、工艺、质量标准和检验方法等可能影响质量的关键因素发生重大改变时，还应当尽快进行相关的现场质量审计。

B. 物料供应商的变更

• 在采购标准或者质量保证协议中应约定变更管理的条款，如涉及可能影响到产品质量的变更时供应商应提前通知企业知悉并许可。

• 物料供应商变更时，应按供应商评估及批准程序进行，与原供应商的物料质量属性进行对比研究，如粒度、密度、黏度、杂质等，并对原质量标准进行评估。

• 物料供应商生产条件、工艺、质量标准和检测方法等可能影响质量的关键因素发生变更时，应按企业变更管理程序进行管理，结合《已上市化学药品药学变更研究技术指导原则（试行）》和《已上市中药药学变更研究技术指导原则（试行）》对供应商的变更进行评估，并根据评估结果，确定是否进行相关的验证及稳定性考察，并要求供应商提前通知（一般在实施变更前 3 个月）。

• 变更物料供应商时，应按企业变更管理程序进行管理，按照供应商评估及批准程序进行，同时可结合《已上市化学药品药学变更研究技术指导原则（试行）》对变更进行评估，确定是否进行相关的验证及稳定性考察。

C. 物料供应商的其他要求

• 进口物料应遵守《进口药品管理办法》。

• 麻醉药品、精神药品、易制毒品应遵守《麻醉药品和精神药品管理条例》（国务院令第 442 号）、《易制毒化学品管理条例》（国务院令第 445 号）。

要点备忘

• 企业应建立物料供应商的评价系统。

- 物料供应商的变更，应按照变更的有关要求进行。
- 应建立批准的供应商清单。
- 物料应从经质量管理部门批准的供应商处采购。
- 主要物料供应商应安排现场审计。

6.1.3 物料和产品的接收

法规要求

药品生产质量管理规范（2010年修订）

第一百零五条 物料和产品的运输应当能够满足其保证质量的要求，对运输有特殊要求的，其运输条件应当予以确认。

第一百零六条 原辅料、与药品直接接触的包装材料和印刷包装材料的接收应当有操作规程，所有到货物料均应当检查，以确保与订单一致，并确认供应商已经质量管理部门批准。

物料的外包装应当有标签，并注明规定的信息。必要时，还应当进行清洁，发现外包装损坏或其他可能影响物料质量的问题，应当向质量管理部门报告并进行调查和记录。

每次接收均应当有记录，内容包括：

（一）交货单和包装容器上所注物料的名称；

（二）企业内部所用物料名称和（或）代码；

（三）接收日期；

（四）供应商和生产商（如不同）的名称；

（五）供应商和生产商（如不同）标识的批号；

（六）接收总量和包装容器数量；

（七）接收后企业指定的批号或流水号；

（八）有关说明（如包装状况）。

第一百零七条 物料接收和成品生产后应当及时按照待验管理，直至放行。

技术要求

物料到货卸货之前应先检查物料是否来自批准供应商，然后检查运输（方式、条件等）是否符合质量协议里的要求。在卸货后对外观进行检查，并依据物料采购订单核对物料及其数量或重量。外观检查包括核对供应商信息，外包装清洁状况，外包装及标签的完整性。物料接收后企业指定批号或流水号，批号或流水号应是唯一的，以便保证物料的可追溯性。同一供应商相同物料的不同批号，企业指定的批号或流水号应不同。对于供应商为同一批次但是到货时间不同的可以根据对每种物料风险评估的结果制定相应的批号分发制度。印刷包装材料应与药品监督管理部门批准的内容、式样、文字相一致。

物料接收和产品入库后，都要及时登记台账。

麻醉药品、精神药品、药品类易制毒化学品等特殊管理的物料和产品验收应执行国家有关规定。

实施指导

物料接收一般流程如下：

A. 库房提前接到到货通知做好接货准备。检查来货信息与采购订单是否一致。

B. 到货后

- 检查供应商和物料是否为质量部批准供应商及物料。
- 检查来货相关单据是否符合质量协议的要求。
- 检查运输是否符合质量协议的要求。如：运输方式、承运单位（如果有）、运输时效（如果有）、温湿度监控数据（如果有）是否满足要求。

C. 卸货后依据物料采购订单核对物料名称及其数量或重量、并对物料的外观进行检查；包括物料包装方式、包装及标签的完整性、包装的清洁情况。

D. 检查后填写接收记录，打印随货温湿度记录数据（如果有），进行复核，如果是计算机化系统管理再进行系统录入。

物料及成品的每种规格应有唯一的代码。进厂物料的批号，应根据供应商批号及到货顺序分批（次）编制。为了便于实施计算机化仓储管理，一般还应建立条码管理相关流程，对物料代码及批号等按照规则生成条码并显示在物料标签上以便后期通过扫描条码进行识别。

物料条码举例（物料号 + 批号 + 容器号）见图 6-3。

物料号 批号 容器号

图 6-3 物料条码举例

仓库凭送货凭证（单）、物料检验报告单和订货合同 / 订单接收物料，需票、物相符，并确认来自批准的供应商。检查每一个（组）物料的包装和标签，对于包装破损或不清洁、标签不清等可疑的物料，应进一步进行确认和调查，凡不符合要求应予拒收，并做好记录。

对于印刷包装材料的接收，由指定专人按企业标准样本检查材质、尺寸、文字内容、折叠、切割、印刷质量等，应无污损、数量正确。凡不符合要求的点数封存，按规定处理。

产品接收分为待检品接收和合格品接收。待检产品接收入库时，需设待验标识，检验后按检验结果将待验标识更换成合格标识或不合格标识。释放产品入库时，仓库应凭产品检验报告单、产品放行证和产品入库单验收产品，并填写好记录。产品入库要及时登记台账。

6.1.4 贮存

法规要求

药品生产质量管理规范（2010 年修订）

第五十七条 仓储区应当有足够的空间，确保有序存放待验、合格、不合格、退货或召回的原辅料、包装材料、中间产品、待包装产品和成品等各类物料和产品。

第五十八条 仓储区的设计和建造应当确保良好的仓储条件，并有通风和照明设施。仓储区应当能够满足物料或产品的贮存条件（如温湿度、避光）和安全贮存的要求，并进行检查和监控。

第五十九条 高活性的物料或产品以及印刷包装材料应当贮存于安全的区域。

第六十条 接收、发放和发运区域应当能够保护物料、产品免受外界天气（如雨、雪）的影响。接收区的布局和设施应当能够确保到货物料在进入仓储区前可对外包装进行必要的清洁。

第六十一条 如采用单独的隔离区域贮存待验物料，待验区应当有醒目的标识，且只限于经批准的人员出入。

不合格、退货或召回的物料或产品应当隔离存放。

如果采用其他方法替代物理隔离，则该方法应当具有同等的安全性。

第一百零八条 物料和产品应当根据其性质有序分批贮存和周转，发放及发运应当符合先进先出和近效期先出的原则。

第一百零九条 使用计算机化仓储管理的，应当有相应的操作规程，防止因系统故障、停机等特殊情况而造成物料和产品的混淆和差错。

使用完全计算机化仓储管理系统进行识别的，物料、产品等相关信息可不必以书面可读的方式标出。

技术要求

仓储区应有足够的空间，以有序地存放各类物料和产品：原辅料、包装材料、中间产品、待包装产品和成品，以及待验、合格、不合格、退回或召回的产品等。

仓储区的设计或建造应确保良好的仓储条件，应特别注意清洁和干燥，应有防虫防鼠措施，温湿度应保持在控制限度之内。需要特殊的贮存条件（如温湿度）时，应予满足，并进行检查和监测。

仓储区正式使用前应当经过温湿度分布确认，确定能够满足仓储需求并确定日常监控点的位置，确保日常监控点能够反映仓储区的整体情况；其温湿度监测系统在正式使用前应当经过确认，温湿度监控系统也应符合数据可靠性的要求。定期对温湿度监测系统进行再确认，以确保持续满足贮存产品的要求。

收发货区也应当有充足的场地和良好的温湿度控制措施，尤其对温湿度敏感的物料。收发区域也应该是受控区域，未经授权的人员不能进入。

不合格、退回或召回的物料或产品应隔离存放。

高活性物料或产品应存放在安全的区域内。

安全区域可以是划分专门的库房，也可以是利用其他方法代替物理隔离的方式。安全区域只有经过专项培训并经过授权的人员才能进入。对于高活性物料存放区域还可增加视频实时监控。印刷包装材料是确保药品标识正确的关键，应特别注意安全贮存。

随着科学技术进步可采用计算机化系统对物料进行管理，包括物料接收、贮存、发放及质量状态等。计算机物料管理系统使用前要经过确认，并满足数据可靠性的要求，在使用期间应根据系统的复杂程度和使用情况进行周期性再确认。另外应当具备完善应急方案，在系统出现问题或者网络出现故障的情况下，能够保证生产进行；并制定好相应的标准操作流程及记录，保证系统恢复后能够准确、有效地完成数据整合。

对于立体式全自动化仓库，安全区域需要单独设置出来，并在系统中进行设置，对应的高活性物料或产品以及印刷包装材料建议贮存在固定的区域。

实施指导

根据物料的种类及特性，物料（或产品）应尽可能地选择分类分库存放。还应根据风险评估的原则建立仓库的物料库存清单，仓库保管员视清单上的物料名称接收贮存货物或者由计算机系统按照预先设立好的分配区域自动贮存物料。具体操作可参见本丛书《质量控制实验室与物料系统》分册物料系统部分“6.2.1 分类分区存放”。

仓库管理员合理安排仓库货位，按物料（或产品）的品种、规格、批号分区码放。一个货位上，只能存放同一品种、同一规格、同一批号、同一状态的物料。码放要安全、整齐、牢固。平面库的物料贮存与高架库的物料贮存，具体码放原则可参见本丛书《质量控制实验室与物料系统》分册物料系统部分“6.2.2 码放”。

高活性、青霉素类、麻醉药品、毒性、易反应等特殊物料的存储应执行国家有关规定。

物料（或产品）要整齐、稳固地码放在托盘上，托盘须保持清洁，底部要通风、防潮。货物的堆放离墙、离地，货行间都应留有一定距离，以便于执行“先进先出”和“近效期先出”的发料原则。

物料（或产品）都应建立台账和货位卡，确保账、卡、物一致。物料货位卡应详细记录物料代码、物料批号、品名、收料日期、供应商、来料批号、数量、本厂检验单号、领用部门、发货量、库存量等信息。产品货位卡应详细记录产品代码、品名、批号、有效期、检查单号、入库总量、发货日期、客户名称、贮存温度、送货人、发货指令号、发货量、库存量等信息。

物料（或产品）需有状态标识管理。到货物料和待检产品应设置待检标识。根据检验结果，解除待验标志，将货物标上合格或不合格标识。特殊情况下，也可采取其他能防止混用和人为差错的管理措施。

不合格的原辅料、包装材料、产品要隔离存放。按不合格品处理程序妥善管理，并建立不合格品台账。

存放区应无鼠、无虫、无霉，保持整洁。仓储区要有防虫、防鼠措施，如设置挡鼠板、粘鼠贴、灭蚊灯等。对于设置的防虫防鼠设施需定期检查清理，并做相应记录，定期对监测结果进行分析评估。

对温度、湿度有特殊要求的物料、中间产品和产品，应贮存在符合条件的贮存区。贮存区应装备适当的温湿度传感器及温湿度偏差报警系统，进行24小时持续监控，有消除温湿度偏差的措施。温度、湿度传感器安装于库房的关键区域，关键区域的确定需通过温湿度分布确认得到，同时需对这些贮存区进行周期性的再确认。

温湿度分布确认方案要基于风险评估结果制定。确认的时间应包括最冷的季节及最热的季节。确认期间温湿度布点除了满足均匀布点要求，还应在风险点布点例如门口、风口等。确认持续的时间至少24小时。如果贮存区是两组设备交替工作的，应分别对每组设备进行确认。确认的库存状态应包括空载及满载。通过温湿度分布确认得到贮存区的关键区域，从而确定设备的运行参数，温湿度日常监控点的位置，温湿度日常监控点应覆盖贮存区的温度的最高点及最低点，如果对湿度有要求也应覆盖贮存区湿度的最高点及最低点。

贮存区可安装温湿度自动监控系统，温湿度自动监控系统应具有不间断电源，能够实时采集、显示、记录、传送、存储监控点的温湿度数据，并具实时报警功能。温湿度计的测试范围及精度应和贮存区的温湿度控制要求相适应。监测点温湿度数据更新频率及记录频率应和贮存区的温湿度控制要求相适应。当监测的温湿度值达到设定的临界值或者超出规定范围，应有声光报警，同时采用短信或其他通讯的方式，向指定人员发出报警信息，保证报警信息能够有效传达。发生供电中断的情况时，系统也应当采用短信或其他通讯的方式，向指定人员发出报警信息，保证报警信息能够有效传达。对于温湿度监控系统，使用前应进行确认，确认其能够满足以上要求。温湿度监控系统应定期校准并执行再确认。

接收区域原则上应当按照贮存区的要求进行管理，考虑到物料接收区域的特殊性，可以通过风险评估的方式，来识别接收区域可能潜在的风险。如温湿度敏感的物料，在接收区域的操作不得超过多长时间，接收区域应该放置有温湿度监测点，接收区域的划分应该明确。

关于中间物料贮存的更多内容，可参见本分册“6.2.1 物料的贮存管理”。

要点备忘

- 物料或产品的搬运和贮存应当防止降解、污染和交叉污染。
- 纤维板桶、袋装或箱装物料或产品应离地贮存。应根据情况留出适当空间，方便清洁和检查。
- 应保证贮存期内物料或产品的贮存条件不影响其质量。
- 要使识别标签保持清晰，容器在开启和使用前能适当清洁。
- 不合格物料或产品应有不合格标识，并有隔离措施，防止未经许可使用。

6.2 生产过程中的物料和产品管理

在生产过程中应对物料严格管理，并建立生产过程中物料和产品的管理规程，规定生产过程物料和产品的包装形式、标识方法、贮存和转运要求、贮存时限、验收要求等，确保中间过程的物料不被污染和交叉污染，不发生差错。

法规要求

药品生产质量管理规范（2010 年修订）

第一百一十七条 用于同一批药品生产的所有配料应当集中存放，并作好标识。

第一百一十八条 中间产品和待包装产品应当在适当的条件下贮存。

第一百一十九条 中间产品和待包装产品应当有明确的标识，并至少标明下述内容：

（一）产品名称和企业内部的产品代码；

（二）产品批号；

（三）数量或重量（如毛重、净重等）；

（四）生产工序（必要时）；

（五）产品质量状态（必要时，如待验、合格、不合格、已取样）。

第一百八十九条 在生产的每一阶段，应当保护产品和物料免受微生物和其他污染。

第一百九十一条 生产期间使用的所有物料、中间产品或待包装产品的容器及主要设备、必要的操作室应当贴签标识或以其他方式标明生产中的产品或物料名称、规格和批号，如有必要，还应当标明生产工序。

6.2.1 物料的贮存管理

技术要求

贮存管理包括贮存方式、贮存条件及贮存期限。对中间产品和待包装产品贮存方式、贮存条件及贮存期限，需经过验证来确认其能够保证产品质量。贮存区域的温湿度应进行日常监控。

A. 贮存要求

生产过程中的物料和中间产品应按性质、类别、分区管理，按批集中存放，不同批次之间应分开。如物料 / 产品属于特殊药品的，其中间过程的物料、中间产品也应贮存于符合特殊药品管理法规要求的贮存室内，并严格执行。

生产过程中出现的不合格品应采取有效控制措施防止混用和人为误差出现，例如物理隔离存放。对于生产过程中物料完全采取计算机控制系统管理的，应在系统中设置分区管理。

生产过程中的物料、中间产品在贮存过程中出现任何偏差都应及时上报，采取基于风险控制的有效纠正和预防措施。经评估和必要的质量指标检测，确认没有质量风险或风险微小可控，经质量部门批准后，方可继续使用。货物摆放要求整齐、牢固，供暖管道、梁、柱与货位留有间距，堆放高度距照明灯不应太近，主要通道留有适宜宽度方便货物的进出。

B. 贮存条件

生产过程中使用的物料和中间产品应根据贮存条件（如阴凉、冷处、避光或对湿度特别敏感需要等），如阴凉没有特殊要求的按照相应的生产区要求储存条件控制，如对温度、湿度及其他条件有特殊要求的中间产品，按生产工艺规定的条件贮存。贮存区域的温湿度应进行日常监控。

C. 贮存期限

生产过程每一种中间产品都应制定贮存期限，贮存期限同包装形式、贮存条件等密切相关，贮存期限应根据验证结果确定。并采取有效的管理措施在日常生产过程中进行控制，避免超出贮存期限。

实施指导

标识管理

企业应根据产品特点和生产工艺要求制订中间产品批次划分原则和批号标识方法。确保批号标识的唯一性和可追溯性。一个批次的中间产品应按批集中存放，并确保与其他批次保持有效区分避免混淆。

中间产品的标识方法应体现产品名称、代码或编码、批号、数量、目前所处的质量状态、容器/货拍编号、日期、最迟使用日期、操作人（交寄人）、复核人（收料人）等。

标识形式以不发生差错为前提，建议采用固定标识。鼓励企业采用计算机控制系统对物料进行限制使用或者冻结操作，防止不合格物料或者中间产品的领用，此种情况下物料的状态标识并不是必须的。

中间产品要求在每个最小包装单元上粘贴标签基础上，以货盘为单位悬挂《产品标识卡》，交寄人填写相应信息（图 6-4）。物料的质量状态标识也应根据检验结果和放行情况及时更新。检验合格并放行的中间产品可以流转到下工序，并在领用前，由下工序岗位人员及复核者检查批号信息和放行状态，共同签字确认领用。

中间产品状态标识卡	
编号：××××××××××	
交寄人/日期：	交寄岗位：
品名：	规格：
批号：	数量：
备注：	最迟使用日期：
整批数量：	桶/货盘序号：
	一部分：□
整批件数：	全　部：□
接收人/日期：	待验/合格/不合格
	接收岗位：
	源文件号：××××××××××

图 6-4　中间产品状态标识卡示例

通过计算机系统管理中间产品状态的可不按此规定执行。如果使用计算机系统管理中间产品首先应对容器/货拍进行编号并赋码，在生产过程中通过扫描条码录入或查看容器/货拍中间产品的相关信息。计算机系统中中间产品的相关信息除了包括上面中间产品标识卡中的信息外，一般还包括容器清洁相关信息。计算机系统管理可以通过自动提醒的功能避免中间产品超出贮存期限以及超出容器清洁时间（使用后清洁前保留时间、清洁后使用前保存时间）。

关于中间产品贮存期限的验证：首先进行风险评估确定中间产品的贮存方式、贮存条件，然后设计验证方案进行验证，最终确定贮存期限。

● 首先确定中间产品的贮存方式，即容器样式、容器密封方式、是否需要附加的包装、对于易氧化的是否需要充氮气等。

● 再确定中间产品的贮存条件即贮存区域的温湿度范围。

● 然后在贮存期的不同时间点对中间产品取样并进行理化及微生物检测，根据稳定性测试结果最终确定贮存期限。

6.2.2 物料的分发与退库

法规要求

药品生产质量管理规范（2010年修订）

第一百零八条　物料和产品应当根据其性质有序分批贮存和周转，发放及发运应当符合先进先出和近效期先出的原则。

技术要求

● 每个批次物料的发放和使用应当确保其可追溯性和物料的平衡。

● 遵循“先进先出”和“近效期先出”的原则制定物料的使用计划。

● 确定物料处于合格状态方可分发。

● 应当有可追溯的、清晰的发放记录，包括相应的物料名称、代码、批号，以及其他信息，如容器/货拍编号，并经双方核实在相应的记录上签字确认。

● 物料应制定复验期，在复验期到期前应复验，合格后方可发放。复验合格的物料，应执行复验后有效期规定。贮存期内如有特殊情况应及时复验。

实施指导

A. 分发前的准备

- 生产部门根据生产指令或包装指令填写需料送料单，向仓库提出发货申请。
- 确认物料的状态（如合格标志、数量等）后进行分发。

B. 分发

- 分发物料时应遵循“先进先出”和“近效期先出”原则。
- 分发物料应按规定要求计数，双人核对实物。物料送到生产部门指定地点后，由生产部门领料员点收。发料、送料、收料人均应在需料送料单上签名。
- 装在容器内的物料如分数次领用时，容器上应有标识表明物料信息及存量数量/重量，发料时应由发料人复核存量，如有差错，应查明原因。
- 每次发送料后，应在库存货位卡上和台账上填写货物去向，包括所生产的制剂品种、批号等以便追溯。库存物料应定期盘存，填写原辅料及包装材料盘存记录。

C. 退库

- 剩余物料的退库应保证包装及物料标签信息完好，标注好剩余数量。对已打开使用过的物料，应进行评估，确认无质量风险后重新包装。可以在封口处加贴封签或者使用一次封口扎带封口。
- 不合格印刷物料，如：铝箔、标签、使用说明书不建议退回供应商，应妥善管理，及时销毁；标签不得改作他用或涂改后再用。
- 生产剩余的印有批号及残损的标签，不得退回仓库，应指定双人负责销毁，并做好销毁记录。
- 由印刷厂印有批号的标签，发剩或该批号取消时，仓库应指定专人及时销毁，做好记录，并由监销人审查签名。

如果由计算机化系统对物料的贮存及领用退库进行管理，应对计算机化系统进行确认，其系统应该符合数据可靠性的要求。

要点备忘

- 物料的发放要遵循“先进先出”和“近效期先出”的原则。

• 物料需检验合格后仓库才能发放，发放时要保证物料包装完好，并有合格标志。

• 所有物料领用和发放都需要有相应记录，并有领料、发料、送料、收料等人的签名。

• 不合格、发放使用或版本更换剩余的标签和说明书应及时做销毁处理，并做好记录。

• 印刷药品标签、使用说明书的模板在未终止使用前，企业应采取严格措施防止标签、使用说明书外流；如模板要淘汰，企业应收回后保管或监销。

6.2.3 物料输送

背景介绍

物流是指在指定的区域内，所有操作的互相连结，涉及物料来源、加工、处理，也包括物料的分发等。具体包括：加工、处理、运输、检测和贮存。

物料输送是其中的一个重要环节，将物料从一个岗位传送到下一个岗位。一般来说，物料传送可分为两类：间接传送及直接传送。

A. 间接传送

传统的方法是使用容器进行配料及物料传送，容器一般都带有盖子。当选择物料桶（intermediary bulk containers，IBCs）时，主要考虑物料桶的大小 / 容量、输送（确保传送中没有泄露）、装料 / 卸料以及对容器中物料的影响。

优点：灵活、清洁程序简单。

缺点：由于装卸料有暴露的时候，所以会有污染、泄漏风险。

B. 直接物料输送

通过固定的连接，如管道、软管、旋管等将设备连接起来，产品通过这些连接从一个设备传送到另一个设备，而不需要中间容器的运输。

优点：密闭系统，防止污染；能够实现自动化；生产顺序清晰。

缺点：卫生区域较大；技术复杂；清洁程序复杂；不能进行目视检查；需验证工作较多；需要特殊的结构设计。

不论间接传送还是直接物料输送在转移过程中要确保物料的外观、结构不遭受破坏。

实施指导

A. 间接物料输送

物料桶的容量取决于几个因素，包括散物料粉末、制粒、片子的密度以及物料是否在容器中进行混合。制药应用中，物料桶通常用于多个产品，因此，物料桶容积的选择应该依据最差情况（最低密度）进行设计。

对于纯传送应用的物料桶，装料系数通常为 0.8 左右。常规来说，粉末及制粒的密度为 400~600kg/m^3；片子的密度为 700~900kg/m^3。

- 当使用蝶阀时，卸料应为最差物料设计，开口应以卸料顺畅，无破坏物料为准。
- 通常物料桶设计为顶端为装料口，底部为卸料口。
- 如果输送片剂，为了防止在卸料过程中对片子造成损害，卸料阀要求特殊设计。传统上，对于片剂物料桶，使用隔膜阀、软硅胶蝶阀，或者使用圆锥式闪动阀。
- 当物料黏性较大并且流动性较差时，将影响卸料效果。可以内设搅拌或者外部用力摇动进行卸料。
- 料桶若直接接触物料，需注意表面光洁度、材质要求。
- 如果料桶用于存放能产生粉尘较大物料，需注意防粉尘外溢。如增加呼吸阀、过滤装置等措施。
- 物料桶可以设计为带有轮子的移动容器，也可设计为带有沟槽容器以便用叉车运输。
- 料桶设计应考虑如何保证卸料过程中内、外压力平衡，保证物料下卸不受影响。
- 容器上部及下部表面应避免设计为平面，内部物料接触面应为平整面，避免死角，以便清洁、干燥；如有内设搅拌桨，应利于清洁，定期检查搅拌区域有无划痕。

在生产中，物料周转是其中一个重要环节，通过对物料桶的合理设计及使用，把交叉污染和混淆的风险降到最低。

关于物料桶的清洗，可参见本分册“4.1.3 设备的清洁　实例分析”。

B. 直接输送

直接输送物料仅有有限的几种方式：重力输送、气力输送及柔性螺旋输送机。

重力输送、气力输送及柔性螺旋输送机是三种直接输送物料方式，重力输送是口服固体制剂生产中较为普遍的输送方式。无论采取哪种物料输送方式，在进行布局设计时，要注意考虑质量保证方面的因素。

a. 重力输送

重力输送是最简单的直接物料传送方法，在几个相连层面上对生产设备进行操作。也可在不同层面上进行传输和生产。这种工艺主要应用于固体制剂的生产中，最常见的实例为制粒中从混合制粒器传送到流化床（图 6–5）。

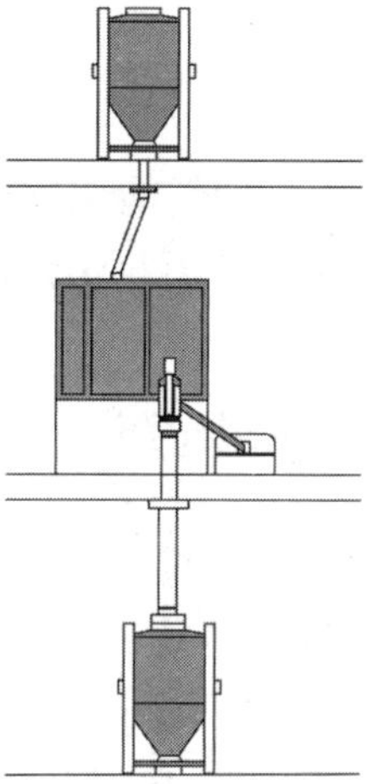

图 6–5　重力输送示意图

• 设备间要接近垂直，有足够的高度空间。

• 在设备下端设置出口阀，在上端设置进口阀。这样利于物料全部倒出。

b. 气流输送

气流输送是通过气流作用进行固体混悬物输送。此种工艺用于传送细粉到颗粒及散的物料，物料密度范围为 16~3200kg/m^3。使用的气动传送吸尘捕集器要满足防爆要求。有两种基本的气流输送技术：稀相输送及密相输送。

①稀相气流输送：使用较低的固气比（小于 1bar）或者较高的气流速度推动物料在密闭管道中输送（图 6–6）。

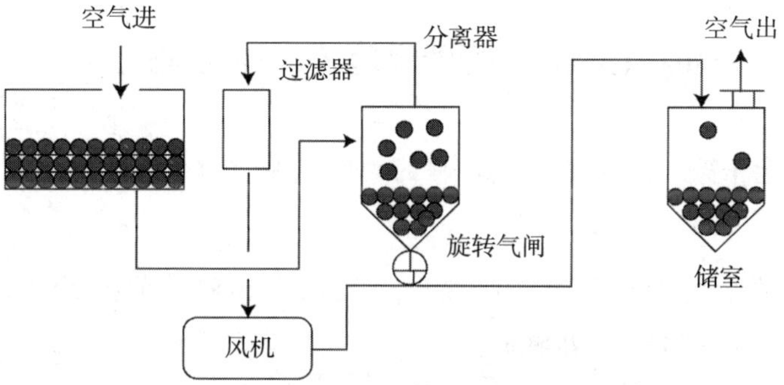

图 6–6　真空 / 压力稀相传输示意图

• 气流速度：15~45m/s。

• 适用范围：稀相输送成本低，适于输送无腐蚀性、非易碎或者较轻的物料。

• 影响因素：稀相气流输送条件下，单个的固体颗粒，在气流作用下完全成为混悬状态。由于颗粒性质，如粒径大小、形状、密度及粒径分布等对气流输送有很大影响。

②密相气流输送：少量气体在高压下（大于 bar）推动物料在密闭管道中输送。

• 气流输送速度：1~15m/s。

• 适用范围：物料能够安全输送，不易燃。因此，密相更适于输送混合或者有腐蚀性、易碎、较重或者易吸湿的物料。

C. 柔性螺旋输送机

柔性螺旋输送机关键运动部件是一个电机驱动的螺旋杆，通过在密闭的输送管内作螺旋运动，推动物料在管内运动（图 6–7），它具有以下优点：

• 操作、结构简洁：唯一的运动部件是电机驱动的螺旋杆，安装及维修成本低。

• 无尘输送：完全密闭输送系统，因无空气作为输送的辅助介质，无粉尘污染或物料受湿。

• 持续再混合：柔性螺旋输送机的运动确保物料被不断的再混合，适用于包装和压片工艺。

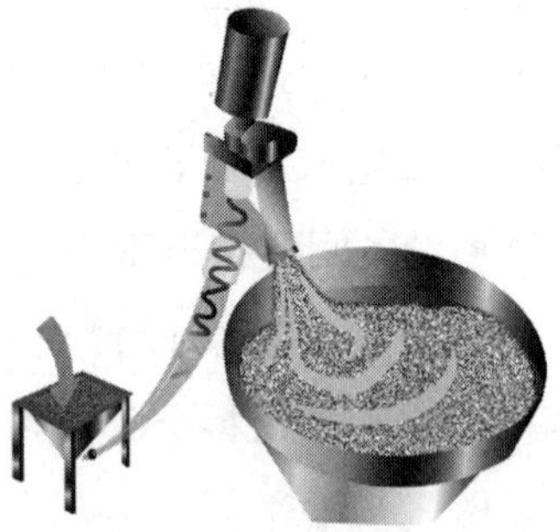

图 6–7 柔性螺旋输送机示意图

6.2.4 物料量的控制

法规要求

药品生产质量管理规范（2010 年修订）

第一百七十条 制剂的工艺规程的内容至少应当包括：

（二）生产操作要求：

5. 预期的最终产量限度，必要时，还应当说明中间产品的产量限度，以及物料平衡的计算方法和限度；

（三）包装操作要求：

7. 待包装产品、印刷包装材料的物料平衡计算方法和限度。

第一百七十五条 批生产记录的内容应当包括：

（八）不同生产工序所得产量及必要时的物料平衡计算；

第一百八十七条 每批产品应当检查产量和物料平衡，确保物料平衡符合设定的限度。如有差异，必须查明原因，确认无潜在质量风险后，方可按照正常产品处理。

第二百一十五条 在物料平衡检查中，发现待包装产品、印刷包装材料以及成品数量有显著差异时，应当进行调查，未得出结论前，成品不得放行。

背景介绍

物料平衡是指产品或物料实际产量或实际用量及收集到的损耗之和与理论产量或理论用量之间的比较，并考虑可允许的偏差范围。对于每一个工序产出数量（实际产出、样品、废品）与投入量的比值应该在规定的范围内，这是实施良好的生产质量管理规范的基本要求。保证物料平衡可以有效防止和发现制药过程中可能的污染，交叉污染，混淆。

实施指导

所有工序都应有物料平衡的计算公式，并制定接收的限度。公式如下：

$$物料平衡\% = \frac{实际产出 + 样品 + 废品}{投入量} \times 100\%$$

- 实际产出：用于下一步工序或商业销售的产出数量。
- 样品：在线检查样品、QC 样品、文件留样、其他样品。
- 废品：含活性成分或药品的废品、包装材料废品。

如果实际结果和限度有差异，应查明原因，未得出结论前，不得进行下一步。

物料平衡的限度需考虑实际设备、工艺的状况，以及历史数据来制定。调整必须有依据，并经过批准。新增工艺产品或者新增不同主设备，初期物料平衡可以根据工艺验证数据制定，待有足够历史数据后再进行修订。

对于印有批号和生产日期和有效期的印字包材，在本批结束后必须做废品处理，并以撕毁或相当的方式保证不能被误用。离线打印批号、生产日期和有效期的印字包材需计数发放，数量平衡的限度应符合要求。

实例分析

固体制剂各生产阶段物料平衡的定义及批文件中代表性的物料平衡计算如下。

A. 配料

由于供应商供应的物料单位包装的重量会有一定的差异，配料阶段需对物料的单位包装或一批的物料损益应计算并有记录。合理的限度制定应考虑供应商单位包装的重量差异的历史数据、物料的特性，以及操作的方式等。

B. 制粒

所有投入制粒的物料总和为理论投入量，终混后所得颗粒净重为实际产出量。制粒阶段物料平衡的计算见表 6–1。

表 6–1　制粒阶段物料平衡的计算

投入量			
名称			重量（kg）
理论投入物料总和（A）			
产出量			
名称			重量（kg）
1）	产出颗粒净重		
2）	样品	过程控制	
3）		其他	
4）	废品		
产出总计［B=1）+2）+3）+4）］			
物料平衡 %（B/A × 100%）			

C. 压片

以投入的颗粒重量或计算相应的片数为投入量，以得到药片净重或相应的药片数为实际产出，物料平衡以重量和药片数分别计算，可参考表 6–2。

表 6–2　压片阶段物料平衡的计算

投入量			
名称		重量（kg）	相当的片数（片）
投入颗粒总量（A）			
产出量			
名称		重量（kg）	相当的片数（片）
1）	产出药片净重		

续表

2）	样品	过程控制		
3）		QC		
4）		其他		
5）	废品	药片		
6）		药粉		
产出总计［B=1）+2）+3）+4）+5）+6）］				
物料平衡 %（B/A × 100%）			以重量计算	以片数计算

一般以重量计算物料平衡，避免由于生产过程中片重控制的差异导致物料平衡的差异。

D. 包衣

以投入的药片重量或相应的片数为投入量，以得到包衣片净重或相应的包衣片数为实际产出，物料平衡以重量和包衣片数分别计算。

E. 胶囊灌装

以投入的颗粒重量或计算相应的胶囊数为投入量，以得到胶囊净重或相应的胶囊数为实际产出，物料平衡以胶囊内容物总重量和胶囊数分别计算。

F. 内包装

以投入的药片 / 胶囊数量计算出相应铝塑板数量为投入量，以得到的铝塑板净重计算出的铝塑板数为实际产出，物料平衡以铝塑板数量计算，可参考表 6–3。

表 6–3　内包装阶段物料平衡的计算

投入量			
名称		药片 / 胶囊数量（kg）	相当的铝塑板数（A）
投入药片 / 胶囊总量			
产出量			
名称		铝塑板重量（kg）	铝塑板数
1）	产出铝塑板		*

续表

2）	样品	过程控制药片数		**
3）		过程控制铝塑板		
4）		QC		
5）		文件留样		
6）		其他		
7）	废品	含药铝塑板		***
产出总计［B=1）+2）+3）+4）+5）+6）+7）］				
物料平衡 %（B/A × 100%）			以铝塑板数计算	

注：* 铝塑板数＝产出铝塑板重量 / 单个铝塑板平均重量。

** 由过程控制取样的药片数推算。

*** 由废品铝塑板数计算得来。

G. 外包装

以投入的铝塑板 / 铝管数量计算出小盒数量为投入量，以包装后得到的小盒数为实际产出，物料平衡以小盒数计算。

H. 内包装和外包装联机包装

以投入的药片 / 胶囊数量计算出小盒数量为投入量，以包装后得到的小盒数为实际产出，物料平衡以小盒数计算（表 6–4）。

表 6–4　内包装和外包装联机包装物料平衡的计算

投入量				
名称			药片 / 胶囊数量（kg）	相当的小盒数量（A）
投入药片 / 胶囊总量				
产出量				
名称			药片 / 胶囊数量（kg）	小盒数量
1）	产出小盒数量			
2）	样品	过程控制小盒数量		
3）		QC		
4）		文件留样		
5）		其他		

续表

6）	废品	含铝塑板		
产出总计［B=1）+2）+3）+4）+5）+6）］				
物料平衡（B/A × 100%）			以小盒数量计算	

I. 印字包装材料的物料平衡要求

对于离线打印的中盒和大箱标签，投入量和产出量必须一致，不得存在差异。小盒和说明书可以考虑供应商提供的数量的准确性制定接收限度，但必须保证印有批号、生产日期和有效期的剩余包材被销毁。印字包装材料物料平衡的计算见表 6–5 和表 6–6。

表 6–5　印字包装材料物料平衡的计算 1

	小盒	说明书	中盒标签	大箱标签
投入量				
1）库房发出量				
2）上批结存量				
投入总计［A = 1）+2）］				

表 6–6　印字包装材料物料平衡的计算 2

总用料量					
实际使用量	3）入库量				
	4）样品量				
	5）文件留样量				
6）因印刷缺陷被挑出的量					
7）损坏量					
8）销毁的剩余量					
总用料量［B=3）+4）+5）+6）+7）+8）］					
结转下批的剩余量 C					
物料平衡计算					
误差（B+C–A）					
误差百分率［（B+C–A）/A × 100%］					

为了避免说明书、纸盒包装过程中的混淆，推荐机包的过程采用条码识别系统，在物料使用过程中通过读码器对纸盒、说明书逐一检查，避免使用错误的物料。首先对说明书纸盒建立条码管理机制。说明书、纸盒每种产品、每个规格、每一个版本分发不同的条码，然后将其条码印到说明书和纸盒上，包装过程中采用条码识别系统逐一检查（图 6-8~ 图 6-10）。

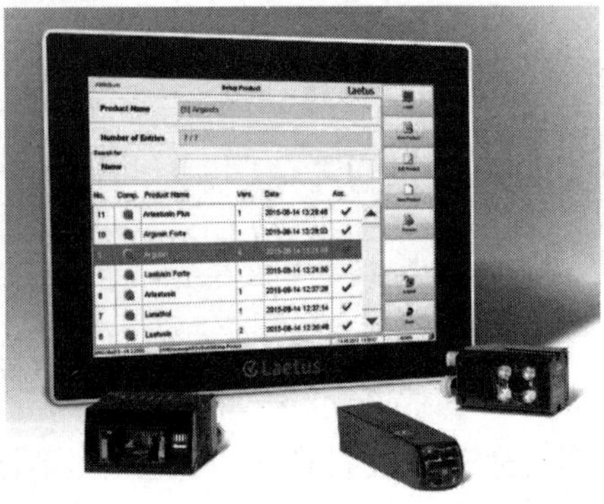

图 6-8　读码系统示意图

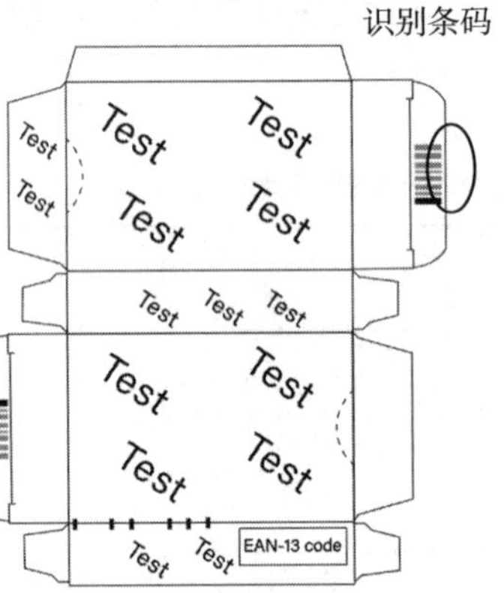

图 6-9　纸盒条码示意图

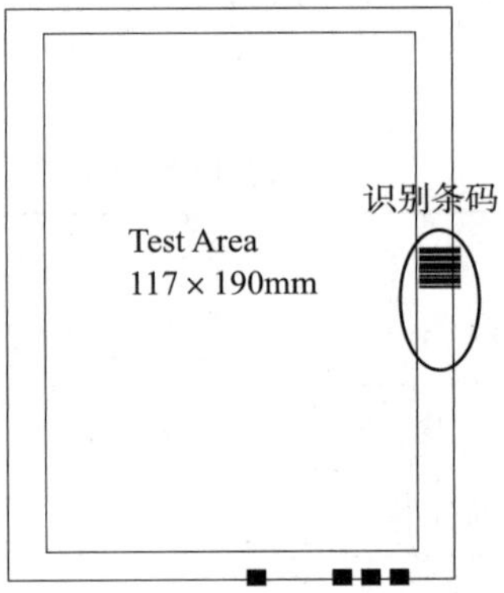

图 6-10　说明书条码示意图

6.3 检验与放行

法规要求

药品生产质量管理规范（2010 年修订）

第十一条　质量控制包括相应的组织机构、文件系统以及取样、检验等，确保物料或产品在放行前完成必要的检验，确认其质量符合要求。

第十二条　质量控制的基本要求：

（一）应当配备适当的设施、设备、仪器和经过培训的人员，有效、可靠地完成所有质量控制的相关活动；

（二）应当有批准的操作规程，用于原辅料、包装材料、中间产品、待包装产品和成品的取样、检查、检验以及产品的稳定性考察，必要时进行环境监测，以确保符合本规范的要求；

（三）由经授权的人员按照规定的方法对原辅料、包装材料、中间产品、待包装产品和成品取样；

（四）检验方法应当经过验证或确认；

（五）取样、检查、检验应当有记录，偏差应当经过调查并记录；

（六）物料、中间产品、待包装产品和成品必须按照质量标准进行检查和检验，并有记录；

（七）物料和最终包装的成品应当有足够的留样，以备必要的检查或检验；除最终包装容器过大的成品外，成品的留样包装应当与最终包装相同。

第二百二十八条 应当分别建立物料和产品批准放行的操作规程，明确批准放行的标准、职责，并有相应的记录。

第二百二十九条 物料的放行应当至少符合以下要求：

（一）物料的质量评价内容应当至少包括生产商的检验报告、物料包装完整性和密封性的检查情况和检验结果；

（二）物料的质量评价应当有明确的结论，如批准放行、不合格或其他决定；

（三）物料应当由指定人员签名批准放行。

第二百三十条 产品的放行应当至少符合以下要求：

（一）在批准放行前，应当对每批药品进行质量评价，保证药品及其生产应当符合注册和本规范要求，并确认以下各项内容：

1. 主要生产工艺和检验方法经过验证；

2. 已完成所有必需的检查、检验，并综合考虑实际生产条件和生产记录；

3. 所有必需的生产和质量控制均已完成并经相关主管人员签名；

4. 变更已按照相关规程处理完毕，需要经药品监督管理部门批准的变更已得到批准；

5. 对变更或偏差已完成所有必要的取样、检查、检验和审核；

6. 所有与该批产品有关的偏差均已有明确的解释或说明，或者已经过彻底调查和适当处理；如偏差还涉及其他批次产品，应当一并处理。

（二）药品的质量评价应当有明确的结论，如批准放行、不合格或其他决定；

（三）每批药品均应当由质量受权人签名批准放行；

（四）疫苗类制品、血液制品、用于血源筛查的体外诊断试剂以及国家食品药品监督管理局规定的其他生物制品放行前还应当取得批签发合格证明。

中华人民共和国药品管理法（2019 年版）

第三十三条 药品上市许可持有人应当建立药品上市放行规程，对药品生产企业出厂放行的药品进行审核，经质量受权人签字后方可放行。不符合国家药品标准的，不得放行。

第四十七条 药品生产企业应当对药品进行质量检验。不符合国家药品标准的，不得出厂。

药品生产企业应当建立药品出厂放行规程，明确出厂放行的标准、条件。符合标准、条件的，经质量受权人签字后方可放行。

药品生产监督管理办法（2020 年版）

第三十七条 药品生产企业应当建立药品出厂放行规程，明确出厂放行的标准、条件，并对药品质量检验结果、关键生产记录和偏差控制情况进行审核，对药品进行质量检验。符合标准、条件的，经质量受权人签字后方可出厂放行。

药品上市许可持有人应当建立药品上市放行规程，对药品生产企业出厂放行的药品检验结果和放行文件进行审核，经质量受权人签字后方可上市放行。

技术要求

质量控制涉及取样、质量标准、检验、组织机构、文件以及物料或产品的放行，它确保完成必要及相关的检验，确保质量判定为不合格的物料或产品不能放行使用或销售。

实验室管理中的人员职责，设备设施，文件系统，试剂及试液的管理，标准品/对照品，分析仪器验证，分析仪器校验与维护，分析方法验证，留样，稳定性实验，检验结果超标调查，原始数据的管理，检验及检验报告，微生物检验的详细指导请参见本丛书《质量控制实验室与物料系统》分册。

《中华人民共和国药品管理法》和《药品生产监督管理办法》都明确了药品生产企业须配备专门质量受权人履行药品出厂放行责任，增强了质量管理人员的法律地位，使质量管理人员独立履行职责有了法律保证。

物料放行是基于所取样品的检测指标合格，中间过程产品和最终产品放行的前提是除了各项检测指标符合标准要求外，还要求生产工艺符合国家注册批准的要求，生产过程符合 GMP 规范的要求。

对于经检验后不合格的物料、中间产品、成品按不合格品的管理制度执行。

6.3.1 取样的基本要求

取样是一项重要操作，每次取样只能是批的一小部分，正确取样是质量保证体系的基本要素。应制订取样操作规程，包括：经授权的取样人、取样方法、取样工具、取样量、取样后剩余部分及样品的处置和标识，以及为避免因取样过程产生的各种风险的预防措施等。

更多取样和留样的内容可参考本丛书《质量控制实验室与物料系统》分册质量控制实验室部分“3 取样与留样”。

A. 人员要求

只有经过培训并经授权的人员才能取样。培训内容应包括：取样计划，书面取样规程，取样技术和取样器具 / 设备，交叉污染的风险，不稳定和（或）有微生物要求的原辅材料取样应采取的保护措施，对物料、容器、标签等进行外观检查的重要性，对意外情况和异常情况作好记录的重要性。

负责取样的人员应当正确掌握各类抽样方法，熟练使用采样器具。

负责取样的人员必须按操作区洁净级别的要求和产品安全数据的要求正确着装，在洁净区内取样时应戴手套、口罩和眼镜（如需要），以避免自伤（避免吸入粉尘，接触眼睛或皮肤等）或使产品受到污染（微生物污染或交叉污染）。

B. 取样地点

应设置取样间，取样区域的空气洁净度级别应与生产要求一致。如在其他区域或采用其他方式取样，应能防止污染或交叉污染。同一物料不同批次取样时，应对操作台面进行清洁；不同物料取样时，应对取样间进行彻底清洁，所有清洁操作应有记录。

C. 取样工具

取样工具应洁净，必要时经灭菌或者消毒后方可使用。在使用或存放过程中，防止受潮和异物混入。不同品种或不同批次的物料取样时，需要更换取样工具以防止可能的交叉污染。β-内酰胺结构类、激素类产品的取样应使用专用取样器。取样工具的清洁、使用和存放应有书面的规程和记录。

直接接触物料和产品的取样工具，使用前后应当及时清洁干燥，不与物料和产品发生化学反应，不对抽取样品及剩余物料和产品产生污染。

抽取粉末状固体样品和半固体样品时，一般使用一侧开槽、前端尖锐的不锈钢抽样棒取样，也可使用瓷质或者不锈钢质药匙取样。

抽取低黏度液体样品时，根据不同情形分别使用吸管、烧杯、勺子、漏斗等取样；抽取腐蚀性或者毒性液体样品时，需配用吸管辅助器；抽取高黏度液体样品时，可用玻璃棒蘸取。

抽取需做微生物检查、细菌内毒素检查等项目的样品时，取样工具须经灭菌或除热原处理。

D. 样品容器及样品的保存

直接接触样品的包装容器材质，应当不与内容物发生化学反应，具有良好阻隔性能，并满足药品的贮藏条件，潜在迁移物质不影响检验结果。取样前应查看样品容器外包装的完整性。

直接接触样品的包装容器的形状与规格，应当与所抽取样品的形态和数量相适应，液体样品的存放可选用瓶状密闭容器，固体样品可选用袋状容器。

直接接触无菌样品或者需做微生物检查、细菌内毒素检查等项目样品的容器须经灭菌或除热原处理，且具有密封性能。

取样样品应按照物料的贮存条件贮存，包装应密封。对于有特殊贮存条件的物料，应按特殊要求贮存，如：光敏感性物料应存放于棕色瓶中或用铝箔包裹的无色玻璃瓶中。低温贮存的样品应存放在冰箱中。

E. 取样量

样品应具有代表性。取样量应满足检验和留样量的需要。

F. 取样标签和样品标签

取样标签应提供合适的细节，包括样品名称、批号，所取样品的容器号（如果有），取样量，取样日期，取样人等。贮存样品的容器应贴有样品标签，包含以下信息：物料名称、编号、批号、量、取样日期、取样人及容器号等。

G. 取样的一般操作要求

打开样品的包装前，取样人员应检查样品外包装洁净且完整，无霉变、无破损、无水迹、无虫蛀、无污染；核对取样相关记录上的信息与样品外包装的标签内容一致。

打开外包装的过程要仔细小心，打开后检查其外观是否均匀，是否与标准 / 规格符合，然后进行取样操作。对于有毒、有害等危险物料，取样时要有相应的安全防护措施。

无菌物料或者产品应当按照无菌操作法取样。

腐蚀性药品应当使用耐腐蚀的工具和容器。

规定避光的药品，取样和保存时应当采取避光措施。

需真空或充氮气保存的药品，应当使用专用设备、器材和容器，抽样后立即对样品和剩余药品进行密封处置。

每件物料取样完毕后，应按原包装把所取样的物料封好并对所取样容器粘贴取样证，建议标明取样数量、取样日期、取样人、取样编号（如某批产品共取样 3 桶，则取样的第一桶注明 1/3，第二桶注明 2/3，第三桶注明 3/3 的标记）等内容。

取样结束后及时填写取样记录（内容包括取样日期、品名、批号、取样量、检品来源、取样人、领样人及必要的取样说明等）并清洗取样器（做好清洁标识，标明清洁周期，超过清洁周期的取样器，在使用前应重新进行清洗）。

取得的单元样品分别置于不同的洁净干燥的盛样器具中，并将填写好的样品标签贴于该器具上。

6.3.2 原辅料与包装材料

技术要求

物料放行前应完成必要的检验，确认其质量符合要求。物料应由指定人员签名批准放行。

企业在加强对使用的药用原辅料和直接接触药品包装材料管理的同时，应加大投入配备满足药用原辅料和包装材料检验项目需要的检验用仪器、设备和人员，提高检验能力，加强质量控制。

药品上市许可持有人和制剂生产企业必须对所使用的药用原辅料质量严格把关。凡购入的药用原辅料，都必须按照药品批准注册时核准的质量标准进行检验，确保符合药用要求。

实施指导

A. 取样

样品应具有代表性。建议对每一个包装容器中的样品都进行鉴别试验后，才能确认整批物料的鉴别正确无误。如果采用对批的一部分包装容器进行取样，需经过评估和批准。取样量应满足检验量和留样量的需要。

包装材料的取样计划至少应考虑方面：收料量、所需数量、物料的属性［如内包材料和（或）印刷包装材料］、生产方法及通过质量审查所获得的内包装材料制造商质量保证体系的信息。取样量要通过统计学计算来决定并在取样计划中做出规定。

如果供应商提供样品，需要对供应商的资质和质量体系、取样规则（取样量）进行评估，并对样品进行检验，最终获得批准使用供应商提供的样品。在接收样品箱时需要进行外观检查。

B. 留样

制剂生产用每批原辅料和与药品直接接触的包装材料均应有留样。与药品直接接触的包装材料（如输液瓶），如成品已有留样，可不必单独留样。留样应能代表被取样批次的物料。

物料留样应按规定条件贮存，必要时还应适当包装密封，留样量应至少满足鉴别的需要，一般至少应当能够确保按照批准的质量标准完成两次全检（无菌检查和热原检查等除外）。

除稳定性较差的原辅料外，用于制剂生产的原辅料（不包括生产过程中使用的溶剂、气体或制药用水）和与药品直接接触的包装材料的留样应至少保存至产品放行后 2 年。如果物料的有效期较短，则留样时间可相应缩短。

C. 检验放行

物料必须按照质量标准进行检验，质量标准应满足生产工艺的要求，必要时可增加检验项目。如增加密度、粒度等检测。

企业对于使用的药用原辅料必须按照国家的质量标准实施全项检验，合格后方可用于药品生产。使用暂无标准的药用原辅料，其品种、规格、质量标准应与药品注册申报资料一致，企业应按要求制定质量可控的药用原辅料企业标准，并按该标准实施全项检验。对于企业不能检验且符合委托检验相关要求的项目，可以向具有资质的单位进行委托检验，按要求办理备案手续，并索取检验报告。

企业应要求供应商提供每批次药包材的全项检验报告；对于可能影响药品质量的关键项目，药品生产企业应制定内控标准并每批次进行检验，合格后方可用于药品生产；企业不能检验的其他项目可向具有资质的单位进行委托检验，索取检验报告。企业对药包材不能全项检验的，应根据使用情况每年向有资质的单位委托全项检验，可根据风险分析的结果来确定批数，建议批次不少于 2 批；如药包材供应商及药包材生产工艺发生变更的，应送有资质的单位进行全项检验。

检验完成后，根据取样记录、检验记录、收货记录等的检查复核结果，对物料做出放行决定。如果采用计算机系统进行物料管理，需在系统中进行物料放行的操作。

不合格物料一律不准投入生产。

6.3.3 中间产品和待包装产品

技术要求

- 中间产品和待包装产品应在适当的条件下贮存。
- 中间产品和待包装产品应有明确的标识。
- 中间产品和待包装产品在放行前完成必要的检验，确认其质量符合要求。

实施指导

A. 取样

过程取样的目的是保证每一步工艺所得到的中间产品都能始终如一的满足最终

产品的质量要求，在生产加工过程中，如在重要阶段的开始、结束，或在长期贮存后，应由质量控制部门或者授权给有资质的生产人员对中间产品进行检验，以确认产品仍符合产品质量要求。虽然中间过程取样有助于更好的理解产品，在产品工艺验证时应尽可能多的采集中间控制的样品进行检测，这样有助于对产品有进一步的了解，后续生产时可根据实际控制情况例如干燥阶段每批颗粒控制相同终点的温度，对应检测的水分也始终处于稳定状态，则在后续生产时中间取样可减少颗粒水分的检测或者不再进行检测。

B. 留样

（如有分析试验和放行的需要）关键中间产品需要留样。留样量一般至少应当能够确保按照批准的质量标准完成两次全检（包括微生物实验）。

C. 中间产品和待包装产品检验与放行

应有文件规定中间产品和待包装产品的贮存要求，包括容器、标签、贮存时间及特殊贮存条件。对中间产品的贮存时间应进行贮存期限考察。

中间产品和待包装产品，应放置于中间站或经过风险评估后的合理区域。

中间产品和待包装产品必须按照质量标准进行检验，应能满足生产工艺的要求。如果可能，质量标准应与成品质量标准相似。

检验结果经复核无误后由 QA 或 QA 授权的车间人员仔细核查中间产品的标识、中间产品合格报告单等，并更改物料状态标识。

只有合格的中间产品才可进入下一工序的操作；不合格的中间产品，应进行隔离管理，防止其在生产或加工操作中使用。

实例分析

混合的取样

混合操作是重要的单元操作。对于混合工艺来说最关键的一点是如何能够达到其混合均一度，无论是对于制粒前混合或者制粒后混合，不均一的混合可能会导致某些产品的剂量不能达到要求。特别是对于搅拌槽式混合机来说。关于混合的内容参见本分册“5.2.3 混合”。

混合的取样应该具有代表性，且针对最可能发生死角的位置，运用合适的工具，选取不同位置的取样点进行取样分析，以考察其混合效果。这些取样点既应涵盖全部物料，也应包括能够代表整个混合容器中最容易发生混合不均匀的位置。例如，对于滚筒式混合设备（如方锥型混合机、V- 型混合机、双锥型混合机），取样点应至少分布在混合物料的上、中、下三层及卸料区域。

颗粒分布测试可以用来考察和控制粉料对于压片或其他下游工艺的影响，以防止下游工艺中的分层或和连续批生产带来的不稳定性。

6.3.4 成品

技术要求

成品放行是基于所取样品的检测指标合格，除了各项检测指标符合标准要求外，还要求生产工艺符合国家注册批准的要求，生产过程符合 GMP 的要求。

实施指导

A. 取样

- 取样要有代表性，应在整个批次存放单位或容器单位的上、中、下不同部位及生产线的前、中、后随机取样，并按照根据需要制定的取样规则计算抽取样品件数，在抽样包装上平均留取样品量。取样量应满足检验和可能复验的需要，一般为 2~3 倍的检验用量。
- 固体口服制剂产品可在包装过程中取样，样品从包装生产线取走后不应再返还。

B. 留样

- 留样应有代表性，应能代表被取样批次的产品，在生产线的前、中、后随机取样。每批药品均应按包装批号进行留样。
- 每批药品均应有留样；如果一批药品分成数次进行包装，则每次包装至少应保留一件最小市售包装的成品。
- 留样的包装形式应与药品市售包装形式相同。
- 每批药品的留样数量一般至少应当能够确保按照注册批准的质量标准完成两次全检（无菌检查和热原检查等除外）。
- 如果不影响留样的包装完整性，保存期间内应至少每年对留样进行一次目检观察，如有异常，应进行彻底调查并采取相应的处理措施。留样观察应有记录。

- 留样应按注册批准的贮存条件至少保存至药品有效期后一年。

C. 检验与放行

- 批生产完成后，取样检验。建立内控标准确保有效期内符合产品质量要求。
- 化验员按照检验操作规程逐一检验，并记录。
- 由产品放行受权人负责成品的放行，放行前需检查有无产品合格检验报告单，并审核批生产记录、批包装记录，相关的偏差及变更等，确认符合要求后在产品放行单上签字放行。

6.4 产品销售与退货

法规要求

药品生产质量管理规范（2010 年修订）

第一百零五条 物料和产品的运输应当能够满足其保证质量的要求，对运输有特殊要求的，其运输条件应当予以确认。

第一百三十六条 企业应当建立药品退货的操作规程，并有相应的记录，内容至少应当包括：产品名称、批号、规格、数量、退货单位及地址、退货原因及日期、最终处理意见。

同一产品同一批号不同渠道的退货应当分别记录、存放和处理。

第一百三十七条 只有经检查、检验和调查，有证据证明退货质量未受影响，且经质量管理部门根据操作规程评价后，方可考虑将退货重新包装、重新发运销售。评价考虑的因素至少应当包括药品的性质、所需的贮存条件、药品的现状、历史，以及发运与退货之间的间隔时间等因素。不符合贮存和运输要求的退货，应当在质量管理部门监督下予以销毁。对退货质量存有怀疑时，不得重新发运。

对退货进行回收处理的，回收后的产品应当符合预定的质量标准和第一百三十三条的要求。

退货处理的过程和结果应当有相应记录。

第二百九十四条 因质量原因退货和召回的产品，均应当按照规定监督销毁，有证据证明退货产品质量未受影响的除外。

第二百九十五条 每批产品均应当有发运记录。根据发运记录，应当能够追查每批产品的销售情况，必要时应当能够及时全部追回，发运记录内容应当包括：产品名称、规格、批号、数量、收货单位和地址、联系方式、发货日期、运输方式等。

第二百九十六条 药品发运的零头包装只限两个批号为一个合箱，合箱外应当标明全部批号，并建立合箱记录。

第二百九十七条 发运记录应当至少保存至药品有效期后一年。

药品生产质量管理规范（2010年修订）确认与验证附录

第七章 运输确认

第三十四条 对运输有特殊要求的物料和产品，其运输条件应当符合相应的批准文件、质量标准中的规定或企业（或供应商）的要求。

第三十五条 运输确认应当对运输涉及的影响因素进行挑战性测试，且应当明确规定运输途径，包括运输方式和路径。长途运输还应当考虑季节变化的因素。

第三十六条 除温度外还应当考虑和评估运输过程中的其他相关因素对产品的影响，如湿度、震动、操作、运输延误、数据记录器故障、使用液氮贮存、产品对环境因素的敏感性等。

第三十七条 在产品运输过程中可能会遇到各种不可预计的情况，运输确认应当对关键环境条件进行连续监控。

技术要求

- 企业应依据有关法律、法规和规章，将药品销售给具有合法资格的单位。
- 药品出库应遵循“近效期先出”和按批号发货的原则。
- 对有温度要求的药品运输，应根据季节温度变化和运程采取必要的保温或冷藏措施。
- 麻醉药品、精神药品、医疗用毒性药品和危险品的运输应按有关规定办理。

实施指导

A. 产品的发货

药品出库应遵循“近效期先出”和按批号发货的原则。

每批产品应有发运记录，能追查每批药品的售出情况，必要时应能及时全部召回。要求专人、专柜保管，防止遗失。发运记录的内容至少应该包括：

- 发货人和发货日期。
- 收货单位和地址、顾客姓名和联系方式。
- 产品描述，例如：品名、包装规格、剂型和效价（在适当条件下），批号和数量。
- 运输和贮存条件，运输方式或发货方式。
- 检验报告单号、合同单号。

一般发运记录应至少保存至药品有效期后 1 年。

B. 产品的运输

运输方式应充分考虑药品的包装完好，以保护药品免受外界影响，故要求在药品外包装上有清楚的运输警示标识。

运输条件应经过确认，包括包装方式、运输线路等。贮存温度有特殊要求的药品，建议在运输中使用可监控贮存条件的设备，例如温度监控贮存、监控记录应该可获取用于审核。温度监控设备应定期校验。

对产品的运输风险进行评估和分析，确定需要采取的具体和充足的降低风险的措施，并确定对承运商或物流服务商的审计频次，以确保产品运输过程中防偷盗、防破损和防止被伪造。

如为第三方执行运输，应在质量协议或合同中载明应控制、监测和记录的特殊贮存和运输条件的要求。

创建“运输方案”示例见图 6-11。

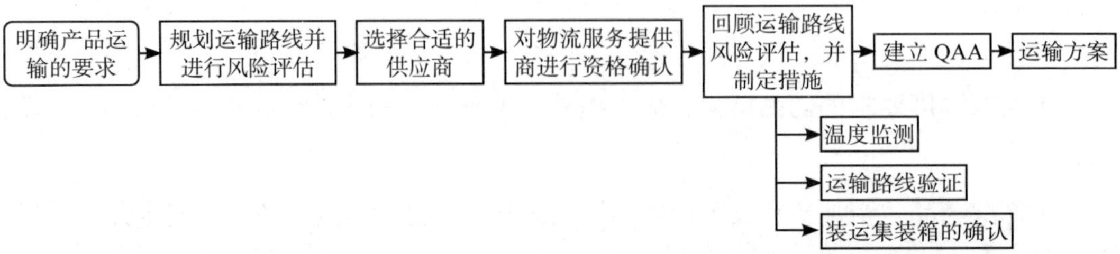

图 6-11 “运输方案”示例

对于运输过程中保温的相关确认根据使用保温工具分为温控车辆确认和保温箱确认。

对于温控车辆确认需考虑：

- 车厢内温度分布特性的测试与分析，确定适宜药品存放的安全位置及区域。
- 温控设施运行参数及使用状况测试。
- 监测系统配置的测点终端参数及安装位置确认。
- 开门作业对车厢温度分布及变化的影响。
- 确定设备故障或外部供电中断的状况下，车厢保温性能及变化趋势分析（尤其对于冷藏车）。
- 需对车辆在运输路线及一年四季中高温或低温等极端外部环境条件，分别进行保温效果评估。
- 在车辆初次使用前或改造后重新使用前，进行空载及满载确认。
- 年度定期确认时，进行满载确认；可选用代表车型对代表路线进行确认。

定期确认：原则上不超过 1 年。

对于保温箱运输确认的考虑：

- 箱内温度分布特性的测试与分析，分析箱体内温度变化及趋势。
- 蓄冷剂配备使用的条件测试。
- 温度自动监测设备放置位置确认。
- 开箱作业对箱内温度分布及变化的影响。
- 需对保温箱在运输路线及一年四季中高温或低温等极端外部环境条件下的保温效果评估。
- 运输最长时限确认。

定期确认：原则上不超过 1 年。

如果运输途中使用温度监控系统还应对温度监控系统进行确认。

C. 产品的销售

药品仅允许销售给具有合法资格的单位。

应建立客户销售档案，内容包括：营业执照、药品经营许可证、法人授权委托书等。销售麻醉药品、精神药品等特殊药品的单位，其药品经营许可证经营范围中应予以注明。

每笔销售有详细记录，以追查每批产品的出厂情况，保证全部产品在必要时能及时召回。

建议逐步采用电子计算机进行销售全过程的管理，所有销售管理方面的记录都可贮存于电子计算机内，但要注意保密和防止数据丢失。

D. 产品的退货

关于退货的处理流程和相关要求参见本丛书《质量控制实验室与物料系统》分册物料系统部分“10 退货”。

企业应当建立药品退货的操作规程，并有相应的记录，内容至少应当包括：产品名称、批号、规格、数量、退货单位及地址、退货原因及日期、最终处理意见。

退货原因一般分为运输原因、质量原因、业务原因等。

在实物开始退货前就必须定义是否需要有温度监控，同时保证退货单据的完整性。

库房接到退货后，首先需要根据退货单据检查发货单号、批号、数量等信息，确认是本企业销售的药品后，对药品进行检查，如退货是否在原包装内、包装是否被打开过、包装是否损坏、是否洁净干燥等，并清点数量，填写退货接收记录。清点后的退货应当隔离存放，有明显的标识。

同一产品同一批号不同渠道的退货应当分别记录、存放和处理。

退货的处理：只有经检查、检验和调查，有证据证明退货质量未受影响，且经质量管理部门根据操作规程评价后，方可考虑将退货重新包装、重新发运销售。评价考虑的因素至少应当包括药品的性质、所需的贮存条件、药品的现状、历史，以及发运与退货之间的间隔时间等因素。不符合贮存和运输要求的退货，应当在质量管理部门监督下予以销毁。对退货质量存有怀疑时，不得重新发运。对退货进行回收处理的，回收后的产品应当符合预定的质量标准和产品回收的要求。退货处理的过程和结果应当有相应记录。

7 确认与验证

GMP 自诞生以来不断得到发展，其中验证概念的引入是 GMP 发展到一个新阶段的重要里程碑。根据《药品生产质量管理规范（2010 年修订）》，验证的定义是证明任何操作规程（或方法）、生产工艺或系统能够达到预期结果的一系列活动。由此可见，验证贯穿了药品生产的全过程，包括人员培训、厂房、设施、设备、物料、工艺参数、操作规程、检验方法等全方位的质量活动。

2015 年发布了《药品生产质量管理规范（2010 年修订）》确认与验证附录，新法规对验证提出了更新、更细致的要求。本次修订也顺应法规要求，由原来的验证调整为确认与验证。此外，关于工艺验证方面，2015 年 ISPE 发布《混合和含量均匀性评估建议：对 FDA 分层抽样指南草案的修改》；2022 年国家药监局药品审评中心发布了《化药口服固体制剂混合均匀度和中控剂量单位均匀度研究技术指导原则（试行）》，引入了工艺评价 / 确认过程中混料取样和剂量单元取样决策树。关于清洁验证方面，2018 年欧盟发布了《基于风险防止药品生产中交叉污染以及“共用设施中不同药品生产风险识别所用基于健康的暴露限设定指南”实施问答》。故本次修订，在上一版本的基础上，依据最新法规和指南更新情况，对相关内容进行了完善，同时在工艺验证章节增加了包装验证的相关内容，另外新增了设备确认章节内容。本章节收集了国内外法规指南关于验证方面的要求，通常对于国内法规有明确要求的，应按照国内法规的要求开展确认与验证，同时，建议结合行业发展趋势、技术指南及监管要求，持续改进确认与验证策略。

本章节重点介绍工艺验证、清洁验证、设备确认的内容，对于其他类型的确认与验证参见相应的章节。

7.1 工艺验证

7.1.1 概述

法规要求

药品生产质量管理规范（2010年修订）

第一百三十八条 企业应当确定需要进行的确认或验证工作，以证明有关操作的关键要素能够得到有效控制。确认或验证的范围和程度应当经过风险评估来确定。

第一百三十九条 企业的厂房、设施、设备和检验仪器应当经过确认，应当采用经过验证的生产工艺、操作规程和检验方法进行生产、操作和检验，并保持持续的验证状态。

第一百四十条 应当建立确认与验证的文件和记录，并能以文件和记录证明达到以下预定的目标：

（一）设计确认应当证明厂房、设施、设备的设计符合预定用途和本规范要求；

（二）安装确认应当证明厂房、设施、设备的建造和安装符合设计标准；

（三）运行确认应当证明厂房、设施、设备的运行符合设计标准；

（四）性能确认应当证明厂房、设施、设备在正常操作方法和工艺条件下能够持续符合标准；

（五）工艺验证应当证明一个生产工艺按照规定的工艺参数能够持续生产出符合预定用途和注册要求的产品。

第一百四十一条 采用新的生产处方或生产工艺前，应当验证其常规生产的适用性。生产工艺在使用规定的原辅料和设备条件下，应当能够始终生产出符合预定用途和注册要求的产品。

第一百四十二条 当影响产品质量的主要因素，如原辅料、与药品直接接触的包装材料、生产设备、生产环境（或厂房）、生产工艺、检验方法等发生变更时，应当进行确认或验证。必要时，还应当经药品监督管理部门批准。

第一百四十四条 确认和验证不是一次性的行为。首次确认或验证后，应当根据产品质量回顾分析情况进行再确认或再验证。关键的生产工艺和操作规程应当定期进行再验证，确保其能够达到预期结果。

第一百四十七条 应当根据确认或验证的对象制定确认或验证方案，并经审核、批准。确认或验证方案应当明确职责。

第一百四十八条 确认或验证应当按照预先确定和批准的方案实施，并有记录。确认或验证工作完成后，应当写出报告，并经审核、批准。确认或验证的结果和结论（包括评价和建议）应当有记录并存档。

第一百四十九条 应当根据验证的结果确认工艺规程和操作规程。

技术要求

A. 欧美相关法规指南要求

具体内容见表 7-1。

表 7-1 欧美关于工艺验证的相关法规指南要求

来源	内容
2011 版 FDA 工艺验证指南：一般原则与规范	工艺验证方法： 第一阶段——工艺设计：基于开发和工艺放大过程中获得的知识，定义商业化生产工艺 第二阶段——工艺确认：在该阶段，对工艺设计进行评估，以确认该工艺是否有能力进行可重现的商业化大生产 第三阶段——持续工艺确认：在日常生产中持续保证工艺处于受控状态
	应当用文件记录导致工艺理解的活动和研究。文件记录应反映工艺的决策基础。例如，生产商应用文件记录单元操作研究的可变因素，以及这些变化因素被认为是有意义的理由。该信息在工艺确认和持续工艺确认阶段是有用的，包括设计修改或控制策略完善或变更的情况
	在工艺验证的工艺确认（PQ）阶段，对工艺设计进行评估，以确认工艺是否具备可重现的商业化生产能力。该阶段具有两个因素：a. 厂房设施设计以及设备和公用设施确认，b. 工艺性能确认（PPQ）。在第二阶段，必须遵照符合 cGMP 的程序
	在绝大多数情况下，与典型的常规商业化生产相比，工艺性能确认将拥有较高的取样和额外检测水平，以及更仔细的工艺性能详查。监测和检测水平应足以在整个批次内确认始终如一的产品质量。在适当的情况下，审查、检测和取样程度增加应持续贯穿工艺确认阶段，以建立常规取样和对特定产品及工艺的监测水平和频率。考虑加强取样期限和监测期可能包括，但不局限于产量、工艺复杂性、工艺理解水平和类似产品及工艺的经验

续表

来源	内容
2011 版 FDA 工艺验证指南：一般原则与规范	第三个验证阶段的目标，是在商业化生产期间持续保证工艺处于受控状态（已验证状态）。用于探测出计划之外从设计工艺偏离的一个或多个体系，对完成这一目标至关重要。遵守 cGMP 要求，特别是，收集和评估关于工艺性能的信息和数据，使探测出并非期望的工艺变异成为可能。评估工艺性能，发现问题和确定是否采取行动纠正、提前预见和防止问题，从而使工艺保持受控。 必须建立一个持续和不断发展的程序，收集和分析与产品质量有关的产品和工艺数据。所收集的数据，应包括相关的工艺趋势和入厂物料或成分、在加工材料和成品 数据应进行统计学趋势分析，并由经过培训的人员审核。对所收集信息，应核实质量属性在整个工艺中正受到适当控制
2015 版 EU GMP 附录 15：确认与验证	5.1 包括了新工艺的初始验证，以及变更工艺后续验证、场所转移和持续工艺确认。本附录说明了一个充分的产品研发过程可以保证成功的工艺验证
	5.4 新产品的工艺验证应当包括所有预期的产品规格和生产场地。基于来自研发阶段的广泛的工艺知识，并结合合适的持续工艺确认程序，括号法经过论证可以用于新产品的工艺验证
	5.5 对于工艺验证中产品由一个生产场所转移至另外的生产场所或者产品在同一个生产场所中转移，可以通过括号法减少验证的批次。但是要确保现有的产品知识，包括以往验证内容，应该是可用的。如果经过论证，括号法也可用于不同规格、不同批量、包装规格和容器类型
	5.7 工艺验证应证明工艺能持续满足所有质量属性和工艺参数，即那些保证验证状态和可接受的产品质量的重要因素。工艺参数和质量属性被识别为关键或非关键的基础应清楚记录，可参考任何风险评估活动的结果
	5.9 用于工艺验证的设备、设施、公用系统和系统应该进行确认。应验证检验方法符合其既定用途
	5.11 生产、研发或其他场所转移人员应参与工艺验证批次。验证批次应由受过培训的人员进行，并符合 GMP 要求，使用经过批准的文件。期望生产人员能参与验证批次的生产以增强对产品的理解
	5.19 生产的批次数量和样品取样量应基于质量风险管理原则，可以建立参数的正常范围和趋势，并提供充足的数据用于评估。每个生产商必须决定和证实所需批次数量能够高水平地保证工艺能够始终一致的生产出符合要求的产品
	5.20 在不违背 5.19 的前提下，一般接受在常规条件下最少 3 个连续批次可以构成一个工艺的验证。考虑是否使用了标准的生产方法，是否类似产品或类似工艺已在工厂使用的情况，可以论证其他的批数来替代 3 批。采用 3 批进行初始验证的情况下，可能需要使用后续生产批次中获得的更多数据，作为持续工艺确认的一部分对初始验证进行补充
	5.30 应定期审查持续工艺确认的内容和频率。考虑到对工艺的了解程度及工艺性能，可在产品生命周期中任意时期调整工艺要求
	5.31 持续工艺确认应根据批准的方案或等效的文件实施，应制订相应的报告记录所获得的结果。适当采用统计工具，支持给定工艺可变性和能力的所有结论，并保证受控状态

B. 目的

为工艺可重现和始终如一地产出优质产品建立科学证据。一个批次内的均一性和批次间一致性是工艺验证活动的目标（2011 版 FDA 工艺验证指南）。

C. 验证的方法

工艺验证应当包括首次验证、影响产品质量的重大变更后的验证（工艺变更、场所转移等）、必要的再验证以及在产品生命周期中的持续工艺确认，以确保工艺始终处于验证状态（参考 GMP 确认与验证附录及 EU GMP 附录 15：确认与验证）。

D. 验证批次确定

- 应根据质量风险管理原则确定验证批次。
- 采用新的生产处方或生产工艺进行首次工艺验证应当涵盖该产品的所有规格。企业可根据风险评估的结果采用简略的方式进行后续的工艺验证，如选取有代表性的产品规格或包装规格、最差工艺条件进行验证，或适当减少验证批次（GMP 确认与验证附录）。
- 基于来自研发阶段的工艺知识，并结合合适的持续确认程序，括号法经过论证也可以用于新产品的工艺验证（EU GMP 附录 15：确认与验证，5.4）。
- 对于工艺验证中产品由一个生产场所转移至另外的生产场所或者产品在同一个生产场所中转移，可以通过括号法减少验证的批次。但是要确保现有的产品知识，包括以往验证内容，应该是可用的。如果经过论证，括号法也可用于不同规格、不同批量、包装大小和容器类型（EU GMP 附录 15：确认与验证，5.5）。
- 括号法（PDA 第 60 号报告）：括号法确认了代表工艺变量极端情况的工艺，前提是极端情况可以充分代表中间情况。括号法策略用于单个工艺元素可变但同时其他全部可变条件保持固定。如果无法确证所选择的规格、容器和（或）装量确实是极端水平，那么括号法不适用。如果各规格之间使用了不同的辅料，括号法一般不适用。选择代表性情况的判定理由应包括在验证总计划和工艺性能确认方案中。

例如，使用相同的混合物，相同规格的药片或组分非常相似［如，一种药片具有不同的重量，由相似（基本相同）颗粒制得，或一种胶囊具有不同的灌装重量，由相同的基本组分分装到不同大小的胶囊壳中制得］。

示例如下：见表 7–2。

表 7-2　括号法验证举例

颗粒含量	成品规格	片重	工艺验证批次	理由
25%	25mg	100mg	多批	最小成品规格 / 最小片重
	50mg	200mg	1 批	被矩阵覆盖
	100mg	400mg	1 批	被矩阵覆盖
	150mg	600mg	多批	最大成品规格 / 最大片重

● 矩阵法（PDA 第 60 号报告）：适用于相同的工艺和产品结构有不止一种变化时的商业化生产的 PPQ。该方法基于的假设是选定包括在 PPQ 中的批次的结构，可代表所有组合情况下的工艺。选择组合和每种组合的代表性批数的理由，应经过科学判断，风险评估，并在验证总计划和 PPQ 方案中文件化。在这种情况下，从所有组合中选择批数是合理的。可以应用矩阵法的其他设计因素有：相同工艺与设备、包装容器尺寸和（或）相同容器密封系统下的不同装量的不同批次。经过验证，可以把矩阵法运用到原辅料比例不同的、使用不同辅料的，或使用不同容器密闭系统的不同规格制剂。验证通常应有相关数据的支持。

示例如下：见表 7-3。

表 7-3　矩阵法验证举例

颗粒含量	成品规格	压片 – 批次	理由
10%	20mg	3 批	最低颗粒含量 最小规格
	40mg	1 批	被矩阵覆盖
20%	60mg	1 批	被矩阵覆盖
	80mg	1 批	被矩阵覆盖
30%	100mg	1 批	被矩阵覆盖
	120mg	3 批	最高颗粒含量 最大规格

● 分组法（PDA 第 60 号报告）：适用于有多个相关但不同的实体能被分组以便单个的实体能代表共同的性质或每个组的最差情况。分组和选择代表性情况的判定理由应包括在验证总计划和 PPQ 方案中。

设备分组：每个设备行列经评估是类似的（由同样型号和生产商的重复设备组成的同样的设备行列）。相同设备行列减少批数需要显示每个的工艺是可靠的。在这种情况下，在工艺性能方面有充足的先前知识。分组法中减少批数应考虑工艺已有知识和经验，关键工艺参数的数量和影响，以及控制参数在范围内的能力。对于一个没有关键工艺参数的操作单元，使用较少的批数是适合的。在这些情况下，分组法应在验证方案中经过清晰的论证，论证要有支持数据参考。

示例：见表 7–4。

表 7–4 分组法验证举例

设备分组	评估	工艺性能确认批次	支持数据
压片机 1 压片机 2 压片机 3	对比： 结构设计 设计规格 材质 操作原理 工艺控制仪器和软件	压片机 1：3 批 压片机 2：1 批 压片机 3：1 批	规格 关键工艺参数 工艺特性描述 运行能够支持参数范围

- 阶段性生产验证。针对在共用生产区内，在一段时间内集中生产某一产品（批与批之间仅进行小清洁，且设备内有少量物料的情况），待一个阶段（生产周期）生产结束后，再对相应的共用生产区、设施、设备、工器具等进行彻底清洁，更换生产另一种产品的方式的情况，建议开展阶段性生产的工艺验证（阶段性生产清洁验证详见“确认与验证 清洁验证”内容），并结合阶段性生产的最长天数及最大批次数；阶段性生产时批与批之间或同一批产品不同锅次之间最长的时间间隔等影响因素进行评估。

E. 验证范围的确定

确认或验证的范围和程度应当经过风险评估来确定。

F. 验证总计划

工艺验证总计划应当至少包含以下信息（GMP 确认与验证附录）：

（一）确认与验证的基本原则；

（二）确认与验证活动的组织机构及职责；

（三）待确认或验证项目的概述；

（四）确认或验证方案、报告的基本要求；

（五）总体计划和日程安排；

（六）在确认与验证中偏差处理和变更控制的管理；

（七）保持持续验证状态的策略，包括必要的再确认和再验证；

（八）所引用的文件、文献。

验证总结应当包括概述、验证实施总原则和方针目标、验证完成情况及分析、验证异常分析、验证结论及后续建议。

7.1.2 验证的生命周期

7.1.2.1 工艺验证的生命周期介绍（2011 版 FDA 工艺验证指南）

- 第一阶段——工艺设计，基于开发和工艺放大过程中获得的知识，定义商业化生产工艺。
- 第二阶段—— 工艺确认，在该阶段，对工艺设计进行评估，以确认该工艺是否有能力进行可重现的商业化大生产。
- 第三阶段——持续工艺确认，在日常生产中持续保证工艺处于受控状态。

7.1.2.2 工艺设计

A. 相关要求

- 工艺设计是生命周期方法中的第 1 阶段，经工艺生产出的任何批次产品经过商业流通给消费者使用之前，生产商应在生产工艺性能方面取得高度保证，以始终如一地生产出满足与鉴别、含量、质量、纯度和效价相关的那些属性的原料药和制剂。这些保证应该来自于实验室小试、中试、和（或）商业化大生产研究的客观信息或数据。信息和数据应该显示，商业化制造工艺应能在商业化制造条件下始终如一地生产出合格的优质产品（2011 版 FDA 工艺验证指南）。
- 商业化生产设备的功能性和局限性是工艺设计首先要考虑的问题。

工艺验证一般生命周期方法中阶段 1 的输出（PDA 第 60 号报告）见图 7-1。

B. 工艺设计阶段的输出（PDA 第 60 号报告）

a. 生产工艺设计

- 工艺描述：包括每个操作单元的工艺输入、输出、收率、中间检测与控制和工艺参数（设定控制点和范围）。
- 工艺处方、原材料及规格。
- 批记录和来自实验室或中试生产规模的生产数据。

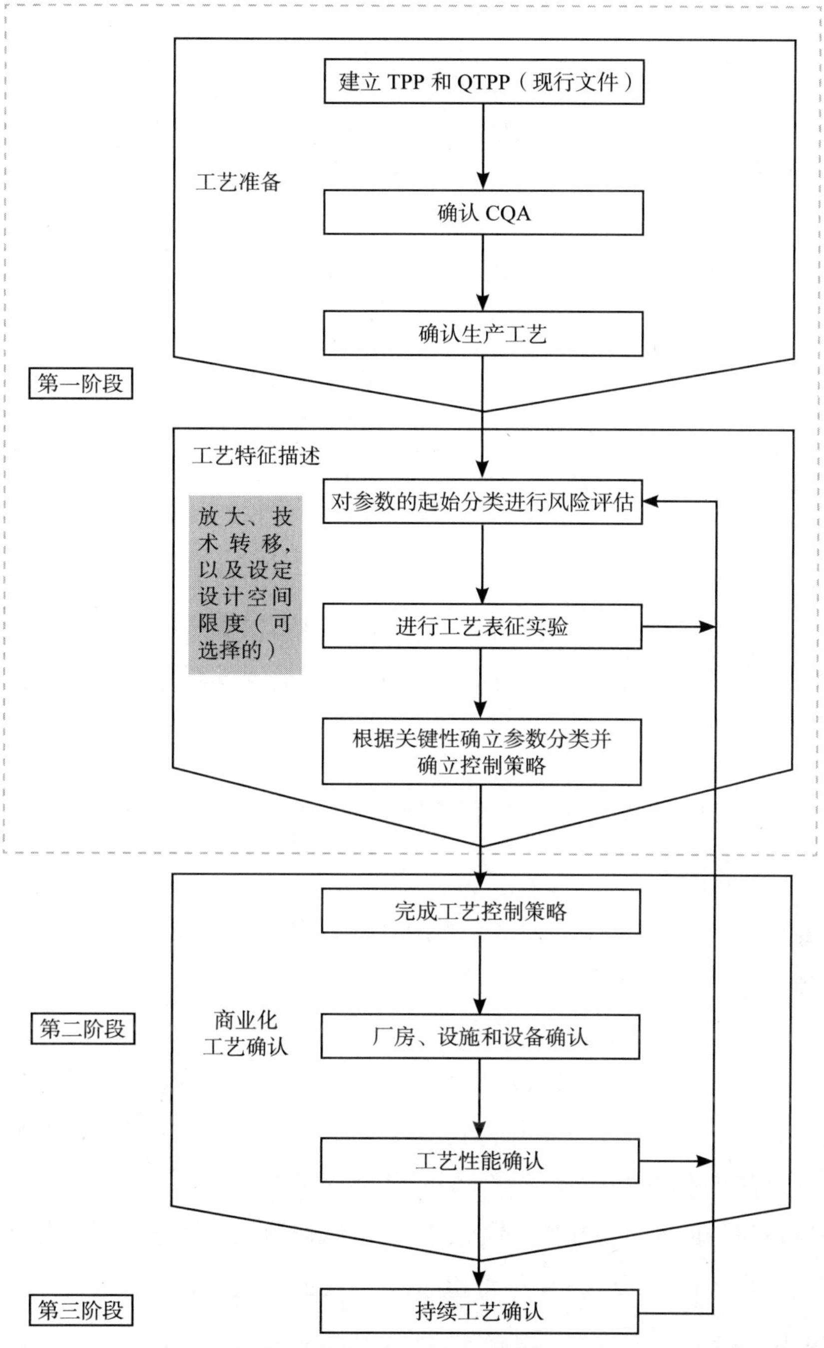

图 7-1　工艺验证一般生命周期方法中阶段 1 的输出（PDA 第 60 号报告）

注：QTPP（目标产品质量概况）可以从以下方面考虑：预期的临床用途、给药途径、剂型、给药系统；剂量规格、包装和密封系统；治疗性部分释放或递送，以及影响正在开发的药物产品剂型适合的药代动力学特征（如溶解、空气动力学性能）的属性；适合于拟定上市产品的药品质量标准（如纯度，稳定性和药物释放）（ICH Q8）。

b. 分析方法（包括产品、中间产品和原材料）。

c. 基于关键性和风险分析识别工艺参数。

d. 工艺特性化：工艺特性化计划和方案，研究数据报告。

e. 工艺控制策略：放行标准，中间产品控制与限度，工艺参数设定点和范围，日常监控要求（包括中间品取样和测试），中间产品、加工溶液的贮藏和工艺步骤的时间限度，原材料 / 成分规格，设计空间（如适用）。

f. 过程分析技术应用和算法（如果使用 PAT）。

g. 产品特性化试验计划（即不包括产品放行检验中的试验）。

h. 生产技术——按工艺要求评价生产设备能力和适应性。

i. 放大 / 缩小方法（实验室模型评价 / 确认）。

j. 工艺设计报告。

工艺设计阶段通常建议采用不同批次的原料开展研究，并确定关键工艺参数范围，对关键工艺参数上（下）限进行充分研究（可以根据试验结果对后续批次的工艺参数进行调整）。工艺确认的关键工艺参数应在经过确定的范围内选定，不对关键工艺参数上（下）限进行挑战确认。

C. 关键质量属性及关键工艺参数评估

a. 关键质量属性评估

关键质量属性通常和原料、辅料、中间体（过程物料）及成品相关联。口服固体制剂的关键质量属性通常是影响产品纯度、剂量、药物释放和稳定性的相关方面（ICH Q8）。

从不符合质量属性方面对患者所造成危害（安全性和有效性）的严重程度上识别 CQA、非 CQA。通常判定为 CQA 的产品质量属性，如含量、含量均匀度、片重差异 / 装量差异、有关物质、残留溶剂、溶出度 / 释放度、水分、微生物限度等。

b. 关键工艺参数评估方法可参考 PDA 第 60 号报告

运用风险评估识别出潜在的 CPP，从工艺参数对 CQA 影响的严重程度，工艺参数发生偏离的可能性，风险发生的可检测性三个方面对潜在 CPP 进行评估，识别出 CPP、Non–CPP。

针对第一步骤识别出的 Non–CPP，进一步评估确定 KPP 和 Non–KPP，评估的依据为：控制范围、对加工性能的必要性等方面。

关键工艺参数决策树见图 7–2。

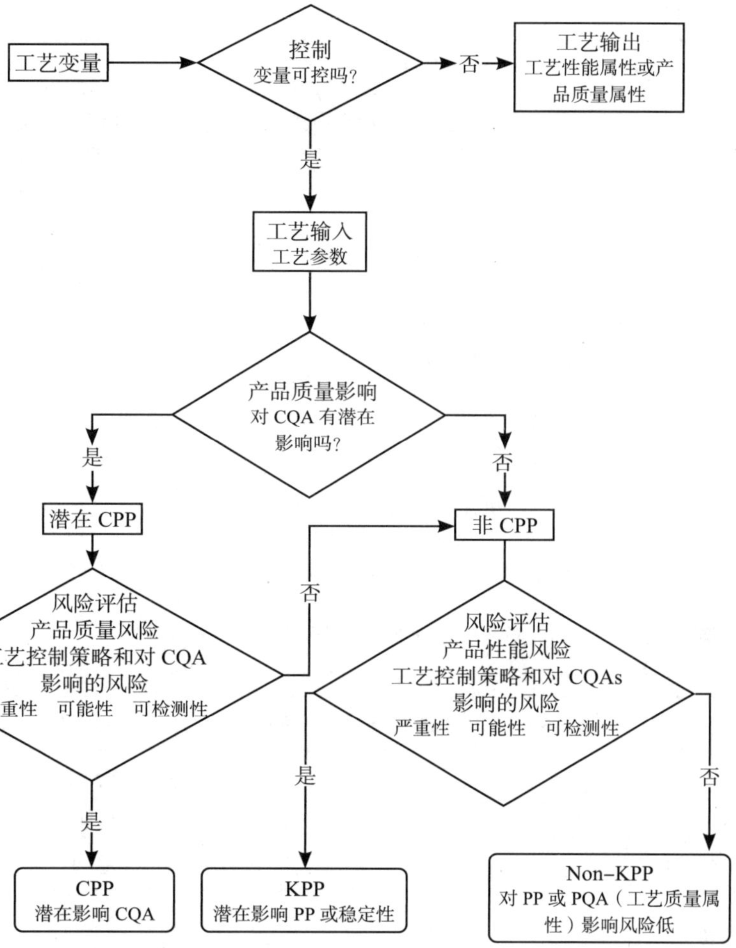

图 7–2　关键工艺参数决策树

注：● 工艺参数：对关键质量属性的潜在影响。

是——如果怀疑参数对 CQA 有影响，或者数据显示参数的变化可能影响 CQA，则指定这个参数为关键工艺参数（CPP）。

否——参数为非关键工艺参数并进一步评价。

● 非关键工艺参数：如果超过定义范围运行，潜在影响工艺性能或稳定性。

是——参数指定为重要工艺参数（KPP）。

否——在较宽的范围内，参数对工艺无影响。参数被指定为非重要工艺参数（Non–KPP）。

KPP 影响产品工艺性能属性，而不影响关键质量属性。

D. 工艺设计阶段参数、考察指标的输出

口服固体制剂常见工序和相应的工艺参数开发，举例如下：

a. 湿法制粒

工序	工艺参数	考察指标
原辅料控制	如必要，粉碎 / 过筛的筛网目数	粒度分布 / 粒径、水分
预混	物料的加入顺序（如必要） 搅拌速度、搅拌时间	含原料：混合均匀度（如必要）
湿法制粒	黏合剂用量、黏合剂加入时间 / 黏合剂加入速度、温度（如必要）和方法 搅拌速度、搅拌时间 切碎速度、切碎时间 制粒终点判定 湿整粒筛网目数 / 尺寸	—
干燥	1. 流化床干燥： 预热阶段：进风温度、进风量 干燥阶段：进风湿度（如必要）、进风温度、进风量、物料温度、干燥时间（如必要）、干燥终点判定 2. 烘箱干燥：铺盘厚度、干燥温度、干燥时间（如必要）	干燥均一性
干整粒	筛网目数 / 尺寸、加料速度、干整粒速度	粒度分布、水分
混合	混合速度、混合时间	混合均匀度、休止角、压缩度、粒度分布
分料（如必要）	—	含量均一性
压片	压片机速度、主压力、加料器转速	外观、重量差异、硬度、脆碎度、药片厚度（如必要）、溶出度 / 释放度 / 崩解时限（如必要）、含量均匀度
填充	机速、真空度（如必要）	外观、重量差异、溶出度 / 释放度 / 崩解时限（如必要）、含量均匀度
灌装	灌装速度、横封温度、纵封温度	外观、装量差异、密封性
包衣	1. 包衣液制备：搅拌速度、搅拌时间 2. 预热阶段：锅体转速、进风温度、进风量、预热结束片床温度（如必要） 3. 喷液阶段：锅体转速、进风温度、片床温度、蠕动泵转速、雾化压力、进风量、每锅装载量（如必要）、包衣终点判定	外观、包衣增重、溶出度 / 释放度 / 崩解时限（如必要）

b. 干法制粒

工序	工艺参数	考察指标
原辅料控制	粉碎 / 过筛的筛网目数（如必要）	粒度分布 / 粒径、水分
预混	物料的加入顺序（如必要）、混合速度、混合时间	含原料：混合均匀度（如必要）
干法制粒	轧辊压力、轧辊转速、进料速度、轧辊间隙、油压压力、整粒速度、筛网孔径、条块密度（如必要）	松密度、振实密度、粒度分布
混合	混合速度、混合时间	混合均匀度、休止角、压缩度、粒度分布
分料（如必要）	—	含量均一性
压片	压片机速度、主压力、加料器转速	外观、重量差异、硬度、脆碎度、药片厚度（如必要）、溶出度 / 释放度 / 崩解时限（如必要）、含量均匀度
填充	机速、真空度（如必要）	外观、重量差异、溶出度 / 释放度 / 崩解时限（如必要）、含量均匀度
包衣	1. 包衣液制备：搅拌速度、搅拌时间 2. 预热阶段：锅体转速、进风温度、进风量、预热结束片床温度（如必要） 3. 喷液阶段：锅体转速、进风温度、片床温度、蠕动泵转速、雾化压力、进风量、每锅装载量（如必要）、包衣终点判定	外观、包衣增重、溶出度 / 释放度 / 崩解时限（如必要）

c. 一步制粒

工序	工艺参数	考察指标
原辅料控制	如必要，粉碎 / 过筛的筛网目数	粒度分布 / 粒径、水分
一步制粒	1. 预热阶段：进风温度、进风量、预热结束物料温度 2. 制粒阶段：配液罐搅拌速度、进风温度、进风量、喷枪压力、蠕动泵转速、抖袋频率、物料温度 3. 干燥阶段：进风温度、进风量、物料温度、干燥终点判定	干燥均一性、含量均匀度（如必要）
干整粒（如必要）	筛网目数 / 尺寸、加料速度、干整粒速度	粒度分布、水分
混合	混合速度、混合时间	混合均匀度、休止角、压缩度、粒度分布
分料（如必要）	—	含量均一性

续表

工序	工艺参数	考察指标
压片	压片机速度、主压力、加料器转速	外观、重量差异、硬度、脆碎度、药片厚度（如必要）、溶出度/释放度/崩解时限（如必要）、含量均匀度
填充	机速、真空度（如必要）	外观、重量差异、溶出度/释放度/崩解时限（如必要）、含量均匀度
灌装	灌装速度、横封温度、纵封温度	外观、重量差异、密封性
包衣	1. 包衣液制备：搅拌速度、时间 2. 预热阶段：锅体转速、进风温度、进风量、预热结束片床温度（如必要） 3. 喷液阶段：锅体转速、进风温度、片床温度、蠕动泵转速、雾化压力、进风量、每锅装载量（如必要）、包衣终点判定	外观、包衣增重、溶出度/释放度/崩解时限（如必要）

d. 干混直压/填充

工序	工艺参数	考察指标
原辅料控制	如必要，粉碎/过筛的筛网目数	粒度分布/粒径、水分
混合	加料顺序、混合速度、混合时间	混合均匀度、休止角、压缩度、粒度分布
分料（如必要）	—	含量均一性
压片	压片机速度、主压力、加料器转速	外观、重量差异、硬度、脆碎度、药片厚度（如必要）、溶出度/释放度/崩解时限（如必要）、含量均匀度
填充	机速、真空度（如必要）	外观、重量差异、溶出度/释放度/崩解时限（如必要）、含量均匀度
灌装	灌装速度、横封温度、纵封温度	外观、重量差异、密封性
包衣	1. 包衣液制备：搅拌速度、搅拌时间 2. 预热阶段：锅体转速、进风温度、进风量、预热结束片床温度（如必要） 3. 喷液阶段：锅体转速、进风温度、片床温度、蠕动泵转速、雾化压力、进风量、每锅装载量（如必要）、包衣终点判定	外观、包衣增重、溶出度/释放度/崩解时限（如必要）

e. 滴丸

工序	工艺参数	考察指标
化料	加料顺序、油液温度、搅拌速度、搅拌时间、物料温度	—
滴制	药液温度、冷却剂温度、滴头规格、滴头开关开度	外观、重量差异、溶散时限
离心	离心频率、离心时间	
筛丸	前段筛孔孔径、后段筛孔孔径、筛选时间	

f. 软胶囊

工序	工艺参数	考察指标
溶胶	化胶罐温控、搅拌速度、搅拌时间、抽真空压力、抽真空胶液温度、抽真空时间、保温时间、保温温度	黏度
配制	搅拌速度、时间、加料顺序	—
制囊 / 压丸	胶盒温度、喷体温度、冷却鼓温度、压丸机转速	外观、重量差异、胶皮厚度
定型干燥	转速、定型干燥时间、温湿度	—
洗丸	洗丸时间、洗丸次数、洗丸溶剂与胶囊的比例	—
干燥	温度、湿度	水分

工艺设计空间包括所有的单元操作、描述每个单元操作的过程参数以及所使用的原辅料，设计空间受所有工艺参数的可接受范围限制，包括关键工艺参数（CPP）和非关键工艺参数（Non–CPP）。由于设计空间的边界存在一定的不确定性，为保证能够持续可靠地生产出合格的产品，往往在设计空间的范围内建立一个控制空间（控制空间指为确保药品具有足够的工艺能力，而在设计空间内划出的范围更小的空间），用于保证工艺性能和产品质量的可靠性（图 7–3）。

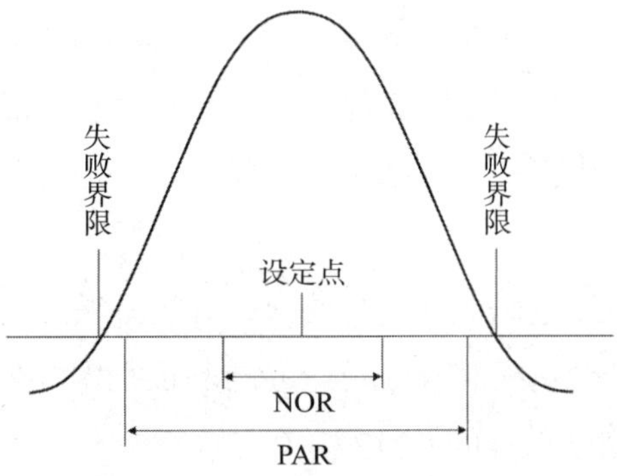

图 7–3　工艺参数设计示意图

PAR（已证明的可接受范围）是在保持其他参数不变的前提下，对单个变量的范围进行考察。

NOR（正常运行范围）是目标操作条件邻近范围，其中包括正常的操作波动。

7.1.2.3 工艺确认

工艺确认包括厂房设施设计以及公用设施与设备确认，工艺性能确认（2011 版 FDA 工艺验证指南）。这里重点介绍工艺性能确认（PPQ），通常可以理解为传统意义上的工艺验证。

A. 前提条件

a. 法规和指南要求（表 7–5）

表 7–5 工艺确认的相关法规和指南要求

GMP 确认与验证附录（第六章）	2011 版 FDA 工艺验证指南	2015 版 EU GMP 附录 15：确认与验证
第二十三条 工艺验证前至少应当完成以下工作： （一）厂房、设施、设备经过确认并符合要求，分析方法经过验证或确认 （二）日常生产操作人员应当参与工艺验证批次生产，并经过适当的培训 （三）用于工艺验证批次生产的关键物料应当由批准的供应商提供，否则需评估可能存在的风险	工艺性能确认（PPQ）是第二阶段工艺确认的第二个要素。工艺性能确认（PPQ）结合实际设施、公用设施、设备（现均确认）和培训过的人员、使用商业化生产工艺、控制流程和成分去生产商业化批次。一项成功的工艺性能确认将对工艺设计给予确认，并显示商业化生产工艺性与预期一样	5.9 用于工艺验证的设备、设施、公用系统和系统应进行确认。应验证检验方法符合其既定用途 5.11 生产、研发或其他场所转移人员应参与工艺验证批次。验证批次应由受过培训的人员进行，并符合 GMP 要求，使用经过批准的文件。期望生产人员能参与验证批次的生产以增强对产品的理解 5.12 关键起始物料和包装材料的供应商应在工艺验证批次生产前得到确认；否则，应根据质量风险管理原则要求进行论证并记录

b. 验证前应具备条件

- 在实施产品验证前，应研究并确定产品的关键质量属性（CQA）、关键工艺参数（CPP）以及合理的参数控制范围，包括产品的合理收率范围。
- 用于工艺验证批次生产的关键物料应由批准的供应商提供，否则需评估可能存在的风险。
- 厂房、设施、设备经过确认并符合要求，分析方法经过验证或确认。
- 生产、研发或者其他场所转移人员应参与验证批次。验证批次生产只能由经培训的人员进行，同时遵循已批准的 GMP 相关文件。

B. 方案设计

验证方案应至少包括以下内容（《药品生产质量管理规范（2010年修订）》确认与验证附录）：

- 工艺的简短描述（包括批量等）和相应主批记录的参照。
- 关键质量属性的概述及可接受限度。
- 关键工艺参数的概述及其范围。
- 应进行验证的其他质量属性和工艺参数的概述。
- 所要使用的主要的设备、设施清单以及它们的校准状态。
- 成品放行的质量标准。
- 相应的检验方法清单。
- 中间控制参数及其范围。
- 拟进行的额外试验，以及测试项目的可接受标准，和已验证的用于测试的分析方法。
- 取样方法及计划。
- 记录和评估结果的方法（包括偏差处理）。
- 职能部门和职责。
- 建议的时间进度表。

C. 验证执行

在相应部门、包括质量部门对方案已经审核和做出批准前，不应开始执行工艺性能确认方案。对方案的任何偏离，必须按照方案中已建立的程序或规定进行处理。这种偏离在实施前必须由所有相应部门和质量部门证明合理和批准（2011版FDA工艺验证指南）。

D. 验证报告

a. 确认或验证活动结束后，应及时汇总分析获得的数据和结果，撰写确认或验证报告。企业应在报告中对确认与验证过程中出现的偏差进行评估，必要时进行彻底调查，并采取相应的纠正措施和预防措施；变更已批准的确认与验证方案，应当进行评估并采取相应的控制措施。确认或验证报告应当经过书面审核、批准（《药品生产质量管理规范（2010年修订）》确认与验证附录）。

b. 验证报告至少包括以下内容（2011版FDA工艺验证指南）：

- 对任何意外的观察和方案中没有规定的额外数据进行评估。
- 按照方案规定，总结所收集的数据和对数据进行分析。
- 总结和讨论所有生产中的不符合项，例如偏差、异常检测结果或与工艺有效性有关的其他信息。
- 总结所收集的数据，对数据进行分析，是否显示工艺符合方案建立的条件，是否被认为处于受控状态，详述明确结论。

E. 异常处理

当验证结果不符合预先设定的可接受标准时，应当进行记录并分析原因。企业如对原先设定的可接受标准进行调整，需进行科学评估，得出最终的验证结论（《药品生产质量管理规范（2010 年修订）》确认与验证附录）。

7.1.2.4 持续工艺确认

A. 法规及相关指南要求

具体内容见表 7–6。

表 7–6　持续工艺确认的相关法规及指南要求

《药品生产质量管理规范（2010 年修订）》确认与验证附录（第六章）	FDA 行业指南 工艺验证：一般原则与规范（2011）	EU GMP 附录 15：确认与验证（2015）
第二十七条　在产品生命周期中，应当进行持续工艺确认，对商业化生产的产品质量进行监控和趋势分析，以确保工艺和产品质量始终处于受控状态 第二十八条　在产品生命周期中，考虑到对工艺的理解和工艺性能控制水平的变化，应当对持续工艺确认的范围和频率进行周期性的审核和调整 第二十九条　持续工艺确认应当按照批准的文件进行，并根据获得的结果形成相应的报告。必要时，应当使用统计工具进行数据分析，以确认工艺处于受控状态 第三十条　持续工艺确认的结果可以用来支持产品质量回顾分析，确认工艺验证处于受控状态。当趋势出现渐进性变化时，应当进行评估并采取相应的措施	必须建立一个持续和不断发展的程序，收集和分析与产品质量有关的产品和工艺数据（§211.180(e)）。所收集的数据，应包括相关的工艺趋势和入厂物料或成分、在加工材料和成品。 数据应进行统计学趋势分析，并由经过培训的人员审核。对所收集信息，应核实质量属性在整个工艺中正受到适当控制	5.31 持续工艺确认应根据批准的方案或等效的文件实施，应制订相应的报告记录所获得的结果。适当采用统计工具，支持给定工艺可变性和能力的所有结论，并保证受控状态。 5.32 持续工艺确认应该贯穿整个产品生命周期，以支持在产品质量回顾中记录的产品验证状态。应该考虑到随着时间发生的增加的变更，并评估采取的任何额外措施（如：增加取样量）

B. 确认项目

所使用原料的质量属性、关键工艺参数、过程中控制的质量属性、各工序物料平衡和收率、产品注册的质量属性。

C. 基本原则

- 持续工艺确认应贯穿整个产品生命周期，以支持在产品质量回顾中记录的产品验证状态（2015 版 EU GMP 附录 15：确认与验证）。
- 工艺确认完成后，按照持续工艺确认方案的要求，产品累计生产批次达到一定数量后可认为一个持续工艺确认周期。累计批次数要达到统计学意义（以中心线两侧 3 倍标准差为控制限，该控制限常被称为"3 西格玛"控制限）。从统计学意义上考虑一般推荐至少 25 批，当持续工艺确认数据量不低于 25 时，采用工艺性能能力指标，例如过程性能指数和（或）过程能力指数。（PDA 第 60 号报告）过程能力指标有 Cp、Cpk、Pp、Ppk，通常使用有 k 指数，即 Ppk 和 Cpk。过程性能指数 Ppk 和（或）过程能力指数 Cpk 均是用来表示生产过程能够生产出达到可接受标准产品的程度或能力，通常用过程波动值与总体标准方差的比值来表示，通常值越大表示越能够更好地生产出达到可接受标准的产品。
- 一般接受在常规条件下至少 3 个连续批次可以构成一个工艺的验证。考虑是否使用了标准的生产方法，是否类似产品或类似工艺已在工厂使用的情况，可以论证其他的批数来替代 3 批。采用 3 批进行初始验证的情况下，可能需要使用后续生产批次中获得的更多数据，作为持续工艺确认的一部分对初始验证进行补充（2015 版 EU GMP 附录 15：确认与验证）。
- 应监测产品的质量并评估相关工艺趋势，以保证在整个产品生命周期中始终处于受控状态（2015 版 EU GMP 附录 15：确认与验证）。
- 定期审查持续工艺确认的内容和频率。考虑到对工艺的了解程度及工艺性能，可在产品生命周期中任意时期调整工艺要求（2015 版 EU GMP 附录 15：确认与验证）。
- 持续工艺确认的结果可以用来支持产品质量回顾分析，确认工艺验证处于受控状态（《药品生产质量管理规范（2010 年修订）》确认与验证附录）。
- 将年度商业生产数据汇总起草年度产品质量回顾也许是足够的。但更频繁的数据审核，并与确定的可接受标准比较，可帮助生产商更具有前瞻性并采取措施减少波动。根据法规要求，年度产品质量回顾是必须的，但年度回顾可能变成对多重、更频繁的 CPV 数据评审进行的更高一级别的评审和汇总。年度产品质量回顾可识别 CPV 数据评审中发现的问题，汇总长期趋势，但生产商应在规定时间间隔内进行更频繁的 CPV 数据评审（FDA 21 CFR 211.180（e）要求至少每年进行一个评估。审核频次由生产商确定，但应至少每年进行一次）（PDA 第 60 号报告）。

D. 举例说明如何开展持续工艺确认

a. 方案制定

持续工艺确认方案通常应考虑的关键要素包括但不限于：

● 将要被监测或测试类型（如：工艺参数、进厂物料、中间产品或成品的物料属性、OOS/OOT、偏差等）。

● 取样和测试策略。

● 数据评价方法。

● 可接受标准。

● 工艺变更 / 趋势异常时的处理。

b. 方案执行

工艺验证结束后，按照验证结论及持续工艺确认方案进行日常控制，以持续保证工艺在商业化生产中能维持受控状态。

c. 数据分析

可根据需要，运用描述性统计、时间序列图（也叫推移图）、控制图、过程能力图等统计学工具对收集的数据进行分析。

d. 持续工艺确认报告

持续工艺确认报告，内容包括但不限于：

● 验证的原因和目的。

● 验证实际工作时间。

● 验证实施的描述。

● 应用统计学工具对统计的数据、结果的总结和分析。

● 明确的确认结论。

● 确认过程中的异常处理（包括变更、偏差、OOS/OOT），对验证结论的影响评估。

● 持续工艺确认下阶段测试计划再评价时间。

e. 确认过程中变更 / 趋势异常时的处理

● 在持续工艺确认过程中超限、工艺转变和趋势异常都会引发基于风险的评估、行动、工艺改进、优化的计划。持续工艺确认期间如果监测工艺发现了漂移与偏离，应进行分析调查，若超出行动限需执行偏差处理程序。根据偏差调查结果，如果是工艺问题应针对具体原因采取必要的措施，如增加取样、调整工艺及后续的持续工艺确认方案调整（如必要）等。

● 持续工艺确认期间如发生关键工艺参数等可能影响产品质量的改变时，应进行变更审批。

7.1.3 包装验证

技术要求

包装验证的相关法规要求见表 7-7。

表 7-7 包装验证的相关法规要求

来源	内容
《药品生产质量管理规范（2010 年修订）》取样附录	第二十七条 应考虑到一次接收的内包装材料与药品直接接触的不均匀性，因此，至少要采用随机取样方法，以发现可能存在的缺陷。取样件数可参考 GB/T 2828.1（ISO 2859-1）《计数抽样检验程序 第 1 部分：按接收质量限（AQL）检索的逐批检验抽样计划》的要求计算取样
2015 版 EU GMP 附录 15：确认与验证	7.1 设备工艺参数的变化，尤其在产品内包装时，可能对包装材料的完整性和正确性有重要的影响（如铝塑条、小袋或无菌部件）。因此应对成品和散装品的内包和外包设备进行确认 7.2 对于内包设备的确认应该在规定的关键工艺参数的最大最小操作范围内进行，如温度、设备运转速度、密封压力等其他因素

A. 基本原则

● 使用设备包装，进行目视抽检的工序建议开展包装验证。对于进行目视全检的工序，无需开展包装验证，如：纸箱印制内容目视全检、手工包装等。

● 应根据质量风险管理原则确定是否开展验证。

● 举例，以下情况可考虑开展包装验证：包装线新增产品；内包材增加生产商；包装形式改变；新增 / 更换设备，或更换密封板 / 成型站等关键部件。

B. 异常处理

若验证失败，应调查失败原因，并制定纠正预防措施。

实例分析

A. 不同包装形式的工艺参数和考察项目

工序	工艺参数	考察项目
板装	加热板温度（如有）、热合温度、批号打印温度、冲裁速度 / 频率	外观、数量、密封性
瓶装	数粒速度、封口机感应强度	外观、数量 / 装量、密封性
袋装	生产速度、横封温度、纵封温度	外观、数量 / 装量、密封性

B. 常见缺陷分类及 AQL 值选择

通常基于对患者和法规符合性方面的风险对缺陷进行分类。一般分为三类：关键缺陷、主要缺陷、一般缺陷。

抽样方法可参考《GB/T 2828.1—2012 计数抽样检验程序》。

不同缺陷对应的 AQL 限度范围，举例如下：

缺陷类型	AQL 限度范围	缺陷示例
关键缺陷	0.01%~0.1%	批号和效期等打印信息缺失、不正确、泡罩板内药片或胶囊数量不正确、有碎片或断片等
主要缺陷	0.1%~0.65%	成型板变形、空泡罩板等
一般缺陷	1.0%~4.0%	批号和效期等打印不清晰但可读，泡罩板铝箔面不平整等

C. 举例说明

a. 计算批量

某产品内包装形式为板装，外包装形式为盒装、箱装，根据包装规格进行相应的计算。如：批量 17 万片，包装规格 14 片 / 板 ×2 板 / 盒 ×100 盒 / 箱，计算结果分别为：板数 12142 板，盒数 6071 盒，箱数 60 箱。

b. 查出样本量字码

检验水平对应着检验量。样本量字码表中给出了 3 个一般检验水平 Ⅰ、Ⅱ和Ⅲ。除非另有规定，使用水平Ⅱ。当要求鉴别力较低时可使用水平Ⅰ，当要求鉴别力较高时可使用水平Ⅲ。表 7-8 还给出了另外 4 个特殊检验水平 S-1、S-2、S-3 和 S-4，它们可用于必须使用相对小的样本量而且能容许较大抽样风险的情形（GB/T

2828.1—2012 计数抽样检验程序）。

通过样本量字码确定样本量。对给定的批量和规定的检验水平，使用样本量字码表检索适用的字码（GB/T 2828.1—2012 计数抽样检验程序）。

根据给定的批量和一般检验水平Ⅱ，使用样本量字码表检索出样本量字码，如：板数 12142 板，对应样本量字码 M。

表 7-8　样本量字码表

批量	特殊检验水平				一般检验水平		
	S-1	S-2	S-3	S-4	Ⅰ	Ⅱ	Ⅲ
2~8	A	A	A	A	A	A	B
9~15	A	A	A	A	A	B	C
16~25	A	A	B	B	B	C	D
26~50	A	B	B	C	C	D	E
51~90	B	B	C	C	C	E	F
91~150	B	B	C	D	D	F	G
151~280	B	C	D	E	E	G	H
281~500	B	C	D	E	F	H	J
501~1200	C	C	E	F	G	J	K
1201~3200	C	D	E	G	H	K	L
3201~10000	C	D	F	G	J	L	M
10001~35000	C	D	F	H	K	M	N
35001~150000	D	E	G	J	L	N	P
150001~500000	D	E	G	J	M	P	Q
500001 及以上	D	E	H	K	N	Q	R

c. 检索抽样方案

使用 AQL 和样本量字码从抽样方案表中检索抽样方案。对于一个规定的 AQL 和一个给定的批量，应使用 AQL 和样本量字码的同一组合从抽样方案表中检索抽样方案。如：本案例 AQL 选择接受限度为 0.25%，样本量字码：M，则 Ac/Re：2/3。对应的抽样方案为：样本量不少于 315，2 个及以下可以接收，3 个及以上为拒收（表 7-9）。

表 7-9　正常检验一次抽样方案（主表）

样本量字码	样本量	0.010	0.015	0.025	0.040	0.065	0.10	0.15	0.25	0.40	0.65	1.0	1.5	2.5
		Ac Re	Ac Re	Ac Re	Ac Re	Ac Re	Ac Re	Ac Re	Ac Re	Ac Re	Ac Re	Ac Re	Ac Re	Ac Re
A	2	↓	↓	↓	↓	↓	↓	↓	↓	↓	↓	↓	↓	↓
B	3	↓	↓	↓	↓	↓	↓	↓	↓	↓	↓	↓	↓	↓
C	5	↓	↓	↓	↓	↓	↓	↓	↓	↓	↓	↓	↓	0 1
D	8	↓	↓	↓	↓	↓	↓	↓	↓	↓	↓	↓	0 1	↑
E	13	↓	↓	↓	↓	↓	↓	↓	↓	↓	↓	0 1	↑	↓
F	20	↓	↓	↓	↓	↓	↓	↓	↓	↓	0 1	↑	↓	1 2
G	32	↓	↓	↓	↓	↓	↓	↓	↓	0 1	↑	↓	1 2	2 3
H	50	↓	↓	↓	↓	↓	↓	↓	0 1	↑	↓	1 2	2 3	3 4
J	80	↓	↓	↓	↓	↓	↓	0 1	↑	↓	1 2	2 3	3 4	5 6
K	125	↓	↓	↓	↓	↓	0 1	↑	↓	1 2	2 3	3 4	5 6	7 8
L	200	↓	↓	↓	↓	0 1	↑	↓	1 2	2 3	3 4	5 6	7 8	10 11
M	315	↓	↓	↓	0 1	↑	↓	1 2	2 3	3 4	5 6	7 8	10 11	14 15
N	500	↓	↓	0 1	↑	↓	1 2	2 3	3 4	5 6	7 8	10 11	14 15	21 22
P	800	↓	0 1	↑	↓	1 2	2 3	3 4	5 6	7 8	10 11	14 15	21 22	↑
Q	1250	0 1	↑	↓	1 2	2 3	3 4	5 6	7 8	10 11	14 15	21 22	↑	↑
R	2000	↑	↑	1 2	2 3	3 4	5 6	7 8	10 11	14 15	21 22	↑	↑	↑

样本量字码	样本量	4.0	6.5	10	15	25	40	65	100	150	250	400	650	1000
		Ac Re	Ac Re	Ac Re	Ac Re	Ac Re	Ac Re	Ac Re	Ac Re	Ac Re	Ac Re	Ac Re	Ac Re	Ac Re
A	2	↓	0 1	↓	↓	1 2	2 3	3 4	5 6	7 8	10 11	14 15	21 22	30 31
B	3	0 1	↑	↓	1 2	2 3	3 4	5 6	7 8	10 11	14 15	21 22	30 31	44 45
C	5	↑	↓	1 2	2 3	3 4	5 6	7 8	10 11	14 15	21 22	30 31	44 45	↑
D	8	↓	1 2	2 3	3 4	5 6	7 8	10 11	14 15	21 22	30 31	44 45	↑	↑
E	13	1 2	2 3	3 4	5 6	7 8	10 11	14 15	21 22	30 31	44 45	↑	↑	↑
F	20	2 3	3 4	5 6	7 8	10 11	14 15	21 22	↑	↑	↑	↑	↑	↑
G	32	3 4	5 6	7 8	10 11	14 15	21 22	↑	↑	↑	↑	↑	↑	↑
H	50	5 6	7 8	10 11	14 15	21 22	↑	↑	↑	↑	↑	↑	↑	↑
J	80	7 8	10 11	14 15	21 22	↑	↑	↑	↑	↑	↑	↑	↑	↑
K	125	10 11	14 15	21 22	↑	↑	↑	↑	↑	↑	↑	↑	↑	↑
L	200	14 15	21 22	↑	↑	↑	↑	↑	↑	↑	↑	↑	↑	↑
M	315	21 22	↑	↑	↑	↑	↑	↑	↑	↑	↑	↑	↑	↑
N	500	↑	↑	↑	↑	↑	↑	↑	↑	↑	↑	↑	↑	↑
P	800	↑	↑	↑	↑	↑	↑	↑	↑	↑	↑	↑	↑	↑
Q	1250	↑	↑	↑	↑	↑	↑	↑	↑	↑	↑	↑	↑	↑
R	2000	↑	↑	↑	↑	↑	↑	↑	↑	↑	↑	↑	↑	↑

注：↓——使用箭头下面的第一个抽样方案。如果样本量等于或超过批量，则执行 100% 检验。

↑——使用箭头上面的第一个抽样方案。

Ac——接收数。

Re——拒收数。

7.1.4 工艺验证分析

7.1.4.1 物料粉碎

在口服固体制剂的生产工艺中，原料药粉碎往往是极为关键的单元操作。一方面，原料药的粒径可能影响药物的释放，对于难溶性口服固体制剂而言，原料药的粒径越小，溶出越快，药物的生物利用度也可能随之改善。此外，原料药粒径对粉末的流动性、混合过程和粉末的分层有重要影响，而这些因素对生产工艺的稳定性有重要影响。因此，在口服固体制剂的生产中，往往需要对原料药的粒径进行控制，稳定的原料药粒径是工艺稳定和产品质量的重要保证。

- 评价项目：粉碎参数考察，粉碎粒度 / 粒度分布（如适用）。
- 评价方法：记录参数执行情况，粉碎后物料粒度 / 粒度分布项目可以从时间轴或空间轴或二者结合进行考察。

时间轴：在粉碎过程的前、中、后三个时间点分别取样。

空间轴：粉碎结束后在每个料桶中心处的上层、中层、下层位置分别取样，料桶取样原则：若料桶数为 n，则当 $n \leqslant 3$ 时每桶取样；当 $3 < n \leqslant 300$ 时至少按 $\sqrt{n}+1$ 件随机取样。

- 可接受标准：参数应符合标准要求，每个位点的粒度 / 粒度分布应符合质量标准要求。

7.1.4.2 原辅料预混合

混合工艺会对物料混合均匀度产生影响。混合工艺包括物料在容器内的配比量、占混合机体积的比例、混合时间、物料加入混合机的顺序、搅拌和混合部件的旋转速度等。原辅料和稀释剂等辅料混合均匀，这是保证最终产品含量均匀度的第一步措施。因此，需根据各产品特性和以往的知识经验，来决定是否考察原辅料预混合的混合均匀度。

- 评价项目：混合参数考察，混合均匀度（如必要）。
- 评价方法：记录参数执行情况。按空间分布在物料的不同位点进行取样，取样应该具有代表性，结合混合设备的结构特点，确定混合设备的死角，运用合适的工具进行取样，以考察其混合效果。取样位点一般 6~11 个点。
- 可接受标准：参数应符合标准要求，混合均匀度 RSD ≤ 5.0%。
- 混合罐或混合容器供参考的取样位点示意见图 7-4~ 图 7-8。

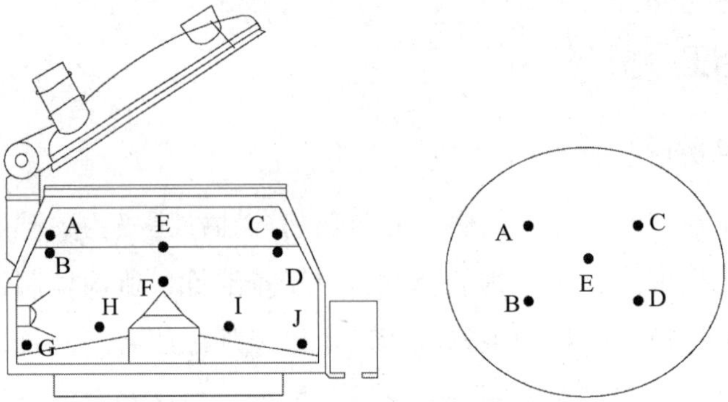

图 7-4　湿法制粒机取样位点示意图

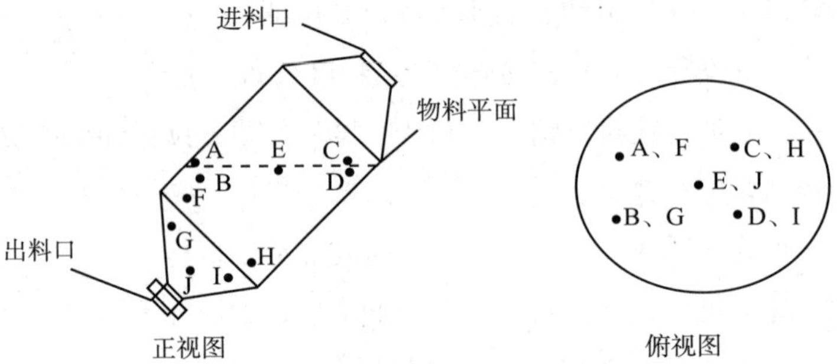

图 7-5　三维混合容器取样位点示意图

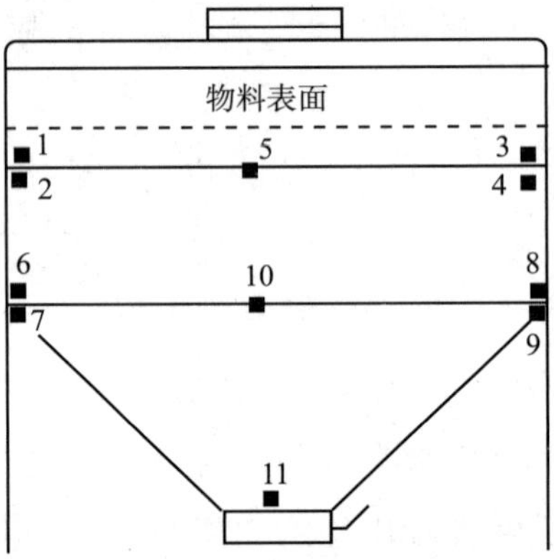

图 7-6　方锥型混合容器取样位点示意图

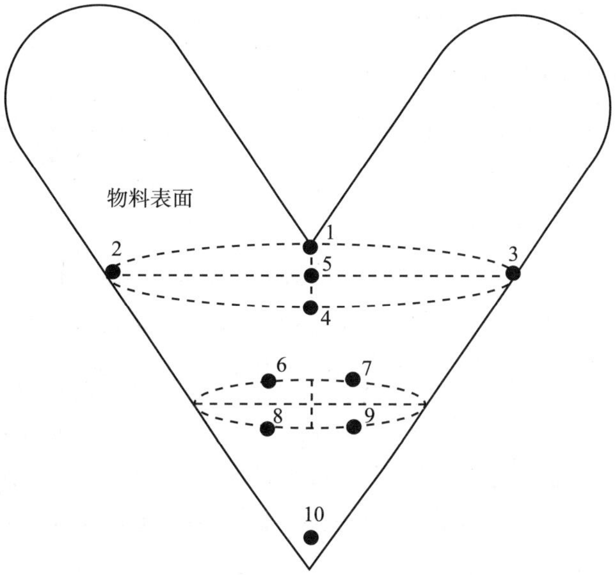

图 7-7　V 型混合容器取样位点示意图

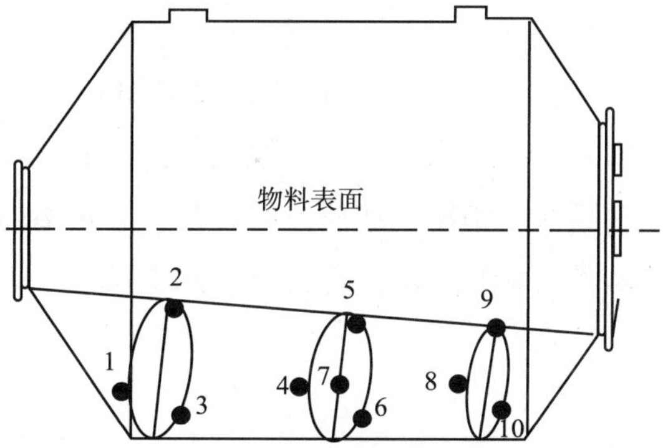

图 7-8　双锥型混合容器取样位点示意图

7.1.4.3 湿法制粒

湿法制粒是口服固体制剂常用的技术之一，该工艺旨在获得所需特性的混合物，适用于压片、包衣等后续工艺流程。制粒过程应稳定、可控，并且还应提供最佳的收率。湿法制粒技术主要用于改善低剂量混合物的流动性、可压性、生物利用度、均一性、粉末的静电性能以及剂型的稳定性，因此，需重点关注制粒过程的参数执行情况。

● 评价项目：通常应包括切碎速度、时间，搅拌速度、时间，黏合剂加入的速度、温度（若适用）和方法，黏合剂加入时间，黏合剂用量，制粒终点判定，湿法整粒方式和筛网目数、整粒速度（若适用）。

● 评价方法：记录参数执行情况。

● 可接受标准：参数符合标准要求。

7.1.4.4 干燥

口服固体制剂常用的两种干燥方式有流化床干燥与烘箱干燥。流化床干燥其过程是散状物料被置于孔板上，并由其下部输送气体，引起物料颗粒在气体分布板上运动，在气流中呈悬浮状态，物料颗粒与气体混合，犹如液体沸腾一样。在流化床干燥器中物料颗粒与气体充分接触，进行物料与气体之间的热传递与水分传递。烘箱干燥采用风机循环送风方式，风源由循环送风电机带动风轮经由加热器，而后将热风送出，再经由风道至干燥箱内室，再将使用后的空气吸入风道成为风源再度循环加热使用。无论是流化床干燥还是烘箱干燥，除需考察生产过程中的参数执行情况外，还需考察干燥结束后的干燥均一性，避免干燥不均匀对后续生产造成影响。

A. 流化床干燥

● 评价项目：参数考察，通常应包括进风湿度（如必要）、进风温度、进风量、物料温度、干燥时间（如必要）、干燥终点判定、干燥均匀度。

● 评价方法：记录参数执行情况。按照空间分布一般 6~10 个位点取样。

● 可接受标准：参数符合标准要求。每个位点的干燥失重（LOD）或水分含量应符合标准要求。

B. 烘箱干燥

● 评价项目：参数考察，通常应包括铺盘厚度、干燥温度、干燥时间（如必要）、干燥均匀度。

● 评价方法：记录参数执行情况。按照空间分布进行取样，取样位点可根据烘车、烘盘数量进行调整。

● 可接受标准：参数符合标准要求。每个位点的干燥失重（LOD）或水分含量应符合标准要求。

因设备差异及产品的不同特性，有的以干燥时间作为干燥终点，有的以物料温度作为干燥终点，无论干燥终点如何判定，最终的考察指标都是物料的水分。

7.1.4.5 一步制粒

流化床制粒也被称作沸腾制粒或一步制粒，是将物料一次投入到密闭的容器内，在容器内将物料进行均匀的混合、再通过设备将黏合剂均速喷入，让黏合剂与物料充分混合，在容器内进行流动，形成小颗粒，通过底端送入热风，可以将湿颗粒烘干，最后直接收集成品干颗粒的技术。因一步制粒最终得到的是干颗粒，所以需要关注一步制粒过程中的参数执行情况及物料的流化情况，避免发生塌床，并考察制得的干颗粒是否是均一的。

- 评价项目：一步制粒参数考察，通常应包括预热阶段进风温度、进风量、预热结束物料温度；制粒阶段配液罐搅拌速度（如必要）、进风温度、进风量、喷枪压力、蠕动泵转速、抖袋频率、物料温度；干燥阶段进风温度、进风量、物料温度、干燥终点判定、干燥均一性等。
- 评价方法：记录参数执行情况。干燥结束后按照空间分布在物料不同位点进行取样，一般 6~10 个点。
- 可接受标准：参数符合标准要求。每个位点的干燥失重（LOD）或水分含量应符合标准要求。

7.1.4.6 干法制粒

干法制粒是继“一步制粒”后发展起来的一种新的制粒方法，是直接将药粉压制成颗粒的工艺。该工艺最大的优点是利用原材料本身的结晶水直接干挤压而成颗粒的情况，不需要另外添加任何的水或是其他黏合剂，特别适用于遇湿遇热易分解失效或结块的物料进行制粒。干法制粒的不同工艺参数设定、物料特性等都会影响干法制粒颗粒收率、脆碎度及性质，因此需要重点关注干法制粒的参数执行情况，如有必要，可对条块密度进行考察。

- 评价项目：干法制粒参数考察，通常应包括轧辊压力、轧辊转速、进料速度、轧辊间隙、油压压力、整粒速度、筛网孔径、条块密度（如必要）。
- 评价方法：记录参数执行情况。干法制粒后，若后续不进行混合，在制粒过程的前、中、后的容器中，分别取样检测粒度 / 粒度分布。
- 可接受标准：参数符合标准要求，每个位点的粒度 / 粒度分布应无明显差异。

7.1.4.7 混合

- 在直接压片工艺中，混合是关键的步骤。对于小剂量药物，混合显得更为重要。如果混合不均匀，会对产品的安全性和有效性带来风险。
- 生产过程中有的是一步混合，有的是几步混合。一步混合是把物料或过筛后的物料直接转移至混合容器中，在规定的参数下进行混合。几步混合是指先把一部分物料转移至混合容器中，在规定参数下进行混合，然后再加入某些物料如润滑剂、崩解剂等，再以规定的参数混合。

● 当只有一步混合的时候，应在混合完成时，评估物料是否混合均匀。但是当存在几个混合阶段时，一般选择在最后一步混合后评估物料是否混合均匀。

● 评价项目：混合参数，混合均匀度。

● 评价方法：记录参数执行情况。最后一步混合取样位点应包括最容易发生混合不均匀的位置，取样位点一般取至少 10 个位点，取样位点应至少分布在混合物料的上、中、下三层及卸料区域。依据产品含量及含量均匀度的控制范围，拟定合理的验收标准。对混合或压片 / 填充工艺步骤评估为中高风险的品种进行研究（如:《中国药典》要求进行含量均匀度测定的化药口服固体制剂，其混合不均匀的风险较高）可参考 ISPE（国际制药工程协会）2014 年发布的《工艺评价 / 确认过程中混料取样和剂量单元取样决策树》（图 7–9）来判定容器中混合物料混合均匀度，根据混合均匀度结果决定后续填充 / 压片工序含量均匀度的样品检测量。基于对产品的认知和评估，也可参考其他取样计划并拟定验收标准，如 2022 年发布的《化药口服固体制剂混合均匀度和中控剂量单位均匀度研究技术指导原则（试行）》列举的取样计划和提供的验收标准执行。对于部分特殊情况，例如批量较小、工艺时长较短等，无法达到建议的取样点，可适当减少取样位点和取样剂量单位，对于中药产品可以选择其他合适的评价方法。

● 可接受标准：参数应符合标准要求。混合均匀度根据选择的评价方法拟定可接受标准。本指南列举的可接受标准案例，见 ISPE（国际制药工程协会）2014 年发布的《工艺评价 / 确认过程中混料取样和剂量单元取样决策树》（图 7–9）。

● 混合结束后可考虑在混合罐或混合容器中取样，对物料的流动性、可压性、粒度分布进行评价，并根据物料的松密度（$\rho_{松}$）、混合物料的重量（m）、混合罐或混合容器的体积（V），计算物料在混合罐或混合容器的装载量。装载量的计算公式:（$m/\rho_{松}$）/ V。休止角、装载量数据仅供参考，物料的均匀性由混合均匀度、含量均匀度进行判定。物料的流动性、可压性可参考《USP–NF〈1174〉Powder Flow 美国药典粉体学规定物料流动性判定》。

举例：如果采用 95% 置信水平 /95% 可能性，检验结果总数 n 为 60，计算样品的平均值（%LC）和标准偏差（%LC），通过 ASTM E2810 Table 3 得出标准偏差（%LC）的可接受标准，将测得的标准偏差（%LC）与其进行对比来检查是否符合可接受标准。

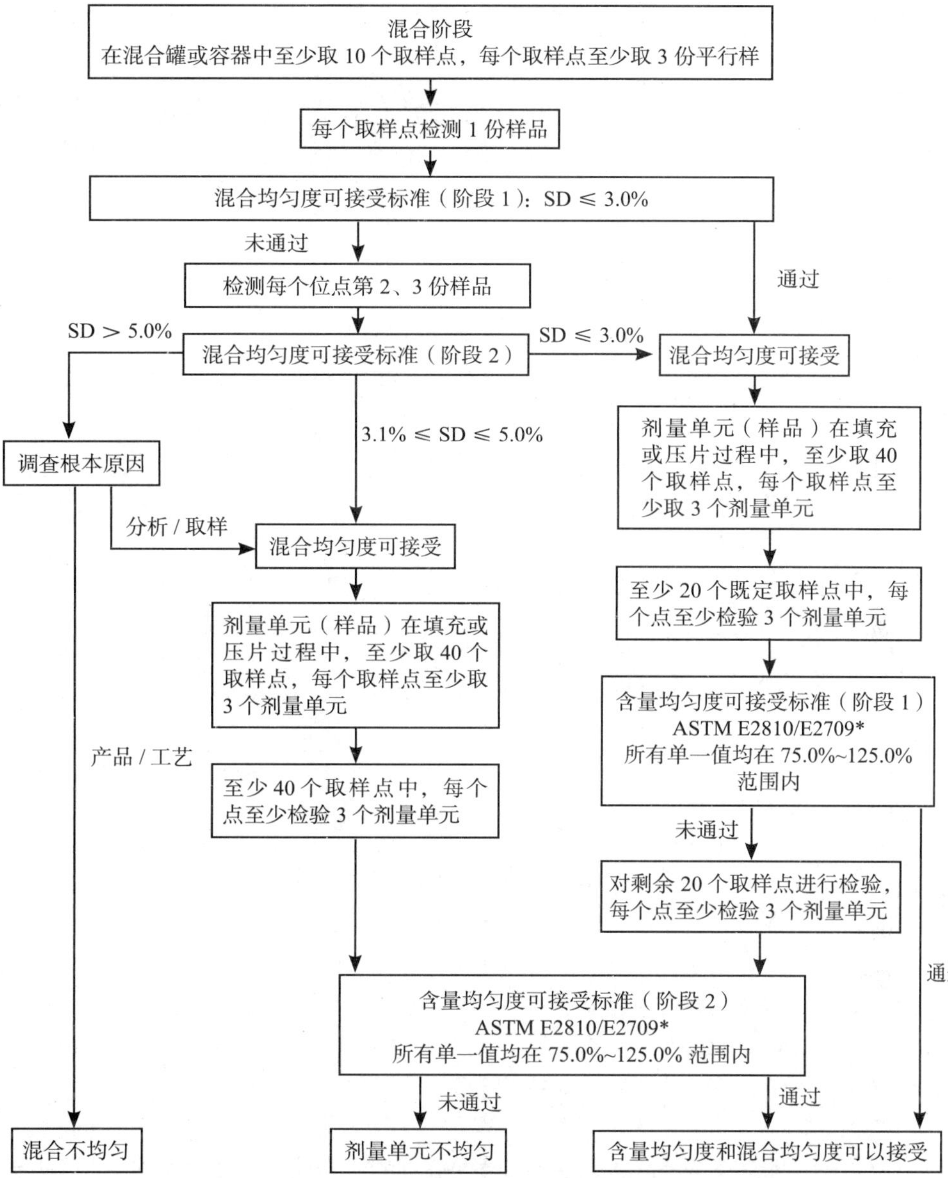

图 7-9　工艺评价 / 确认过程中混料取样和剂量单元取样决策树

注：1.* 可通过 ASTM E2810/E2709 中的方法计算置信 / 可能性标准。

2. 决策树中的标准偏差 SD 均为标示量（% of LC）。

3. ISPE（国际制药工程协会）2014 年发布。

ASTM E2810-19:《证明符合剂量单位均匀性试验能力的标准实施规程》（表 7-10~ 表 7-13）。

表 7-10　T=100%LC，C=95%，LB=90%LC 的样品标准偏差（%LC）的可接受限度

样品平均值（%LC）	样品量（*n*）										
	10	30	40	50	60	80	100	120	150	200	500
100.0	2.91	4.36	4.65	4.84	4.99	5.19	5.33	5.43	5.54	5.66	5.93
99.8 or 100.2	2.88	4.31	4.59	4.79	4.94	5.14	5.28	5.38	5.50	5.62	5.91
99.6 or 100.4	2.84	4.26	4.54	4.74	4.89	5.09	5.24	5.34	5.45	5.58	5.88
99.4 or 100.6	2.81	4.21	4.49	4.69	4.83	5.04	5.18	5.29	5.40	5.53	5.84
99.2 or 100.8	2.77	4.16	4.43	4.63	4.77	4.98	5.13	5.23	5.35	5.48	5.79
99.0 or 101.0	2.74	4.10	4.38	4.57	4.72	4.92	5.07	5.17	5.29	5.43	5.74
98.8 or 101.2	2.70	4.05	4.32	4.52	4.66	4.86	5.01	5.11	5.23	5.37	5.69
98.6 or 101.4	2.67	4.00	4.27	4.46	4.60	4.80	4.94	5.05	5.17	5.30	5.63
98.4 or 101.6	2.63	3.95	4.21	4.40	4.54	4.74	4.88	4.99	5.10	5.24	5.56
98.2 or 101.8	2.60	3.89	4.16	4.34	4.48	4.68	4.82	4.92	5.04	5.17	5.49
98.0 or 102.0	2.56	3.84	4.10	4.28	4.42	4.62	4.75	4.86	4.97	5.10	5.43
97.8 or 102.2	2.53	3.79	4.05	4.22	4.36	4.55	4.69	4.79	4.90	5.03	5.35
97.6 or 102.4	2.49	3.74	3.99	4.17	4.30	4.49	4.62	4.72	4.84	4.97	5.28
97.4 or 102.6	2.46	3.68	3.93	4.11	4.24	4.43	4.56	4.66	4.77	4.90	5.21
97.2 or 102.8	2.42	3.63	3.88	4.05	4.18	4.36	4.50	4.59	4.70	4.83	5.13
97.0 or 103.0	2.39	3.58	3.82	3.99	4.12	4.30	4.43	4.53	4.63	4.76	5.06
96.8 or 103.2	2.35	3.53	3.77	3.93	4.06	4.24	4.37	4.46	4.56	4.69	4.99
96.6 or 103.4	2.32	3.48	3.71	3.87	4.00	4.18	4.30	4.39	4.50	4.62	4.91
96.4 or 103.6	2.28	3.42	3.65	3.81	3.94	4.11	4.23	4.33	4.43	4.55	4.84
96.2 or 103.8	2.24	3.37	3.60	3.76	3.88	4.05	4.17	4.26	4.36	4.48	4.77
96.0 or 104.0	2.21	3.32	3.54	3.70	3.82	3.99	4.10	4.19	4.29	4.41	4.69
95.8 or 104.2	2.17	3.26	3.48	3.64	3.76	3.92	4.04	4.13	4.23	4.34	4.62
95.6 or 104.4	2.14	3.21	3.43	3.58	3.70	3.86	3.98	4.06	4.16	4.27	4.54
95.4 or 104.6	2.10	3.16	3.37	3.52	3.63	3.80	3.91	3.99	4.09	4.20	4.47
95.2 or 104.8	2.07	3.11	3.31	3.46	3.57	3.73	3.84	3.93	4.02	4.13	4.39
95.0 or 105.0	2.03	3.05	3.26	3.40	3.51	3.67	3.78	3.86	3.95	4.06	4.32
94.8 or 105.2	2.00	3.00	3.20	3.35	3.45	3.61	3.71	3.79	3.88	3.99	4.24
94.6 or 105.4	1.96	2.95	3.15	3.29	3.39	3.54	3.65	3.73	3.82	3.92	4.17
94.4 or 105.6	1.93	2.89	3.09	3.23	3.33	3.48	3.58	3.66	3.75	3.85	4.10
94.2 or 105.8	1.89	2.84	3.03	3.17	3.27	3.42	3.52	3.59	3.68	3.78	4.02
94.0 or 106.0	1.86	2.79	2.98	3.11	3.21	3.35	3.45	3.53	3.61	3.71	3.95
93.8 or 106.2	1.82	2.74	2.92	3.05	3.15	3.29	3.39	3.46	3.54	3.64	3.87
93.6 or 106.4	1.79	2.68	2.86	2.99	3.09	3.23	3.32	3.39	3.47	3.57	3.80
93.4 or 106.6	1.75	2.63	2.81	2.93	3.03	3.16	3.25	3.33	3.40	3.50	3.72
93.2 or 106.8	1.72	2.58	2.75	2.87	2.97	3.10	3.19	3.26	3.34	3.43	3.65
93.0 or 107.0	1.68	2.52	2.69	2.81	2.90	3.03	3.12	3.19	3.27	3.36	3.57
92.8 or 107.2	1.65	2.47	2.64	2.75	2.84	2.97	3.06	3.13	3.20	3.28	3.50

续表

样品平均值（%LC）	样品量（*n*）										
	10	30	40	50	60	80	100	120	150	200	500
92.6 or 107.4	1.61	2.42	2.58	2.70	2.78	2.91	2.99	3.06	3.13	3.21	3.42
92.4 or 107.6	1.57	2.36	2.52	2.64	2.72	2.84	2.93	2.99	3.06	3.14	3.35
92.2 or 107.8	1.54	2.31	2.47	2.58	2.66	2.78	2.86	2.92	2.99	3.07	3.27
92.0 or 108.0	1.50	2.26	2.41	2.52	2.60	2.71	2.80	2.86	2.92	3.00	3.20
91.8 or 108.2	1.47	2.20	2.35	2.46	2.54	2.65	2.73	2.79	2.86	2.93	3.12
91.6 or 108.4	1.43	2.15	2.30	2.40	2.48	2.59	2.66	2.72	2.79	2.86	3.05
91.4 or 108.6	1.40	2.10	2.24	2.34	2.42	2.52	2.60	2.65	2.72	2.79	2.97
91.2 or 108.8	1.36	2.04	2.18	2.28	2.35	2.46	2.53	2.59	2.65	2.72	2.89
91.0 or 109.0	1.33	1.99	2.13	2.22	2.29	2.39	2.47	2.52	2.58	2.65	2.82
90.8 or 109.2	1.29	1.94	2.07	2.16	2.23	2.33	2.40	2.45	2.51	2.58	2.74
90.6 or 109.4	1.26	1.89	2.01	2.10	2.17	2.27	2.33	2.39	2.44	2.51	2.67
90.4 or 109.6	1.22	1.83	1.96	2.04	2.11	2.20	2.27	2.32	2.37	2.44	2.59
90.2 or 109.8	1.19	1.78	1.90	1.98	2.05	2.14	2.20	2.25	2.30	2.37	2.52
90.0 or 110.0	1.15	1.73	1.84	1.93	1.99	2.08	2.14	2.18	2.24	2.30	2.44

表 7-11　T=100%LC，C=95%，LB=95%LC 的样品标准偏差（%LC）的可接受限度

样品平均值（%LC）	样品量（*n*）										
	10	30	40	50	60	80	100	120	150	200	500
100.0	2.81	4.18	4.46	4.64	4.78	4.98	5.11	5.21	5.31	5.43	5.69
99.8 or 100.2	2.77	4.13	4.41	4.59	4.73	4.93	5.07	5.16	5.27	5.39	5.67
99.6 or 100.4	2.74	4.08	4.35	4.54	4.68	4.88	5.02	5.12	5.23	5.35	5.64
99.4 or 100.6	2.70	4.04	4.30	4.49	4.63	4.83	4.96	5.07	5.18	5.30	5.60
99.2 or 100.8	2.67	3.99	4.26	4.43	4.57	4.77	4.91	5.01	5.12	5.25	5.55
99.0 or 101.0	2.64	3.94	4.20	4.39	4.51	4.71	4.85	4.95	5.07	5.20	5.49
98.8 or 101.2	2.60	3.88	4.15	4.33	4.47	4.65	4.79	4.89	5.01	5.14	5.44
98.6 or 101.4	2.57	3.84	4.09	4.27	4.41	4.59	4.73	4.83	4.94	5.07	5.38
98.4 or 101.6	2.54	3.79	4.03	4.21	4.35	4.54	4.67	4.77	4.88	5.01	5.31
98.2 or 101.8	2.50	3.74	3.99	4.16	4.29	4.48	4.61	4.70	4.82	4.94	5.25
98.0 or 102.0	2.47	3.68	3.93	4.11	4.23	4.42	4.55	4.65	4.75	4.88	5.18
97.8 or 102.2	2.43	3.64	3.88	4.05	4.18	4.36	4.49	4.58	4.68	4.81	5.11
97.6 or 102.4	2.40	3.58	3.83	3.99	4.12	4.29	4.42	4.52	4.63	4.74	5.05
97.4 or 102.6	2.37	3.54	3.77	3.93	4.06	4.24	4.36	4.45	4.56	4.68	4.97
97.2 or 102.8	2.33	3.49	3.71	3.88	4.00	4.18	4.30	4.39	4.49	4.62	4.90
97.0 or 103.0	2.30	3.43	3.67	3.82	3.95	4.11	4.24	4.33	4.43	4.55	4.83
96.8 or 103.2	2.26	3.39	3.61	3.77	3.88	4.06	4.17	4.27	4.37	4.48	4.76
96.6 or 103.4	2.23	3.33	3.55	3.71	3.83	4.00	4.12	4.20	4.30	4.41	4.69
96.4 or 103.6	2.20	3.29	3.50	3.65	3.77	3.93	4.05	4.14	4.23	4.35	4.62

续表

样品平均值（%LC）	样品量（*n*）										
	10	30	40	50	60	80	100	120	150	200	500
96.2 or 103.8	2.16	3.23	3.44	3.60	3.71	3.88	3.99	4.07	4.17	4.28	4.55
96.0 or 104.0	2.13	3.18	3.40	3.54	3.66	3.81	3.93	4.01	4.10	4.21	4.47
95.8 or 104.2	2.09	3.13	3.34	3.49	3.59	3.76	3.86	3.95	4.04	4.15	4.41
95.6 or 104.4	2.06	3.08	3.29	3.43	3.54	3.69	3.80	3.88	3.98	4.08	4.34
95.4 or 104.6	2.03	3.03	3.23	3.38	3.48	3.63	3.74	3.82	3.91	4.02	4.26
95.2 or 104.8	1.99	2.98	3.18	3.31	3.42	3.57	3.67	3.75	3.85	3.94	4.19
95.0 or 105.0	1.96	2.93	3.13	3.26	3.36	3.52	3.61	3.70	3.78	3.88	4.12
94.8 or 105.2	1.92	2.87	3.07	3.20	3.31	3.45	3.56	3.63	3.72	3.81	4.05
94.6 or 105.4	1.89	2.83	3.02	3.15	3.24	3.39	3.49	3.57	3.65	3.75	3.98
94.4 or 105.6	1.86	2.78	2.96	3.09	3.19	3.33	3.43	3.50	3.58	3.68	3.91
94.2 or 105.8	1.82	2.72	2.91	3.03	3.13	3.27	3.36	3.44	3.51	3.61	3.83
94.0 or 106.0	1.79	2.67	2.85	2.98	3.07	3.21	3.30	3.37	3.45	3.54	3.77
93.8 or 106.2	1.75	2.63	2.80	2.92	3.01	3.14	3.24	3.31	3.39	3.47	3.70
93.6 or 106.4	1.72	2.57	2.74	2.86	2.96	3.09	3.17	3.25	3.32	3.41	3.62
93.4 or 106.6	1.69	2.52	2.69	2.81	2.90	3.03	3.11	3.18	3.25	3.34	3.55
93.2 or 106.8	1.65	2.47	2.64	2.75	2.84	2.96	3.05	3.11	3.19	3.27	3.48
93.0 or 107.0	1.62	2.42	2.59	2.70	2.78	2.90	2.99	3.05	3.12	3.21	3.40
92.8 or 107.2	1.58	2.37	2.52	2.64	2.72	2.84	2.92	2.99	3.05	3.14	3.33
92.6 or 107.4	1.55	2.32	2.47	2.58	2.67	2.78	2.86	2.93	2.99	3.07	3.27
92.4 or 107.6	1.52	2.26	2.42	2.52	2.61	2.72	2.80	2.86	2.93	3.00	3.20
92.2 or 107.8	1.48	2.21	2.36	2.47	2.54	2.66	2.74	2.79	2.86	2.93	3.13
92.0 or 108.0	1.45	2.16	2.31	2.41	2.48	2.59	2.68	2.73	2.80	2.87	3.05
91.8 or 108.2	1.41	2.11	2.26	2.35	2.43	2.53	2.61	2.66	2.73	2.80	2.97
91.6 or 108.4	1.38	2.06	2.20	2.30	2.37	2.47	2.55	2.60	2.67	2.73	2.90
91.4 or 108.6	1.35	2.01	2.15	2.24	2.31	2.41	2.49	2.54	2.60	2.67	2.83
91.2 or 108.8	1.31	1.96	2.09	2.18	2.25	2.35	2.43	2.47	2.54	2.60	2.76
91.0 or 109.0	1.28	1.91	2.04	2.13	2.19	2.29	2.36	2.41	2.47	2.53	2.69
90.8 or 109.2	1.24	1.86	1.98	2.07	2.13	2.23	2.30	2.34	2.40	2.46	2.62
90.6 or 109.4	1.21	1.81	1.93	2.01	2.07	2.17	2.23	2.28	2.34	2.39	2.55
90.4 or 109.6	1.18	1.75	1.87	1.95	2.02	2.11	2.17	2.21	2.27	2.33	2,48
90.2 or 109.8	1.14	1.70	1.82	1.90	1.96	2.05	2.11	2.16	2.20	2.26	2.41
90.0 or 110.0	1.11	1.66	1.76	1.85	1.90	1.99	2.04	2.09	2.13	2.20	2.33

表 7-12　T=100%LC，C=95%，LB=99%LC 的样品标准偏差（%LC）的可接受限度

样品平均值（%LC）	样品量（*n*）										
	10	30	40	50	60	80	100	120	150	200	500
100.0	2.62	3.88	4.13	4.31	4.43	4.61	4.73	4.82	4.92	5.03	5.27

续表

样品平均值（%LC）	样品量（n）										
	10	30	40	50	60	80	100	120	150	200	500
99.8 or 100.2	2.59	3.84	4.09	4.26	4.39	4.57	4.69	4.78	4.88	4.99	5.25
99.6 or 100.4	2.56	3.79	4.04	4.21	4.34	4.52	4.64	4.73	4.84	4.95	5.22
99.4 or 100.6	2.53	3.75	3.99	4.16	4.29	4.47	4.59	4.68	4.78	4.90	5.17
99.2 or 100.8	2.49	3.70	3.94	4.11	4.23	4.41	4.54	4.63	4.73	4.85	5.13
99.0 or 101.0	2.46	3.65	3.89	4.06	4.18	4.36	4.48	4.57	4.68	4.79	5.07
98.8 or 101.2	2.43	3.61	3.84	4.01	4.13	4.31	4.43	4.52	4.62	4.74	5.02
98.6 or 101.4	2.40	3.56	3.79	3.95	4.08	4.25	4.37	4.46	4.56	4.68	4.96
98.4 or 101.6	2.37	3.51	3.74	3.90	4.02	4.19	4.31	4.40	4.50	4.62	4.90
98.2 or 101.8	2.34	3.47	3.69	3.85	3.97	4.14	4.26	4.34	4.44	4.56	4.83
98.0 or 102.0	2.31	3.42	3.64	3.80	3.92	4.08	4.20	4.29	4.38	4.50	4.77
97.8 or 102.2	2.27	3.37	3.59	3.75	3.86	4.03	4.14	4.23	4.32	4.44	4.70
97.6 or 102.4	2.24	3.33	3.54	3.70	3.81	3.97	4.09	4.17	4.27	4.38	4.64
97.4 or 102.6	2.21	3.28	3.49	3.64	3.76	3.92	4.03	4.11	4.21	4.31	4.58
97.2 or 102.8	2.18	3.23	3.45	3.59	3.70	3.86	3.97	4.05	4.15	4.25	4.51
97.0 or 103.0	2.15	3.19	3.40	3.54	3.65	3.81	3.91	4.00	4.09	4.19	4.45
96.8 or 103.2	2.12	3.14	3.35	3.49	3.60	3.75	3.86	3.94	4.03	4.13	4.38
96.6 or 103.4	2.08	3.09	3.30	3.44	3.54	3.69	3.80	3.88	3.97	4.07	4.32
96.4 or 103.6	2.05	3.05	3.24	3.38	3.49	3.64	3.74	3.82	3.91	4.01	4.25
96.2 or 103.8	2.02	3.00	3.20	3.33	3.43	3.58	3.68	3.76	3.85	3.95	4.19
96.0 or 104.0	1.99	2.95	3.14	3.28	3.38	3.53	3.63	3.70	3.79	3.88	4.12
95.8 or 104.2	1.96	2.91	3.10	3.23	3.33	3.47	3.57	3.64	3.73	3.82	4.06
95.6 or 104.4	1.93	2.86	3.05	3.18	3.27	3.41	3.51	3.58	3.67	3.76	3.99
95.4 or 104.6	1.89	2.81	2.99	3.12	3.22	3.36	3.45	3.52	3.61	3.70	3.92
95.2 or 104.8	1.86	2.76	2.94	3.07	3.16	3.30	3.40	3.47	3.55	3.64	3.86
95.0 or 105.0	1.83	2.72	2.89	3.02	3.11	3.25	3.34	3.41	3.48	3.58	3.79
94.8 or 105.2	1.80	2.67	2.84	2.97	3.06	3.19	3.28	3.35	3.43	3.51	3.73
94.6 or 105.4	1.77	2.62	2.79	2.91	3.00	3.13	3.22	3.29	3.36	3.45	3.66
94.4 or 105.6	1.73	2.58	2.74	2.86	2.95	3.08	3.16	3.23	3.30	3.39	3.60
94.2 or 105.8	1.70	2.53	2.69	2.81	2.90	3.02	3.11	3.17	3.24	3.33	3.53
94.0 or 106.0	1.67	2.48	2.64	2.76	2.84	2.96	3.05	3.11	3.18	3.26	3.46
93.8 or 106.2	1.64	2.43	2.59	2.70	2.79	2.91	2.99	3.05	3.12	3.20	3.40
93.6 or 106.4	1.61	2.39	2.54	2.65	2.73	2.85	2.93	2.99	3.06	3.14	3.33
93.4 or 106.6	1.58	2.34	2.49	2.60	2.68	2.79	2.87	2.93	3.00	3.08	3.27
93.2 or 106.8	1.54	2.29	2.44	2.55	2.62	2.74	2.82	2.87	2.94	3.02	3.20
93.0 or 107.0	1.51	2.24	2.39	2.49	2.57	2.68	2.76	2.82	2.88	2.95	3.14
92.8 or 107.2	1.48	2.20	2.34	2.44	2.52	2.63	2.70	2.76	2.82	2.89	3.07
92.6 or 107.4	1.45	2.15	2.29	2.39	2.46	2.57	2.64	2.70	2.76	2.83	3.00
92.4 or 107.6	1.42	2.10	2.24	2.34	2.41	2.51	2.58	2.64	2.70	2.77	2.94

续表

样品平均值（%LC）	样品量（n）										
	10	30	40	50	60	80	100	120	150	200	500
92.2 or 107.8	1.38	2.06	2.19	2.28	2.36	2.46	2.53	2.58	2.64	2.71	2.87
92.0 or 108.0	1.35	2.01	2.14	2.23	2.30	2.40	2.47	2.52	2.58	2.64	2.81
91.8 or 108.2	1.32	1.96	2.09	2.18	2.25	2.34	2.41	2.46	2.52	2.58	2.74
91.6 or 108.4	1.29	1.91	2.04	2.13	2.19	2.29	2.35	2.40	2.46	2.52	2.67
91.4 or 108.6	1.26	1.87	1.99	2.07	2.14	2.23	2.29	2.34	2.39	2.46	2.61
91.2 or 108.8	1.23	1.82	1.94	2.02	2.08	2.17	2.24	2.28	2.34	2.39	2.54
91.0 or 109.0	1.19	1.77	1.89	1.97	2.03	2.12	2.18	2.22	2.27	2.33	2.48
90.8 or 109.2	1.16	1.73	1.84	1.92	1.98	2.06	2.12	2.16	2.21	2.27	2.41
90.6 or 109.4	1.13	1.68	1.79	1.86	1.92	2.00	2.06	2.11	2.15	2.21	2.34
90.4 or 109.6	1.10	1.63	1.74	1.81	1.87	1.95	2.00	2.04	2.09	2.15	2.28
90.2 or 109.8	1.07	1.58	1.69	1.76	1.81	1.89	1.95	1.99	2.03	2.08	2.21
90.0 or 110.0	1.03	1.54	1.64	1.71	1.76	1.84	1.89	1.93	1.97	2.02	2.15

表 7-13　T=100%LC，C=90%，LB=95%LC 的样品标准偏差（%LC）的可接受限度

样品平均值（%LC）	样品量（n）										
	10	30	40	50	60	80	100	120	150	200	500
100.0	3.21	4.47	4.71	4.88	5.00	5.16	5.27	5.35	5.44	5.54	5.76
99.8 or 100.2	3.17	4.42	4.67	4.83	4.95	5.12	5.23	5.32	5.41	5.51	5.74
99.6 or 100.4	3.13	4.37	4.61	4.78	4.90	5.07	5.19	5.27	5.36	5.47	5.71
99.4 or 100.6	3.09	4.32	4.56	4.72	4.85	5.02	5.14	5.22	5.32	5.42	5.67
99.2 or 100.8	3.06	4.27	4.50	4.67	4.79	4.96	5.08	5.17	5.26	5.37	5.63
99.0 or 101.0	3.02	4.21	4.45	4.61	4.73	4.91	5.02	5.11	5.21	5.32	5.58
98.8 or 101.2	2.98	4.16	4.39	4.55	4.67	4.84	4.96	5.05	5.15	5.26	5.52
98.6 or 101.4	2.94	4.11	4.34	4.50	4.62	4.78	4.90	4.99	5.08	5.20	5.46
98.4 or 101.6	2.90	4.05	4.28	4.44	4.55	4.72	4.84	4.93	5.02	5.13	5.40
98.2 or 101.8	2.86	4.00	4.22	4.38	4.50	4.66	4.78	4.86	4.96	5.07	5.33
98.0 or 102.0	2.82	3.95	4.17	4.32	4.44	4.60	4.71	4.80	4.89	5.00	5.26
97.8 or 102.2	2.78	3.89	4.11	4.26	4.37	4.54	4.65	4.73	4.82	4.93	5.19
97.6 or 102.4	2.75	3.84	4.05	4.20	4.31	4.47	4.58	4.67	4.76	4.86	5.12
97.4 or 102.6	2.71	3.79	4.00	4.14	4.25	4.41	4.52	4.60	4.69	4.80	5.05
97.2 or 102.8	2.67	3.73	3.94	4.08	4.19	4.35	4.45	4.53	4.63	4.73	4.98
97.0 or 103.0	2.63	3.68	3.88	4.03	4.13	4.29	4.39	4.47	4.56	4.66	4.91
96.8 or 103.2	2.59	3.62	3.82	3.97	4.07	4.22	4.33	4.40	4.49	4.59	4.84
96.6 or 103.4	2.55	3.57	3.77	3.91	4.01	4.16	4.26	4.34	4.42	4.52	4.76
96.4 or 103.6	2.51	3.52	3.71	3.85	3.95	4.10	4.20	4.27	4.36	4.46	4.69
96.2 or 103.8	2.47	3.46	3.65	3.79	3.89	4.03	4.13	4.21	4.29	4.39	4.62
96.0 or 104.0	2.43	3.41	3.60	3.73	3.83	3.97	4.07	4.14	4.22	4.32	4.55
95.8 or 104.2	2.40	3.35	3.54	3.67	3.77	3.91	4.00	4.08	4.16	4.25	4.48

续表

样品平均值（%LC）	样品量（*n*）										
	10	30	40	50	60	80	100	120	150	200	500
95.6 or 104.4	2.36	3.30	3.48	3.61	3.71	3.84	3.94	4.01	4.09	4.18	4.40
95.4 or 104.6	2.32	3.24	3.43	3.55	3.65	3.78	3.87	3.95	4.02	4.11	4.33
95.2 or 104.8	2.28	3.19	3.37	3.49	3.58	3.72	3.81	3.88	3.96	4.04	4.26
95.0 or 105.0	2.24	3.13	3.31	3.43	3.52	3.66	3.75	3.81	3.89	3.97	4.19
94.8 or 105.2	2.20	3.08	3.25	3.37	3.46	3.59	3.68	3.75	3.82	3.91	4.11
94.6 or 105.4	2.16	3.03	3.20	3.31	3.40	3.53	3.61	3.68	3.75	3.84	4.04
94.4 or 105.6	2.12	2.97	3.14	3.25	3.34	3.47	3.55	3.61	3.69	3.77	3.97
94.2 or 105.8	2.09	2.92	3.08	3.20	3.28	3.40	3.49	3.55	3.62	3.70	3.90
94.0 or 106.0	2.05	2.86	3.02	3.13	3.22	3.34	3.42	3.48	3.55	3.63	3.82
93.8 or 106.2	2.01	2.81	2.97	3.08	3.16	3.27	3.36	3.42	3.48	3.56	3.75
93.6 or 106.4	1.97	2.75	2.91	3.02	3.10	3.21	3.29	3.35	3.42	3.49	3.68
93.4 or 106.6	1.93	2.70	2.85	2.96	3.04	3.15	3.23	3.28	3.35	3.42	3.61
93.2 or 106.8	1.89	2.65	2.79	2.90	2.97	3.08	3.16	3.22	3.28	3.36	3.53
93.0 or 107.0	1.85	2.59	2.74	2.84	2.91	3.02	3.10	3.15	3.21	3.29	3.46
92.8 or 107.2	1.81	2.54	2.68	2.78	2.85	2.96	3.03	3.09	3.15	3.22	3.39
92.6 or 107.4	1.77	2.48	2.62	2.72	2.79	2.89	2.96	3.02	3.08	3.15	3.32
92.4 or 107.6	1.74	2.43	2.56	2.66	2.73	2.83	2.90	2.95	3.01	3.08	3.24
92.2 or 107.8	1.70	2.37	2.51	2.60	2.67	2.77	2.84	2.89	2.94	3.01	3.17
92.0 or 108.0	1.66	2.32	2.45	2.54	2.61	2.70	2.77	2.82	2.88	2.94	3.10
91.8 or 108.2	1.62	2.26	2.39	2.48	2.55	2.64	2.71	2.75	2.81	2.87	3.02
91.6 or 108.4	1.58	2.21	2.33	2.42	2.48	2.58	2.64	2.69	2.74	2.80	2.95
91.4 or 108.6	1.54	2.16	2.27	2.36	2.42	2.51	2.58	2.62	2.67	2.73	2.88
91.2 or 108.8	1.50	2.10	2.22	2.30	2.36	2.45	2.51	2.55	2.61	2.66	2.81
91.0 or 109.0	1.46	2.05	2.16	2.24	2.30	2.39	2.44	2.49	2.54	2.60	2.73
90.8 or 109.2	1.42	1.99	2.10	2.18	2.24	2.32	2.38	2.42	2.47	2.53	2.66
90.6 or 109.4	1.38	1.94	2.04	2.12	2.18	2.26	2.31	2.36	2.40	2.46	2.59
90.4 or 109.6	1.34	1.88	1.99	2.06	2.12	2.19	2.25	2.29	2.34	2.39	2.51
90.2 or 109.8	1.31	1.83	1.93	2.00	2.05	2.13	2.18	2.22	2.27	2.32	2.44
90.0 or 110.0	1.27	1.77	1.87	1.94	1.99	2.07	2.12	2.16	2.20	2.25	2.37

如果样品量 60，样品平均值 98.6%，对应不同置信水平 / 可能性，所对应样品标准偏差验收限值，具体见表 7–14。

表 7-14 样品量 60，样品平均值 98.6%，对应不同置信水平 / 可能性，所对应样品标准偏差验收限值

样品平均值 样品量（*n*=60）	置信水平 C	可能性 LB	对应表	ASTM E2810 查表 SD （%LC）（验收限值）
98.6%	90%	95%	Table 5	4.62%
	95%	90%	Table 2	4.60%
98.6%	95%	95%	Table 3	4.41%
	95%	99%	Table 4	4.08%

可能性相同，随着置信水平升高，验收限值加严；置信水平相同，随着可能性升高，验收限值也加严。通常推荐使用置信水平 C = 95%，对应的可能性提供了三个级别：LB = 90%（Table 2），LB = 95%（Table 3）和 LB = 99%（Table 4）。通常使用可能性为 95%（ASTM E2810–19）。

7.1.4.8 卸 / 分料

最后一步混合完成后，直接把混合容器转移至压片 / 填充工序，进行压片 / 填充，这种情况下就不存在卸 / 分料过程。若混合容器不能直接转移至压片 / 填充工序，需要把物料分卸至几个小型的中转容器中。由于颗粒或物料的大小、形状和密度的不同，可能在流动或震荡的过程中将粗糙和精细的物料分开，导致颗粒或物料分离或分层。所以也需要对卸 / 分料过程进行验证，证明在卸 / 分料后物料不会分层。

- 评价项目：卸料的均一性。
- 评价方法：在卸料后的容器中心处的上层、中层、下层进行取样，如只有 1 个容器，则取 6 个点。若分装多个容器，在每个容器中心处的上层、中层、下层进行取样，具体取样件数按照《药品生产质量管理规范（2010 年修订）》（第七章 取样操作，第二十条），取样操作的一般原则：若总件数为 n，则当 $n \leqslant 3$ 时，每件取样；当 $3 < n \leqslant 300$ 时，按 $\sqrt{n}+1$ 件随机取样；当 $n>300$ 时，按 $\sqrt{n}/2+1$ 件随机取样。
- 可接受标准：含量 RSD ≤ 5.0%。

若将卸料后的物料从中转容器中再次转移至混合容器中，须在混合容器中的上层、中层、下层进行取样，评价方法、可接受标准同混合工序的混合均匀度。

7.1.4.9 压片

压片过程中，粉末混合物在施加一定机械外力的情况下，按照一定的速度、填充深度等参数条件，发生形变转换成片子。在此过程中，因设备震动或搅拌器搅拌可能带来颗粒粉末的分层或因粉末流动性影响，导致颗粒粒径分布变大，压片过程中冲模填充颗粒不均匀，影响产品片重、含量均匀度，另外不同晶型也会对颗粒可压性产生影响，压片过程中受压时可能产生一定热量造成局部温度升高，可能会影响温度敏感产品，所以，压片过程需关注片重差异、片子硬度、外观、含量均匀度等。

A. 评价项目

- 参数考察。
- 外观、硬度、脆碎度、重量差异等中控项目。
- 含量均匀度。
- 溶出度 / 释放度。

B. 评价方法

- 记录参数执行情况。
- 外观、硬度、脆碎度、重量差异等中控项目：取样通常包括压片开始、过程中、结束前，若采用片重在线监测系统，可不进行过程中重量差异取样。
- 含量均匀度：通常在压片开始、过程中、结束前取样，取样及验收标准，可参考 ISPE 发布的《工艺评价 / 确认过程中混料取样和剂量单元取样决策树》。基于对产品的认知和评估，也可参考其他取样计划并拟定验收标准，如《化药口服固体制剂混合均匀度和中控剂量单位均匀度研究技术指导原则（试行）》列举的取样计划和提供的验收标准执行。对于部分特殊情况，例如批量较小、工艺时长较短等，无法达到建议的取样点，可适当减少取样点和取样剂量单位，中药产品可选取其他合适的评价方法。
- 溶出度 / 释放度：通常在压片的开始、过程中、结束前取样。

备注：若压片机有多个出料口，则每个出料口都需要按照以上要求进行取样。

C. 可接受标准

- 参数应符合标准要求。
- 外观、硬度、脆碎度、重量差异等检查结果应符合标准要求。
- 含量均匀度：根据选择的评价方法拟定可接受标准。本指南列举的可接受标准案例，见 ISPE 发布的《工艺评价 / 确认过程中混料取样和剂量单元取样决策树》。
- 溶出度 / 释放度：检测结果符合标准要求。

7.1.4.10 胶囊填充

胶囊填充过程通常经过下料、方向调整、分离、充填、锁合、排出过程，由于物料、环境、设备等因素影响，出现下料不畅、胶囊变形、未锁合或胶囊擦边、破损、装量差异等缺陷。因此需要重点考察胶囊填充过程中的装量是否稳定，含量、溶出度、释放度是否符合标准要求。

A. 评价项目

- 参数考察。
- 外观、装量差异等中控项目。
- 含量均匀度。
- 溶出度 / 释放度。

B. 评价方法

- 记录参数执行情况。
- 外观、装量差异等中控项目：取样需包含填充开始、过程中、结束前，若胶囊重量采用在线监测系统，可不进行过程中装量差异取样。
- 含量均匀度：通常在填充开始、过程中、结束前取样，取样及验收标准，可参考 ISPE 发布的《工艺评价 / 确认过程中混料取样和剂量单元取样决策树》。基于对产品的认知和评估，也可参考其他取样计划并拟定验收标准，如《化药口服固体制剂混合均匀度和中控剂量单位均匀度研究技术指导原则（试行）》列举的取样计划和提供的验收标准执行。对于部分特殊情况，例如批量较小、工艺时长较短等，无法达到建议的取样点，可适当减少取样点和取样剂量单位，中药产品可选取其他合适的评价方法。
- 溶出度 / 释放度：通常在填充的开始、过程中、结束前取样。

C. 可接受标准

- 参数应符合标准要求。
- 外观、装量差异等检测结果应符合标准要求。
- 含量均匀度：根据选择的评价方法拟定可接受标准。本指南列举的可接受标准案例，见 ISPE 发布的《工艺评价 / 确认过程中混料取样和剂量单元取样决策树》。
- 溶出度 / 释放度：检测结果符合标准要求。

7.1.4.11 颗粒剂灌装

在颗粒剂灌装过程中，颗粒的流动性对灌装工序的装量有很大影响，除此之外，灌装参数也会影响灌装的密封性以及装量，因此需重点关注外观、含量、密封性、装量差异等。

- 评价项目：参数考察、装量差异、外观、密封性、含量。
- 评价方法：记录参数执行情况，装量差异、外观、密封性、含量项目在灌装开始、过程中、结束前进行取样。若采用在线重量监测系统，可不进行过程中装量差异取样。
- 可接受标准：参数、装量差异、外观、密封性、含量符合标准要求。

7.1.4.12 片剂包衣

片剂包衣通常采用包衣锅，按特定的工艺将成膜的材料涂覆在制剂的外表面，使其干燥后成为紧密黏附在表面的一层或数层不同厚薄、不同弹性的多功能保护层，使制得的片剂表面色泽应均匀光洁，无畸形、缺边、麻面等。单锅包衣需重点关注锅次内的均一性以及批次间的均一性；多锅次包衣除考察锅次内的均一性外，还需考察同一批次不同锅次之间的均一性，以及批次间的均一性。

- 评价项目：参数考察，锅内均一性、不同锅次间均一性（包衣增重、外观、溶出度/释放度）。
- 评价方法：记录参数执行情况，每锅包衣结束后在包衣锅不同位点进行取样。
- 可接受标准：参数、外观、包衣增重、溶出度/释放度应符合标准要求。

7.1.4.13 渗透泵片激光打孔

渗透泵型控释片的结构为固体片芯，外包一层水不溶半透膜，然后用激光在片芯包衣膜上开一个或一个以上的释药小孔，口服后胃肠道的水分通过半透膜进入片芯，使药物溶解成饱和溶液或混悬液，加之具有渗透压辅料的溶胀，故片剂膜内的溶液为高渗溶液。由于膜内外存在一定的渗透压差，药物溶液则通过释药小孔持续泵出。激光打孔的参数会直接影响到渗透泵片的释放度，因此，需重点关注激光打孔工序的参数执行情况。

- 评价项目：激光打孔的参数，一般包括标刻功率、标刻频率、相机与颜色剔除压力、传送速度、振动送料频率、送料电压、打孔尺寸等。
- 评价方法：记录参数执行情况。

● 可接受标准：符合标准要求。

7.1.4.14 滴丸－滴制

滴丸剂是指固体或液体药物与适宜的基质加热熔融后溶解、乳化或混悬于基质中，再滴入不相混溶、互不作用的冷凝液中，由于表面张力的作用使液滴收缩冷却成小丸状的制剂。影响滴丸剂滴制成型的主要因素有：丸重、滴头规格、冷却液温度，以及滴制过程中的控制参数，因此需重点关注滴制阶段的参数执行情况以及滴丸的外观、含量及重量差异。

● 评价项目：化料阶段温度、搅拌速度、搅拌时间；滴制阶段药液启动温度、冷却液温度、滴头规格、离心机频率、离心时间、筛孔孔径等；滴制过程中滴丸的外观、重量差异、含量。

● 可接受标准：符合标准要求。

7.1.4.15 软胶囊

软胶囊，属于胶囊剂的一种包装方式，系指将一定量的液体药物直接包封，或将固体药物溶解或分散在适宜的赋形剂中制成溶液、混悬液、乳液或半固体，密封于球形或椭圆形的软质囊材中的胶囊剂。

溶胶主要是指胶囊皮的配制过程，胶囊皮的成分主要是明胶和增塑剂，决定明胶的主要指标就是明胶的黏度，黏度过低的明胶容易导致胶囊皮“皂化”而降低产品的质量。除此之外，水分也会影响胶囊皮的成型，水分太少，胶黏，难以成形；水分太多，胶的凝冻能力下降，也容易导致制丸速度缓慢。

压丸的过程，就是将内容物填充到胶囊皮的过程，这一过程是软胶囊制作过程中最关键的环节，首先要做好注料时间的控制：过长会导致内容物过多而出现渗漏；过短会导致胶囊内部的药剂量不够，影响使用效果。其次，要做好胶皮温度的控制：胶皮温度过高容易导致内容物渗漏；温度过低不利于胶皮及时黏合。第三，要做好胶囊装量的控制，在进行灌注的过程当中，要注意避免胶囊中出现气泡或者胶粒，因为气泡和胶粒一旦出现，就会造成装量的不稳定。

洗丸工序需要重点关注洗丸的时间、洗丸的次数以及洗丸溶剂与胶囊的比例，以免影响洗丸效果。

干燥应在适宜的温度和湿度下进行，通常温度以不超过35℃为宜，温度过高，容易导致胶囊粘连，胶囊容易产生印痕；湿度通常需小于60%，湿度过高会导致胶丸极难干燥。除此之外还需注意干燥的温度和时间，以及最终的干燥均一性。

A. 溶胶

- 评价项目：溶胶温度、搅拌电机转速、胶液的均一性。
- 评价方法：记录参数执行情况，在胶液上、中、下或者转移的前、中、后进行取样，检测黏度、水分（若有）。
- 可接受标准：符合标准要求。

B. 压丸

- 评价项目：胶皮厚度、软胶囊的外观、软胶囊的装量。
- 可接受标准：符合标准要求。

C. 定型干燥

- 评价项目：干燥的时间、转速、温湿度。
- 可接受标准：符合标准要求。

D. 洗丸

- 评价项目：洗丸时间、洗丸次数、洗丸溶剂与胶囊的比例。
- 可接受标准：符合标准要求。

E. 干燥

- 评价项目：干燥的均一性。
- 评价方法：按空间分布在物料的不同位点进行取样，取样应该具有代表性，检测干燥失重（LOD）或水分含量。
- 可接受标准：每个位点的干燥失重（LOD）或水分含量应符合标准要求。

7.1.4.16 存放周期验证

通常在粉末或颗粒状态下存放对产品质量风险影响相对较高，成型后（如素片）对产品质量风险影响相对较低。此外，对环境比较敏感的产品（如对光照或温湿度比较敏感），溶液状态下的物料（如黏合剂、包衣溶液等长时间存放可能微生物滋生或不均匀）需考虑进行存放周期考察。

A. 粉碎后物料

如有必要，应根据对该产品生产工艺设计的理解和产品知识，对粉碎后物料的存放周期进行适当的验证，以保证粉碎后物料在存放周期内的质量。

- 验证目的：确定物料粉碎后在规定的条件下的存放周期。
- 验证方法：取验证批的一部分物料或者整批物料，存放在适当的容器中，把物料置于规定的条件下存放一定的周期。
- 验证项目：粉碎后原料通常进行水分或干燥失重、含量、有关物质（如必要）、粒度/粒径（如必要）、微生物限度（如必要）等项目的考察。粉碎后辅料通常进行水分或干燥失重等项目的考察。
- 取样周期：在拟定存放周期内进行取样，以确定合适的存放周期。
- 取样位置：代表性取样。
- 接受标准：评价项目符合标准要求。

B. 黏合剂

如有必要，基于前期研究的情况，对该产品生产工艺设计的理解产品知识对黏合剂的存放周期进行适当的验证，以保证黏合剂在存放周期内的质量。

- 验证目的：确定黏合剂在规定的条件下的存放周期。
- 验证方法：将黏合剂存放在适当的容器中，置于规定的条件下存放一定的周期。
- 验证项目：微生物限度、外观、黏度（适用时）。
- 取样周期：在拟定存放周期内进行取样，以确定合适的存放周期。
- 取样位置：代表性取样。
- 接受标准：评价项目符合标准要求。

C. 最后一步混合的颗粒/混粉

如有必要，根据对该产品生产工艺设计的理解产品知识对颗粒/混粉的存放周期进行适当的验证，以保证颗粒/混粉在存放周期内的质量。

- 验证目的：确定物料在规定的条件下的存放周期。
- 验证方法：取验证批的一部分物料或者整批物料，存放在适当的容器中，把物料置于规定的条件下存放一定的周期。
- 验证项目：颗粒/混粉的性状、水分（若有）、混合均一性、有关物质、微生物限度等项目。若物料在混合容器中存放，存放周期内可能存在物料分层的风险，可考虑增加粒度分布项目的考察。

- 取样周期：在拟定存放周期内进行取样，以确定合适的存放周期。
- 取样位置：代表性取样。
- 接受标准：评价项目符合标准要求。

D. 素片

如有必要，根据对该产品生产工艺设计的理解和产品知识，对素片进行存放周期验证。证明在现有的贮存期限内对产品产生的影响，以确保产品质量。例如，前期研究发现产品压片完成后，对光、温湿度比较敏感，一般应在规定时间内进行包衣，建议开展相应的存放周期验证。

- 验证目的：确定素片在规定条件下的存放周期。
- 验证方法：取验证批的一部分素片，把素片置于规定的条件下，存放一定的周期。
- 验证项目：素片的外观、脆碎度、有关物质、溶出度 / 释放度（如有）、微生物限度、水分（如有）等项目。
- 取样位置：代表性取样。
- 接受标准：评价项目符合标准要求。

E. 包衣溶液 / 混悬液

如有必要，基于前期研究的情况，对产品包衣溶液 / 混悬液的存放周期进行适当的验证，以保证包衣溶液 / 混悬液在存放周期内的质量。

- 验证目的：确定包衣溶液 / 混悬液在规定的条件下的存放周期。
- 验证方法：将包衣溶液 / 混悬液存放在适当的容器中，置于规定的条件下存放一定的周期。
- 验证项目：外观、比重（适用时）、黏度（适用时）、微生物限度等。
- 取样周期：在拟定存放周期内进行取样，以确定合适的存放周期。
- 取样位置：代表性取样。
- 接受标准：评价项目符合标准要求。

F. 包衣片 / 胶囊

如有必要，根据对该产品生产工艺设计的理解和产品知识，对包衣片 / 胶囊进行存放周期验证。例如，前期研究发现包衣片 / 胶囊对光、温湿度比较敏感，一般应在规定时间内进行内包装，建议开展相应的存放周期验证。

- 验证目的：确定包衣片 / 胶囊在规定条件下的存放周期。
- 验证方法：取验证批的一部分包衣片 / 胶囊，置于规定的条件下，存放一定的周期。
- 验证项目：性状、水分 / 干燥失重（若有）、含量、有关物质、微生物限度、溶出度 / 释放度（若有）等项目。
- 取样位置：代表性取样。
- 接受标准：评价项目符合标准要求。

G. 滴丸 / 软胶囊

如有必要，根据对该产品生产工艺设计的理解和产品知识，对滴丸 / 软胶囊进行存放周期验证。例如，前期研究发现滴丸 / 软胶囊，对光、温湿度比较敏感，一般应在规定时间内进行内包装，建议开展相应的存放周期验证。

- 验证目的：确定滴丸 / 软胶囊在规定条件下的存放周期。
- 验证方法：取验证批的一部分滴丸 / 软胶囊，把滴丸 / 软胶囊置于规定的条件下，存放一定的周期。
- 验证项目：滴丸 / 软胶囊的性状、水分 / 干燥失重（若有）、含量等项目。
- 取样位置：代表性取样。
- 接受标准：评价项目符合标准要求。

H. 明胶溶液

如有必要，根据对该产品生产工艺设计的理解和产品知识，例如，前期研究发现明胶溶液，对温度比较敏感，一般应在规定时间内进行使用，建议开展相应的存放周期验证。

- 验证目的：确定明胶溶液在规定条件下的存放周期。
- 验证方法：取验证批的一部分物料或者整批物料，存放在适当的容器中，置于规定条件下，存放一定的周期。
- 验证项目：明胶溶液的性状、水分 / 干燥失重（若有）、微生物限度等项目。
- 取样位置：代表性取样。
- 接受标准：评价项目符合标准要求。

7.1.5 验证样品取样

A. 取样器具的选择

● 口服固体制剂粉末颗粒样品所用的取样工具统称为单位剂量粉末取样器，按用途分多样本取样器和单点取样器，可通过更换模块达到不同定量取样。

● 例如，三样本取样器一次可取 3 份样，单点取样器一次可取 1 份样。

B. 取样过程注意事项

● 易产生静电吸附、易分离的样品，进行下一个位点取样前应对取样器具表面进行简易的干法清洁。

● 若样品对光、温湿度有要求，需采取避光等相应的要求进行存放。

● 对于水分样品，应及时、尽快进行检验，以防吸潮，影响检测结果。

● 对样品进行空间轴取样时，取样顺序应遵循的一般原则：先上后下。

7.1.6 验证维护

A. 定期再验证

● 对设施、设备和工艺，包括清洁方法应当进行定期评估，以确认它们持续保持验证状态。

● 关键的生产工艺和操作规程应当定期进行再验证，确保其能够达到预期效果。

● 应当采用质量风险管理方法评估变更对产品质量、质量管理体系、文件、验证、法规符合性、校准、维护和其他系统的潜在影响，必要时，进行再确认或再验证。

● 当验证状态未发生重大变化，可采用对设施、设备和工艺等的回顾审核，来满足再确认或再验证的要求。当趋势出现渐进性变化时，应当进行评估并采取相应的措施（GMP 确认与验证附录的第五十条 ~ 第五十三条）。

定期再验证的周期基于对产品理解及评估确定，每个产品每次定期再验证至少开展 1 批次。

B. 影响产品质量变更后的验证

经评估确认是否需要开展验证，包括但不限于以下情况：

● 生产流程或批量有较大改变。

- 采用了新的设备或设备有较大变动。
- 发现意外变化（如持续工艺确认、产品年度质量分析中发现）。
- 原辅料的改变。
- 与药品直接接触的包装材料的改变。
- 新增物料的生产商，物料生产商重大工艺调整。
- 生产地址、厂房、生产线变更。

C. 持续工艺确认

工艺确认完成后，按照持续工艺确认方案的要求，产品累计生产批次达到一定数量后可认为一个持续工艺确认周期。累计批次数要达到统计学意义。

7.2 清洁验证

法规要求

药品生产质量管理规范（2010年修订）

第七十一条 设备的设计、选型、安装、改造和维护必须符合预定用途，应当尽可能降低产生污染、交叉污染、混淆和差错的风险，便于操作、清洁、维护，以及必要时进行的消毒或灭菌。

第七十二条 应当建立设备使用、清洁、维护和维修的操作规程，并保存相应的操作记录。

第七十四条 生产设备不得对药品质量产生任何不利影响。与药品直接接触的生产设备表面应当平整、光洁、易清洗或消毒、耐腐蚀，不得与药品发生化学反应、吸附药品或向药品中释放物质。

第七十六条 应当选择适当的清洗、清洁设备，并防止这类设备成为污染源。

第八十四条 应当按照详细规定的操作规程清洁生产设备。

生产设备清洁的操作规程应当规定具体而完整的清洁方法、清洁用设备或工具、清洁剂的名称和配制方法、去除前一批次标识的方法、保护已清洁设备在使用前免受污染的方法、已清洁设备最长的保存时限、使用前检查设备清洁状况的方法，使操作者能以可重现的、有效的方式对各类设备进行清洁。

如需拆装设备，还应当规定设备拆装的顺序和方法；如需对设备消毒或灭菌，还应当规定消毒或灭菌的具体方法、消毒剂的名称和配制方法。必要时，还应当规定设备生产结束至清洁前所允许的最长间隔时限。

第一百四十三条 清洁方法应当经过验证，证实其清洁的效果，以有效防止污染和交叉污染。清洁验证应当综合考虑设备使用情况、所使用的清洁剂和消毒剂、取样方法和位置以及相应的取样回收率、残留物的性质和限度、残留物检验方法的灵敏度等因素。

第一百九十七条 生产过程中应当尽可能采取措施，防止污染和交叉污染，如：

（六）采用经过验证或已知有效的清洁和去污染操作规程进行设备清洁；必要时，应当对与物料直接接触的设备表面的残留物进行检测。

药品生产质量管理规范（2010年修订）确认与验证附录

第三十八条 为确认与产品直接接触设备的清洁操作规程的有效性，应当进行清洁验证。应当根据所涉及的物料，合理地确定活性物质残留、清洁剂和微生物污染的限度标准。

第三十九条 在清洁验证中，不能采用反复清洗至清洁的方法。目视检查是一个很重要的标准，但通常不能作为单一可接受标准使用。

第四十条 清洁验证的次数应当根据风险评估确定，通常应当至少进行连续三次。

清洁验证计划完成需要一定的时间，验证过程中每个批次后的清洁效果需及时进行确认。必要时，企业在清洁验证后应当对设备的清洁效果进行持续确认。

第四十一条 验证应当考虑清洁方法的自动化程度。当采用自动化清洁方法时，应当对所用清洁设备设定的正常操作范围进行验证；当使用人工清洁程序时，应当评估影响清洁效果的各种因素，如操作人员、清洁规程详细程度（如淋洗时间等），对于人工操作而言，如果明确了可变因素，在清洁验证过程中应当考虑相应的最差条件。

第四十二条 活性物质残留限度标准应当基于毒理试验数据或毒理学文献资料的评估建立。

如使用清洁剂，其去除方法及残留量应当进行确认。

可接受标准应当考虑工艺设备链中多个设备潜在的累积效应。

第四十三条 应当在清洁验证过程中对潜在的微生物污染进行评价，如需要，还应当评价细菌内毒素污染。应当考虑设备使用后至清洁前的间隔时间以及设备清洁后的保存时限对清洁验证的影响。

第四十四条 当采用阶段性生产组织方式时，应当综合考虑阶段性生产的最长时间和最大批次数量，以作为清洁验证的评价依据。

第四十五条 当采用最差条件产品的方法进行清洁验证模式时，应当对最差条件产品的选择依据进行评价，当生产线引入新产品时，需再次进行评价。如多用途设备没有单一的最差条件产品时，最差条件的确定应当考虑产品毒性、允许日接触剂量和溶解度等。每个使用的清洁方法都应当进行最差条件验证。

在同一个工艺步骤中，使用多台同型设备生产，企业可在评估后选择有代表性的设备进行清洁验证。

第四十六条 清洁验证方案应当详细描述取样的位置、所选取的取样位置的理由以及可接受标准。

第四十七条 应当采用擦拭取样和（或）对清洁最后阶段的淋洗液取样，或者根据取样位置确定的其他取样方法取样。擦拭用的材料不应当对结果有影响。如果采用淋洗的方法，应当在清洁程序的最后淋洗时进行取样。企业应当评估取样的方法有效性。

第四十八条 对于处于研发阶段的药物或不经常生产的产品，可采用每批生产后确认清洁效果的方式替代清洁验证。每批生产后的清洁确认应当根据本附录的相关要求进行。

第四十九条 如无法采用清洁验证的方式来评价设备清洁效果，则产品应当采用专用设备生产。

技术要求

药品共线生产质量风险管理指南（2023年）

药品共线生产的生命周期涵盖药品研发、技术转移、药品生产、上市后四个阶段。

在药品研发阶段，应当注重收集积累药品药理毒理学数据及开发清洁方法；

在技术转移阶段，共线生产风险评估应当综合考虑药品的特性、工艺流程和预定用途等因素，共线生产品种的特性如产品类别、活性、毒性、致敏性、溶解度、活性微生物、性状、物质状态等，共线生产品种的工艺，共线生产品种的预定用途如给药途径、临床适应症、用药禁忌、配伍禁忌或联合用药、用药对象、用药剂量、长期用药等，共线生产品种的厂房、设施共用情况等，生产某些激素类、细胞毒性类、高活性化学药品应当使用专用设施（如独立的空气净化系统）和设备；特殊情况下，如采取特别防护措施并经过必要的验证，可通过阶段性生产方式共用同一生产设施和设备；

在药品生产及上市后阶段，持续开展共线生产风险控制措施的监督和研究，持续改进污染和交叉污染控制措施。

针对药理毒理学数据不充分的早期临床试验用药品的生产，宜使用专用或独立的生产设施设备（如一次性使用技术），不可避免时，根据产品特性可采用阶段性生产和清洁确认相结合方式，避免临床试验用药品与其它临床试验用药品或商业化药品之间的污染和交叉污染，确保共线生产产品的安全性。每批临床试验用药品生产后可采用目检并结合擦拭法和淋洗水法进行清洁效果确认，如出现检测结果超过预定的可接受标准时，可以采用重复清洁或优化改善清洁操作，再次取样检测残留物水平，确保残留水平满足预定的可接受标准。

内容具体如下。

- 风险评估背景及目的：通过风险评估识别分析产生污染和交叉污染的途径，采取降低污染和交叉污染措施，持续监控污染和交叉污染水平，确保污染和交叉污染风险得到有效控制。
- 评估范围：从产品共线生产的全过程中涉及的厂房、设备、设施等方面可能出现的污染和交叉污染方面进行识别分析评估，包括进入商业化生产线的产品、试验样品、临床样品等。
- 组建跨部门的风险评估小组，明确相关成员的职责。
- 共线产品基本信息收集，如产品类别、主要成分、性状、给药途径、适应证及配伍禁忌等。

共线可行性分析：依据法规和规范的要求开展评估。例如，从产品类别分析判断，是否含有性激素类避孕成分？是否含有 β-内酰胺结构类？生产性激素类避孕药品或生产 β-内酰胺结构类药品，必须使用专用设施（如独立的空气净化系统）和设备，并与其他药品生产区严格分开。

基于毒理学数据开展评估，例如，产品是否具有高致敏、高活性，是否具有细胞毒性。

基于化合物的理化性质开展评估，例如，溶解性、性状等。

基于产品的预定用途开展评估，例如，给药途径、适应证、用药禁忌等。

基于品种的工艺开展评估，例如，生产过程中的物料特性、设备、工器具等。

- 风险分析、风险控制：可采用风险管理工具识别出共线生产过程中可能出现污染和交叉污染风险点，并采取相应的控制措施。例如，产尘区域的控制，直接接触物料和难于清洁的生产设备的残留控制，物料和人员操作等机械转移过程潜在的污染和交叉污染风险控制等。在特殊情况下，如通过阶段性生产方式共用同一生产设施和设备，需经过必要的验证。
- 风险回顾：待风险控制措施完成后开展相应的风险回顾。

A. 欧美法规要求（表 7-15）

表 7-15　欧美关于清洁验证的法规要求

来源	内容
FDA CFR 211	（a）适当间隔一定时间，对设备与器具进行清洁、维护和适当的根据药品性质进行消毒和（或）灭菌，以防止故障与污染改变药品的安全性、鉴别、规格、质量或纯度而超出官方或其他既定要求 （b）应建立并遵循关于药品生产、加工、包装或贮存所用设备（包括器具）的清洁和维护的操作规程。这些操作规程包括但不局限于以下内容： （1）分配设备清洁维护的职责 （2）维护和清洁计划，适当时还应包括消毒计划 （3）详细描述清洁和维护所使用的方法、设备和材料，以及必要的设备拆卸和重组方法，以确保适当清洁和维护 （4）移除或删除前一批次的标识 （5）保护洁净设备用前免于污染 （6）设备临用前的清洁检查 （7）按照 211.80 和 211.182 中的明文规定，保留维护、清洁、消毒和检查的记录
2015 版 EU GMP 附录 15：确认与验证	10.1 为了确认产品接触的所有设备的清洁程序的有效性，应该进行清洁验证。有适当的科学论证时，可以使用模拟试剂。对于类似的设备可分组进行，选择特定设备作为清洁验证，最好有合适的论证 10.2 清洁度的目检是清洁验证可接受标准的重要一部分。一般情况，这个标准不可以单独使用。重复清洁和检测直至获得可接受残留结果的方法是不被接受的 10.3 一般认为一个清洁验证项目可能需要一段时间完成，对于某些产品可能需要通过每批之后的确认进行验证，如临床前药品。在确认中应有足够的数据来支持设备是清洁的并适用于其未来使用的结论 10.4 验证需要考虑清洁工艺中的自动化水平。使用自动化工艺时，应该验证公用系统和设备的既定操作范围

续表

来源	内容
2015 版 EU GMP 附录 15：确认与验证	10.5 对于所有的清洁工艺，应该评估确定各种影响清洁效果和性能的因素，如操作人员、规程的详细水平如淋洗时间等。如果确定了各因素，应该使用最差条件作为清洁验证研究的基础 10.6 对于产品残留物限值应该基于毒理学的评估。选定限值的理由应该记录在一份风险评估中，其包含了所有参考文献。应建立所有使用的清洁剂的清除限度。可接受标准应该考虑到工艺设备线中多个设备的潜在累积效应 10.6.1 治疗用大分子和多肽在暴露于极端 pH/ 热条件下时会降解和变性，并且有可能会丧失其药理活性。因此毒理学评价的方法可能不适用于这些情况 10.6.2 当无法直接测试某些特殊产品残留时，可以选择其他具有代表性的参数进行测试，如：TOC 和电导率 10.7 在编写清洁验证方案时，应考虑微生物污染和内毒素污染的风险 10.8 对于清洁工艺，应该考虑生产与清洁之间的间隔时间和清洁后与再使用之间的间隔时间的影响，以确定脏设备放置时间和清洁后的保留时间 10.9 当阶段性生产时，应该考虑每阶段结束后清洗难易程度的影响，批最长时间和批最大量应是清洁验证的评价依据 10.10 当采用最差条件产品方法作为清洁验证的模式时，要对选择最差条件产品的依据进行说明，新产品对生产场地的影响也要评估。最差条件的选择标准应该考虑产品的溶解度、清洁难易度、毒性和效价 10.11 清洁验证方案应该指定取样位置，选择这些位置的理由，并规定可接受标准 10.12 根据产品设备特点，取样可采用擦拭 / 淋洗 / 或其他方式。取样材料和方法应该不会影响结果。对于所有的取样方法，应该得到设备中产品接触材料取样的回收率 10.13 清洁程序应该基于风险评估进行若干次，并符合可接受标准，以证明清洁方法是经过验证的 10.14 如果某些设备没有有效的或者合适的清洁工艺，应该参照欧盟药品法规第 4 卷第 I 部分的第 3、5 章为每个产品选择专有设备或者其他适当的措施 10.15 当采用手动清洗设备时，特别重要的一点是应该确认在一个经过论证的频次下手动清洗的效果

B. 定义

在制药工业中，清洁的概念就是指通过有效地清洗，可将上批生产残留在生产设备中的物质（包括微生物及其代谢产物）减少到不会影响下批产品疗效、质量和安全性的程度。

所有直接接触产品的生产设备都应对清洁程序进行清洁验证，包括辅助生产设备、取样设备等，如包衣液配制罐、取样器。

C. 目的

药品生产每道工序完成后，对制药设备进行清洗是防止药品污染和交叉污染的必要手段。

设备的清洁程度，取决于残留物的性质、设备的结构、材质和清洗的方法。对于确定的设备和产品，清洁效果取决于清洗的方法。书面的、确定的清洁方法即所谓的清洁规程。清洁验证对于降低来自生产设备的药品污染的可能性有着重要作用。它证明了合适的清洁工艺可以持续充分除去生产设备上/系统中产品残留、工艺残留和环境污染，确保该设备/系统可以安全地生产后续产品（相同或不同产品）。

D. 验证批次确定

清洁验证的次数应当根据风险评估确定，通常应当至少进行连续三次。即每次生产结束后按照清洁规程清洁，按验证方案检查清洁效果、取样并检验，重复上述过程三次，三次检验的结果均应符合预定标准。使用专用设备或阶段性生产方式，设备可以采用日常小清洁，阶段性生产后的大清洁的方式进行清洁，日常小清洁的验证可以结合在阶段性生产后大清洁的验证中进行，无需单独进行验证，阶段性生产后大清洁应考虑清洁前的最长生产周期和最多生产批次，考虑生产周期内污染物的累积以及阶段性生产最后一批生产后的最长待清洁时间。

通常，单批生产时，验证批次间可以穿插其他产品生产，但需完成必要的清洁或取样检测。采用阶段性生产方式时，每个生产阶段（生产周期）的批次之间不可以穿插其他产品生产，每个阶段生产结束后，完成必要的清洁或取样检测后，可以生产其他产品。

清洁验证不得采用反复清洁或重复测试直到符合设备清洁要求的方法。如检测不合格，应调查原因为清洁方法不适用还是人员操作失误等。如为清洁方法原因，应重新制定清洁规程（必要时，重新进行清洁工艺开发），重新取样，进行验证。

可采用分组方法选择最难清洁的代表性产品进行清洁验证，在残留物限度符合条件时，非最难清洁产品可参照最难清洁产品的验证结果，不需要对所有产品间的相互更换逐一进行清洁验证或清洁确认。

实施指导

A. 清洁方法的开发和设计

a. 清洁方法的选择

①常用清洁方法的类型

• 离线清洁：对于安装后较难清洗的设备小部件及便携式工艺设备，通常拆卸后转移到一个指定清洗间进行自动或手动清洁。

适用：无在线清洗功能、内部结构复杂的设备。

特点：投入少、但重现性差、可能产生二次污染。

• CIP：是指一个自动化的系统，该系统使用各种罐子和管道输送清洁溶液至待清洁的设备，利用喷洒装置将清洁溶液覆盖待清洁的设备表面并通过物理冲击除去污物。

适用：工艺复杂的配制罐及管道系统、专门配置的 CIP 装置，如流化床。

特点：重现性好，但若设备构成复杂，有存在死角的风险。

• 两者结合

适用：系统中有结构比较复杂的部件，这些部件以 CIP 方式可能难以达到清洗要求，需要从系统中拆卸下来清洗，如过滤器、阀门等，除此之外，其余部分可以实现 CIP。

②清洁效率

• 清洁效率和流速密切相关，湍流时的清洁效率明显优于层流时的清洁效率。

• 盲管和垂直管路：通常为了清洁干净，要求管道中水的流速要能达到湍流的状态。

③喷淋球覆盖率检查：喷淋球喷淋时，将核黄素溶液喷于容器上部，为确保其能覆盖容器上表面全部位置，应进行喷淋球覆盖率检查。

b. 清洁剂的选择

①选择原则：清洁剂应能有效溶解残留物，不腐蚀设备，且本身易于被清除。ICH 在《残留溶剂指南》中将溶剂分为 3 个级别，对其使用和残留限度有明确的要求。随着环境保护标准的提高，还应要求清洁剂对环境尽量无害或可被无害化处理。满足以上要求的前提下应尽量廉价。

应根据清洁剂去除产品残留的能力、与设备的兼容性、清洁剂本身是否容易清除和是否为低毒性进行选择。应避免使用家用清洁剂，因其成分复杂、生产过程中对微生物污染不加控制、质量波动较大且供应商不公布详细组成，无法证明清洁剂的残留达到标准。应尽量选择组分简单、成分确切的清洁剂。企业可自行配制成分简单、效果确切的清洁剂，如一定浓度的酸、碱溶液等。如采用商用清洁剂，应由生产厂商提供清洁剂的具体组分、清洁剂残留检查方法等资料。对于难以清洁、存在毒性或与设备表面兼容性差的清洁溶剂应对残留情况进行验证。

②分类：常用的清洁剂有水、乙醇、碱性清洁剂（例如 NaOH 溶液、CIP100）、酸性清洁剂（例如 CIP200、柠檬酸、乳酸）、表面活性剂等。

c. 清洁工艺的开发　应在研发阶段进行清洁工艺和残留物检测方法的开发。清洁工艺开发过程中的典型活动包含但不限于以下方面：确定毒理性数据、活性物质残留限度值、分析残留物特性、选择清洁剂、完成回收率研究、选择或开发经验证的残留物检测方法、制定清洁验证策略；确认设备设计、对设备分组、定义限度值和可接受标准等。

引入新产品时，要评估现有清洁方法的适用性，也要评估新产品对现有清洁验证的影响，如原有清洁方法满足新产品的要求，无需强制设计一个新的清洁方法。

①清洁流程的设计：清洁流程需要经过合理的设计，通常由多个步骤组成，从而达到有效去除设备表面残留物及清洁剂的目的。在清洁工艺中一个典型的清洁流程为预洗、清洁剂清洗、冲洗、干燥。

- 预洗：不加清洁剂，通过真空或预清洗等去除易除去的残留物。
- 清洁剂清洗：添加清洁剂，通过溶解、加热、润湿等去除可溶且干燥的残留物。
- 冲洗：喷淋冲洗或用更高级别的溶剂冲洗，去除悬浮或溶解的污物及清洁剂。
- 干燥：可以通过吹干或加热完成，去除水和其他溶剂。

②清洁效果的影响因素

作用机制：设备表面残留物的清洁主要采用物理或化学方法。物理方法可采用高压喷淋、手动擦洗、真空吸尘等将残留物从设备上去除。使用物理方法时需考虑残留物的溶解性、数量及其在设备表面的黏附程度。化学方法包括乳化、湿润、螯合、分散、水解、氧化等作用，可根据清洁剂去除残留物的能力选择清洁剂，清洁剂可通过一种或多种清洗机制发挥作用。

清洁参数：清洁步骤中需包含明确的清洁参数，根据不同的清洁功能建立合适的参数范围。常用的清洁参数有 4 个，通常被称为 TACT（时间、作用力、浓度和温度）。

- T：时间

时间是描述清洁步骤长度的一个参数，可以通过清洁时间、清洁频次或冲洗体积等直观参数进行描述。

- A：作用力

作用力是描述作用机制的强度，如清洁介质压力的大小、流速等，直流水冲洗或借助高压水枪，提高冲洗的效果。

- C：浓度

清洁剂的浓度直接影响清洁效果，过低的浓度可能导致残留物无法完全去除，浓度过高容易造成清洁剂残留。因此，需要在清洁方法的设计之初就明确清洁剂的浓度及去除、检测方法。

• T：温度

不同清洁步骤中的清洁温度有所不同。建议在常温条件下进行预洗，以降低温度对残留物性质产生的影响，如变性或降解。清洁剂的浓度过高不易于去除，此时可以通过调节温度来增加低浓度清洁剂的清洁效果。在高温下进行最后溶剂的冲洗，有利于提高冲洗溶剂的干燥速率。

③制定清洁操作规程：清洁操作规程应指明适用的清洁设备类型、清洁剂和清洁步骤及可接受标准，一般包括以下内容：

• 详细的清洁步骤描述，对于自动清洗应写明程序选择及相应程序的步骤和参数等内容，手工清洗应写明操作步骤和顺序等内容，清洁操作规程中应分开描述。

• 拆卸程序要求，明确拆卸和安装的顺序。

• 所用清洁剂的名称、成分和规格。

• 清洁溶液的浓度、数量和配制方法。

• 每一步的清洁要求，包括清洁操作职责分配和清洁工艺参数、干燥方法，如浸泡时间、喷淋时间、清洁压力、温度要求、清洁剂浓度和用量、清洁工具等。

• 关键性部位或难清洁的区域，可能需要重点清洁或特定检查。

• 清洁后对清洁效果的检查方法及相应的合格标准。

• 清除或涂去前批的标识。

• 生产结束至开始清洁的最长时间。

• 已清洁设备用于下次生产前、消毒或灭菌前的最长存放时间。

• 设备清洁状态的标识。

• 过清洁有效期设备的处理。

• 日常清洁所进行的取样和测试。

• 连续生产的最长时间或批次。

• 更换品种、更换批次时清洁方法、设备拆卸程度。

• 合适的清洁记录。

• 目视检查产品残留或异物。

• 因存放和后续使用而重新组装设备（如必要）所采取的步骤。

• 保护已清洁后的设备在使用前免受污染。

B. 分析方法验证

用分析技术能检测生产和清洗过程中很低级别的残留物。如果没有发现残留物，并不意味着清洗后不存在残留物。只能说明样品中不存在高于分析方法灵敏度或检测限级别的残留物。

残留物的检测需选择合适的分析方法，常用专属性方法为：HPLC、UV/Vis 分光光度法；非专属性方法为：TOC 法、电导率。

分析方法应当经过验证，根据不同的测试方法，验证内容包括检测限、定量限、精密度、准确度、线性范围、稳定性等。

C. 取样方法验证

a. 取样人员资质管理

● 资质的获取：取样人员在取样前需进行理论知识培训和取样操作培训，培训合格后，取样人员方可具备取样资质。理论知识培训包括学习取样步骤、取样方法、取样程序的基本原理等；取样操作培训可由已获得取样资质的取样人员示范正确的取样流程，也可观看取样流程的视频。培训的最后一步是受训者演示正确的取样步骤，如完成取样方法验证中的取样操作，并使回收率达到取样方法验证的要求。

● 资质的再确认：对取样人员的资质进行管理，建议制定合理的再确认方法，并明确取样人员的资质效期，在效期前完成资质的再确认。

b. 取样方法

应视情况选择合适的取样方法，通常取决于设备、待检测残留物的性质，残留物限度以及所需的分析方法。对于复杂的设备至少需要采取目视检查与擦拭法或淋洗法相结合的方法，对于只选取一种方法的，需要明确选择的理由。通常情况下，取样是在清洁操作结束后进行的，而消毒不属于清洁的步骤，因此取样需在设备清洁结束后、消毒前进行。

取样方法的分类

● 目视检查：清洁过程应从生产设备表面去除可见残留物，目视是检查设备表面是否存在可见残留的直接方法。一般来说，需要目检的表面应干燥，因为这代表着目检的最差条件，检查应无可见残留物，如没有可见的污点、团块、颗粒、涂层或膜等。

目视检查需要在适当的观察条件下进行，如距离、光照、人员视力及观察角度等。典型的目视检测限是 1~4μg/cm^2。

● 擦拭取样：拭子直接接触设备表面，经过适当的擦拭作用力、擦拭路线将设备表面的残留物转移至拭子上，然后将拭子置于溶剂中，将残留物转移至溶剂中，检测溶剂中的残留物。

优点：能对最难清洁部位直接取样，通过考察有代表性的最难清洁部位的残留物水平评价整套生产设备的清洁状况。擦拭取样应在清洁程序结束后设备表面干燥情况下进行。通过选择适当的擦拭溶剂、擦拭工具和擦拭方法，可将清洗过程中未溶解的、已“干结”在设备表面或溶解度很小的物质擦拭下来，能有效地弥补淋洗水取样的缺点。

缺点：很多情况下需拆卸设备后方能接触到取样部位，对取样工具、溶剂、取样人员的操作等都有一定的要求，取样操作本身可能对设备带来污染（纤维或溶剂），取样后需要重新清洁。

- 淋洗水取样：采用流动的溶剂淋洗设备表面的残留物，收集淋洗液并检测其中的残留量。淋洗水取样的一种方法是在最终淋洗过程中收集淋洗溶液的最后一部分进行检测；另一种方法是在清洁结束后，单独对设备进行淋洗，收集所有淋洗水，搅拌均匀后取淋洗溶液进行检测。

优点：取样面积大，可以对不便拆卸或不宜经常拆卸的设备进行取样，适用于擦拭取样法不易接触到的表面。尤其适用于设备表面平坦、管道多且长的生产设备。根据产品要求和工艺阶段，检测项目可包括残留物浓度和微生物污染水平，酸碱度和电导率等。

缺点：当溶剂不能在设备表面形成湍流而有效溶解残留物时，或者残留物不溶于水或“干结”在设备表面时，淋洗水就难以反映真实的情况。

c. 取样方法的验证

擦拭取样和淋洗水取样原则上应进行回收率研究。取样回收率为测得值与理论值之比，回收率一般要达到 50% 或以上，回收率低于 50% 通常需要书面解释为什么这个残留百分比是合适的（PDA 第 29 号报告）。

进行回收率研究时，所用模拟介质应与设备一致，包括材质、表面粗糙度等。涂布的残留物应该代表清洁过程结束时设备表面存在的同一残留物，在做活性成分的回收率研究时，加入活性成分，做清洁剂的回收率研究时，加入清洁剂。当无法单独加入活性成分时，也可考虑以最终配方的形式加入活性成分。

所有被取样表面均应进行回收率研究。也可在其中一个表面上进行残留物回收试验，但应有文件证明这个表面的回收率百分比等同于其他未进行回收率研究的表面。对于占设备总表面积比例很小（如低于 1% 或 2%）的被取样表面，可不进行正式的回收率研究。在这种情况下，未进行回收率研究的表面应为其他任何正式进行回收率研究的被取样表面中的最低值，或者是企业程序中要求的最低回收率。

- 擦拭取样方法的验证：将已知浓度的残留物溶液以受控的方式涂布在材质试样

上，干燥后取样。选用合适的溶剂提取取样拭子上的残留，然后检测提取溶液中残留物的含量。回收量与材质试样上的加入量之比就是取样回收率。

由于擦拭属于人工操作，通常每人需要重复三次回收率研究，且多次取样回收率结果的允许误差通常是 RSD 15%~30%。每个残留物和表面类型的组合至少需要两个人进行擦拭回收率研究。通常应有不同操作者试验结果允许误差的标准，例如不超过平均值之间的最大差值，或者不超过平均值之间的最大相对偏差。擦拭法回收率的百分比是两个操作者所得平均回收率中的最低值。

- 淋洗水取样方法的验证：将目标残留物溶液涂布在材质试样上，干燥。在实验室中模拟淋洗过程，包括淋洗溶剂以及淋洗溶剂温度、淋洗剂量、淋洗方式、淋洗时间的选择。实验室的模拟条件，应该选择与设备淋洗相同或最差的淋洗条件。因为实验室淋洗取样研究一般并不取决于操作人员，一个操作人员重复三次足以确定回收率。

- 其他：如果被检测样品中活性成分限度无法采用现有的检测方法进行测量，可有多种选择。

    - 该设备专用于一个产品，因此减少了测量该有效成分的需要，仅需符合目检、微生物的清洁标准。
    - 调整后续生产产品的相关参数以提高残留限度。例如，增大后续产品的最小批量提高限度。
    - 更改取样参数。例如，擦拭取样中，通过增大取样面积或者减少擦拭样品萃取的溶剂量来提高被检测样品的残留限度。
    - 淋洗取样过程中减少淋洗量。
    - 通过技术，如真空蒸发，对淋洗样品进行浓缩。
    - 限制产品生产顺序。
    - 摸索灵敏度更高的检测方法。

d. 取样溶剂的选择

一般为水、生理盐水、有机溶剂或者它们的混合物、表面活性剂等，以帮助残留物质溶解。应根据取样溶剂的特性，考虑取样溶剂残留，必要时制定合适的清洁方法去除取样溶剂残留。

取样溶剂的选择原则：溶剂的成分固定，所有成分可以被定量检测。不得对随后的检测产生干扰。溶剂不得在设备上遗留有毒物质，应尽量选用无毒或低毒溶剂。应确保溶剂对待清洁的化学活性物质有较高的溶解度，使取样有较高的回收率。

D. 清洁验证

a. 设备的评估

口服固体制剂车间多数为一个车间生产多种品种，且不同品种的生产工艺不同，使用的生产设备各不相同。设备评估用来确定哪些设备是多产品不同活性成分共同接触的，即共用设备；哪些设备是某个产品 / 活性成分单独使用的，即专用设备。该设备评估将计算出共用设备的产品接触面积以计算残留限度的接受标准。

评估关键点是确定哪些设备包括在清洁验证中，哪些设备不包括在清洁验证中，按照设备接触产品的情况，设备可分为三类：

- 与产品直接接触的设备：系指直接接触产品的设备，如：湿法制粒机、沸腾干燥机、溶液桶、储存桶，对于产品直接接触设备的无效清洁可能造成产品间的交叉污染。
- 非与产品直接接触的设备：系指在生产工艺中涉及，但没有和产品直接接触的设备，如：封闭设备的外表面。此类设备非清洁验证的关键点，但也应按照 SOP 要求进行清洁。
- 非直接或偶然与产品接触的设备：系指在生产工艺中涉及，没有和产品直接接触但可能污染产品的设备。如：盘式干燥仪的内表面、机械监护装置的内部，对于此类设备的无效清洁有可能造成产品间的交叉污染。

通常清洁验证包括与产品直接接触的设备，不包括非与产品接触的设备，非直接接触的设备是否包括在内依实际情况而定。

b. 设备分组

在同一个工艺步骤中，相同型号、相同清洁方法、相同材质的设备，可视为等同设备，可仅选择其中一台设备开展清洁验证，也可每台设备各取几个点开展验证。

若使用多台相似的设备生产，可在评估设备的使用情况、安装位置、清洁方式等信息后选择最难清洁的设备进行清洁验证。如组内设备大小相同，但内部隔板数量较多、结构复杂的设备就是最难清洁设备，死角多、接触产品面积大的设备为最难清洁的设备；对于大小不同的设备，最大和最小两个规格（两个极端）均作为最难清洁设备。

c. 设备取样点的设计

取样点设计应经评估选择难清洁部位。凡是死角、清洁剂不易接触的部位如带密封垫圈的管道连接处，压力、流速迅速变化的部位如有歧管或岔管处、管径由小变大处，容易吸附残留物的部位如内表面不光滑处等，都应视为最难清洁的部位。

d. 设备内表面积的计算

应计算每个设备与产品直接接触的面积，以计算残留限度的接受标准。产品接触面积测定的准确度应具有实际意义，不必绝对的精确，可将复杂设备转化成基本的几何图形以便于计算和测量。测量的原始记录和计算将作为原始数据进行保存。

e. 目标残留物的选择及残留限度的计算

口服固体制剂生产后，应确定那些可能使下一批产品污染或掺入杂质的残留物，并通过科学的评估，确定残留物的限度。上一批的残留物通常包括活性成分、清洁剂和微生物负载等。

①目标残留物的选择原则：通常的做法是从各组分中确定最难清洁的物质，作为目标残留物。

目标残留物一般要考虑其特性，具体如下：

• 溶解度：各产品原料药或活性成分在清洁溶剂中的溶解情况，需明确来源，如查询质量标准、相关文献或已开展的溶解度试验报告等。

• 毒性：一般基于产品相关毒性数据，如 PDE。毒理学数据需由具备资质的毒理学专家测算，并出具测算报告。PDE 的计算过程可参考下列公式：

$$\text{NOEL} = \frac{\text{LD}_{50} \times \text{BW}}{2000}$$

（公式来源于 GUIDANCE ON ASPECTS OF CLEANING VALIDATION IN ACTIVE PHARMACEUTICAL INGREDIENT PLANTS）

$$\text{PDE} = \frac{\text{NOEL} \times \text{体重调整}}{\text{F1} \times \text{F2} \times \text{F3} \times \text{F4} \times \text{F5}}$$

F1 为考虑种类之间差异的系数。F1 ＝ 5 从大鼠剂量推断人用剂量的系数。

F1=12 从小鼠剂量推断人用剂量的系数。

F1=2 从狗剂量推断人用剂量的系数。

F1=2.5 从兔剂量推断人用剂量的系数。

F1=3 从猴子剂量推断人用剂量的系数。

F1=10 从其他动物剂量推断人用剂量的系数。

F1 考虑相对体表面积：有关动物种类与人的体重比。

F2=10，说明个体间的变异。

对于有机溶剂 F2 系数一般为 10。

F3 为短期接触急性毒性研究的可变系数。

F3=1 研究时间至少为动物寿命一半（鼠、兔 1 年，猫、狗、猴 7 年）。

F3=1 器官形成的整个过程的生殖研究。

F3=2 对啮齿动物 6 个月研究或非啮齿动物 3~5 年的研究。

F3=5 对啮齿动物 3 个月研究或非啮齿动物 2 年的研究。

F3=10 更短时间的研究。

在所有情况下，对研究时间介于上述时间点之间的研究，应用较大的系数，如对啮齿类动物 9 个月毒性研究；其系数用 2。

F4 为用于产生严重毒性情况的系数，如：非遗传致癌毒性、神经毒性或致畸性，研究生殖毒性时，用以下系数：

F4=1 与母体毒性有关的胎儿毒性。

F4=5 无母体毒性的胎儿毒性。

F4=5 受母体毒性影响的致畸反应。

F4=10 无母体毒性影响的致畸反应。

F5= 一个可变系数，可用在没有建立不产生反应的量（NOEL）时。

当只有刚产生反应的量（LOEL）时，根据毒性的严重性，系数可达到 10［公式及数据来源于 ICH Q3C（R4）］。

- 活性：指产品的最低日治疗剂量，即每日服用产品的最小数 × 规格。
- 清洁难易度：难以清洗，如对设备表面材质有一定附着力，配方中包含难以清洗的油脂、色料或矫味剂的产品（颜色、味道）。

可根据各因素的重要程度赋予权重，通过风险评估（如将影响因素进行评分等），选择清洁验证的目标残留物。

如通过上述评估无法识别出目标残留物，可选择生产频率高的品种作为目标残留物（生产频率高的产品相应的清洗频率高）。当不能采用生产频率进行区分时，如生产线引入一个新产品，需对该新产品开展清洁验证。

②残留限度的计算：企业应当根据其生产设备和产品的实际情况，制定科学合理的，能实现并能通过适当的方法检验的限度标准。目前企业界普遍接受的限度标准基于以下原则：以目检为依据的限度、化学残留可接受限度、微生物残留可接受限度。

- 目检限度：若设备内表面抛光良好，残留物与设备表面有较大反差，目检能发现低于 $4\mu g/cm^2$ 的残留。目检要求不得有可见的残留物，例如：没有可见的污点、团块、颗粒、涂层或膜等。在清洁结束后都必须进行检查并对检查结果进行记录，此项检查应该作为清洁验证接受限度的第一个接受标准。通常，目检若作为擦拭法或淋洗法检测残留的一种补充，是不需要量化目检限度的。

• 微生物限度：微生物的特点是在一定环境条件下会迅速繁殖，数量急剧增加，而且空气中存在的微生物能通过各种途径污染已清洁的设备。设备清洗后存放的时间越长，被微生物污染的概率越大，因此企业需制定合理的已清洁设备存放时间，并进行确认。对于等同设备，若清洁后的存放环境相同，可仅选择其中一台设备开展已清洁设备存放时间验证。

口服制剂的清洁验证微生物限度可参考环境中的表面微生物要求。例如，D 级区为＜ 50cfu/ 碟（φ55mm），也可根据企业实际控制情况设定更为严格的限度。采用纯化水进行最终淋洗的，限度可设为纯化水限度，即 100cfu/ml。

• 化学残留限度：对于活性成分残留的计算应采用 1/1000 日治疗量法、10ppm 法、PDE 法（与 ADE 法等同）进行计算。如果两个产品既有儿童剂量又有成人剂量，可分别基于两个产品成人剂量和儿童剂量计算出残留限度，再选择较小的残留限度。如果一个产品只有成人剂量，后续产品只有儿童剂量，则需要进行风险评估。

➢ 根据前一产品的日治疗量（1/1000）计算：

$$MACO = (MDD \times MBS) / (SF \times LDD)$$

式中：MACO：产品 A 残留到产品 B 中的最大允许残留量，单位 mg。

MDD：前一产品 A 的最小日剂量，等于每日服用产品 A 的最小数 × 规格，单位 mg。

MBS：后续产品 B 的最小批量，单位 mg 或 ml。

LDD：产品 B 的最大日剂量，等于每日使用产品 B 的最大数 × 单个制剂的质量或体积，单位 mg 或 ml。

SF：安全因子（SF=1000）。

➢ 根据 10ppm 标准计算：

$$MACO=10ppm \times MBS$$

式中：MACO：产品 A 残留到产品 B 中的最大允许残留量，单位 mg。

MBS：后续产品 B 的最小批量，单位 kg 或 L。

10ppm：允许 A 产品残留到 B 产品中应不超过 10mg/kg 或 10mg/L。

➢ 根据前一产品的每日允许暴露剂量（PDE 法）计算：

$$MACO=PDE \times MBS/ LDD$$

式中：MACO：产品 A 残留到产品 B 中的最大允许残留量，单位 mg。

PDE：前一产品 A 的允许的每日暴露量，单位 mg/d。

MBS：后续产品 B 的最小批量，单位 mg。

LDD：后续产品 B 的最大日剂量，等于每日使用产品 B 的最大数 × 单个制剂的质量或体积，单位 mg 或 ml。

➢ 若采用擦拭法取样，应获取接触产品设备总表面积和擦拭面积，拭子在 10ml 液体中（样品液），那么每 1ml 样品允许的残留限度 L 按下列公式计算：

$$L=\frac{\text{MACO}\times \text{擦拭面积}}{\text{总表面积}\times 10}\times \text{擦拭回收率}$$

➢ 若采用淋洗液取样则按下列公式计算：

$$L=\frac{\text{MACO}\times \text{淋洗面积}/\text{总表面积}}{\text{淋洗液体积}}\times \text{淋洗回收率}$$

● 空白样品限度：分析过程需设定空白样品，用于建立分析样品的背景值，可将分析检测结果减去该背景值以确定“真”值。

③残留限度的选择

● 共用设备：对于活性成分残留的计算应采用 1/1000 日治疗量法、10ppm 法、PDE 法（与 ADE 法等同）进行计算，并选取计算最小值作为残留限度的可接受标准。

● 专用设备：专用设备若考虑活性物质残留，可根据评估选择较宽泛的限度值。

● 中药品种：中药与化学药共用同一生产设施和设备进行生产时，应特别考虑以下因素：对含有毒性药材或饮片的品种，应根据毒性的大小、炮制工艺作用等进行分析和控制；含有挥发性成分的中药产品应重点考虑挥发性成分油溶特性，评估清洁溶剂适用性、设备内表面残留等引起的交叉污染；部分不含毒性成分的中药产品组分复杂，可检测指标性成分含量较低，检测方法灵敏度低，当无法直接检测残留物的限度时，可以选择其他具有代表性的参数进行测试，制定相应的限度标准，并对检验方法进行确认和验证。

④清洁剂的评估及残留限度的计算

● 是否考虑清洁剂残留：清洁剂的清除方法应当进行确认，其中清洁剂为乙醇、纯化水或注射用水时，可不考虑清洁剂残留，使用其他清洁剂需要考察清洁剂的残留，清洁剂残留需参照活性成分残留开展方法学研究。

● 清洁剂残留的计算方法：对于清洁剂残留的计算应采用 LD_{50} 法或 PDE 法进行计算。

➢根据前一产品的毒性数据（LD_{50}）计算：

$$\text{MACO}=\frac{\text{LD}_{50}\times\text{BW}\times\text{MBS}}{2000\times\text{SF}\times\text{LDD}}$$

式中：MACO：产品 A 残留到产品 B 中的最大允许残留量，单位 mg。

LD_{50}：半数致死量，单位 mg/kg。

BW：成人平均体重为 50 kg，早产儿 0.5 kg，新生儿 3.5 kg，儿童 10 kg。

MBS：后续产品 B 的最小批量，单位 mg 或 ml。

2000：经验参数。

SF：安全系数，外用制剂：100 固体制剂：1000 注射剂：10000。

LDD：产品 B 的最大日剂量，单位 mg 或 ml。

⑤注意事项：清洁验证取样应选用合适的取样工器具，取样工器具不得对随后的检测产生干扰，必要时可对取样工器具进行适当的处理后再进行取样，如对化学残留取样工器具进行清洗、对微生物限度取样工器具进行消毒、灭菌等。

取样结束后，样品应及时送检，并对检验有效期及储存条件进行规定。

E. 验证状态的持续维护

a. 日常监控

清洁验证报告完成之后，该清洁方法即可正式投入使用。清洁方法即进入了持续考察、维护阶段，应当以实际生产运行的结果进一步考察清洁规程的科学性和合理性。

监控的方法一般为肉眼观察是否有可见残留物，必要时可定期取淋洗水或擦拭取样进行检测；也可采集清洁过程中产生的数据，评估 CIP 设备是否超出清洁工艺控制的范围；对于采用可采集数据较少的人工清洁或设备清洁模式时，可在不通知车间生产人员的情况下，不定期取样抽查清洁效果等方式评估清洁工艺执行情况。

b. 定期评估

①验证状态未发生变更：当生产线的验证状态未发生变更时，可以通过对日常监控数据的回顾，对生产线的验证状态进行持续考察，以确定是否需要再验证或确认。

②验证状态发生变更：关于产品、设备及规程的任何变更必须遵循变更控制流程，评估变更对验证状态的影响。

在出现以下情况之一时，需重新对清洁方法的有效性进行评估：

- 引入新产品或取消现有产品。
- 设备、生产工艺或清洁方法的变更。

- 清洁或生产后设备保持时间的改变。
- 清洁剂的变更。
- 当日常检测中发现异常结果时。

实例分析

A. 目标残留物的选择参考示例

a. 产品信息

产品名称	溶解度	毒性	清洁难易度	活性
A	易溶	PDE=10μg/d	无	MDD=5mg
B	溶解	PDE=40μg/d	无	MDD=6mg
C	微溶	PDE=50μg/d	有颜色、味道	MDD=2mg

b. 选择目标残留物

根据各因素的重要程度赋予相应的权重，例如：溶解度、毒性、清洁难易度、活性的权重分别为4、3、2、1；再分别对产品的每个影响因素进行评分，如：产品A易溶，评分为1；毒性数据PDE=10μg/d，评分为3；没有颜色，清洁难易度评分为1；MDD=5mg，评分为2。以此类推，对产品B、C进行评分。

产品名称	溶解度评分	毒性评分	清洁难易度评分	活性评分
A	易溶：1分	PDE=10μg/d：3分	无颜色：1分	MDD=5mg：2分
B	溶解：2分	PDE=40μg/d：2分	无颜色：1分	MDD=6mg：1分
C	微溶：3分	PDE=50μg/d：1分	有颜色：2分	MDD=2mg：3分

将上述影响因素评分在矩阵栏中列出，如下表所示：

产品名称	溶解度（4分）	毒性（3分）	清洁难易度（2分）	活性（1分）	总分
A	1	3	1	2	4×1+3×3+2×1+1×2=17
B	2	2	1	1	4×2+3×2+2×1+1×1=17
C	3	1	2	3	4×3+3×1+2×2+1×3=22

由上表可知，产品C得分最高，被确定为清洁验证的目标残留物。

B. 残留限度计算的参考示例

a. 已知生产线所有产品生产情况

产品	活性成分	MDD/mg	MBS/kg 最小批量	LDD/mg 最大日剂量	PDE/ADE（mg /d）
A	a	15	40	4000	0.200
B	b	30	75	2500	0.735
C	c	20	50	5500	0.250

b. 确定产品之间共用设备表面积

设备面积 / 产品组合	粉碎机：$18000cm^2$	分筛机：$15000cm^2$	混合机：$21000cm^2$	颗粒机：$12000cm^2$	烘箱：$15000cm^2$	混合机：$23000cm^2$	压片机：$18000cm^2$	包衣机：$22000cm^2$	……	共用面积
A+B	√	√	√	√	√	√	√	×	……	$200000cm^2$
B+C	√	√	×	√	√	×	√	√	……	$100000cm^2$
C+A	×	×	×	√	√	√	√	×	……	$80000cm^2$

注："√"表示共用设备，"×"表示非共用设备。

c.1/1000 日治疗量法计算

例如清洗前产品为 A，清洗后产品为 B：

清洗后产品残留限度：L = MDD × MBS/SF/LDD/SA

$$= 15mg \times 75kg/1000/2500mg/200000cm^2$$

$$= 2.250\mu g/cm^2$$

即产品与产品间的残留限度值：

清洗前产品 / 清洗后产品	A	B	C
A	目视洁净	$1.500\mu g/cm^2$	$2.500\mu g/cm^2$
B	$2.250\mu g/cm^2$	目视洁净	$6.000\mu g/cm^2$
C	$1.705\mu g/cm^2$	$2.727\mu g/cm^2$	目视洁净

d.10ppm 法计算

例如清洗前产品为 A，清洗后产品为 B：

清洗后产品残留限度：L = 10ppm × MBS/SA

$$= 10 \times 10^{-6} \times 75kg/200000cm^2$$

$$= 3.750\mu g/cm^2$$

即产品与产品间的残留限度值：

清洗前产品 清洗后产品	A	B	C
A	目视洁净	2.000μg/cm²	5.000μg/cm²
B	3.750μg/cm²	目视洁净	7.500μg/cm²
C	6.250μg/cm²	5.000μg/cm²	目视洁净

e. PDE 法计算

例如清洗前产品为 A，清洗后产品为 B：

清洗后产品残留限度：$L = PDE \times MBS/LDD/SA$

$$= 0.2\text{mg} \times 75\text{kg}/2500\text{mg}/200000\text{cm}^2$$

$$= 30.000\mu\text{g/cm}^2$$

即产品与产品间的残留限度值：

清洗前产品 清洗后产品	A	B	C
A	目视洁净	36.750μg/cm²	31.250μg/cm²
B	30.000μg/cm²	目视洁净	75.000μg/cm²
C	22.727μg/cm²	66.818μg/cm²	目视洁净

f. 限度值的选择

通过上述计算后，选择合适的限度值，例如：选择三种计算结果中的最小值 $1.500\mu\text{g/cm}^2$。

g. 验证实施

目标残留物和限度值确定后，进行目标残留物的分析方法学与取样方法学验证，制定清洁验证方案，依据方案对清洁后设备取样，取样点位置及取样理由，举例如下：

湿法混合颗粒机典型的取样位置和取样理由：

取样示意图	取样点位置	取样理由
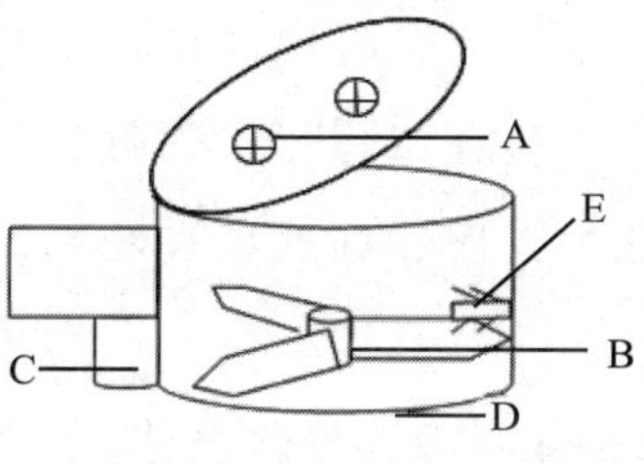	十字焊接处（A）	表面不光滑
	搅拌轴和搅拌桨叶的焊接处（B）	表面不光滑
	出料口与锅底连接处（C）	有拐角
	锅底拐角处（D）	有拐角
	切碎刀表面（E）	切碎刀组合部位不易清洁

h. 验证报告

取样结束后，需及时送样进行检测，检测结果出具后，整理验证报告。

7.3 设备确认

《药品生产质量管理规范（2010年修订）》要求企业的厂房、设施、设备和检验仪器应当经过确认，应当采用经过验证的生产工艺、操作规程和检验方法进行生产、操作和检验，并保持持续的验证状态。设备确认是确认概念中的一种，即有文件证明设备能正确运行并可达到预期结果的一系列活动。相比上一版本，本次修订时结合口服固体制剂工艺特点新增了设备确认的内容，相关计算机化系统确认参见本丛书《厂房设施与设备》分册信息化和计算机化系统相关内容。传统的设备确认模式采用“V”模型，同时参考2019年ISPE发布的卷5–调试与确认（第二版），介绍了基于科学和风险的调试与确认流程（C&Q），企业可根据需要选用合适的确认模式。

法规要求

药品生产质量管理规范（2010年修订）

第七十一条 设备的设计、选型、安装、改造和维护必须符合预定用途，应当尽可能降低产生污染、交叉污染、混淆和差错的风险，便于操作、清洁、维护、以及必要时进行的消毒或灭菌。

第七十三条 应当建立并保存设备采购、安装、确认的文件和记录。

第七十四条 生产设备不得对药品质量产生任何不利影响。与药品直接接触的生产设备表面应当平整、光洁、易清洗或消毒、耐腐蚀，不得与药品发生化学反应、吸附药品或向药品中释放物质。

第八十一条 经改造或重大维修的设备应当进行再确认，符合要求后方可用于生产。

第一百三十八条 企业应当确定需要进行的确认或验证工作，以证明有关操作的关键要素能够得到有效控制。确认或验证的范围和程度应当经过风险评估来确定。

第一百三十九条 企业的厂房、设施、设备和检验仪器应当经过确认，应当采用经过验证的生产工艺、操作规程和检验方法进行生产、操作和检验，并保持持续的验证状态。

第一百四十条　应当建立确认与验证的文件和记录，并能以文件和记录证明达到以下预定的目标：

（一）设计确认应当证明厂房、设施、设备的设计符合预定用途和本规范要求；

（二）安装确认应当证明厂房、设施、设备的建造和安装符合设计标准；

（三）运行确认应当证明厂房、设施、设备的运行符合设计标准；

（四）性能确认应当证明厂房、设施、设备在正常操作方法和工艺条件下能够持续符合标准；

（五）工艺验证应当证明一个生产工艺按照规定的工艺参数能够持续生产出符合预定用途和注册要求的产品。

第一百四十二条　当影响产品质量的主要因素，如原辅料、与药品直接接触的包装材料、生产设备、生产环境（或厂房）、生产工艺、检验方法等发生变更时，应当进行确认或验证。必要时，还应当经药品监督管理部门批准。

第一百四十五条　企业应当制定验证总计划，以文件形式说明确认与验证工作的关键信息。

第一百四十六条　验证总计划或其他相关文件中应当作出规定，确保厂房、设施、设备、检验仪器、生产工艺、操作规程和检验方法等能够保持持续稳定。

第一百四十七条　应当根据确认或验证的对象制定确认或验证方案，并经审核、批准。确认或验证方案应当明确职责。

第一百四十八条　确认或验证应当按照预先确定和批准的方案实施，并有记录。确认或验证工作完成后，应当写出报告，并经审核、批准。确认或验证的结果和结论（包括评价和建议）应当有记录并存档。

技术要求

欧美相关法规指南要求具体见表 7-16。

表 7-16　欧美关于设备确认的相关法规指南要求

来源	内容
FDA CFR 211	Sec. 211.63 设备设计、尺寸及安置：药品生产、加工、包装或贮存所使用的设备，应设计合理，尺寸适宜，安置合理，便于预定的使用操作，并易于清洁和维护
	Sec. 211.65 设备构造： （a）设备构造应与各种原辅料、中间产品或药品接触的设备表面不得发生反应、析出或吸附作用，以免改变药品的安全性、鉴别、规格、质量或纯度而超出官方或其他既定的要求 （b）操作所需要的任何物质，诸如润滑剂、冷却剂，均不得与原辅料、药品容器、密封件、中间产品或药品接触，以免改变药品的安全性、鉴别、规格、质量或纯度而超出官方或其他既定要求
	Sec. 211.68 自动化、机械化及电子化设备： （a）在药品生产、加工、包装和贮存的过程中，可以使用自动化、机械化或电子化设备，或其他类型的设备，包括计算机或能够良好执行相关要求的系统。如果使用此类设备，应按照旨在保证设备工作性能良好的书面规程对其进行例行校准、检查或核查。应保存校准、检查和核查的记录 （b）应对计算机或有关系统采取适当控制，以确保只有授权人员可以实行对主生产和控制记录或其他记录的变更。在计算机或有关系统中输入和输出公式、其他记录或数据时，应检查其准确性。根据计算机或有关系统的复杂性及可靠性，确定输入 / 输出核实的程度与频率。应对输入计算机或有关系统的数据保存备份文件，但计算机化或其他自动化程序清除的某些数据除外，如实验室分析的相关计算。在这种情况下，应保存程序的书面记录和相应的验证数据。应保存硬拷贝或其他可选方法，如复印件、磁带或微型胶卷等，以确保备份数据是准确完整的，而且免于被更改、误擦或丢失 （c）用于规定操作的自动化设备，如果按本节要求使用，并有一人核查设备能否正确执行操作，则能够满足关于一人操作、另一人复核的有关要求
2015 版 EU GMP 附录 15：确认与验证	3.1 确认活动应该考虑从最初的用户需求编写到最后的设备、设施、公用系统使用的所有阶段。主要阶段和各阶段可能的一些建议的标准如下（尽管在不同项目环境条件下，标准可能有所不同）
	3.2 对于设备、设施、公用系统的规格应该在 URS 和（或）功能说明中定义，必要的质量要素应该在这一阶段明确并将 GMP 风险降至可接受的水平。URS 应该是贯穿验证生命周期的一个参考点
	3.3 设备、设施、公用系统确认的下一阶段的工作是 DQ，这一阶段需证明设计符合 GMP 要求，并进行记录。在设计确认过程中，应当核实用户需求的要求
	3.4 设备，特别是如果采用了新颖或复杂的技术，可能会在交付前在供应商处进行评估（如适用）
	3.5 安装前，应在供应商现场确认设备符合 URS/ 功能规范（如适用）
	3.6 如果能证明运输和安装不会影响设备的功能，文件审核和一些测试只要在 FAT 阶段进行即可，而不需要在现场 IQ/OQ 期间再次重复，这样是合适的也是合理的
	3.7 在制造现场收到设备后，可以通过执行 SAT 来补充 FAT
	3.8 设备、设施、公用系统都需要 IQ 确认

续表

来源	内容
2015 版 EU GMP 附录 15：确认与验证	3.10 通常 IQ 结束后开始 OQ 执行，但根据设备的复杂程度，也可以将二者合并为 IOQ 执行
	3.12 成功完成 OQ 应允许最终确定标准操作和清洁程序、操作员培训和预防性维护要求
	3.13 PQ 通常应该在 IQ 和 OQ 完成后执行，但是在某些情况下也可以融合在 OQ 或者工艺验证中实现
	4.1 设备、设施、公用系统应有一个合适的周期进行评估，以确认其仍维持在受控状态
	4.2 如果再确认是必要的，并且在一个特定的时间周期进行时，这个时间周期应是合理的，评估的标准需要进行定义。此外，应该评估随时间推移出现小变更的可能性

A. 设备确认的基本概念

a. 设备确认的定义

设备确认是确认概念中的其中一种，即有文件证明设备能正确运行并可达到预期结果的一系列活动。

b. 设备确认的目的

- 证明设备能正确运行并符合预定用途。
- 保证优质产品，降低废品率，在药品制造过程出错时能够指导找出设备故障原因。
- 规范生产设备要求，保证合规性。
- 保证生产过程的稳定性、可靠性及设备性能。
- 保证生产过程的产品质量。

c. 设备确认的前提条件

所有前期的设备文件都已具备，如经审批的 URS、SC（系统分类）、SRA（系统风险评估）等。

d. 设备确认模型（图 7-10，图 7-11）

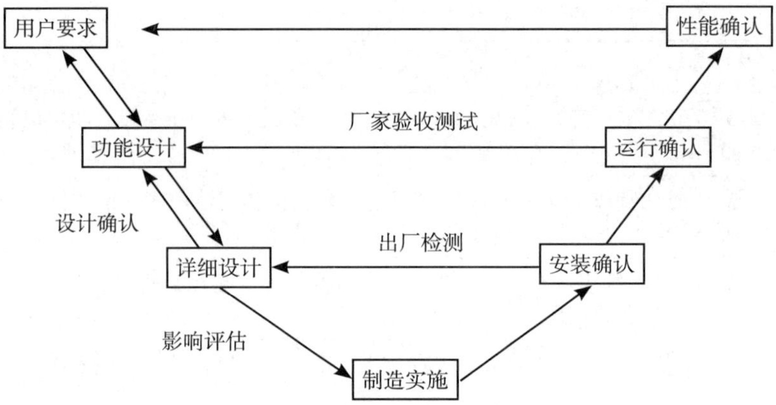

图 7-10 设备确认“V”模型图

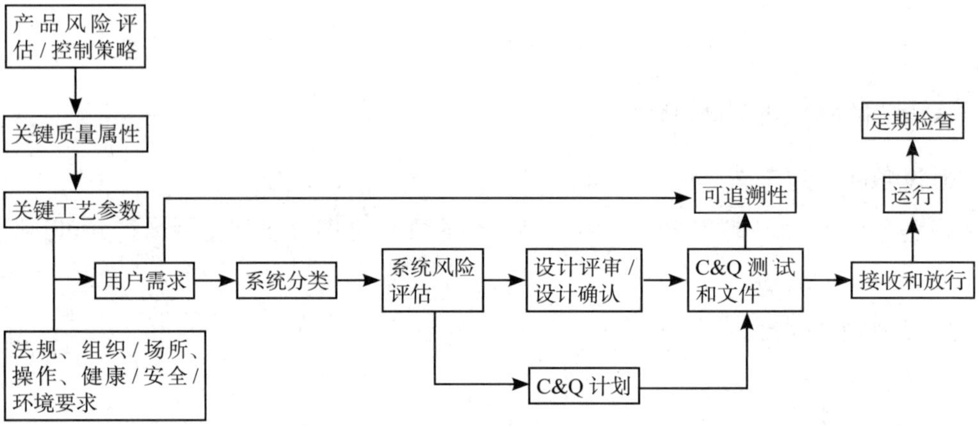

图 7-11 调试与确认（C&Q）模型图

B. 设备确认的一般步骤

a. 用户需求标准（URS）

• 设备及产品质量的基本要求应在此阶段进行描述，对于一些标准的、现成的或简单的系统，可考虑不单独编写 URS。

• URS 需描述“需要什么”，而不用对“怎样满足”进行过度规定，需求内容应符合“SMART”原则，即明确性、可衡量性、可实现性、可重复性、可追踪性。

• 操作简单、功能固定的简易设备，可在变更中明确要求具体型号等信息，可不流转 URS。

• URS 中应有可验证性的描述，如工艺取样点和清洁取样点设计的描述、灭菌验证中验证接口的描述。

• URS 中应有设备关键性能参数的合格标准和内控标准（如适用）；设备确认和

使用过程中，超合格标准，需及时采取措施对设备进行调整。

b. 系统分类（SC）

• 系统：直接或间接应用于药品的生产、转运、仓储、检验和分配的工艺设备、设备 / 仪器、公用设备和设施等。

• 系统分类确定了系统是调试确认的还是仅需调试：直接影响系统是需调试和确认的；非直接影响系统仅需调试。

• 直接影响系统：指其故障可能影响产品质量的系统，需要按照工程规范进行设计、调试和确认。

• 非直接影响系统：指对产品质量没有影响的系统，这类系统仅需要按照工程规范进行设计和调试。

• 系统边界：围绕系统所做的范围界定，用于逻辑定义哪些包括在系统内，哪些不包括在系统内。供应商的供货范围通常用作定义系统边界的基础；因为以不同的方式定义边界可能有好处，所以应仔细审查这些边界。

• 系统分类

序号	问题描述
1	该系统是否包含 CAs/CDEs 或执行功能，用于满足一个或多个包括 CPP 在内的工艺需求（CQA）？
2	系统是否与产品或工艺流有直接接触？这种接触是否有可能影响最终产品质量或对患者构成风险？
3	系统是否提供辅料或生产一种成分或溶剂（如 WFI），以及该物质的质量（是否符合规定的质量标准）是否会影响最终产品质量或对患者构成风险？
4	系统是否用于清洁、消毒或灭菌，系统故障是否会导致无法充分清洁、消毒或灭菌，从而给患者带来风险？
5	系统建立一个适当的环境（例如氮气保护、密封工艺、暴露灌装区域空气质量、温度、湿度等，当这些参数是产品 CPP 一部分时）以及对于这个过程和系统的故障是否会对患者构成风险？
6	系统是否使用、生成、处理或存储用于接受或拒绝产品、CPP 或电子记录的数据，以符合法规要求？
7	该系统是否提供容器封口或产品保护，其失效将对患者构成风险或产品质量下降？
8	系统是否提供识别信息（如批号、有效期、防伪特征），且无需单独验证或者该系统用于验证这些信息的？
判定条件：对至少一个问题的肯定回答，则表明该系统是一个直接影响系统	
备注：关键方面（CAs）、关键设计元素（CDEs）、关键工艺参数（CPP）、关键质量属性（CQA）	

c. 系统风险评估（SRA）

①系统风险评估是质量风险管理（QRM）应用于检验直接影响系统的产品质量

风险控制。此评估确定了将系统风险降低到可接受水平所需的关键设计控制（CAs/CDEs）和过程控制。

②对于直接影响系统需制定系统风险评估。对于一些现成的或简单的目录系统，可不必执行系统风险评估；可使用简单的协议或报告（例如，安装和操作验证）来提供安装和操作满足系统需求的书面证据。

③系统风险评估有多种用途，包括：识别、评估和记录 CQA 和相关控制的质量风险；提供有关 DQ 范围的指导（范围包括 CAs/CDEs 的设计）；提供验收和放行依据所需要的信息；为质量部门监督提供重点等。

④系统风险评估建立（如果在其他文件中没有）并记录的可以影响产品质量的系统操作和设计的 CAs/CDEs。它确定了将产品质量的风险降低到可接受水平的设计和程序控制。通过验证这些控制，系统被确认与该风险配置文件相匹配。

⑤系统风险评估程序

- 制定基准草案：制定初始基准草案的小型团队应包括：有经验的引导者来指导这个过程；质量部门代表；过程 / 系统 SME［可以是一个 SME（主题专家），也可以包括一个系统供应商代表］。

- 执行系统风险评估：初始基准草案完成后，更大的团队将审查文档并确定风险概要。这个审查小组一般由具有不同经验的更广泛团体的代表组成，以提供平衡的观点；这个团队可以包括运行（生产）、维护、工程、流程开发、供应商代表。

在确定风险概要之前，团队确定风险的来源（潜在的失败模式），以及可以减轻或消除风险的设计方面和（或）过程控制。根据表 7–17 所示的定义分配风险概况。

表 7–17　风险级别的定义

风险级别	定义
低	被认为是可以接受的，不需要采取任何行动。定义的控制操作发生风险的可能性被认为是低的，并且检测是稳定的
中	通常被认为是不可接受的，需要通过设计（CAs/CDEs）和（或）过程控制来缓解。然而，SME 评审人员可能认为中等风险特定流程 / 系统可以接受，并决定接受该风险
高	被认为是不可接受的，需要通过设计和（或）程序控制来缓解。在某些情况下，SME 评审人员可能会认为这些控制是不合适的，例如，如果风险发生、运营挑战或其他原因，实现成本将超过已发生的成本。SME 可以建议接受风险较高的系统；在这种情况下，评估需要被高层管理人员接受
注释：风险等级是综合考虑整个过程确定的；因此，如果流程被更改，可能需要审查 / 更新系统风险评估	

- 使用已完成的评估作为新系统基准草案的起点：制定基准草案的小型团队应根

据已完成的系统风险评估对相同/相似的现有的新系统进行评估。SME 应该确定所审查的系统是否具有不同的功能和（或）组件。如果 SME 确定这些差异可能会带来额外的或不同的风险，那么需要更新基准草案以包括风险和相关的风险控制。

使用已完成的评估作为新系统基准草案的起点，可以提高过程的效率和一致性。

⑥系统风险评估的时间安排

● 系统风险评估的开发

系统风险评估可以在概念设计完成后和详细工程开始之前进行。它可以根据需要稍后更新。无论新系统或改进系统，都可以在获得施工设计图纸和规格时完成系统风险评估。这些图纸和规格代表了将要构建的内容，包括通过设计审核/设计确认流程进行的任何合并更改。因此，系统风险评估可以在此阶段得到确认和批准。

系统风险评估定义了系统风险概况，即在核实风险控制措施已经过验证并按规定运作后的情况。在验证完成之前，它被认为是一项临时风险评估。

对于新系统，在设计过程中尽早开始系统风险评估可能是有益的，因为这样可以通过设计控制任何已识别的风险。大部分风险控制是通过系统设计来实现的；过程控制不被认为是足够的。

● 系统风险评估的生命周期

根据项目的规模、时间和复杂性，在完成系统风险评估后，可能会提供其他产品/过程或系统知识。如果这些附加的知识影响系统风险，需要检查和更新系统风险评估。

系统风险评估不受基于时间的定期审核影响；在发生与系统性能相关的偏差时，重新评估风险配置文件并确定是否需要更新更为有效。系统风险评估也可以用作评估系统潜在变更的参考文档。

对于系统的任何变更，URS 和系统风险评估都应作为变更管理过程的一部分进行评审。如果提议的变更引入额外风险或影响现有的风险控制，则需要审查和更新系统风险评估和相关的 URS。

d. 设计确认（DQ）

● 设计确认是有文件记录的对厂房、设施、设备等的设计所进行的审核活动。

● 设计确认目的：确保设计符合用户所提出的各方面需求，经过批准的设计确认是后续确认活动的基础。

● 设计确认主要依据 URS，对供应商文件进行审核，以证明厂房、设施、设备的设计符合预定用途和本规范要求。通常认为 URS 就是设计确认的接受标准。当供应商文件和 URS 内容不符时，需执行偏差程序（具体可参考本丛书《厂房设施与设备》信息化和计算机化系统验证部分）。

• 对于标准化的设备，“设计”在很多情况下仅仅是对不同的型号进行选择的活动。在这样的情况下，设计确认的内容可以根据设备的复杂程度以及“客户化”的程度相对简化。

e. 安装确认（IQ）

• 安装确认是为设备或系统的安装符合设计要求而提供的文件性证明。安装确认应有被批准的方案，该方案批准时间需在设计确认报告批准后。

• 新设备、设备发生变更（如改造、搬迁等）需要进行安装确认，再确认时需对安装确认项目进行检查。

• 安装确认目的：确认现场安装条件符合设计要求；确认设备材料正确、齐全；确认关键部件符合设计要求，安装正确；确定设备的安装过程满足 GMP 要求，符合企业生产要求。

安装确认需结合设备实际安装情况考虑，常见确认项目参考见表 7–18。

表 7–18　安装确认常见确认项目参考

分类	序号	项目	确认项目参考
培训及设备信息验收	1	培训	确认方案、其他相关文件
	2	材料检查	材质证明、计量证书、说明书、图纸、程序备份、焊接记录
安装检查	3	外接管道检查	泄漏检查、倾斜度检查、仪表选型检查
	4	位置检查	仪表位置便于观看、生产数据便于采集、拆卸空间和维修空间足够、物品转移空间足够
	5	标识检查	检查安全标识、管道标识、电气标识、模具或刻度标识
	6	计算机化系统确认	硬件和软件信息、通讯协议
	7	部件检查	主要部件（包括仪表）信息检查，其他部件根据 PID 图检查
	8	上电检查	电压检查，上电之后检查配电柜、控制屏等无异常
……	……	……	……

f. 运行确认（OQ）

• 运行确认是为设备的运行符合设计要求和用户需求而提供文件性证明。运行确认应有被批准的方案，一般是在安装确认之后进行，运行确认必要时也可带料测试，确定操作参数，除常规功能测试外，可进行最差条件及临界测试（高低限度运行条件）。

• 运行确认目的：通过规范性文件和记录，确定设备所有的关键部件和直接影响系统，在已确定的限度和容许范围内能够正常运行，各项技术参数都能达到设定要求；确定设备的运行过程满足 GMP 要求，符合企业生产要求。

● 经评估 FAT/SAT 项目考察方法、标准、记录与 IOQ 一致，在确认中说明，可不再重复考察。

运行确认需结合考虑设备实际运行情况，常见确认项目参考表 7-19。

表 7-19 运行确认常见确认项目参考

分类	序号	项目	参考内容
培训文件	1	培训	确认方案、其他相关文件（操作维护规程等准备）
确认前准备	2	仪器仪表检查	设备自带仪表、确认使用仪表都需在有效期内，具备仪表校准证书或比对记录
	3	公用系统检查	介质检查、配套设施检查
计算机化系统测试	4	配方设置检查	配方建立、修改、删除，参数设置，参数上下限设置
	5	电子记录检查	生产数据（格式、审计追踪）、电子日志检查（操作记录、审计追踪）
	6	报警确认	进行报警测试
	7	账户密码检查	检查账户设置、权限设置、密码格式、时限
	8	备份测试	数据备份转移测试
功能测试	9	断电恢复测试	待机时断电和运行时断电（如适用），检查设备启动、参数和数据保存、设备时间
	10	输入输出测试	设备控制模块测试或控制屏点动测试
	11	控制开关测试	不常用按钮或保护开关的测试，急停按钮测试、热电保护器测试
	12	部件或功能检查	打印功能、计数功能、剔废功能、时间和计时准确性、连锁测试、UPS（不间断电源）测试
	13	参数范围确认	确定设备设置参数的范围
	14	运行测试	运行程序检查（可和参数设置同步进行），检查易损位置、振动、噪音、泄漏、电机转速
……	……	……	……

注：计算机化相关项目可参见本丛书《厂房设施与设备》分册信息化和计算机化系统相关内容。

g. 性能确认（PQ）

①性能确认是为系统和设备的性能特征符合预定标准和用户需求而提供的文件性证明。性能确认应有已审批的方案，首次性能确认需在首次运行确认之后，性能确认要求包含但不局限于以下要求：

• 现有的偏差或变更，不影响性能确认结果。

• 采用产品物料或代替品或模拟产品进行测试，证明工艺技术要求和设备或系统功能特征满足 GMP 要求，符合企业生产要求。

• 确认需考虑关键控制系统、关键工艺参数、关键质量属性。

• 性能确认的前提是通过评估确定确认的项目、方法、标准。

• 性能确认时所有参数范围需明确，且符合 URS 要求。

• 性能确认主要考查：运行参数确定的前提下，设备功能相符性和稳定性、产品的质量属性符合要求、确认过程和结果的重现性。

• 在某些情况下，性能确认中的部分项目可在设备确认风险评估中说明，工艺验证或清洁验证中已经测试过这些项目，并可根据工艺验证或清洁验证的周期进行再确认，设备确认中可不再进行这些项目的确认。

②性能确认文件需注意

• 确认方案中，需明确工艺参数。

• 确认过程中需要的物料需要在文件中注明。

• 性能确认总结中需包括确认项目结果回顾、设备设置参数回顾、对确认状态是否漂移的回顾等。

C. 再确认与定期审核

a. 再确认

①再确认指设备经过确认并在使用一个周期后，旨在证实其“验证状态”没有发生漂移而进行的确认，再确认开展批次通常根据风险评估确定。

根据再确认的原因，可细分为三种类型：

• 药监部门或法规要求需要开展的再确认。

• “变更”性再确认。

• 每隔一段时间进行的“定期”再确认。

②对设施、设备应当进行定期评估，证明已确认的设备一直处于验证状态下；根据评估的结果决定再确认的执行和范围。回顾和评估应至少包括以下内容：

• 上次确认的方案和报告。

• 是否有新的法规要求。

• 设备相关的技术文件是否齐备。

• 校验和维护是否按规定执行，历史记录和趋势回顾。

• 操作规程是否被正确执行，使用日志的回顾。

- 设备相关的偏差情况。
- 设备变更控制，一系列微小变更的累积也会产生关键性的影响。

b. 定期审核

根据GMP确认与验证附录中第五十三条描述内容：当验证状态未发生重大变化，可采用对设施、设备和工艺等的回顾审核，来满足再确认或再验证的要求。当趋势出现渐进性变化时，应当进行评估并采取相应的措施。

在设备状态未发生重大变化时，可使用定期审核代替再确认。

D. 设备确认文件归档

a. 应严格按照批准的确认方案实施确认工作，并及时汇总确认记录。

b. 安装和运行确认完成并符合要求后，方可进行性能确认。

c. 通常，在运行确认之后，应建立标准操作规程（如：操作、维护、清洁、报警等）；性能确认和运行确认在一份文件中时，可在性能确认之后建立上述标准操作规程，但需在工艺验证之前完成。

E. 设备变更控制

a. 设备确认过程中，如安装要求、运行参数等检查确认项目出现异常情况或与标准要求不符，则应查明原因及时作整改和调整，并作复测或再次确认，所有偏差均应记录在确认报告中。

b. 变更理由要含有关键质量属性、关键工艺参数、设备调研简介、项目风险评估。项目风险评估要包括：公用介质承受能力、厂房管路布局、对工艺的影响、对其他设备的影响等。

c. 风险评估结果还应包括针对新增设备是否需要开展URS、DQ、FAT、SAT等的评估（主要的生产设备需要进行FAT、SAT）。

F. 设备退役

应建立设备退役管理规程，系统的使用部门或负责人需要确保设备、系统的退役按照相应的规程或退役计划执行；相应的数据已成功转移或备份，相关文件已存档。如因设备故障导致的退役，可以评估对产品质量影响等情况。

备注：详细内容可参考本丛书《厂房设施与设备》分册信息化和计算机化系统相关内容。

实例分析

本章节列举了口服固体制剂常用设备确认案例，其中“装盒机”参考 ISPE 最新发布的卷 5- 调试与确认（第二版）列举设备全生命周期的确认工作，其余案例涉及的设备也可参照执行。关于常用设备的分类可参考本分册“4 口服固体制剂常用设备”部分。

A. 粉碎机

主要分类：机械粉碎机、气流粉碎机。

机械粉碎机原理：利用固定筛网框的锯齿与锤头的相对运动，使物料在机腔内被冲击而得到快速粉碎。粉碎后物料经过旋转离心力的作用，自动通过规定目数的筛网，从而得到特定目数的粉末。

示意图：

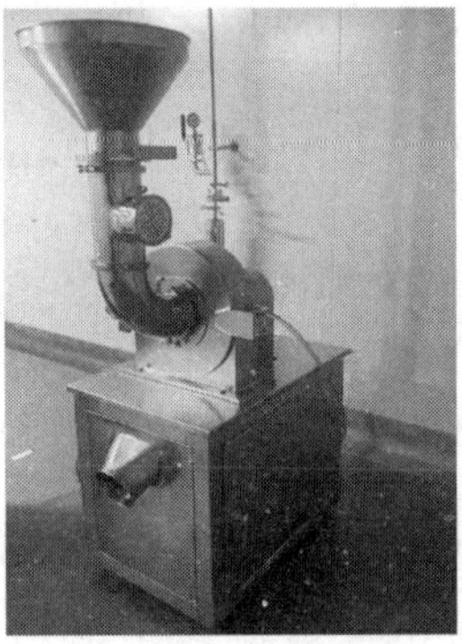

气流粉碎机原理：物料通过加料器进入粉碎室，压缩气体通过喷嘴向粉碎室高速喷射，物料在超音速喷射流中加速，并在粉碎室中心交汇处反复冲击、碰撞，达到粉碎。

示意图：

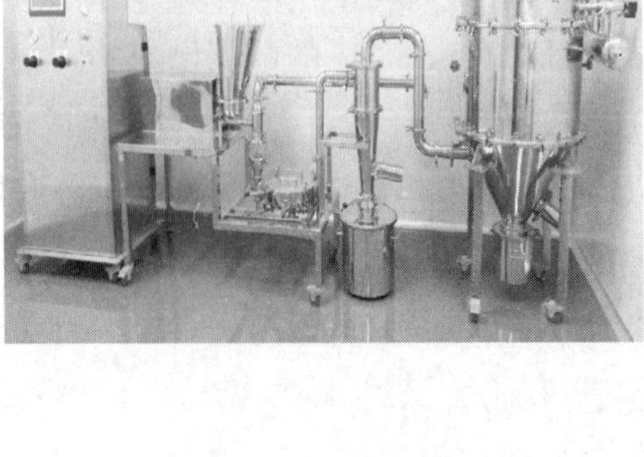

a. 安装确认

分类	确认项目参考	确认方法	确认标准
培训及设备信息验收	培训	在方案实施前，对确认实施小组全体成员进行确认方案和其他相关文件培训	培训合格并汇总结果
	设备信息检查	现场查看设备铭牌，检查产品名称、产品型号、参数等信息是否正确，并对其进行记录	检查结果与确认内容一致
	材料检查	检查制造商提供的设备材质证明、计量证书说明书是否完整齐全 / 使用仪器对设备材质进行检测	制造商提供的设备材质证明应完整齐全 / 检测结果符合要求
安装检查	部件检查	现场检查设备安装的部件是否齐全、安装是否紧固	设备的部件齐全、安装紧固
	公用系统检查	现场检查供电系统、压缩空气管道、过滤器、阀门等是否符合使用要求	公用系统符合使用要求
	计算机化系统确认（如适用）	现场检查硬件和软件信息、通讯协议等是否符合设计要求	相关内容符合设计要求
……	……	……	……

b. 运行确认

分类	确认项目参考	确认方法	确认标准
培训文件	培训	在方案实施前，对确认实施小组全体成员进行确认方案和其他相关文件培训	培训合格并汇总结果
功能测试	粉碎转速准确性及稳定性	分别设定转速为低、中、高，使用仪器进行测试，观察仪器上显示转速并记录，应连续测试 3 次	3 次测试转速与设定转速之间的误差在 ±3% 范围内（可根据 URS/ 参数控制要求调整）
	时间及计时准确性	时间准确性检查：用标准参照时钟和电脑上网络时间（北京时间）对比后允许误差如：±10 秒（验证当天），再和设备上的时间进行比对 计时准确性检查：记录触摸屏上设备计时时间，同步使用秒表计时，结束后对比秒表计时器与触摸屏显示时间	设备显示时间与标准参照时钟，两者之差通常不超过如：±1 分钟 设备计时时间与秒表计时器相差应在 ±1% 之内（参考 EN 285）
	报警功能	根据文件中描述的报警信息，对每个报警模拟产生一个报警条件，观察设备是否能输出报警信息	系统报警功能能够正常使用，在系统出现异常时进行报警提示
	整机运行	最高运行条件下，观察设备运行是否稳定，各部件有无明显晃动	最高运行条件下，设备应运行稳定，各部件无明显晃动
……	……	……	……

c. 性能确认

分类	确认项目参考	确认方法	确认标准
培训文件	培训	在方案实施前，对确认实施小组全体成员进行确认方案和其他相关文件培训	培训合格并汇总结果
性能测试	粉碎能力	开启设备运行，记录粉碎时间，粉碎结束后，进行取样，粉碎后物料粒度/粒度分布项目可以从时间轴或空间轴或二者结合进行考察 时间轴：在粉碎过程的前、中、后3个时间点分别取样 空间轴：粉碎结束后在每个料桶中心处的上层、中层、下层位置分别取样，料桶取样原则：若料桶数为n，则当$n \leq 3$时每桶取样；当$3 < n \leq 300$时至少按$\sqrt{n}+1$件随机取样；当$n > 300$时至少按$\sqrt{n}/2+1$件随机取样	每个位点的粒度分布应符合质量标准要求
……	……	……	……

B. 料斗混合机

工作原理：物料投入到料斗中，料斗推入自动提升料斗混合机回转体内，提升机把料斗提升到混合位并夹紧固定，旋转电机驱动回转体按设定速度、时间做圆周运动，使料斗内物料翻转混合。

示意图：

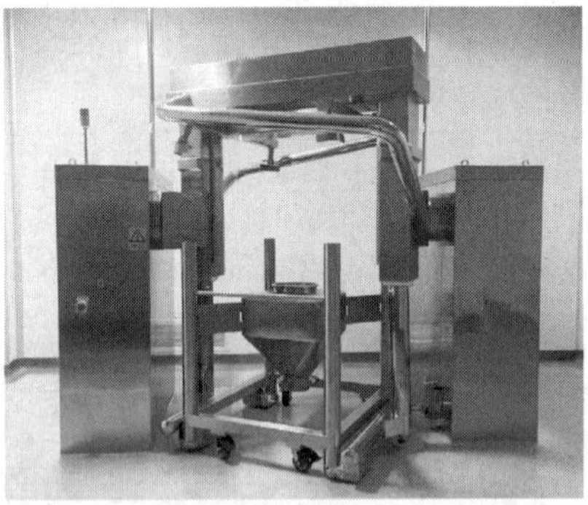

a. 安装确认

分类	确认项目参考	确认方法	确认标准
培训及设备信息验收	培训	在方案实施前，对确认实施小组全体成员进行确认方案和其他相关文件培训	培训合格并汇总结果
	设备信息检查	现场查看设备铭牌，检查产品名称、产品型号、参数等信息是否正确，并对其进行记录	检查结果与确认内容一致

续表

分类	确认项目参考	确认方法	确认标准
培训及设备信息验收	材料检查	检查制造商提供的设备材质证明、计量证书说明书是否完整齐全 / 使用仪器对设备材质进行检测	制造商提供的设备材质证明应完整齐全 / 检测结果符合要求
安装检查	部件检查	现场检查设备安装的部件是否齐全、安装是否紧固	设备的部件齐全、安装紧固
	公用系统检查	现场检查供电系统、压缩空气管道、过滤器、阀门等是否符合使用要求	公用系统符合使用要求
	计算机化系统确认（如适用）	现场检查硬件和软件信息、通讯协议等是否符合设计要求	相关内容符合设计要求
……	……	……	……

b. 运行确认

分类	确认项目参考	确认方法	确认标准
培训文件	培训	在方案实施前，对确认实施小组全体成员进行确认方案和其他相关文件培训	培训合格并汇总结果
功能测试	混合转速准确性及稳定性	分别设定转速为低、中、高，使用仪器进行测试，观察仪器上显示转速并记录，应连续测试 3 次	3 次测试转速与设定转速之间的误差在 ±3% 范围内（可根据 URS/ 参数控制要求调整）
	时间及计时准确性	时间准确性检查：用标准参照时钟和电脑上网络时间（北京时间）对比后允许误差如：±10 秒（验证当天），再和设备上的时间进行比对； 计时准确性检查：记录触摸屏上设备计时时间，同步使用秒表计时，结束后对比秒表计时器与触摸屏显示时间	设备显示时间与标准参照时钟，两者之差通常不超过如：±1 分钟； 设备计时时间与秒表计时器相差应在 ±1% 之内（参考 EN 285）
	报警功能	根据文件中描述的报警信息，对每个报警模拟产生一个报警条件，观察设备是否能输出报警信息	系统报警功能能够正常使用，在系统出现异常时进行报警提示
功能测试	打印功能（如适用）	在运行过程中执行打印： 观察打印机是否能够实现打印操作； 检查打印的报表是否清晰可辨； 检查打印出的报表是否包含日期、时间、药品名称等关键参数信息； 将打印出的报表与数据库中的电子数据进行比对，观察是否一致	可以实现打印功能； 打印信息清晰可辨； 打印记录应包含日期、时间、药品名称等关键参数信息； 打印出的报表与数据库中的电子数据应保持一致
……	……	……	……

c. 性能确认

分类	确认项目参考	确认方法	确认标准
培训文件	培训	在方案实施前，对确认实施小组全体成员进行确认方案和其他相关文件培训	培训合格并汇总结果
性能测试	混合均一性	设置混合速度、混合时间，按空间分布在物料的不同位点进行取样，取样应该具有代表性，且针对最可能发生混合盲区的位置，以考察其混合效果。取样位点一般 6~11 个点	含量 RSD ≤ 5.0%
……	……	……	……

C. 流化床

工作原理：进入流化床内的湿物料与热空气在布风板上方接触，物料颗粒悬浮于气流之中，形成流化状态；呈流化状态的物料颗粒与热空气均匀、充分地混合，进行传热和传质，脱除水分达到干燥的目的；流化完毕后通过真空上料机吸入干整机内进行整粒，达到整粒的目的。

示意图：

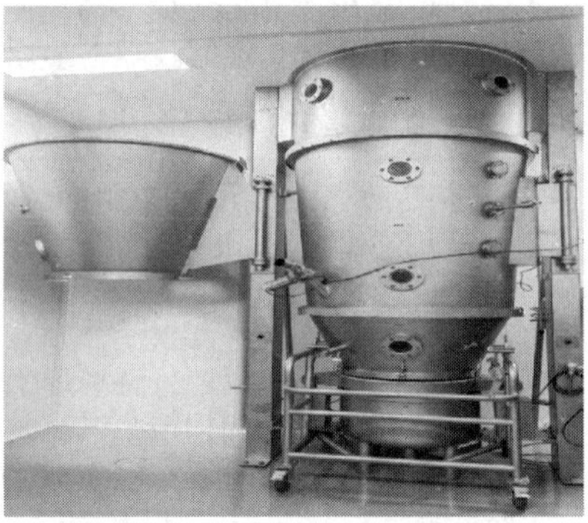

a. 安装确认

分类	确认项目参考	确认方法	确认标准
培训及设备信息验收	培训	在方案实施前，对确认实施小组全体成员进行确认方案和其他相关文件培训	培训合格并汇总结果
	设备信息检查	现场查看设备铭牌，检查产品名称、产品型号、参数等信息是否正确，并对其进行记录	检查结果与确认内容一致
	材料检查	检查制造商提供的设备材质证明、计量证书说明书是否完整齐全 / 使用仪器对设备材质进行检测	制造商提供的设备材质证明应完整齐全 / 检测结果符合要求

续表

分类	确认项目参考	确认方法	确认标准
安装检查	部件检查	现场检查设备安装的部件是否齐全、安装是否紧固	设备的部件齐全、安装紧固
	公用系统检查	现场检查供电系统、压缩空气管道、过滤器、阀门等是否符合使用要求	公用系统符合使用要求
	计算机化系统确认（如适用）	现场检查硬件和软件信息、通讯协议等是否符合设计要求	相关内容符合设计要求
……	……	……	……

b. 运行确认

分类	确认项目参考	确认方法	确认标准
培训文件	培训	在方案实施前，对确认实施小组全体成员进行确认方案和其他相关文件培训	培训合格并汇总结果
功能测试	时间及计时准确性	时间准确性检查：用标准参照时钟和电脑上网络时间（北京时间）对比后允许误差如：±10 秒（验证当天），再和设备上的时间进行比对； 计时准确性检查：记录触摸屏上设备计时时间，同步使用秒表计时，结束后对比秒表计时器与触摸屏显示时间	设备显示时间与标准参照时钟，两者之差通常不超过如：±1 分钟； 设备计时时间与秒表计时器相差应在 ±1% 之内（参考 EN 285）
	报警功能	根据文件中描述的报警信息，对每个报警模拟产生一个报警条件，观察设备是否能输出报警信息	系统报警功能能够正常使用，在系统出现异常时进行报警提示
	打印功能（如适用）	在运行过程中执行打印： 观察打印机是否能够实现打印操作； 检查打印的报表是否清晰可辨； 检查打印出的报表是否包含日期、时间、药品名称等关键参数信息； 将打印出的报表与数据库中的电子数据进行比对，观察是否一致	可以实现打印功能； 打印信息清晰可辨； 打印记录应包含日期、时间、药品名称等关键参数信息； 打印出的报表与数据库中的电子数据应保持一致
	蠕动泵测试	记录硅胶管的材质、内径、壁厚； 在桶中装入药用酒精，将软管两头分别放入酒精和量筒中； 设置不同的蠕动泵频率，记录所喷射出液体的刻度，应连续测试 3 次	硅胶管的材质、内径、壁厚满足生产要求； 不同频率下 3 次的喷液量与平均喷液量之间的误差值在 ±10% 范围内（可根据产品实际情况调整）
	雾化效果	准备测试液体，由低到高分别设定喷枪压力，开启设备运行，待设备运行稳定后，从观察窗观察喷枪喷射出的液体是否能够成雾化状并且均匀的喷射	喷射出的液体能够成雾化状且均匀

续表

分类	确认项目参考	确认方法	确认标准
功能测试	进风温度	设定进风温度，空载运行，待温度稳定后，观察进风实际温度和设定温度的误差	进风、物料、出风温度均在操作屏上显示，显示温度须精确为 0.1 ℃，空载运行时设定温度和实际温度须在 ±1.5 ℃内（可根据 URS 或参数控制要求调整）
	进风风量测试	设定进风风量，开启风机，待风量稳定后，观察实际显示值和设定值的误差	进风风量实际显示值与设定值误差在 ±100m³/h 范围内（可根据 URS 或参数控制要求调整）
	进风空气质量	正常开启设备，运行风机，风机运行后立即进行检测，检测过程中保持风机开启。分别检测悬浮粒子和浮游菌，并判断是否满足 D 级要求，检测应连续做 3 次（针对首次确认）	满足 D 级洁净区环境要求
	高效过滤器检漏测试	测试尘源使用单分散相气溶胶液滴，调节气溶胶发生器发生量来控制浓度，上游浓度一般为：20~80μg/L（参考 GB50591：洁净室施工及验收规范），使其持续发生至稳定在一定范围内； 使用气溶胶光度计在高效过滤器的下游以缓慢的速度移动进行扫描，扫描面之间应有重合，以覆盖所有表面（包括高效过滤器、高效过滤器与框架内部连接、过滤器框架的密封垫与过滤器支撑框架之间、支撑框架与墙壁或顶棚之间）	高效过滤器穿透率≤0.01%（参考 GB/T 25915.3—2010/ISO 14644-3：2005 洁净室及相关受控环境第 3 部分：检测方法）
	喷淋覆盖率	取纯化水与核黄素粉末，制成 0.2g/L 的核黄素溶液； 将配制好的核黄素溶液喷洒在腔体的内壁，确保均匀喷洒至整个腔室内壁，自然晾干（约 10 分钟）后，关闭房间灯光，借助紫外灯（波长：365nm）检查腔体内壁是否存在黄绿色荧光反应，判断核黄素溶液是否覆盖设备内表面，拍摄锅内清洗前的照片并打印存档； 执行 WIP，清洗结束后再次关闭房间灯光，借助紫外灯光观察锅内是否有黄绿色荧光反应，拍摄清洗后的照片并存档； 观察荧光反应时，应检查流化床上段（过滤袋），中段（扩散室），低段（釜底），每个段位各检测 4 个点位	流化床清洗前应确保核黄素溶液覆盖流化床内表面，清洗后借助紫外灯观察流化床内应无黄绿色荧光反应（参考 VDMA：德国机械设备制造业联合会 2007 核黄素测试标准）
……	……	……	……

c. 性能确认

分类	确认项目参考	确认方法	确认标准
培训文件	培训	在方案实施前，对确认实施小组全体成员进行确认方案和其他相关文件培训	培训合格并汇总结果
性能测试	干燥均匀度	制粒干燥结束后，进行取样，一般流化床干燥均匀度取 6~10 个点，具体取样点需包括物料的上、中、下层	每个位点的水分含量应符合质量标准要求
……	……	……	……

在线水分监测（过程分析技术可参考本分册 4.3.12）

原理：运用近红外过程分析系统，采用“一出多回”的束状光纤，利用光的漫反射、透反射和投射技术，对比背景光谱和反射光谱，结合分析，即可得到水分含量等信息。

优势：分析速度快、产出多，可完成多项性能指标的测定；光谱测量时不需要对分析样品进行前处理，分析过程中不消耗其他材料或破坏样品；可通过光纤实现远距离测量，实现在线检测；适用固态、粉粒态、半固态、液态等各种样本。

D. 压片机

工作原理：目前口服固体制剂生产大多采用旋转式压片机，将药物干颗粒或粉末通过压片机构、模具和相关设定参数压制成符合相应重量、硬度、厚度和外观等质量要求的片剂。

示意图：

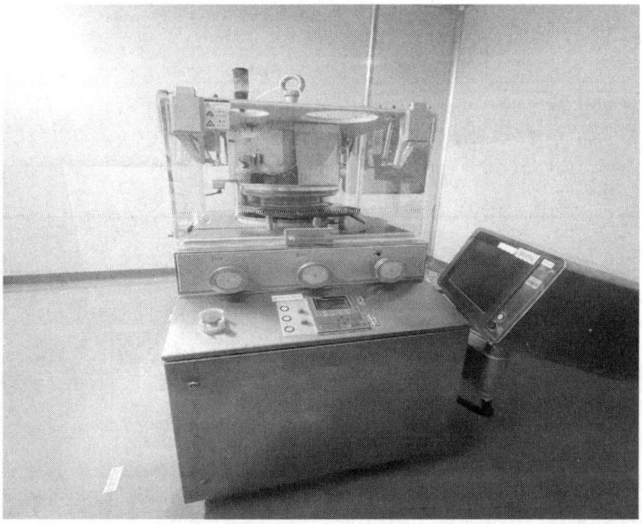

a. 安装确认

分类	确认项目参考	确认方法	确认标准
培训及设备信息验收	培训	在方案实施前，对确认实施小组全体成员进行确认方案和其他相关文件培训	培训合格并汇总结果
	设备信息检查	现场查看设备铭牌，检查产品名称、产品型号、参数等信息是否正确，并对其进行记录	检查结果与确认内容一致
设备信息验收	材料检查	检查制造商提供的设备材质证明、计量证书说明书是否完整齐全 / 使用仪器对设备材质进行检测	制造商提供的设备材质证明应完整齐全 / 检测结果符合要求
安装检查	部件检查	现场检查设备安装的部件包括： ①检查转塔紧固螺丝是否拧紧无松动，并利用水平尺检查转塔是否水平； ②检查冲头安装是否与转塔匹配； ③检查强迫加料器紧固螺丝是否拧紧无松动； ④检查出片机构紧固螺丝是否拧紧无松动； ⑤检查填充轨道紧固螺丝是否拧紧无松动，并利用塞尺分别测量填充轨道与转塔之间左、中、右间隙大小，以确定填料轨道水平性； ⑥检查真空上料器、除尘器连接是否完好； ⑦检查集油圈安装情况	①转塔紧固螺丝应拧紧无松动，且转塔处于水平； ②冲头安装应与转塔匹配； ③强迫加料器紧固螺丝应拧紧无松动； ④出片机构紧固螺丝应拧紧无松动； ⑤填充轨道紧固螺丝应拧紧无松动，填充轨道与转塔之间左、中、右间隙大小误差应在合格范围内（根据设备实际情况）； ⑥真空上料器、除尘器安装连接完好； ⑦集油圈安装与冲头匹配、无脱落
	公用系统检查	现场检查供电系统、压缩空气管道、过滤器、阀门等是否符合使用要求	公用系统符合使用要求
	计算机化系统确认（如适用）	现场检查硬件和软件信息、通讯协议等是否符合设计要求	相关内容符合设计要求
……	……	……	……

b. 运行确认

分类	确认项目参考	确认方法	确认标准
培训文件	培训	在方案实施前，对确认实施小组全体成员进行确认方案和其他相关文件培训	培训合格并汇总结果

续表

分类	确认项目参考	确认方法	确认标准
功能测试	真空上料系统	打开电源，打开压缩空气控制阀：观察真空发生器是否产生动作，上料器是否产生局部真空，并检查底阀是否能正常开启、关闭	真空发生器应动作，上料器应产生局部真空；底阀应能正常开启、关闭
	转塔转速	分别设置日常生产的压片速度最低速和最高速，运行设备并利用经过校验的转速仪测量转塔实际转速，将实际转速与理论转速对比（转塔理论转速 =1 小时压片产量 ÷ 一圈冲头数 ÷60 分钟）	转塔实际转速与理论速度之间的误差应在 ±3% 范围内（可根据 URS 或参数控制要求调整）
	强迫加料器转速	分别设置日常生产的强迫加料器转速最低速和最高速，在强迫加料器上作一个标记，分别运行设备，利用转速仪测试强迫加料器转速	强迫加料器的实际转速实测值与设定转速的误差应在 ±3% 范围内（可根据 URS 或参数控制要求调整）
	时间及计时准确性	时间准确性检查：用标准参照时钟和电脑上网络时间（北京时间）对比后允许误差如：±10 秒（验证当天），再和设备上的时间进行比对； 计时准确性检查：记录触摸屏上设备计时时间，同步使用秒表计时，结束后对比秒表计时器与触摸屏显示时间	设备显示时间与标准参照时钟，两者之差通常不超过如：±1 分钟 设备计时时间与秒表计时器相差应在 ±1% 之内（参考 EN 285）
	报警功能	根据文件中描述的报警信息，对每个报警模拟产生一个报警条件，观察设备是否能输出报警信息	系统报警功能能够正常使用，在系统出现异常时进行报警提示
	压片速度上下限挑战	利用物料进行压片速度上下限挑战，具体方法如下： ①调节机器速度为低速，调试设备确保片重差异符合工艺要求，控制主压力在工艺参数设定范围内运行设备一段时间进行取样检查：在生产开始时、生产过程中、生产结束时取样检查片重、外观、硬度、脆碎度 ②调节机器速度为高速，调试设备确保片重差异符合工艺要求，控制主压力在合格范围内运行设备一段时间进行取样检查：在生产开始时、生产过程中、生产结束时取样检查片重、外观、硬度、脆碎度	片重应在合格范围内，外观质量应符合要求：表面应无黑点、油点、飞边、麻面等；硬度、脆碎度在合格范围内

续表

分类	确认项目参考	确认方法	确认标准
功能测试	金检机金属检测	①将3个不同的金属粒子（0.5mm不锈钢、0.3mm铁、0.35mm非铁，可根据URS选择相应规格的粒子）连续3次单独通过输入滑道，观察每次是否均被检测并剔除 ②将3个不同的金属粒子（0.5mm不锈钢、0.3mm铁、0.35mm非铁）一起通过输入滑道，连续测试3次，观察3个金属粒子每次是否均能被全部检测剔除	①将3个不同的金属粒子（0.5mm不锈钢、0.3mm铁、0.35mm非铁）连续3次单独通过输入滑道，每次应均被检测剔除 ②将3个不同的金属粒（0.5mm不锈钢、0.3mm铁、0.35mm非铁）一起通过滑道，连续测试3次，3个金属粒子每次应均能被全部检测剔除
……	……	……	……

c. 性能确认

分类	确认项目参考	确认方法	确认标准
培训文件	培训	在方案实施前，对确认实施小组全体成员进行确认方案和其他相关文件培训	培训合格并汇总结果
性能测试	压片效果	性能确认跟随产品生产进行片剂压制： 设定速度，调试设备确保片重差异符合工艺要求，控制主压力、强迫加料器速度、填料深度在范围内，运行设备进行生产。在压制过程中，对产品片重差异、外观、药片厚度（如有）、硬度和脆碎度进行中控检查（取样量要包含一圈冲头所有片子）	压片过程中应保证片重、外观、药片厚度（如有）、硬度、脆碎度符合工艺要求
	筛片金检效果	性能确认通常选用连续3批产品与压片机联机生产，进行筛片金检效果检查，控制压片速度、筛片金检一体机速度档位等参数： ①生产前检查并记录压片机速度、筛片金检一体机速度档位 ②每批生产前、中、后3个时间段将3个不同的金属粒子（0.5mm不锈钢、0.3mm铁、0.35mm非铁）一起通过产品输入滑道，观察3个粒子是否均能被全部检测并剔除，观察筛片后的片子表面是否光滑无粉末	金属粒子均能被全部检测并剔除，筛片后的片子表面应光滑无粉末
……	……	……	……

E. 包衣机

工作原理：目前固体制剂包衣生产的主流设备采用选用网孔式旋转包衣机，在进风风机的引导下，空气通过温度和湿度控制单元，经空气处理单元、高效过滤器及进风管后进入包衣主机；设备主电机带动包衣锅转动，素片在锅内做无规则翻滚运动；包衣液在蠕动喷液系统的雾化作用下形成细小的液滴附着在素片表面，被预热的洁净热空气，与药片表面的包衣液充分接触而进行热交换，使包衣液快速、均匀地黏附在药片表面；最后进风在实现对药片干燥的作用后，包衣液在素片上经沉积和热风干燥后形成均匀、光洁和密实的包衣层。

示意图：

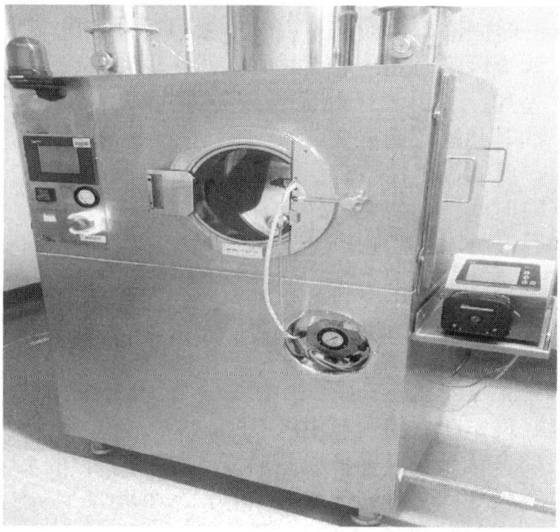

a. 安装确认

分类	确认项目参考	确认方法	确认标准
培训及设备信息验收	培训	在方案实施前，对确认实施小组全体成员进行确认方案和其他相关文件培训	培训合格并汇总结果
	设备信息检查	现场查看设备铭牌，检查产品名称、产品型号、参数等信息是否正确，并对其进行记录	检查结果与确认内容一致
	材料检查	检查制造商提供的设备材质证明、计量证书说明书是否完整齐全 / 使用仪器对设备材质进行检测	制造商提供的设备材质证明应完整齐全 / 检测结果符合要求
安装检查	部件检查	现场检查设备安装的部件是否齐全、安装是否紧固	设备的部件齐全、安装紧固
	公用系统检查	现场检查供电系统、压缩空气管道、过滤器、阀门等是否符合使用要求	公用系统符合使用要求
	计算机化系统确认（如适用）	现场检查硬件和软件信息、通讯协议等是否符合设计要求	相关内容符合设计要求
	过滤器检查	现场检查过滤器等级和安装情况，并记录下次更换日期	高效过滤器等级应至少为H13、中效过滤器等级应至少为F8、初效过滤器等级应至少为G4，安装应稳固
……	……	……	……

b. 运行确认

分类	确认项目参考	确认方法	确认标准
培训文件	培训	在方案实施前，对确认实施小组全体成员进行确认方案和其他相关文件培训	培训合格并汇总结果
功能测试	时间及计时准确性	时间准确性检查：用标准参照时钟和电脑上网络时间（北京时间）对比后允许误差如：±10秒（验证当天），再和设备上的时间进行比对； 计时准确性检查：记录触摸屏上设备计时时间，同步使用秒表计时，结束后对比秒表计时器与触摸屏显示时间	设备显示时间与标准参照时钟，两者之差通常不超过如：±1分钟； 设备计时时间与秒表计时器相差应在±1%之内（参考EN 285）
	报警功能	根据文件中描述的报警信息，对每个报警模拟产生一个报警条件，观察设备是否能输出报警信息	系统报警功能能够正常使用，在系统出现异常时进行报警提示
	包衣锅转速	设定包衣锅转速由低至高，待设备显示转速达到设定转速稳定后，清数一段时间内包衣锅实际转速，并实时记录变频器频率（时间和次数可按实际情况）	设备实际测量转速与设定转速之间的误差在±3%范围内（可根据URS或参数控制要求调整）
	蠕动泵测试	记录硅胶管的材质、内径、壁厚； 在桶中装入药用酒精，将软管两头分别放入酒精和量筒中； 设置不同的蠕动泵频率，记录所喷射出液体的刻度，应连续测试3次	硅胶管的材质、内径、壁厚满足生产要求； 不同频率下3次的喷液量与平均喷液量之间的误差值在±10%范围内（可根据产品实际情况调整）
	搅拌桨转速稳定性	开启压缩空气阀门最大值，使用经过校验的转速仪对搅拌桨进行测试并记录，应连续测试3次并计算出平均值	3次测试得出的转速与平均转速误差在±3%范围内（可根据URS或参数控制要求调整）
	雾化效果	准备测试液体，由低到高分别设定喷枪压力，开启设备运行，待设备运行稳定后，从观察窗观察喷枪喷射出的液体是否能够成雾化状并且均匀的喷射	喷射出的液体能够成雾化状且均匀
	进风温度	设定进风温度，待设备运行稳定后，观察进风温度实际显示值	设备实际显示温度与设定温度误差在±2℃范围内（可根据URS或参数控制要求调整）
	进风风量及风速稳定性	设定进风风量值，使用校验合格的风速仪测试包衣锅内风速，待设备运行稳定后，观察设备实际显示值和风速并记录，应连续进行3次测试	进风风量或风速应稳定均匀，不同风量下的风速与平均风速的误差不超过±20%，设备显示进风风量与设定进风风量误差在±10m³/h范围内（可根据URS或参数控制要求调整）

续表

分类	确认项目参考	确认方法	确认标准
功能测试	进风空气质量	正常开启设备，运行风机，风机运行后立即进行检测，检测过程中保持风机开启。分别检测悬浮粒子和浮游菌，并判断是否满足D级要求，检测应连续做3次（针对首次确认）	满足D级洁净区环境要求
	温度准确性	在温控器上分别设置高于室温的温度（如80℃），进行低、中、高3种温度控制误差的试验，分别启动供热风装置，当出口热风温度低于设定的温度时，温控器应接通加热源对空气进行加热；当出口热风温度高于设定的温度时，温控器应关闭加热源使之降温，观察其温度控制的误差	供热风装置能自动控温，其温度调节范围为室温至80℃，误差±2%（参考制药机械行业标准JB20016—2004）
	雾化效果	调节喷枪，分别设定喷液流量为低与雾化压力为高或喷液流量为高与雾化压力为低两种（在参数范围内），待设备运行稳定后，人工从观察窗观察喷枪喷射出的液体是否能够成雾化状并且均匀的喷射	喷射出的液体能够成雾化状、连续水雾、扇形面积不重叠，无液滴滴落
	高效过滤器检漏测试	测试尘源使用单分散相气溶胶液滴，调节气溶胶发生器发生量来控制浓度，上游浓度一般为：20~80μg/L（参考GB50591：洁净室施工及验收规范），使其持续发生至稳定在一定范围内； 使用气溶胶光度计在高效过滤器的下游以缓慢的速度移动进行扫描，扫描面之间应有重合，以覆盖所有表面（包括高效过滤器、高效过滤器与框架内部连接、过滤器框架的密封垫与过滤器支撑框架之间、支撑框架与墙壁或顶棚之间）	高效过滤器穿透率≤0.01%（参考GB/T 25915.3—2010/ISO 14644-3：2005洁净室及相关受控环境第3部分：检测方法）
	包衣机喷枪与片床表面之间的相对位置	将待包衣的素片投入至包衣锅中，根据流动的片床状态调节喷枪与片床之间的距离，使用角度尺分别量取喷头的角度并记录（分别以A1/A2/A…表示），角度量取完毕后，使用钢直尺分别量取喷枪喷嘴至素片表面的垂直距离并记录（分别以H1/H2/H…表示）	记录喷枪角度，喷枪与片床之间的距离（参照设备实际情况制定）
……	……	……	……

c. 性能确认

分类	确认项目参考	确认方法	确认标准
培训文件	培训	在方案实施前，对确认实施小组全体成员进行确认方案和其他相关文件培训	培训合格并汇总结果

续表

分类	确认项目参考	确认方法	确认标准
性能测试	包衣效果	①根据生产要求，生产结束后检查一次包衣锅的工艺参数和薄膜衣片的外观，检查结果进行记录 ②每锅包衣前称量一定数量的包衣片重量A，包衣结束后分别在包衣锅中（基于边缘处存在部分片子不易翻面的风险，选择里、中、外）取一定数量的包衣片称取重量B，并计算包衣增重，应连续检查三批 包衣增重公式：（B–A）/A × 100.0% 取样示意图： 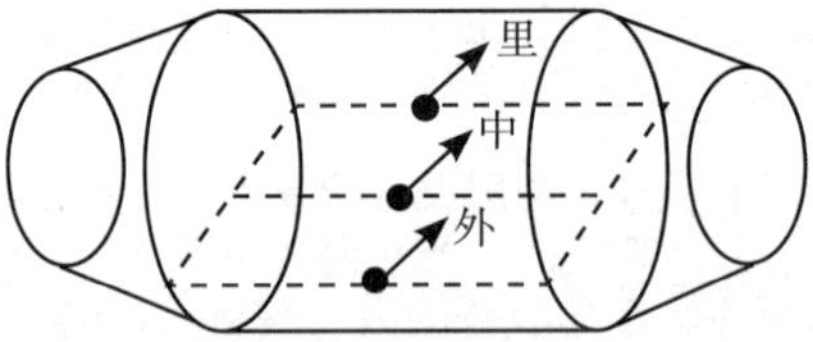	①外观应符合生产工艺要求：色泽应均匀光洁，无畸形、缺边、麻面 ②包衣增重应在工艺要求范围内
	清洗功能	包衣生产结束后开启设备清洗流程，对包衣机进行清洗，观察是否能够按预设的流程进行清洗，运行过程有无异常现象，纯化水罐是否能够正常补水，清洗结束后将清洗水排尽，目视检查包衣锅内壁、喷枪表面、可视窗表面是否有明显的产品污渍	记录包衣清洗实际显示参数，设备按照预设的参数进行清洗，运行过程中无异常现象，清洗液可以正常补充，检查包衣锅内壁、喷枪表面、可视窗表面应无明显的产品污渍
……	……	……	……

F. 泡罩包装机

主要分类：辊式泡罩包装机、平板式泡罩包装机、辊板式泡罩包装机。

工作原理：

- 辊式泡罩包装机

经过其成型的膜加热装置进行软化，然后在真空负压的状态下吸出泡罩，进行分充填包装物。在合适的温度以及压力压力条件下，将单面涂有黏合剂的覆盖膜封合在带泡罩材料的表面，将其密封在泡罩中。

- 平板式泡罩包装机

成型膜经过平板进行加热软化之后，利用其压缩空气将软化的泡膜吹塑成别样形式的泡罩，然后将填充物填充进入泡罩之中，然后再送至平板式封合装置之中。按照规定的尺寸，冲切成合适的产品板块。

● 辊板式泡罩包装机

辊板式泡罩包装机是在辊式、平板式泡罩包装机的基础上研发出来的，即采用平板式成型装置吹塑成型（正压成型），辊筒式封合装置封合，它的工作原理与上述两种基本相同。

示意图：

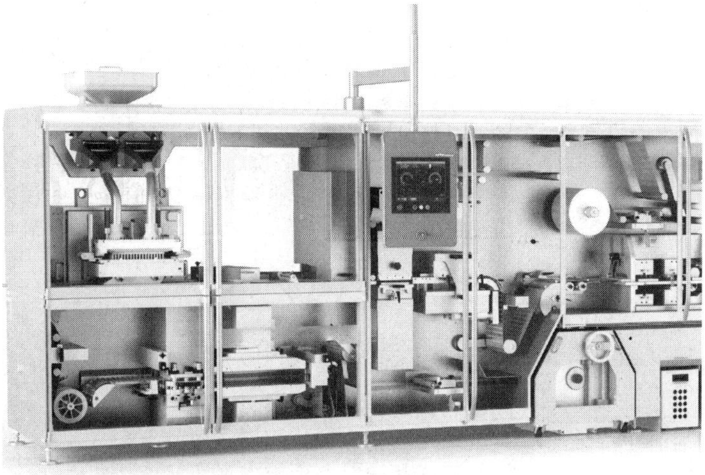

a. 安装确认

分类	确认项目参考	确认方法	确认标准
培训及设备信息验收	培训	在方案实施前，对确认实施小组全体成员进行确认方案和其他相关文件培训	培训合格并汇总结果
	设备信息检查	现场查看设备铭牌，检查产品名称、产品型号、参数等信息是否正确，并对其进行记录	检查结果与确认内容一致
设备信息验收	材料检查	检查制造商提供的设备材质证明、计量证书说明书是否完整齐全/使用仪器对设备材质进行检测	制造商提供的设备材质证明应完整齐全/检测结果符合要求
安装检查	部件检查	现场检查设备安装的部件是否齐全、安装是否紧固	设备的部件齐全、安装紧固
	公用系统检查	现场检查供电系统、压缩空气管道、过滤器、阀门等是否符合使用要求	公用系统符合使用要求
	计算机化系统确认（如适用）	现场检查硬件和软件信息、通讯协议等是否符合设计要求	相关内容符合设计要求
……	……	……	……

b. 运行确认

分类	确认项目参考	确认方法	确认标准
培训文件	培训	在方案实施前，对确认实施小组全体成员进行确认方案和其他相关文件培训	培训合格并汇总结果
功能测试	加热工位温度准确性	①设定上下加热板的温度依次为低、中、高温，温度稳定后查看显示值与设定值之间的误差； ②设定热封辊的温度依次为低、中、高温，温度稳定后查看显示值与设定值之间的误差	①加热板稳定后显示值与设定值之间的误差是否在合格范围内（可根据 URS 或参数控制要求调整）； ②热封辊稳定后显示值与设定值之间的误差是否在合格范围内（可根据 URS 或参数控制要求调整）
	成像检测 / 剔除功能	①制作片剂缺粒样品、半片缺陷样品、碎粒缺陷样品、裂片缺陷样品药板；药板中混入不同颜色缺陷片的药板、检测面有黑点的缺陷样品药板、药板中存在异物的药板，设定设备运行速度（高速），经过成像系统检测，查看是否能够全部检出并剔除；（制作缺陷药板时，建议缺陷点分布于药板四角位置）； ②检查显示屏剔除数量是否有统计，数量统计是否正确	①缺粒、半片、碎粒、裂片、不同颜色缺陷片、存有黑点、异物的药片应被全部剔除； ②剔除数量应有统计且统计数量应准确
	包材接头感应效果	①用一小卷硬片卷膜，再放置备用硬片卷膜，查看设备在接膜前是否停止下料，接膜后开始下料； ②用一小卷铝箔卷膜，再放置备用铝箔卷膜，查看设备在接膜前是否停止下料，接膜后开始下料； ③查看有硬片、铝箔接头的药板是否被检测出并剔除	①在接膜前应停止下料，接膜后开始下料； ②应能检测并剔除有硬片、铝箔接头的药板
……	……	……	……

c. 性能确认

分类	确认项目参考	确认方法	确认标准
培训文件	培训	在方案实施前，对确认实施小组全体成员进行确认方案和其他相关文件培训	培训合格并汇总结果
性能测试	参数上下限交叉测试及生产效果	参数上下限交叉测试确认使用的模具检查并记录；设置热合温度、预加热温度、上下加热板温度、批号模板温度、生产速度（低温高速、高温低速），在以上条件的参数下分别运行一段时间，在运行开始时、运行过程中、运行结束时连续抽取药板：a. 目测检查热合、泡罩成型、产品批号、有效期至、冲裁质量；b. 利用密封试验仪对药板（至少 10 次冲切量）板块进行密封性测试	热合及泡罩成型应严密无漏气、花纹清晰、泡罩成型良好；产品批号、有效期至清晰、准确、高低适中；冲裁后外观应整齐、无齿边、斜边、文字正确、整洁、无起皱、无异物斑点；铝塑板应无渗漏、破裂、下沉及出现连续气泡等现象
……	……	……	……

G. 装盒机

以装盒机为例，按照 C&Q 理念列举设备全生命周期确认工作。

工作原理：自动装盒机进料一般分为 3 个入口：说明书入口、药瓶入口和机包盒入口。从机包盒进料到最后包装成型的整个过程大致可以分成 4 个阶段：由一个导轨卡位将纸盒固定并用一个推板打开纸盒，同时会有两个可向前移动的卡位从下面升起，从前后方向卡住纸盒的侧面，使盒子打开成直角并前移到装填区域。在装填区域填装后，机器的机构会将耳朵折进左右的导轨中，然后再进行合盖动作。合盖前机构会先弯折纸盒的插舌，然后有一推板推动盒盖弯折，使插舌插进盒子中并使锁扣扣紧。

示意图：

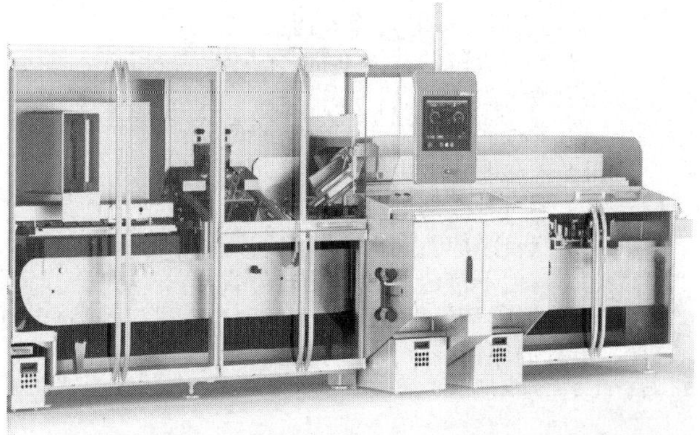

a. 装盒机设备用途分析

这组示例用于说明：系统类型关联的 CQA 和 CPP，可能因特定产品和流程而异。

设备名称	设备用途	典型 CQA/ 潜在 CQA	典型 CPP/ 潜在 CPP
装盒机	用于产品的装盒及批号效期等信息打印	批号和效期等打印信息准确、清晰； 药品数量及说明书数量正确性	真空度； 装盒速度

b. 法规监管要求

来源	内容
药品生产质量管理规范（2010 年修订）	第一百六十条　应当尽可能采用生产和检验设备自动打印的记录、图谱和曲线图等，并标明产品或样品的名称、批号和记录设备的信息，操作人应当签注姓名和日期。 第一百六十二条　每批药品应当有批记录，包括批生产记录、批包装记录、批检验记录和药品放行审核记录等与本批产品有关的记录。批记录应当由质量管理部门负责管理，至少保存至药品有效期后一年。 质量标准、工艺规程、操作规程、稳定性考察、确认、验证、变更等其他重要文件应当长期保存。 第二百一十二条　包装材料上印刷或模压的内容应当清晰，不易褪色和擦除。 第二百一十三条　包装期间，产品的中间控制检查应当至少包括下述内容： （一）包装外观； （二）包装是否完整； （三）产品和包装材料是否正确； （四）打印信息是否正确； （五）在线监控装置的功能是否正常。 样品从包装生产线取走后不应当再返还，以防止产品混淆或污染
中华人民共和国药品管理法（第十章　监督管理）	第九十八条　禁止生产（包括配制，下同）、销售、使用假药、劣药。 有下列情形之一的，为劣药： （一）药品成份的含量不符合国家药品标准； （二）被污染的药品； （三）未标明或者更改有效期的药品； （四）未注明或者更改产品批号的药品； （五）超过有效期的药品； （六）擅自添加防腐剂、辅料的药品； （七）其他不符合药品标准的药品。 禁止未取得药品批准证明文件生产、进口药品；禁止使用未按照规定审评、审批的原料药、包装材料和容器生产药品

续表

来源	内容
中华人民共和国安全生产法（2021 年修订）	第九十九条　生产经营单位有下列行为之一的，责令限期改正，处五万元以下的罚款；逾期未改正的，处五万元以上二十万元以下的罚款，对其直接负责的主管人员和其他直接责任人员处一万元以上二万元以下的罚款；情节严重的，责令停产停业整顿；构成犯罪的，依照刑法有关规定追究刑事责任： （一）未在有较大危险因素的生产经营场所和有关设施、设备上设置明显的安全警示标志的； （二）安全设备的安装、使用、检测、改造和报废不符合国家标准或者行业标准的； （三）未对安全设备进行经常性维护、保养和定期检测的； （四）关闭、破坏直接关系生产安全的监控、报警、防护、救生设备、设施，或者篡改、隐瞒、销毁其相关数据、信息的； （五）未为从业人员提供符合国家标准或者行业标准的劳动防护用品的
工业企业噪声控制设计规范（GB/T50087—2013）	生产车间，噪声限值 85dB； 正常工作状态下的精密装配线、精密加工车间、计算机房，噪声限值 70dB

c. URS

URS 汇集了来自多学科资源的系统需求，以支持系统设计、C&Q、操作和维护。这些与产品质量相关的用户需求是基于 CQA、CPP，法规监管要求、组织 / 场所，操作和健康安全环境要求。本次案例还包括以下内容：数据可靠性要求，数据存储 / 显示要求，报警要求、识别关键报警要求，系统自动化要求。本次装盒机 URS 示例将重点描述这些功能要求。

序号	URS 要求
1. 设备功能	
1.1	装盒机生产稳定运行速度不低于 × 盒 / 分钟
1.2	选型设备需适用纸盒尺寸：1）A×A×Bmm；2）C×C×Dmm 两个规格可通过更换模具实现功能
1.3	配备说明书装入纸盒检测功能，确保所有纸盒内装有说明书，且具备剔除确认功能，可设定连续出现剔除次数的自动停机功能
1.4	装盒机对说明书、纸盒进行条形码或色块扫描检查，对检查不符合要求的说明书、纸盒进行有效剔除，并有剔除确认，非本品种纸盒条码不一致能够剔除、停机并报警，确认信息在显示屏上显示并统计
1.5	对缺少说明书和纸盒封口质量不符合规定的实现 100% 剔除

续表

序号	URS 要求
1.6	设备带有纸盒压码功能，并根据要求配备相应的字头，可打印 3 行（批号、生产日期、有效期至），字头的更换应能做到简单快捷
1.7	系统应具有计数功能
2. 系统自动化要求	
2.1	设备操作关键信息应能在控制面板中体现，如：运行速度、合格品数量、不合格品数量、运行时间、故障时间、故障提示等，计数应确保准确
2.2	实现多级密码管理：不同用户有相应权限，防止误操作，设备参数设置、登录、修改均需授权。账户和密码采用数字加字母的方式，系统锁定时间可设置，默认为半小时，密码设定应满足但不局限于如下要求： ①长度不少于 6 位； ②密码不可重复使用； ③密码应有有效期、有效期可设定
2.3	操作屏为彩色全中文显示控制屏，操作简单直观
3. 数据可靠性要求	
3.1	操作屏增加审计追踪功能，审计追踪记录 / 信息必须由系统自动生成，对系统的关键操作都应纳入审计追踪的范围。须确保审计追踪信息不能被删除或修改。审计追踪功能不能被关闭
3.2	计算机有足够的存储空间存储必要的运行信息，包括批生产报告及档案存储，如批号、规格名称、运行时间、故障时间、停机时间、合格产品计数、不合格产品计数、故障原因等，并能通过移动存储导出数据，导出数据为 PDF 版本
4. 报警要求	
4.1	系统应具有声光报警功能
4.2	设备报警后自动停机，显示所有报警监控点有关资料，包括发生的日期、时间以及报警的内容
5. SHE 要求	
5.1	在具有机械伤害部位、触电危险部位等可能对人体造成伤害的部位张贴警示标识
5.2	对人身有伤害的所有暴露的运动、带电部件必须安装防护罩
5.3	可能产生静电部位需具有静电保护措施，设备有效接地
5.4	安装安全防护罩和防护门，防护门应安装紧闭，不得松脱，所有的门和防护罩必须安装保护开关或联锁装置
5.5	可能因超负荷发生损坏设备的部件设置过载保护装置
5.6	放置位置、工作位置安全可靠，并保证操作人员的头、手、臂、脚有足够活动空间
5.7	设备正常运行 1m 范围外噪音不大于 70dB

d. 系统分类（SC）评估

通过系统分类评估确定系统属于直接影响系统或非直接影响系统。直接影响系统进行设备调试和确认，非直接影响系统仅进行设备调试。

序号	问题内容	Y/N
1	该系统是否包含 CAs/CDEs 或执行功能，用于满足一个或多个包括 CPP 在内的工艺需求（CQA）？	N
2	系统是否与产品或工艺流有直接接触？这种接触是否有可能影响最终产品质量或对患者构成风险？	N
3	该系统是否提供辅料或生产一种成分或溶剂（WFI），以及该物质的质量（是否符合规定的质量标准）是否会影响最终产品质量或对患者构成风险？	N
4	系统是否用于清洁、消毒或灭菌，系统故障是否会导致无法充分清洁、消毒或灭菌，从而给患者带来风险？	N
5	系统建立一个适当的环境（例如氮气保护、密封工艺，暴露灌装区域空气质量，温度、湿度等，当这些参数是产品 CPP 一部分时）以及对于这个过程和系统的故障是否会对患者构成风险？	N
6	系统是否使用、生成、处理或存储用于接受或拒绝产品、CPP 或电子记录的数据，以符合法规要求？	N
7	该系统是否提供容器封口或产品保护，其失效将对患者构成风险或产品质量下降？	N
8	系统是否提供识别信息（如批号、有效期、防伪特征），且无需单独验证或者该系统用于验证这些信息的？	Y

注：1. 若问题的答案为“是”，用“Y”表示；若问题的答案为“否”，用“N”表示；若问题的答案为“不适用”，用“N/A”表示。

2. 判断标准：对至少一个问题的肯定回答，则表明该系统是一个直接影响系统。

系统风险评估结果显示：装盒机会用于提供批号、有效期至等识别信息，因此属于直接影响系统。

e. 系统风险评估（SRA）

系统风险评估是质量风险管理（QRM）应用于检验直接影响系统的产品质量风险控制。此评估确定了将系统风险降低到可接受水平所需的关键设计控制（CAs/CDEs）和过程控制。

序号	操作序列 / 流程	过程描述	相关 CQA	相关 CPP	对 CQA 的影响	设计元素	参数设定	报警设置	程序控制	风险评价			
										S	O	D	优先级
1	生产前检查	权限控制	N/A	N/A	N/A	计算机化系统	N/A	N/A	N/A	3	2	2	中
		断电恢复	N/A	N/A	N/A	计算机化系统	N/A	N/A	N/A	3	2	2	中
		联锁保护	N/A	N/A	N/A	安全系统	N/A	N/A	N/A	3	2	2	中
		噪音测试	N/A	N/A	N/A	安全系统	N/A	N/A	N/A	3	2	2	中
2	运行测试及报警	通过真空系统将小盒输送到指定位置	N/A	真空度	小盒缺盒或真空度设置不当可能导致小盒无法被输送至指定位置，影响数量正确性	检测电眼 真空系统 真空阀	真空度	真空度过低报警； 小盒缺盒报警	调节真空度、报警后及时添加小盒	3	2	2	中
		通过真空系统将说明书输送到指定位置	N/A	真空度	说明书不足或真空度设置不当，可能导致说明书无法被输送至指定位置，影响数量正确性	检测电眼 真空系统 真空阀	真空度	真空度不足报警； 说明书不足报警	调节真空度、报警后及时添加说明书	3	2	2	中
		通过传送带、推板将产品输送到指定位置	N/A	装盒速度	传送带速度设置不当，可能导致产品无法被输送至指定位置，影响数量正确性	输送电机 推板	装盒速度	产品缺失停机	调节装盒速度	3	2	2	中
3	撑盒	吸盘从进料口吸取到纸盒后传送到指定位置固定，两侧推板将纸盒打开	N/A	N/A	N/A	推板	N/A	N/A	N/A	3	2	2	中

续表

序号	操作序列 / 流程	过程描述	相关 CQA	相关 CPP	对 CQA 的影响	设计元素	参数设定	报警设置	程序控制	风险评价			
										S	O	D	优先级
4	装盒	推板将产品和说明书推至小盒中，将小盒耳朵折进导轨中，通过推板合盖	药品数量及说明书数量正确性	N/A	N/A	推板	N/A	N/A	N/A	3	2	2	中
5	压印	装上字头，当小盒被推至指定位置后印字	批号、生产日期、有效期至等印字效果	N/A	安装不好导致印字不清晰	压印装置	N/A	N/A	N/A	3	2	2	中
6	计数	通过检测电眼检测，操作屏显示数量	药品数量及说明书数量正确性	N/A	计数功能失效，会导致药品数量有误	检测装置	N/A	N/A	N/A	3	2	2	中
7	检重 / 剔除	装填好的小盒被传送带输送至检重单元，检重，重量异常的小盒被剔除	说明书 / 产品数量正确性	N/A	检重仪的精度和标准设置不当，会导致数量异常的产品流入市场	检重仪精度；剔除装置	标准重量检重允许误差	N/A	N/A	3	2	2	中

注：相关的 CQA 和 CPP 除包含产品关键质量属性和关键工艺参数外，还应包含潜在的关键质量属性和潜在关键工艺参数。如可能导致法规风险的批号、生产日期、有效期至等印字效果；可能导致客户投诉的缺药、说明书缺失等事件。

f. 安装确认

分类	确认项目参考	确认方法	确认标准
培训及设备信息验收	培训	在方案实施前，对确认实施小组全体成员进行确认方案和其他相关文件培训	培训合格并汇总结果
	设备信息检查	现场查看设备铭牌，检查产品名称、产品型号、参数等信息是否正确，并对其进行记录	检查结果与确认内容一致
	材料检查	检查制造商提供的设备材质证明、计量证书说明书、是否完整齐全 / 使用仪器对设备材质进行检测	制造商提供的设备材质证明应完整齐全 / 检测结果符合要求
安装检查	部件检查	现场检查设备安装的部件是否齐全、安装是否紧固	设备的部件齐全、安装紧固
	公用系统检查	现场检查供电系统、压缩空气管道、过滤器、阀门等是否符合使用要求	公用系统符合使用要求
	计算机化系统确认（如适用）	现场检查硬件和软件信息、通讯协议等是否符合设计要求	相关内容符合设计要求
……	……	……	……

g. 运行确认

分类	确认项目参考	确认方法	确认标准
培训文件	培训	在方案实施前，对确认实施小组全体成员进行确认方案和其他相关文件培训	培训合格并汇总结果
功能测试	断电恢复（如适用）	①设定装盒机参数数值，按照设备操作步骤关闭设备的电源；在一段时间后按照设备操作步骤开启设备，检查设备操作系统进行初始化后运行是否正常，设定的参数是否仍然保存； ②在设备运行过程中，直接关闭设备的总电源；在一段时间后按照设备操作步骤开启设备，检查设备操作系统进行初始化后运行是否正常，设定的参数是否仍然保存	恢复后的系统没有异常错误发生，设定的参数仍然保存
	联锁保护	①设备运行过程中按下急停按钮，查看设备是否立即停机；按下急停按钮后运行设备，查看设备是否无法运行；复位急停按钮后运行设备，查看设备是否正常运行； ②在设备运行过程中，打开设备安全门，检查设备是否立即停止运行； ③在安全门打开的情况下，启动设备，观察设备是否能够启动	①设备在运行中按下急停按钮，设备应立即停止运行，按下急停按钮后运行设备应无法运行，需复位急停按钮后才可运行； ②在设备运行过程中，打开设备安全门，设备应立即停止运行； ③在安全门打开的情况下，启动设备，设备无法启动

续表

分类	确认项目参考	确认方法	确认标准
功能测试	报警功能	根据文件中描述的报警信息，对每个报警模拟产生一个报警条件，观察设备是否能输出报警信息	系统报警功能能够正常使用，在系统出现异常时进行报警提示
	噪音测试	使用噪声测试仪，测量设备前、后、左、右方向，距设备1m处的噪声，测得的噪声最大值作为设备的噪声值	设备正常运行1m范围噪声不大于70dB（参考工业企业噪声控制设计规范GB/T50087—2013）
	压印功能	根据批号字钉内所能够安装的生产日期、产品批号、有效期至的字头数量，将不同的字头装入批号字钉内，运行设备，用一空白纸盒经过装盒机压印机构进行压印，检查纸盒上打印信息是否正确	钢字压印内容正确清晰
	计数功能	预先准备一定数量的小盒，每次使用相同数量的小盒，按照以下方法重复测试3次：运行设备，使其全部通过检测电眼，运行结束后，检查显示屏显示数量是否与实际数量保持一致	显示屏上显示数量与实际数量应一致
	剔除及在线称重功能	①制作缺陷样品并确认： 说明书任意两条条形码破坏，使其经过说明书条码检测电眼，观察条形码异常的说明书是否被识别并剔除； 纸盒任意两条条形码破坏，使其经过纸盒条码检测电眼，观察条形码异常的纸盒是否被识别并剔除； 缺少说明书的纸盒，使其经过检测装置，观察缺少说明书的纸盒是否被识别并剔除； 折舌不好的纸盒，使其经过检测装置，观察折舌不好的纸盒是否被识别并剔除； ②设备运行过程中手动停止设备，再次运行设备，设备是否因为停机剔除合格品	①条码异常的说明书、纸盒能被识别并剔除；缺少说明书的纸盒应能被识别并剔除；折舌不好的纸盒应能被识别并剔除； ②设备不因停机而剔除合格品
	整机运行	使用小盒进行测试： 分别设定装盒速度为低、中、高速，带料运行设备，观察设备显示装盒速度，同时观察运行过程是否稳定无异常声响、卡顿等，并记录装盒速度	装盒速度在合格范围内，设备运行稳定无异常
……	……	……	……

h. 性能确认

分类	确认项目参考	确认方法	确认标准
培训文件	培训	在方案实施前，对确认实施小组全体成员进行确认方案和其他相关文件培训	培训合格并汇总结果
性能测试	包装效果	通常连续生产 3 批产品进行测试： ①每批正常生产过程前、中、后阶段检查装盒速度等关键参数并进行记录； ②根据生产品种及批量，计算理论批量，采用 GB/T 2828.1—2012 计数抽样检验程序，进行抽样检查（可在捆包后抽取，包含生产前、中、后阶段），检查小盒印制信息是否清晰、正确、完整，说明书、小瓶的数量是否正确，小瓶外观是否完好无破损，纸盒外观是否完好无破损	①装盒速度等关键参数在合格范围内； ②小盒印制信息应清晰、正确、完整，说明书、小瓶的数量正确，小瓶外观完好无破损，纸盒外观完好无破损
……	……	……	……

i. 定期审核

当定期审核结果显示设备 / 系统仍处于验证状态时，定期审核可以替代传统的设备周期性的再确认。如定期审核发现设备 / 系统与最近一次再确认状态存在一定的漂移或有更多的偏差等异常事件时，应进一步查找可能导致问题发生的根本原因，并制定纠正预防措施防止此类事件的进一步发生，必要时进行全面的再确认。

定期审核包括两个阶段：系统分类和计划分配、定期审核执行。

- 定期审核先决条件：定期审核流程所需的先决条件包括：经过验证的生产系统列表、相关现行法规的复印件（即设备供应市场的法规）、对于每个系统的竣工或现状记录图纸（确认记录图纸）、更改系统指标或系统更改历史记录、维护和校准系统指标或系统维护和校准历史记录、偏差系统指标或与系统性能相关的偏差（即根本原因调查突出显示设备性能的根本原因）、系统验证 / 确认记录、风险评估（如果有）。
- 定期审核可以使用三层方法来执行，这三层方法涉及以下四个质量系统：GMP 合规系统、变更控制系统、维护 / 校准系统、偏差系统。

三层方法总结如下：

初步评估（A 级）是在高水平下完成的。如果初步评估显示系统有任何运行不一致的迹象，则评估进展到下一个级别；相反，那么审核被认为是完整的。

二级评估（B 级）更详细。如果此评估显示存在任何问题，则评估将进入下一级别。如果该评估得出结论认为系统仍然表现令人满意，那么审核完成。

三级评估（C 级）包括定义和完成所需的行动，以确定系统是否适合预期的目的，并在必要时更新必要的支持文件。

评估时间为上次定期审核或初次确认以来的时间段。

备注：定期审核类别为“0”（这种类别取决于现存质量体系以及性能监测程序中）不需要定期审核，例如关键公用系统如压缩空气等；定期审核类别为“1”（这种类型已经根据系统特定的法规制定了要求）不再受定期评估活动的限制，如高压灭菌器和去热原隧道烘箱等。其他类别可依据具体情况使用定期审核代替定期再确认。

定期审核计划示例如下：

定期审核类别	定期审核计划
0	这种类型取决于现存质量体系以及性能监测程序中，不需要定期审核，例如关键公用系统如压缩空气等
1	这种类型已经根据系统特定的法规制定了要求，不再受定期评估活动的限制，如高压灭菌器和去热原隧道
2	每两年进行一次评审
3	每三年进行一次评审

定期审核的步骤如下：

步骤一：定期审核评估，将所有直接影响系统以清单的形式罗列，根据设备/系统对产品质量、患者用药可能造成的影响及性能是否可实现持续监测，对设备/系统进行评估。

定期审核评估如下：

序号	设备/系统名称	系统影响评估		是否可持续监测其所有关键性能趋势	是否需要定期审核	审核类别	审核计划
		是否直接影响产品质量	是否可能导致患者其他用药风险				
1	装盒机	是	否	是	否	0	N/A
2	—	—	—	—	—	—	—

注：ISPE调试与确认指南中建议包装设备的审核类别为0；同类型设备，设备性能各不相同，有些可能具备持续监测其性能的能力，有些可能不具备，应根据设备的具体情况进行分析。

步骤二：审核执行。

审核执行如下：

设备/系统名称	最近一次设备确认时间	相关法规是否有更新	设备/系统是否发生变更	设备/系统参数是否发生变更	是否有与该设备/系统相关的偏差事件	校准是否有异常趋势	是否涉及非常规的维护保养	系统是否仍处于验证状态	设备/系统核心问题描述	需采取的纠正预防措施
装盒机	N/A	否	否	否	否	否	否	是	N/A	N/A
—	—	—	—	—	—	—	—	—	—	—

注：对于较复杂或涉及内容较多的设备/系统，可以将每一项作为独立的项目进行信息统计分析，该表格可作为每项分析结果的汇总表。

8 产品防护

本章主要内容：

- 产品防护对人员方面的要求
- 产品防护对厂房设施、设备方面的要求
- 产品防护对物料方面的要求
- 产品防护对生产工艺过程的要求
- 产品防护对成品储运过程的要求

8.1 概述

背景介绍

GMP 要求生产过程应采取有效控制措施避免对产品造成污染、交叉污染以及混淆、差错等的风险，对于口服固体制剂来说，防止生产过程中的混淆和差错则更为关键。做好产品防护最有效的手段就是结合生产产品的特点，运用风险评估的方法，将污染防控贯穿于药品的整个生命周期，从人、机、料、法、环、测等各环节进行可能会引入污染的评估，并制定污染控制措施，从而降低产品污染、交叉污染、混淆和差错的风险。归纳起来就是：从设计阶段开始，通过良好的 GEP 和 GMP 的设计，建立适合相应产品生产使用的厂房、设施；组织一支训练有素的人员队伍，严格按照操作要求进行生产操作；按照法规要求进行物料管理；用经过验证 / 确认的工艺和设备进行生产；对生产过程进行严格控制和规范管理。本章节从人员、厂房设施、设备、物料、工艺技术、环境、储运方面讨论产品防护。

人是洁净室最大的污染源，污染的途径和方式主要有：人的头发和皮肤上散发出的微生物或微粒；呼吸和咳嗽产生的尘粒污染和微生物污染；衣着散落出的纤维和磨损脱落的微粒；人员洁净操作行为不规范产生的污染。另外，人员未按照要求进行操作，造成物料和产品混淆和差错的风险也很高，详见本分册“8.2 人员方面的要求”。

厂房设施、设备是药品生产企业实施 GMP 的基础，是硬件中的关键部分，药品生产企业应有与生产品种和规模相适应的厂房设施、设备，在厂房设施、设备设计时，应考虑防止污染及交叉污染的措施，要根据产品特性、生产工艺和预定用途等考虑共用厂房、设备的可能性。昆虫及其他动物的侵扰是造成药品生产中污染和交叉污染的一个重要的因素，在厂房设计时要进行考虑，需对虫鼠进行监测和控制，详见本分册“8.3 厂房设施、设备方面的要求”。

原辅料、包装材料是药品生产的基础物质，是药品质量的第一关，直接影响最终产品的质量。物料管理的重点在预防污染、交叉污染、混淆和差错，并确保储运条件，最终保证药品质量。物料防护主要涉及物料的购入、储存、取样、运输、使用等方面，详见本分册“8.4 物料方面的要求”。

恰当的工艺设计及生产过程控制是防止产品污染的重要因素，通过合理的生产工艺布局和生产流程设计，可有效防止生产过程中污染和交叉污染的风险，单靠日常最终产品检测是不够的，因为检测的灵敏度和局限性不能展现可能导致并影响产品的物理、化学及生物特性的所有变化，详见本分册“8.5 生产工艺过程的要求”。另外，对生产设施、设备等建立科学、有效的清洁方法，也是防止污染与交叉污染的有效措施。

成品储运过程若控制不当，可能会对产品质量造成不良影响。影响因素包括光照、温度、湿度、虫鼠、灰尘等。一些温湿度敏感的药品因储存或运输的温湿度超出规定范围导致不合格的现象屡见不鲜。详见本分册“8.6 成品储运过程的要求”。

综上，以鱼骨图的形式列出产品防护相关控制因素，见图 8-1。

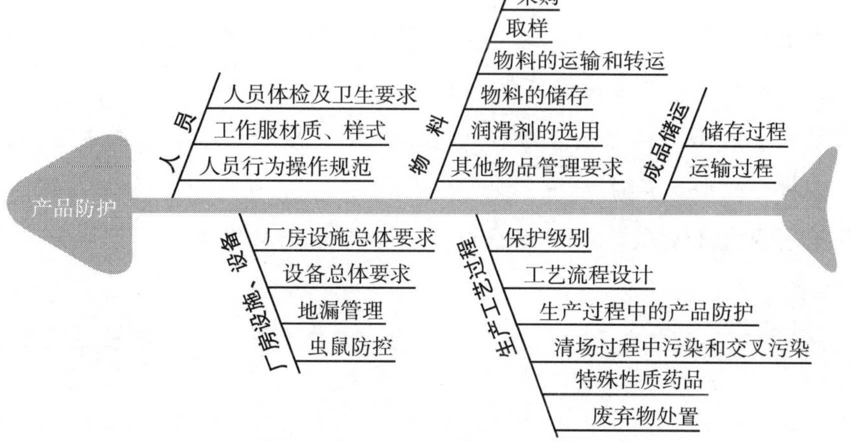

图 8-1 产品防护控制因素鱼骨图

8.2 人员方面的要求

法规要求

药品生产质量管理规范（2010年修订）

第二十九条 所有人员都应当接受卫生要求的培训，企业应当建立人员卫生操作规程，最大限度地降低人员对药品生产造成污染的风险。

第三十条 人员卫生操作规程应当包括与健康、卫生习惯及人员着装相关的内容。生产区和质量控制区的人员应当正确理解相关的人员卫生操作规程。企业应当采取措施确保人员卫生操作规程的执行。

第三十一条 企业应当对人员健康进行管理，并建立健康档案。直接接触药品的生产人员上岗前应当接受健康检查，以后每年至少进行一次健康检查。

第三十二条 企业应当采取适当措施，避免体表有伤口、患有传染病或其他可能污染药品疾病的人员从事直接接触药品的生产。

第三十三条 参观人员和未经培训的人员不得进入生产区和质量控制区，特殊情况确需进入的，应当事先对个人卫生、更衣等事项进行指导。

第三十四条 任何进入生产区的人员均应当按照规定更衣。工作服的选材、式样及穿戴方式应当与所从事的工作和空气洁净度级别要求相适应。

第三十五条 进入洁净生产区的人员不得化妆和佩带饰物。

第三十六条 生产区、仓储区应当禁止吸烟和饮食，禁止存放食品、饮料、香烟和个人用药品等非生产用物品。

第三十七条 操作人员应当避免裸手直接接触药品、与药品直接接触的包装材料和设备表面。

第一百九十七条 生产过程中应当尽可能采取措施，防止污染和交叉污染，如：

（五）在易产生交叉污染的生产区内，操作人员应当穿戴该区域专用的防护服。

药品生产质量管理规范（2010 年修订）取样附录

第三条 应制定有效措施防止取样操作对物料、产品和抽取的样品造成污染，并防止物料、产品和抽取的样品之间发生交叉污染。

第十一条 所有工具和设备应由惰性材料制成且能保持洁净。使用后应充分清洗，干燥，并存放在清洁的环境里，必要时，使用前用水或适当的溶剂淋洗、干燥。所有工具和设备都必须有书面规定的清洁规程和记录。应证明取样工具的清洁操作规程是充分有效的。

第十三条 取样时应穿着符合相应防护要求的服装，预防污染物料和产品，并预防取样人员因物料和产品受到伤害。

技术要求

人员卫生要求：企业应建立详细的卫生管理程序，该程序包括健康、卫生习惯和员工着装等，所有人员都应理解并严格遵守该程序。操作人员应避免直接与原辅料、内包材、中间产品、待包装产品接触。人员如果出现明显的疾病或体表有伤口，可能会对产品质量产生影响，则不允许处理原辅料、内包材、中间产品、待包装产品。

人员应有良好的卫生和健康习惯，所有接触药品的人员均应接受健康检查，灯检人员应定期接受视力检查。人员进入生产区前必须洗手，进入洁净区应有穿衣指导标识，并遵照执行。对所有人员进行卫生要求的培训和再培训，对新员工进行任职前的培训；针对某一区域工作的人员进行专门的培训，对转岗人员及长期休假返岗人员应进行岗前培训，当卫生要求发生变化时及时培训。

人员更衣要求：从事药品生产、加工、包装和贮存的人员，应穿着适合其操作要求的服装，其中在洁净区或者控制区工作的人员应穿着必要的防护服饰，诸如头脸部面罩、手套、护袖，以防止药物受到污染。任何进入生产区的人员均应按规定更衣。工作服的选材、式样及穿戴方式应与所从事的工作和空气洁净度等级要求相适应，不得混用，洁净工作服应规定使用期限。

人员行为规范：在洁净室工作的人员必须遵守洁净室的行为规范的要求，在洁净区内人员进出次数应尽可能少，同时在操作过程中应尽量减少动作幅度，避免不必要的走动或交谈，以保持洁净区的气流和压差等，保持洁净区的净化级别。

人员操作规范：人员应严格按照标准操作规程的要求进行操作，对传入洁净区的物料进行清洁和净化处理，对产品和物料做好标识并按要求存放，生产完毕后按照清场管理的要求完成清场，并按照清洁验证的程序进行设备清洁。操作人员应避免裸手接触原料、内包装材料、中间产品及与物料或产品接触的设备器具表面等。

实施指导

围绕产品防护，人员污染防控方面主要从以下 4 点考虑：

- 需经必要的卫生知识、微生物知识培训，养成良好的卫生习惯。
- 应避免体表有伤口、患有传染病或其他可能污染药品疾病的人员从事直接接触药品的生产。
- 在选择服装材质和样式时应考虑污染和交叉污染的问题。
- 进入生产区的人员应按照规定的更衣程序进行更衣，外来人员进入洁净区应进行培训。

A. 人员体检及卫生要求

健康检查：人员应建立健康档案，直接接触药品人员每年至少进行一次健康检查，重点检查项目至少包括 X 光透视、便常规、皮肤等；从事目视检查的人员应进行视力和辨色力的检查。体检周期建议不能超过 12 个月。避免体表有伤口、患有传染病或其他可能污染药品疾病的人员从事直接接触药品的生产。

应根据实际生产产品的特性和岗位需求增加必要的检查项目，例如，从事青霉素类产品生产的员工应做青霉素皮试；从事头孢霉素类产品生产的员工应做头孢菌素的皮试。

新进员工遵循“先体检后进厂”的原则，出入疫区人员要进行隔离检查，转岗人员及长期休假的人员在返岗前，如超出规定的体检周期，应进行体检。

任何人无论何时（体检或监督观察）如发现有可能影响药品安全性和质量的明显疾病或开放性损伤，都应避免直接接触各种原辅料、包装容器、中间体和药品，应向监督人员报告所有可能对药品有不利影响的健康状况。

个人卫生：不得留长指甲，不得使用指甲油，不得戴戒指、手表、手镯等饰物，不得化妆。

B. 工作服材质、式样

洁净工作服和口罩应具备透气、吸湿、少发尘（或菌）、少透尘（或菌）等性能，应能阻止皮肤屑、人体携带的微生物、颗粒等的穿透。宜选用防尘去静电材质，常见为棉质或混合纤维等。洁净工作服式样为连体或分体，不应设口袋、带子，无横褶，袖口、裤腰及脚口收拢，尺寸大小应宽松合身，边缘应封缝，接缝应内封。

洁净工作服应定期清洗和更换，洁净工作服应在专用洗衣设备中进行清洗，以确保衣物在清洗过程中不会被损坏或被纤维、颗粒污染，清洗后及包装前应目视检查洁净工作服是否有破损。洁净工作服清洗周期应根据洁净工作服的使用情况确定，应规定清洗后的工作服的贮存期限。

洁净工作服的穿戴方式应能保护产品不受污染，在更衣前应当目视检查洁净工作服的完整性，离开洁净区时也应检查洁净工作服的完整性。在穿戴洁净工作服时，帽子或头罩必须遮住全部头发，戴口罩要全部遮住口、鼻、胡须，不能戴潮湿的口罩，建议使用一次性医用口罩，如果口罩采用重复使用的方式，应限制洗涤次数。

C. 人员行为操作规范

a. 进入洁净生产区的人数不允许超出验证时确定的最多允许人数。

b. 人员更衣：进入洁净区按更衣流程穿戴洁净工作服，应当将头发、胡须等相关部位遮盖，原则上应佩戴口罩。

c. 生产区人员行为：生产区不得存放个人物品，严禁食用饼干、饮料等一切食品，生产区内禁止吸烟。

d. 洁净区人员操作规范

- 进入洁净区时均应按进入洁净室更衣程序进行洗手、消毒。
- 操作人员进出洁净区随时关门，在洁净区动作要尽量缓慢，避免剧烈运动、大声喧哗，以减少人的发尘量，保持洁净区的风速、风量、风型和风压。
- 洁净区工作人员应当尽量减少交谈，避免增加面罩 / 口罩的湿度，进而增加微生物穿透性。
- 在操作过程中，掉落于地上的物品，如直接接触物料的操作工具等，不能继续使用。
- 不触摸口罩、揉鼻子，禁止面对药品、物料或生产设备等打喷嚏和咳嗽。
- 走近在工作台旁的操作者时，应从后面靠近。
- 避免裸手直接接触药品和设备容器内表面，手套应及时更换，避免戴破损的手套，最好采用一次性的医用手套，如手套使用过程中被污染，应及时更换或消毒。

● 当同一厂房内同时生产不同的品种时，禁止不同工序之间人员随意走动，需到其他工序时必须按规定采取防止交叉污染的措施。

● 人员在进行取样操作时，应根据房间气流流型结果确定取样人员位置，防止人员对物料造成污染。

e. 人员特殊防护要求

● 高致敏产品生产车间的生产人员应穿戴特殊的防护服（从人员健康和安全方面考虑），防护服应穿在正常服装外，防护服应留在指定的区域并在指定的区域进行清洗操作，不能携带离开生产区。

● 进入高致敏生产车间生产区域的人员在离开洁净区时应进行风淋，离开车间时应淋浴。

实例分析

A. 进入洁净室的参考程序（图 8-2）

换鞋 → 洗手→烘干 → 穿洁净服→消毒手 → 气锁间 → 进入洁净室

图 8-2　进入洁净室参考程序

B. 洗手的正确程序（图 8-3）

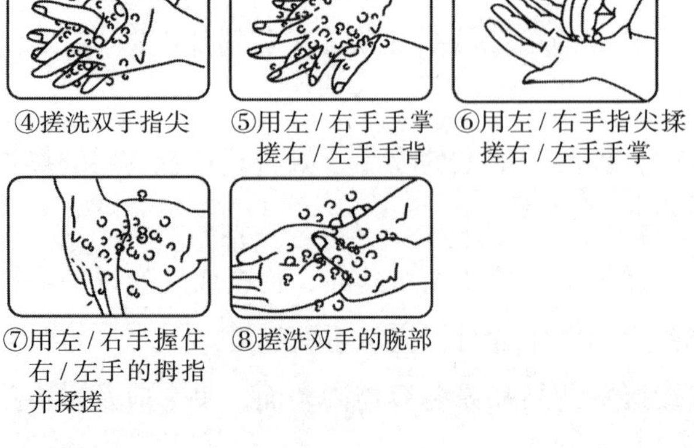

2. 杀菌、消毒

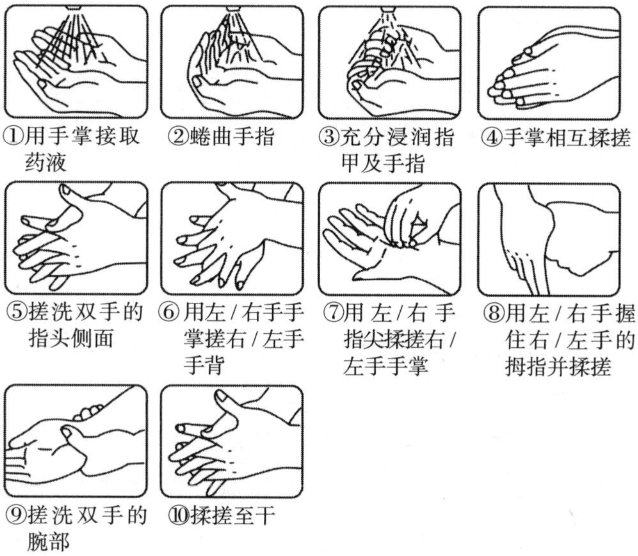

图 8-3　洗手程序示例

C. 口服固体制剂洁净工作服要求（表 8-1）

表 8-1　口服固体制剂洁净工作服要求示例

项目	要求	解释说明
衣服	连体或两件套，袖口紧闭	密闭包裹全身
材质	棉质或混合纤维	与可允许的尘埃数量或尘埃释放量相关
外兜	无	防止混合及交叉污染
更换	制订更换周期	洁净区监测发现异常趋势则需要增加更换频次
帽子（头套）	每天更换	必须包裹所有的头发
口罩	建议戴口罩，特别是涉及暴露药品的操作时戴； 胡须：建议一直遮盖	当潮湿后更换或定时更换
手套	当操作涉及接触物料或药品时或进行直接接触产品设备或部件的操作时佩戴	建议一次性使用或手套破损时更换

要点备忘

围绕产品防护，人员方面主要从以下 2 点考虑：

- 直接接触药品人员应定期进行体检，并建立人员健康档案。

- 人员进入洁净区应按照更衣要求进行更衣，按照洁净区行为规范要求进行生产操作。

8.3 厂房设施、设备方面的要求

法规要求

药品生产质量管理规范（2010年修订）

第四十六条 为降低污染和交叉污染的风险，厂房、生产设施和设备应当根据所生产药品的特性、工艺流程及相应洁净度级别要求合理设计、布局和使用，并符合下列要求：

（一）应当综合考虑药品的特性、工艺和预定用途等因素，确定厂房、生产设施和设备多产品共用的可行性，并有相应评估报告；

（二）生产特殊性质的药品，如高致敏性药品（如青霉素类）或生物制品（如卡介苗或其他用活性微生物制备而成的药品），必须采用专用和独立的厂房、生产设施和设备。青霉素类药品产尘量大的操作区域应当保持相对负压，排至室外的废气应当经过净化处理并符合要求，排风口应当远离其他空气净化系统的进风口；

（三）生产β-内酰胺结构类药品、性激素类避孕药品必须使用专用设施（如独立的空气净化系统）和设备，并与其他药品生产区严格分开；

（四）生产某些激素类、细胞毒性类、高活性化学药品应当使用专用设施（如独立的空气净化系统）和设备；特殊情况下，如采取特别防护措施并经过必要的验证，上述药品制剂则可通过阶段性生产方式共用同一生产设施和设备；

（五）用于上述第（二）、（三）、（四）项的空气净化系统，其排风应当经过净化处理；

（六）药品生产厂房不得用于生产对药品质量有不利影响的非药用产品。

第四十七条 生产区和贮存区应当有足够的空间，确保有序地存放设备、物料、中间产品、待包装产品和成品，避免不同产品或物料的混淆、交叉污染，避免生产或质量控制操作发生遗漏或差错。

第四十九条 洁净区的内表面（墙壁、地面、天棚）应当平整光滑、无裂缝、接口严密、无颗粒物脱落，避免积尘，便于有效清洁，必要时应当进行消毒。

第五十条 各种管道、照明设施、风口和其他公用设施的设计和安装应当避免出现不易清洁的部位，应当尽可能在生产区外部对其进行维护。

第五十四条 用于药品包装的厂房或区域应当合理设计和布局，以避免混淆或交叉污染。如同一区域内有数条包装线，应当有隔离措施。

第五十七条 仓储区应当有足够的空间，确保有序存放待验、合格、不合格、退货或召回的原辅料、包装材料、中间产品、待包装产品和成品等各类物料和产品。

第六十条 接收、发放和发运区域应当能够保护物料、产品免受外界天气（如雨、雪）的影响。接收区的布局和设施应当能够确保到货物料在进入仓储区前可对外包装进行必要的清洁。

第六十一条 如采用单独的隔离区域贮存待验物料，待验区应当有醒目的标识，且只限于经批准的人员出入。

不合格、退货或召回的物料或产品应当隔离存放。

如果采用其他方法替代物理隔离，则该方法应当具有同等的安全性。

第六十二条 通常应当有单独的物料取样区。取样区的空气洁净度级别应当与生产要求一致。如在其他区域或采用其他方式取样，应当能够防止污染或交叉污染。

第七十一条 设备的设计、选型、安装、改造和维护必须符合预定用途，应当尽可能降低产生污染、交叉污染、混淆和差错的风险，便于操作、清洁、维护，以及必要时进行的消毒或灭菌。

药品生产质量管理规范（2010年修订）中药制剂附录

第八条 中药材和中药饮片的取样、筛选、称重、粉碎、混合等操作易产生粉尘的，应当采取有效措施，以控制粉尘扩散，避免污染和交叉污染，如安装捕尘设备、排风设施或设置专用厂房（操作间）等。

第九条 中药材前处理的厂房内应当设拣选工作台，工作台表面应当平整、易清洁，不产生脱落物。

第十条 中药提取、浓缩等厂房应当与其生产工艺要求相适应，有良好的排风、水蒸汽控制及防止污染和交叉污染等设施。

第十一条 中药提取、浓缩、收膏工序宜采用密闭系统进行操作，并在线进行清洁，以防止污染和交叉污染。采用密闭系统生产的，其操作环境可在非洁净区；采用敞口方式生产的，其操作环境应当与其制剂配制操作区的洁净度级别相适应。

第十三条 浸膏的配料、粉碎、过筛、混合等操作，其洁净度级别应当与其制剂配制操作区的洁净度级别一致。中药饮片经粉碎、过筛、混合后直接入药的，上述操作的厂房应当能够密闭，有良好的通风、除尘等设施，人员、物料进出及生产操作应当参照洁净区管理。

药品生产质量管理规范（2010年修订）取样附录

第五条 取样设施应能符合以下要求：

1. 取样区的空气洁净度级别应不低于被取样物料的生产环境；

2. 预防因敞口操作与其他环境、人员、物料、产品造成的污染及交叉污染；

3. 在取样过程中保护取样人员；

4. 方便取样操作，便于清洁。

第七条 物料取样应尽可能在专用取样间中进行，从生产现场取样的除外……

第八条 取样设施的管理应参照本规范生产区域的管理要求，每种物料取样后应进行清洁，并有记录，以防止污染和交叉污染。

技术要求

A. 厂区布局

- 厂区内布局规划应避免对产品的污染，应考虑人流、物流、空间大小等因素。
- 厂区按行政、生产、辅助和生活等划区布局。
- 医药工业洁净厂房应布置在厂区内环境清洁，人流货流不穿越或少穿越的地方，并应考虑产品工艺特点，合理布局，间距恰当。

● 青霉素类高致敏性药品生产厂房应位于厂区其他生产厂房全年最大频率风向的下风侧。

B. 设施

● 生产区和贮存区应当有足够的空间，确保有序地存放设备、物料、中间产品、待包装产品和成品，避免不同产品或物料的混淆、交叉污染，避免生产或质量控制操作发生遗漏或差错。

● 应当根据药品品种、生产操作要求及外部环境状况等配置空调净化系统，使生产区有效通风，并有温度、湿度控制和空气净化过滤，保证药品的生产环境符合要求。

● 仓储区的设计和建造应当确保良好的仓储条件，并有通风和照明设施。仓储区应当能够满足物料或产品的贮存条件（如温湿度、避光）和安全贮存的要求，并进行检查和监控。

● 通常应当有单独的物料取样区。取样区的空气洁净度级别应当与生产要求一致。如在其他区域或采用其他方式取样，应当能够防止污染或交叉污染。

● 质量控制实验室通常应当与生产区分开。生物检定、微生物和放射性同位素的实验室还应当彼此分开。

C. 设备

在药品生产设备的设计、选材、选型、安装方面要考虑预防污染，既满足生产工艺要求，又便于操作，防止操作过程对物料和产品造成污染；与药品直接接触的生产设备表面应当平整、光洁、易清洗或消毒、耐腐蚀，不得与药品发生化学反应、吸附药品或向药品中释放物质。

D. 厂房、生产设施和设备共用的评估原则

在药品生产过程中，厂房、生产设施和设备涉及多产品共用时，应按照法律法规的要求，评估多产品共线的可行性，并形成可行性报告。

a. 当药品具有如下风险时，需要专用设施或设备进行生产：

● 法律法规明确规定使用专用设施或设备的（例如：高致敏药品、性激素类避孕药等）。

● 毒理学评价得出的科学数据不支持交叉污染风险可控的。

● 毒理学评价得到的相关残留限度不能通过已验证的分析方法检出的。

• 污染和交叉污染风险不能通过操作过程和（或）技术措施得到充分控制的。

b. 多品种共线生产评估的原则

• 应综合考虑药品的特性、生产工艺、预定用途、厂房设施与设备等因素，评估共线生产的可行性。

• 对于共线生产的产品，药品生产许可持有人应主导制定完整的药品共线生产策略，以确保有效控制药品共线生产的污染和交叉污染风险，以及在药品生产过程中发生混淆和差错的风险。

• 多品种共线生产应按规定要求做好清洁验证，并在更换品种时按照验证所确定的清洗程序进行设备清洁。

实施指导

A. 厂房设施总体要求

a. 厂址选择基本要求

• 厂址应选择大气含尘量低、含菌量低、自然环境好的地区。不宜选在多风沙的地区和严重灰尘、烟气、腐蚀性气体污染的工业区。

• 应尽量远离铁路、公路、机场和烟囱，应位于全年最大频率风向上风侧，或全年最小频率风向下风侧。

• 应避免周围企业造成的高致敏、有毒气体等的污染。

b. 厂区总体规划要求

• 考虑风向以减少污染，必要时高致敏性产品厂房应在其他厂房的下风侧。

• 必要时厂区内道路的人流、物流分开，生产区内及周围无露土地面。

• 厂区按生产、行政、生活和辅助区分开，如不能分区时，应有控制交叉污染的措施。

• 工艺布局遵循“三协调”原则，即人流物流协调、工艺流协调、洁净级别协调。

• 洁净厂房宜布置在厂区内环境清洁、人流物流不穿越或少穿越的地段。

• 洁净厂房新风口与市政交通主干道近基地侧道路红线之间的距离宜大于 50m。

c. 厂房布局设计基本要求

• 应设计合理、高效、顺畅的生产路线，最短的物料流转路径，减少物料在转移过程中所造成的污染与交叉污染。

● 人流、物流进出通道应分开设置，有高污染风险的物料（如废弃物）应有防护措施，必要时应单独设置传递通道。

● 洁净区设置必要的功能间（中间产品存储间、器具清洗间、洁具间等），功能间应有足够的空间防止混淆、差错、污染和交叉污染。

● 产尘房间相对洁净走廊应为负压，或增加除尘设施进行除尘，根据风险评估情况可设置前室，防止粉尘污染洁净走廊。

● 排风除尘机组及干燥洁净气体净化机组等辅助设施宜设置在洁净区外。

● 应设置人员进入权限，各操作间和功能间不应作为非本岗位人员的通道。

● 部分功能间（如器具清洗间、洗衣间）应考虑干湿分离、净污分离，例如：清洗前器具和清洗后器具分区，洗衣和整衣分区。

● 取样应在单独的取样区内进行，取样区的空气洁净级别应和生产级别要求一致。

● 在厂房布局设计时应考虑设计参观通道，便于外来人员在不用进入洁净区的情况下可以进行参观、检查等。

● 仓储区设计详见本丛书《厂房设施与设备》分册。

d. 设施选择及设计原则

● 空调系统的回风不应来自易燃易爆区域、产尘区域等。

● 洁净区的送风口、回风口 / 排风口位置应考虑气流流型和操作功能，洁净区内产尘房间的回风口宜安装过滤层。

● 进入洁净区的洁净气体应经过初效、中效、高效过滤，并根据监测情况对过滤器进行周期性更换。

● 应对工艺管道、公用工程管道等采用技术夹层、管道竖井、技术夹墙等暗敷方式，使生产环境减少积尘点。

● 设施的设计和安装应当能够有效防止昆虫或其他动物的进入，药品生产厂房内部的“硬件设施”通常应封闭，如配电开关柜和控制电路板，天花板或墙壁等一些密封空间的内部设施也要进行处理，如通风管道孔、电灯框架和机器或者设施中的中空空间，以有效防止虫鼠的进入。

● 部分产尘房间内（如粉碎间、称量间）可采用层流罩来控制粉尘。

● 洁净室内设备保温层表面应平整、光洁、不得有颗粒性物质脱落。

● 生产高致敏类药品、β-内酰胺结构类药品、性激素类避孕药品、某些激素类药品、细胞毒性类药品、高活性化学药品等药品时，洁净区的排风系统应安装高效过滤器。

B. 设备总体要求

设备应适用于使用目的、容易清洁、不得与产品形成相互作用、不得损害产品、正确安装且在使用前进行确认、校验并进行维护。具体要求如下：

- 结构：尽可能简单，外表面光洁，易清洁，便于操作。
- 材质：凡与药物及腐蚀性介质接触，以及在潮湿环境下工作的设备均应选用低含碳量的不锈钢材料、钛及钛复合材料或耐腐蚀、耐热、耐磨等涂层的材料制造。密封材料主要用符合食品类和医疗产品用途的塑料材质，表面粗糙程度和工艺方法（如冷扎、电抛光等）也必须明确，对关键部件，建议向设备生产商索要材质证明文件。
- 设备的传动部位要密封良好，防止润滑剂、冷却剂等泄露时对药品的污染。
- 对生产中产尘量大的设备，如粉碎、过筛、混合、制粒、干燥、压片、包衣等，宜选用自身带有捕尘、吸粉装置的设备，如自身配备的捕尘装置效果欠佳，需增加其他捕尘设施，并确认捕尘效果。不易清洁的部件（如滤袋）应专用。

C. 其他公用系统基本要求

与药品直接接触的惰性气体、压缩空气、干燥用空气应设置净化装置；干燥设备出风口要有防止空气倒灌的装置；经净化处理的空气应符合规定的空气洁净度要求。

D. 地漏管理

从卫生学角度来说，废水处理很关键，建筑必须避免污水阻塞或回流，所以地漏的设计必须能够确保废水顺畅排放，地漏应当有适当的设计、布局和维护，并安装易于清洁且带有空气阻断功能的装置以防倒灌，同外部排水系统的连接方式应当能够防止微生物的侵入，同时地漏应能防止浊气外泄。

地漏必须用消毒液进行液封，因为滞留在里面的污水是微生物繁殖的理想环境。例如：口服固体制剂在生产过程中会产生可作为多种微生物生长的固体残渣（例如淀粉、纤维素、乳糖等），由于原料中就存在一定量的起始污染，尤其是植物来源的物质，被污水润湿后会使生物负荷大量增加，因此必须做好地漏的消毒，并且消毒剂应该定期更换，来抵制微生物的耐药性。

E. 虫鼠防控

为营造良好的生产环境，减少虫鼠对产品可能造成的污染，新建厂区时制药企业应对整个厂区的虫鼠情况进行全面的勘测，以充分了解厂区内昆虫和老鼠的栖息、繁殖和入侵状况，为设置虫鼠防控装置提供依据，并在日常生产中对其持续监控，以降低产品虫鼠污染的风险。

a. 虫鼠勘测基本要求

• 勘测方式：结合厂区布局及外围环境对爬行类昆虫、飞行类昆虫和鼠类进行捕获。考虑到季节差异带来的影响，一般在五月至六月，九月至十月昆虫活动的高峰期监控统计昆虫的数目；一般在初春和初冬，在鼠类活动最频繁的时候监测统计鼠类的数目；也可以根据预先制定的计划，按规定的时间进行监测。

• 勘测布点：根据风险评估结果在全厂设施内覆盖尽量多的区域设置监控点，如室内入口、草坪、垃圾桶旁等。

• 勘测时长：一周（7 天）或一个月。

• 当厂房设施有变化（如改扩建等）时，应进行评估，必要时对相关区域重新进行虫鼠勘测。

b. 日常监控要求

• 企业应建立防虫鼠管理程序，对防虫鼠设施的选择和布点进行规定。

• 昆虫防治装置包括风幕、灭蝇灯、外门密封条等，如使用灭蝇灯，建议优先选择粘捕式灭蝇灯，避免电击式灭蝇灯使用过程中产生的蚊虫尸体或飞溅碎片污染生产环境和产品。也可采用生物信息素等化学物质对昆虫进行引诱杀灭，一般不建议喷洒杀虫剂，如确需喷洒应有严格的控制和注意事项要求，防止对药品产生污染，对人员造成伤害。

• 鼠类防治装置包括粘鼠板、超声波驱鼠器、捕鼠笼、挡鼠板等物理防治，禁止使用灭鼠药。

• 企业应基于虫鼠勘测结果进行评估，根据评估结果确定日常监测点位。

• 一般情况下，捕鼠器放置在建筑物外围，灭蝇灯、驱鼠器和粘虫板放置在建筑物内部，特别是各出入口；挡鼠板放置在各主要出入口等；并绘制布点图、编号标识，典型的灭虫鼠设施见图 8-4~ 图 8-6。

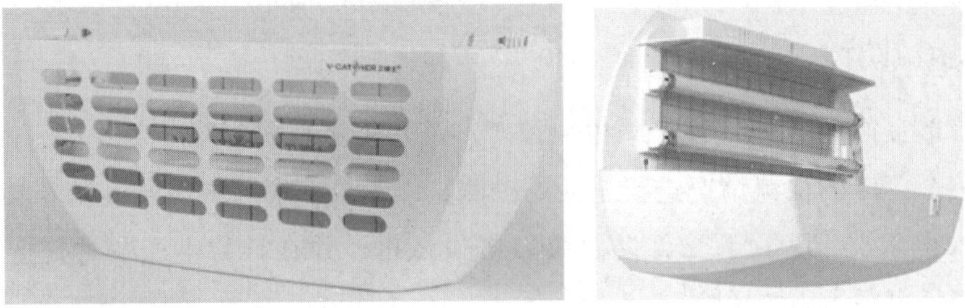

图 8-4　典型的粘捕式灭蝇灯

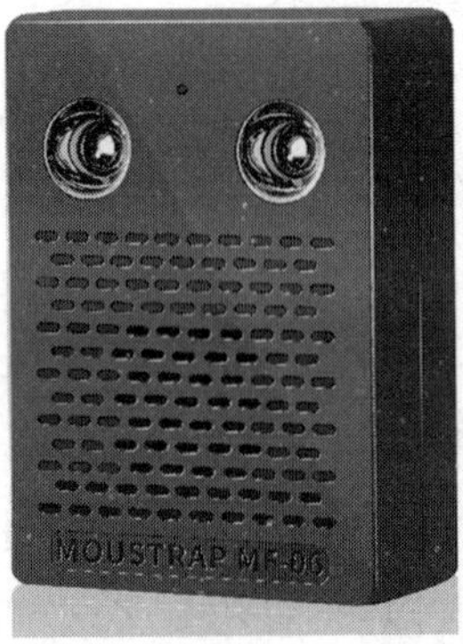

图 8-5　典型的电子驱鼠器

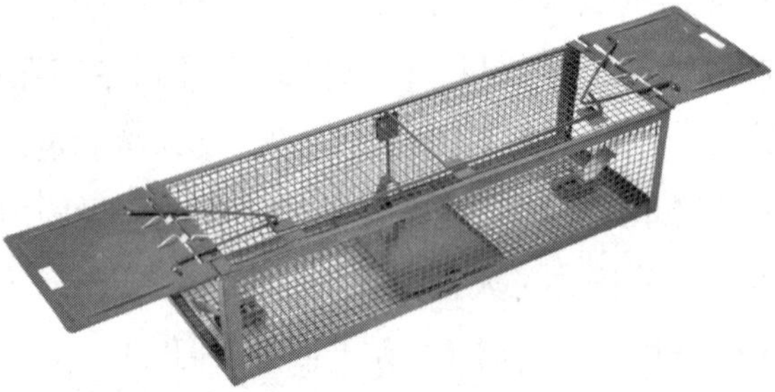

图 8-6　典型的捕鼠笼

● 企业应在日常对防虫鼠设施进行检查及维护，及时清理捕获物，并对捕获物进行记录，发现异常应及时分析原因，采取应对措施。

● 企业应定期对记录结果进行汇总和趋势分析，评估现有防控措施是否有效、必要时进行改进。

● 企业应定期对厂房设施进行维护，对设备设施出现的裂纹、泄露、老化等现象要及时修复，防止虫害的滋生。

● 如因施工或设备进出等原因而出现临时受控区域时，应对临时受控区域虫害风险进行分析，评估是否需要进行临时监测。

c. 第三方服务管理要求

● 厂区内虫鼠勘测及日常控制可委托有资质的虫鼠防治专业公司进行，资质包括营业执照、有害生物服务能力等级证书、环境管理体系认证证书及质量管理体系认证证书等，企业应与第三方公司签订委托协议。

● 第三方公司应对勘测或监测结果给出专业性评价，必要时提出改进措施。

● 企业应对第三方公司提供的勘测报告或日常监测报告进行审核，并对第三方公司提出的整改措施进行跟进、整改。

实例分析

A. 厂房布局:“同心圆”原则进行设计（图 8-7）

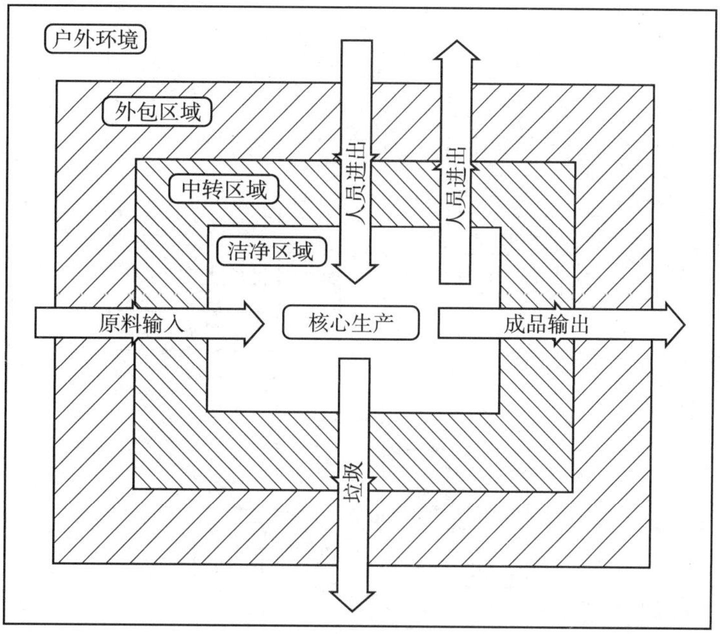

图 8-7 厂房“同心圆”原则布局设计

B. 口服固体制剂生产工艺流程布局示意图（水平物流，图 8-8）

说明：

a. 以下为口服固体制剂生产工艺流程的布局示意图，对于产尘量大且不能将粉尘有效去除时，可考虑在操作间与洁净走廊之间增加缓冲房间（前室），以便防止粉尘对洁净走廊造成交叉污染。

b. 如果工艺流程为连续制造，物料在不同设备中自动流转，各个功能间可考虑合并，例如：制粒干燥总混间、总混压片间等。

要点备忘

围绕产品防护，厂房设施、设备方面主要从以下 3 点考虑：

- 厂房的布置应符合以下原则：“按工艺流程合理进行平面布置；严格划分洁净区域；防止污染和交叉污染；方便生产操作”。

- 设备的设计、选型应尽可能降低发生污染、交叉污染、混淆和差错，便于操作、清洁、维护，以及必要时进行的消毒。
- 对厂房设施内持续进行污染监测和控制，如洁净区消毒、虫鼠监测和防控等。

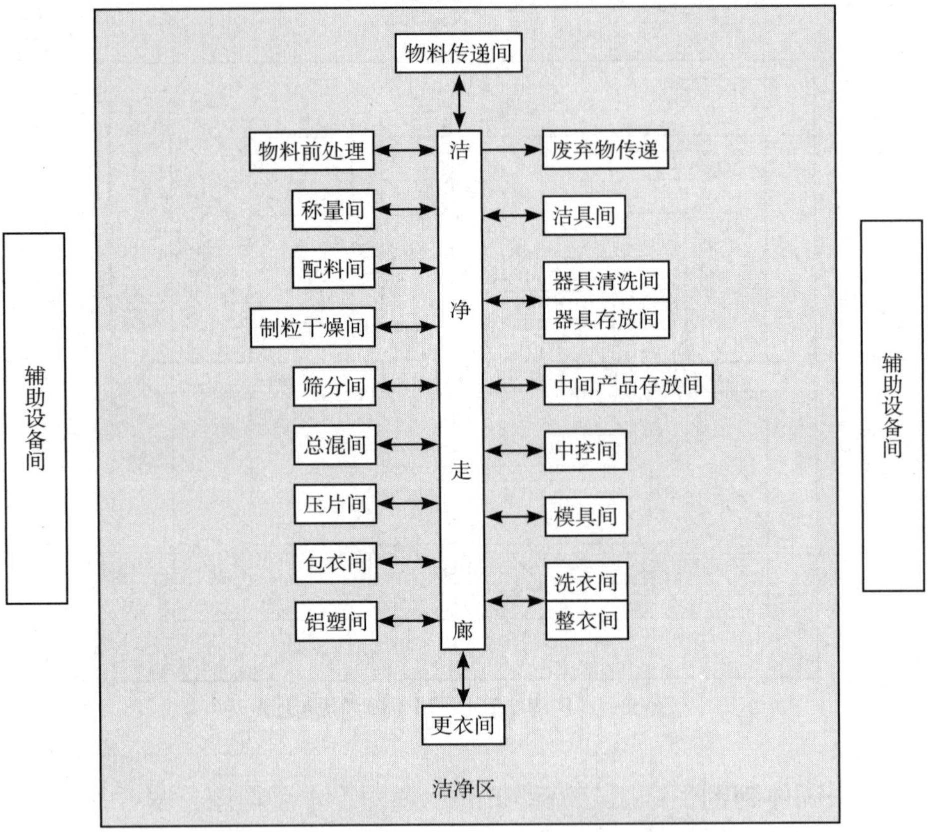

图 8-8　口服固体制剂生产工艺流程布局示意图

8.4 物料方面的要求

法规要求

药品生产质量管理规范（2010 年修订）

第四十七条　生产区和贮存区应当有足够的空间，确保有序地存放设备、物料、中间产品、待包装产品和成品，避免不同产品或物料的混淆、交叉污染，避免生产或质量控制操作发生遗漏或差错。

第六十条　接收、发放和发运区域应当能够保护物料、产品免受外界天气（如雨、雪）的影响。接收区的布局和设施应当能够确保到货物料在进入仓储区前可对外包装进行必要的清洁。

第六十二条 通常应当有单独的物料取样区。取样区的空气洁净度级别应当与生产要求一致。如在其他区域或采用其他方式取样，应当能够防止污染或交叉污染。

第七十七条 设备所用的润滑剂、冷却剂等不得对药品或容器造成污染，应当尽可能使用食用级或级别相当的润滑剂。

第一百零二条 药品生产所用的原辅料、与药品直接接触的包装材料应当符合相应的质量标准。药品上直接印字所用油墨应当符合食用标准要求。

进口原辅料应当符合国家相关的进口管理规定。

第一百零三条 应当建立物料和产品的操作规程，确保物料和产品的正确接收、贮存、发放、使用和发运，防止污染、交叉污染、混淆和差错。

物料和产品的处理应当按照操作规程或工艺规程执行，并有记录。

第一百零五条 物料和产品的运输应当能够满足其保证质量的要求，对运输有特殊要求的，其运输条件应当予以确认。

第一百零七条 物料接收和成品生产后应当及时按照待验管理，直至放行。

第一百零八条 物料和产品应当根据其性质有序分批贮存和周转，发放及发运应当符合先进先出和近效期先出的原则。

第一百一十二条 仓储区内的原辅料应当有适当的标识，并至少标明下述内容：

（一）指定的物料名称和企业内部的物料代码；

（二）企业接收时设定的批号；

（三）物料质量状态（如待验、合格、不合格、已取样）；

（四）有效期或复验期。

第一百一十四条 原辅料应当按照有效期或复验期贮存。贮存期内，如发现对质量有不良影响的特殊情况，应当进行复验。

第一百一十七条 用于同一批药品生产的所有配料应当集中存放，并作好标识。

第一百一十九条 中间产品和待包装产品应当有明确的标识，并至少标明下述内容：

（一）产品名称和企业内部的产品代码；

（二）产品批号；

（三）数量或重量（如毛重、净重等）；

（四）生产工序（必要时）；

（五）产品质量状态（必要时，如待验、合格、不合格、已取样）。

第一百二十四条 印刷包装材料应当设置专门区域妥善存放，未经批准人员不得进入。切割式标签或其他散装印刷包装材料应当分别置于密闭容器内储运，以防混淆。

技术要求

A. 物料选用

物料的选用通常应遵循以下原则：

a. 一般要求

- 原辅料及与药品直接接触的包装材料应当符合相应的质量标准以及药品注册批准证明文件及其附件载明的相关要求。
- 设备与药品直接接触的润滑部位应尽可能使用食用级或级别相当的润滑剂。
- 药品上直接印字所用油墨应当符合食用标准要求。

b. 对中药制剂所用物料的要求

- 中药制剂生产所使用的中药材和中药饮片的质量应当符合国家药品标准及省（自治区、直辖市）中药材标准和中药炮制规范，并应确保中药材来源相对稳定。
- 外购的中药饮片可增加相应原药材的检验项目。

B. 物料运输

a. 一般运输要求

- 物料的运输，应当根据物料的包装、质量特性并针对车况、道路、天气等因素，选用适宜的运输工具，采取相应措施防止物料出现破损、污染等问题。
- 物料运输过程中应该保护物料不受外界天气的影响。
- 应根据物料特性和储存条件（如温湿度）要求，在运输过程中采取必要的温湿度控制措施，确保运输过程符合物料的储存条件要求，对不能冷冻、不耐高温、需避光的物料均需采取一定的运输方式和必要的监控措施。

• 原辅料的包装形式应根据原辅料的特性、重量、运输过程中的受压、冲击和撞击来确定。

b 对中药使用物料的运输要求

• 中药制剂生产所使用的中药材、中药饮片以及中药提取物等物料，在运输过程中应当采取有效可靠的措施防止发生变质、串味。

• 特殊管理的物料（如：毒性中药材、易制毒化学品等）运输应当符合国家有关规定。

C. 物料验收、入库

• 接收、发放区域应当能够保护物料免受外界大气（如雨、雪）的影响，接收区的布局和设施应当能够确保到货物料在进入仓储区前可对外包装进行必要的清洁。

• 物料进入仓库后应对物料做好标识，避免混淆和差错，所有进厂物料均应有供应商的合格检验报告。

• 如接收的物料有涉及动物来源的，供应商需提供声明，说明具体来源于何种动物，是否存在 TSE（可传染性海绵状脑病）/BSE（疯牛病）的风险。

• 如物料涉及危险化学品的，供应商需提供危险化学品安全技术说明书（MSDS）。

• 特殊情况（如疫情期间）时，应按照国家以及当地具体的防控要求，对进厂物料施行检疫或其他防控、防护要求。必要时，可按要求对物料采取消毒等措施，确保物料不受污染。

• 接收中药材、中药饮片和中药提取物时，应当核对外包装上的标识内容；对每次接收的中药材均应当按产地、采收时间、采集部位、药材等级、药材外形（如全株或切断）、包装形式等进行分类，分别编制批号并管理。

D. 物料的取样

• 物料应在专门的取样间进行取样。

• 物料取样环境的洁净度级别应不低于被取样物料生产环境，为防止取样时对物料造成污染，应严格按规定的程序取样。

• 原辅料、有微生物限度要求的内包材的取样，应在相关洁净取样间中进行。

E. 物料的使用

a. 物料使用的一般要求

• 应制订物料领用、使用操作规程，内容应包括物料的储存、发放、剩余、损坏的处理等，物料使用后如有剩余需继续使用时，要及时密封。

• 不同产品的生产操作不能同时在同一个房间内生产。

• 在生产的各个阶段，所使用的物料应避免受到微生物及其他污染物的污染，进入洁净区的物料应经净化处理。

• 灭鼠剂、杀虫剂、熏蒸剂和消毒剂不得污染物料与产品。

• 在生产过程中应尽可能采取措施，防止对使用的物料造成污染和交叉污染，如：在生产过程中，对于干燥物料或产品，尤其是高活性、高毒性或高致敏性物料或产品，应当采取防止粉尘的产生和扩散的措施。

• 对于在疫情防控期间时，未按照防控要求进行检验或消毒的物料，不得用于产品的生产。

b. 中药制剂物料的使用要求

• 生产中药制剂产品时，使用的鲜用中药材在采收后应在规定的期限内完成投料。

• 在生产中药制剂产品过程中所使用的中药材，应有适当的措施防止微生物污染。洗涤拣选后的中药材，应使用流动的工艺用水，用过的水不得重复使用。不同的中药材不得同时在同一容器中洗涤。已经处理的中药材不能直接接触地面，更不得露天干燥。

实施指导

物料管理的重点在防止污染、交叉污染、混淆和差错，做好物料管理至少应做到：

• 所采购的物料必须符合规定的质量标准，如原辅料符合药用标准，其他物料（如润滑剂、油墨等）至少符合食用（或相当的）标准，所有的物料均应从经质量部门批准的供应商处采购。

• 做好物料验收（包括运输车辆）、入库，防止出现混淆、差错、污染和交叉污染，确保物料在规定的贮存条件下贮存。

• 做好仓储及生产各个环节人员的培训，熟练掌握各个环节的物料管理要求，做好相关记录，防止因人员操作失误导致发生差错、污染和交叉污染。

• 物料的运输应不影响其质量，对于中药材和中药饮片，在运输时，应当采取有效可靠的措施，防止中药材和中药饮片、中药提取物以及中药制剂发生变质。

• 对于中药材和中药饮片，仓库应当保持空气流通，并应按要求采用相应的设施或采取安全有效的养护方法定期进行养护管理。

A. 采购

• 采购食用级别的润滑剂应向供应商索要资质证明。

• 药品上直接印字的油墨应向供应商索要资质证明。

• 物料供应商应经质量管理部门批准后方可采购。

B. 取样

a. 设施设备及取样工具要求

• 物料应在专门的取样间（图 8–9）进行取样操作。

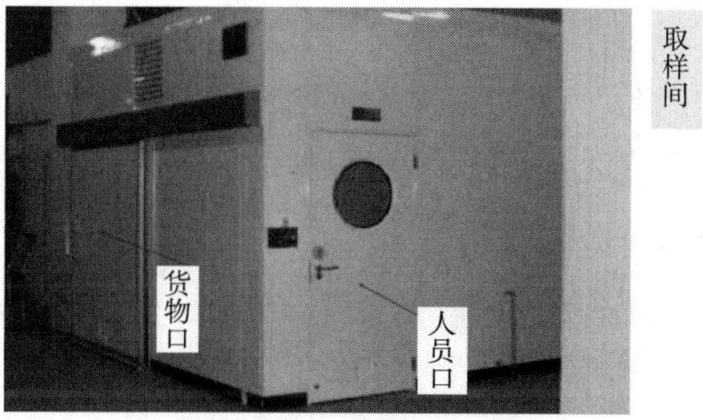

图 8–9 取样间示意图

• 取样区的空气洁净度级别应不低于被取样物料的生产环境，对于洁净取样间，需设置空调净化系统，应设置洗手设施，人流、物流分开设置，防止交叉污染。

• 取样设施应能预防因敞口操作与其他环境、人员、物料、产品造成的污染及交叉污染。

• 各种取样所使用的移液管、小杯、烧杯、长勺、漏斗等可用于取低黏度的液体，应尽可能避免使用玻璃器皿。高黏度的液体可用适宜的惰性材料制成的取样器具。粉末状与粒状固体可用刮铲、勺、取样钎等取样。

• 所有取样工具和设备应由不吸附、不反应的惰性材料制成且能保持洁净，使用后应充分清洗，干燥，并存放在清洁的环境里，必要时，使用前用水或适当的溶剂淋洗、干燥。所有工具和设备都必须有书面规定的清洁规程和记录。应证明取样工具的清洁操作规程是充分有效的。

● 根据物料特性建立相应的取样工具清洁规程，并明确清洁后的有效期。

b. 取样过程中防止污染或交叉污染的措施要求

● 取样前，物料应清洁、消毒、净化后方可传入洁净取样间进行取样。

● 在取样过程中，打开容器、取样、重新封口等环节，均应防止物料受到污染，对于取出的样品，也应做好防护，防止样品被污染或样品间发生交叉污染。

● 物料取样后应对取样间进行清洁后，方可进行下一种物料的取样，取样间清洁要有记录，以防止污染和交叉污染。

● 在进行物料取样后应及时恢复包装，防止物料受到污染，已取过样的物料应在放行后优先使用。

● 为避免印刷包装材料取样时存在混淆的风险，每次只能对一种印刷包装材料取样，所取印刷包装材料的样品不能再放回原包装中。样品必须有足够的保护措施和标识，以防混淆或被破坏。

● 中药材、中药饮片的取样人员应经中药材鉴定培训，以便在取样时能发现可能存在的质量问题。

C. 物料的运输和转运

a. 物料从供应商到厂区的运输

● 对不能冷冻、不耐高温、需避光的原料应采取一定的运输方式和必要的监控措施。

● 原辅料的包装材料必须符合国家标准或行业标准，物料在运输过程中应做好防护措施，防止运输过程中由于天气（雨、雪等）对物料造成影响。

b. 物料在厂内的转运要求

● 物料从仓储区向生产车间转运时，应采取必要的措施保护物料，防止特殊天气条件（如雨、雪、尘等）对物料造成污染或不良影响。

c. 物料从一般区向洁净区转运

● 物料向洁净区内传递时，应对物料表面进行清洁、消毒和净化后，方可传入洁净区，以防止未清洁彻底的物料外包装对洁净区造成污染。

● 物料向洁净区传递时，如需要除去带有物料标识的外包装，则应在内包装上重新贴好物料标识，防止物料传入洁净区后发生混淆和差错。

d. 洁净区内的物料转运或传递

● 原辅料、处理后物料、中间产品等在洁净区内传递时，需要做好密闭防护措施，防止不同物料之间造成交叉污染。

● 在转运或传递过程中，需对各类物料做好标识（如物料名称、有效期等），避免物料传递过程中出现混淆和差错。

D. 物料的储存

● 物料应按照类别分库、分区存放，在存放过程中做到五防，即防潮、防霉变、防火灾、防虫鼠、防污染。

● 仓库应按物料储存条件设冷库、阴凉库、常温库等，并配置温湿度计，定期或连续记录温湿度。

● 内包材与外包材分库或分区存放，液体物料贮存时应有防护措施。

● 产品包材应能防止药品变质，防止受到物理的、化学的作用，以达到防潮、防氧化、防光照、防高温等目的，物料可采用防潮包装、密封包装、避光包装及充填惰性气体。

E. 润滑剂的选用

● 应当使用食用级或级别相当的润滑剂，润滑剂原则上不应接触产品。

● 如直接接触产品的部件在保存期间为了防止锈蚀等因素使用了润滑剂，在使用前应对部件进行清洁，避免润滑剂直接接触产品，对产品造成污染。

F. 其他物品管理要求

由于生产过程中会经常使用到非直接用于产品的物品，如清洁房间或设备用的毛巾、百洁布、擦机纸等，操作过程中人员佩戴的口罩、手套等，这些物品如管理不当，也会间接对产品造成污染，对这些物品的管理要求如下：

● 对于生产过程中使用的某些生产耗材，如用于接触产品的手套或用于擦拭生产设备表面的擦机纸、绸布等，根据风险评估，可考虑进行微生物检验的取样。

● 用于洁净区清洁用的毛巾等，应按照清洁部位的不同（如擦拭地面、墙壁等）分开使用，建议可以用颜色进行区分，并做好标识。

● 用于洁净区的清洁工具和物品，在使用后应进行彻底清洗，统一放置到洁具间，并做好标识。

● 用于接触产品的手套应一次性使用，由于可能接触活性成分，使用后应统一收集后统一处理。

• 洁净区内清洁所使用的清洁工具和物品，应无脱落物并结合使用情况确定定期更换的周期。

8.5 生产工艺过程的要求

法规要求

药品生产质量管理规范（2010年修订）

第一百九十七条 生产过程中应当尽可能采取措施，防止污染和交叉污染，如：

（一）在分隔的区域内生产不同品种的药品；

（二）采用阶段性生产方式；

……

（七）采用密闭系统生产；

……

第一百九十八条 应当定期检查防止污染和交叉污染的措施并评估其适用性和有效性。

药品生产质量管理规范（2010年修订）中药制剂附录

第二十九条 在生产过程中应当采取以下措施防止微生物污染：

（一）处理后的中药材不得直接接触地面，不得露天干燥；

（二）应当使用流动的工艺用水洗涤拣选后的中药材，用过的水不得用于洗涤其它药材，不同的中药材不得同时在同一容器中洗涤。

第三十条 毒性中药材和中药饮片的操作应当有防止污染和交叉污染的措施。

实施指导

产品防护的概念要融入产品设计当中，工艺设计的每一步骤均应进行风险评估，从而确定各生产过程中各工序的产品防护措施，并在日常生产过程中严格按照规定要求进行生产操作，通常针对口服固体制剂的生产过程从以下 6 个方面考虑对产品防护的要求：

- 保护级别
- 工艺流程设计
- 生产过程中污染及交叉污染的防护
- 清场过程中污染及交叉污染的防护
- 高风险产品的特殊考虑
- 生产过程中废弃物处置

A. 保护级别

按照 ISPE 指南第二卷《固体口服制剂》的分级，产品的保护级别依据产品特性、生产工艺流程等设计要求，一般分为Ⅰ级、Ⅱ级和Ⅲ级三个保护级别，其中Ⅰ级和Ⅱ级为无洁净度要求的区域，分别对应口服固体制剂生产过程中的一般区和控制区，Ⅲ级为有洁净级别要求的区域，对应口服固体制剂生产过程中的 D 级区（表 8–2）。

表 8–2　产品保护级别的划分

保护级别	洁净区	非洁净区	
	D 级区	控制区	一般区
概念	生产操作过程中涉及产品、物料等暴露的区域	产品或产品接触的表面不暴露于该环境，但该区域的环境或活动可直接或间接影响产品的质量的区域	产品或产品接触的表面不暴露于该环境，且该区域的环境或活动对产品无直接影响或间接影响的区域
区域	包括产品、原料药暴露于室内环境之下的配料、生产、内包装区域以及产品取样、设备清洗间，设备与产品接触部件的存储区域	包括外包装区域、储存区域等	包括空调动力操作人员操作区及办公区域等
要求	该区域应对环境温度、湿度、压差、洁净度、微生物等进行控制并定期进行监测	该区域应对环境温度、湿度进行控制并定期进行监测	该区域环境控制是为了提供人员舒适度，应按照 GEP 要求进行设计、设定标准及调试，日常无需进行监控

B. 工艺流程设计

在进行产品工艺流程设计时，应考虑距离最短、便于操作的生产流程，物料的转运或传递尽可能在管路中传输进行，减少物料暴露的可能，从而降低产品污染和交叉污染的风险。口服固体制剂的工艺流程包括并不限于水平工艺流程、垂直工艺流程、联动工艺流程和连续制造流程，以下对该四种工艺流程进行简单介绍。

- 水平工艺流程，此流程为常规工艺流程，中间产品通过中转容器流转，见图8-10。
- 垂直工艺流程，此流程利用重力实现中间产品流转，见图 8-11。
- 联动工艺流程，采用密闭的联动方式从一台设备传输到下一台设备，见图8-12。
- 连续制造流程，此流程为生产过程中物料的持续投料，物料的持续转化，以及输出物料的同步去除。见图 8-13（ICH Q13 连续制造）。

以上四种工艺流程各有优缺点，从中间产品流转封闭程度、自动化程度、技术难度、中间产品转运环节、清洁工艺复杂度等方面进行对比分析，见表 8-2。

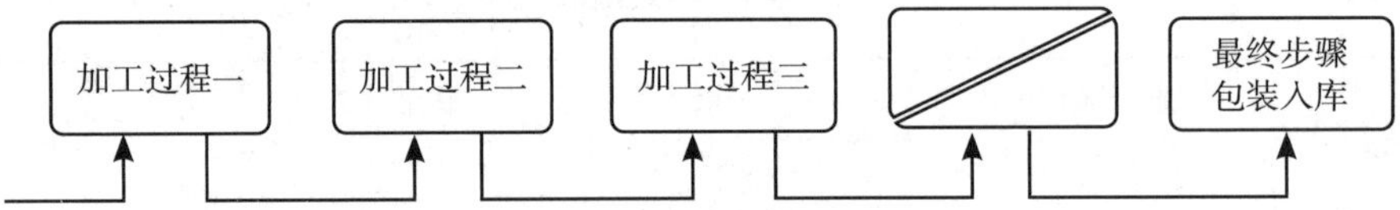

图 8-10　水平工艺流程原理示意图

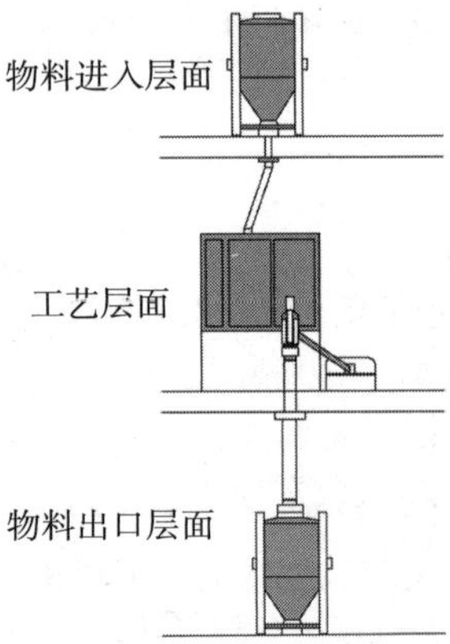

图 8-11　垂直工艺流程原理示意图

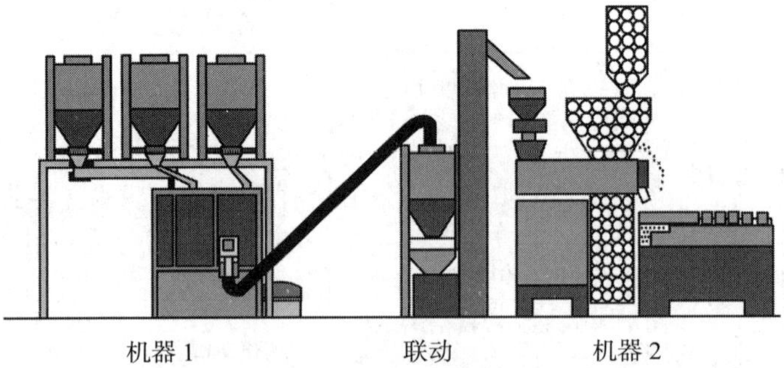

图 8-12　联动工艺流程原理示意图

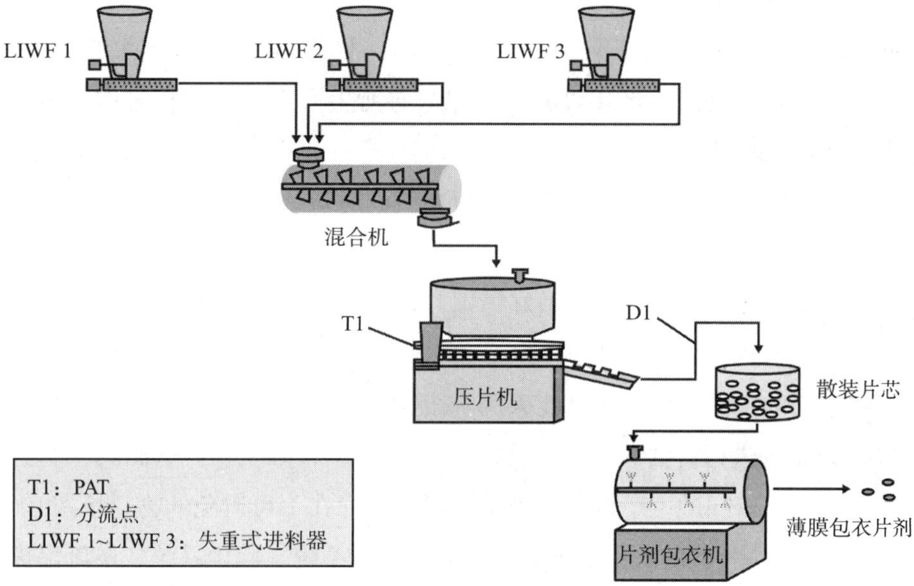

图 8-13　连续制造流程原理示意图

表 8-3 为四种口服固体制剂工艺流程的优缺点比较：

表 8-3　水平工艺流程、垂直工艺流程、联动工艺流程、连续制造流程比较

	优点	缺点
水平工艺流程	• 常规的建筑设计 • 技术难度低 • 清洁工艺简单	• 洁净区域较大 • 中转运输环节多
垂直工艺流程	• 中转运输环节少 • 自动化程度较高 • 封闭系统	• 技术较复杂 • 需要特别的建筑设计 • 清洁工艺较复杂
联动工艺流程	• 中转运输环节少 • 自动化程度较高 • 封闭系统	• 技术较复杂 • 清洁工艺较复杂
连续制造流程	• 中转运输环节少 • 自动化程度高 • 封闭系统 • 生产效率高	• 技术复杂 • 对工艺稳定性要求高 • PAT 技术要求高 • 清洁工艺复杂

C. 生产过程中的产品防护

产品防护一般依据生产工艺流程来设计，主要从建筑布局、建筑材料、空调系统及设备选型、材质等方面考虑。在整个生产过程中，通过适当的措施和管理来避免混淆、差错、污染及交叉污染，例如：生产操作、取样、称量、包装等。

a. 防止混淆和差错的措施

• 同一房间内，同一时间不得生产不同品种、不同规格、不同批次的产品。

• 每一生产操作间或生产用设备、容器应有所生产产品的物料名称、物料代码、批号、数量等状态标识。

• 外包装工序生产不同品种或有数条包装线同时包装时，应采取物理隔离或其他有效防止污染或混淆的设施。

• 在中间站储存的中间产品应做好标识，分品种、规格存放，防止混淆和差错。

b. 防止污染和交叉污染的措施

• 共线生产的不同品种应尽可能采用阶段性的生产方式，在更换品种时采用经验证的工艺对设备等进行清洁。

• 尽可能使用密闭的生产设备，当生产过程中存在不可避免的物料暴露时（如物料称量），必须采用相应的防护措施，如：局部排风系统、除尘系统、层流保护等。

• 生产过程中物料 / 产品的转移尽可能在管道等密闭系统内进行，如利用位差、压差（真空、压缩空气）通过管道密闭转移，也可采用特殊结构的装置密闭转移物料 / 产品，转移设施应专用，不可避免时应做好清洁验证。

• 采用隔离技术及局部吸尘的设备、捕尘设施等手段来防止粉尘产生和扩散，集中除尘时应有防倒灌的装置。

• 物料称量前，应开启称量罩，确保达到自净时间后方开始进行称量，以确保称量过程不会对物料产生污染。

• 在进行备料称量时，应先称量不易产尘的辅料，再称量易产尘的辅料，最后称量原料药，以避免原料药活性成分对辅料造成交叉污染，对于易挥发的液体物料，可以在使用前进行称量。

• 在生产过程中如有气体、蒸汽、喷雾物等产生时应在厂房设计及设备选型时予以考虑，尽量降低交叉污染。

• 直接接触物料和产品的进风（如用于物料干燥、产品包衣等）应经高效过滤器过滤，且需对过滤效果进行验证，并定期对其进行检测，以符合相应的标准要求，排风应当有防止空气倒流的装置。

• 生产过程中使用筛网时，应当有防止筛网断裂而造成交叉污染的措施。

• 使用过的工器具在转移至清洗间之前，应做好防护，防止对物料、产品或环境造成污染。

• 生产过程中配备具有一定精度的在线金属检测器，对产品中的金属异物进行检测并剔除。

c. 对中药制剂的防护要求

应当使用流动的工艺用水洗涤拣选后的中药材，不同药材应该分开进行洗涤，洗过一种中药材的水不得再重复用于洗涤另外一种中药材，不得在同一容器中进行不同中药材的清洗。

d. 其他防护要求

- 药品的防湿包装与密闭包装，一般需从包装材料、容器的密封、采用真空、充气包装技术等措施来解决，也可采用硅胶等吸湿剂或一些脱氧剂来解决，用到的吸湿剂或脱氧剂不应对产品造成污染。
- 药品的遮光包装应采用避光容器或在容器外再加避光外包装，避光容器可采用遮光材料如金属或铝箔等，或采用在材料中加入紫外线吸收剂或遮光剂等方法。

D. 清场过程中污染及交叉污染

生产过程中的清场是防止污染和交叉污染的重要手段。为防止交叉污染和混淆，还应考虑：

- 非专用生产设备、管道、容器、工具应按规定清洗或消毒，清洁程序应经过验证。
- 直接接触药品的设备、管道、工具及容器具等应按验证确定的周期进行清洗。
- 包装工序调换品种时多余的标签及包装材料应全部按规定处理。
- 对于难以清洗的部件（如制粒用滤袋），建议分产品专用。
- 清洁工具必须不脱落纤维且易清洗。

E. 特殊性质药品考虑

对于具有特殊性质的药品，如青霉素类高致敏产品，生产过程中的污染及交叉污染防护更为重要，主要从以下方面加以考虑：

- 高风险产品应特殊考虑其防护措施，如生产青霉素类药品采用专用和独立的厂房、生产设施和设备，产尘量大的操作区域应保持相对负压。
- 生产青霉素类药品时，排至室外的废气应经净化处理并符合要求，排风口应远离其他空气净化系统的进风口，对排风系统应定期进行微量青霉素的监测。
- 生产 β-内酰胺结构类、性激素类避孕药品必须使用专用设施（如独立的空气净化系统）和设备，并与其他药品生产区严格分开。
- 对于生产高致敏类产品（如青霉素）来说，来源于设备上的活性成分、起始物料、中间体，或来源于人员衣物等非可控的释放所造成的交叉污染（如粉尘、气体、蒸汽、气溶胶等)，需要对这些污染的风险进行评估和控制。

F. 生产过程中废弃物处置

生产过程中的废弃物管理对于防止污染、交叉污染、混淆和差错也很重要，主要从以下方面采取措施：

- 生产过程中废弃的内包材、中间产品、待包装产品等应单独存放于容器中，做好标识，并在隔离区妥善保存。
- 过期或废弃的印刷包装材应当予以销毁并记录。
- 废弃物应尽量通过专用通道传出，如不能专用，应做好防护确保不对环境造成污染。
- 高致敏类产品（如青霉素类）、生物活性类等产品的废弃物应按照相关规定进行处理。

实例分析

层流保护

a. 图 8–14 举例说明了单向气流的流向中若存在阻碍物，生产操作者可能会受到悬浮颗粒物的污染。

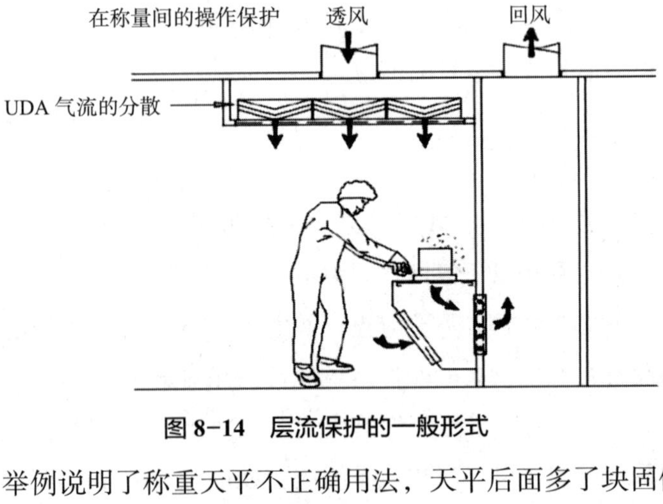

图 8–14　层流保护的一般形式

b. 图 8–15 举例说明了称重天平不正确用法，天平后面多了块固体挡板，导致了回风口的通道受阻，于是房内垂直气压增加，给操作者带来了危险。

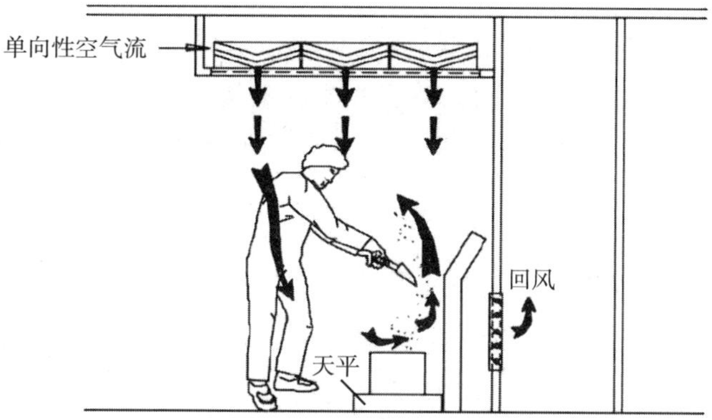

图 8-15 使用天平气流不正确示例

c. 操作者不应站在导致产品污染的气流方向上，图 8-16 为正确的操作方式。

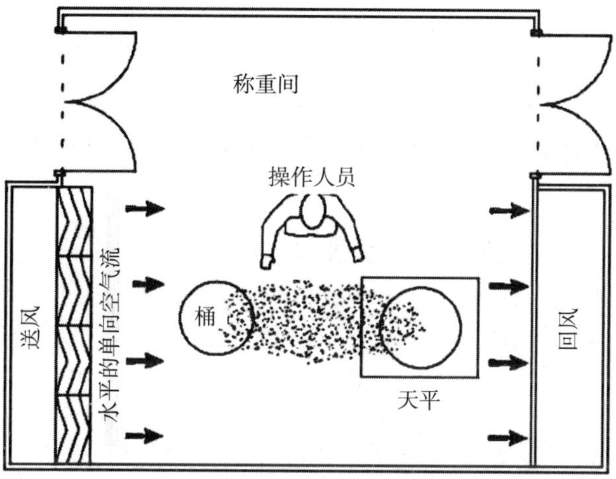

图 8-16 使用天平气流正确示例

8.6 成品储运过程的要求

法规要求

药品生产质量管理规范（2010 年修订）

第一百零三条 应当建立物料和产品的操作规程，确保物料和产品的正确接收、贮存、发放、使用和发运，防止污染、交叉污染、混淆和差错。

物料和产品的处理应当按照操作规程或工艺规程执行，并有记录。

第一百零五条 物料和产品的运输应当能够满足其保证质量的要求，对运输有特殊要求的，其运输条件应当予以确认。

第一百零八条 物料和产品应当根据其性质有序分批贮存和周转，发放及发运应当符合先进先出和近效期先出的原则。

实施指导

A. 储存过程

a. 储存条件

药品在储存过程通常要考虑光照、温度、湿度以及其他外部因素对药品的不利影响，并严格依照药品规定的储存条件进行储存。

- 光照：要避免阳光直晒，对光线敏感的药品还应有遮光措施，如棕色瓶、铝箔袋等。
- 温度：要按照药品包装标示的温度要求储存。
- 湿度：应根据产品特性规定产品储存环境的湿度。
- 灰尘：密闭保存，防止灰尘侵染。

b. 储存设施

库房的选址、设计、布局、建造、改造和维护等要符合药品储存的要求，避免污染、交叉污染、混淆和差错。例如：

- 药品仓储区要与办公区和生活区分开一段距离或者有隔离措施。
- 库房内外环境要整洁，无污染源。
- 库房内墙、顶要光洁，地面要平整，门窗结构要严密。
- 库房有可靠的安全防护措施，对无关人员的进入进行控制管理，防止药品被盗、替换或者混入假药。
- 有防止室外装卸、搬运、接收、发运等作业受异常天气影响的措施。
- 有通风设施以及温湿度控制设施。
- 有适宜的防虫防鼠设施，如捕蝇灯、挡鼠板、捕鼠器等。
- 有足够的照明。

c. 储存管理

药品储存过程要防止破损、污染和混淆，确保其符合预期用途，采取的控制措施包括：

- 在人工作业的库房储存药品，按质量状态实行色标管理：合格药品为绿色，不合格药品为红色，待检或退货等待确定状态的药品为黄色。
- 在自动化仓库存储药品，要进行相关计算机化系统验证，确保系统符合预定用途。
- 搬运和堆码药品要严格按照外包装标示要求规范操作，堆码高度符合包装图示要求，避免损坏药品包装。
- 按批号堆码，不同批号的药品不得混垛。
- 产品应保持适当的垛间距，与库房地面、内墙、顶、温度调控设备及管道等设施也应保持适当的间距。

B. 运输过程

a. 运输过程要求

运输过程要对药品做好足够的防护，确保不会对药品造成不良影响，产品运输过程要求如下：

- 运输包装和容器的选择要基于药品的储存和运输要求、药品数量所需的空间、预期的外部极端温度、估计最长运输时间等。
- 运输包装上要印有或贴有标签，除了提供药品通用名称、规格、生产日期、有效期等信息外，还要提供储存要求、防护措施、运输注意事项或者指示性标志等信息，指示性标志参见 GB/T 191《包装储运图示标志》的规定。
- 运输冷藏、冷冻药品的冷藏车及车载冷藏箱、保温箱应当符合药品运输过程中对温度控制的要求。冷藏车应当具有自动调控温度、显示温度、存储和读取温度监测数据的功能；冷藏箱及保温箱应当具有外部显示和采集箱体内温度数据的功能。
- 运输过程中的条件（如温度、湿度）要控制在药品要求的储存条件范围内，如果发生了超标情况，要通知发运方和（或）接收方，调查超标的原因并评估对药品质量的影响。

b. 对运输工具的要求

- 运输车辆、容器要密闭，防止灰尘和异物的侵入。
- 运输车辆要定期清洁或消毒，要定期检查安全防护措施的有效性。
- 温 / 湿度记录仪要至少每年定期维护和校准一次。

c. 运输验证

- 企业应对运输路线进行风险评估，确定运输验证的区域和路线，对于温湿度比较敏感的药品需考虑进行必要的运输验证并进行日常的监控。
- 运输验证要涵盖从库房至交付地点的全程，用于监测的温 / 湿度记录仪通常位于包装箱、车辆或集装箱内，其具体位置和数量经风险评估确定。

9 职业健康、安全和环境

本章节对职业健康、安全和环境（health, safety and environment, HSE，通常也写作 EHS）以及受控物质等进行了概述，总结了企业在 EHS 方面应考虑的各种风险，并提出了一些能降低这些风险的技术和措施，希望在此方面提供一定的参考。

9.1 总体考虑

背景介绍

口服固体制剂生产企业在职业健康、安全和环境方面存在的风险主要有以下 5 种类型：

- 因职业性质而产生的粉尘、化学、物理、放射性、生物或其他因素的接触。
- 由工艺危害导致的人身伤害。
- 设备设施使用过程中可能造成的人员伤害和安全风险，如：火灾风险、爆炸风险、触电风险、机械伤害、高处坠落等。
- 向环境中释放有害物质。
- 公众反应和应急预案。

企业应系统的考虑如何防止或降低各种类型的风险。

在我国，《中华人民共和国职业病防治法》《中华人民共和国环境保护法》和《中华人民共和国安全生产法》等相关法律法规是药品生产企业考虑职业健康、安全和环境问题时必须遵守的。

除此之外，企业在具体执行过程中还可参考国内外 EHS 相关的其他法规或指南，如：ISO14001《环境管理体系》、GB/T24001《环境管理体系》、ISO45001《职业健康安全管理体系》、GB/T45001《职业健康安全管理体系》、GB/T33000《企业安全生产标准化基本规范》等。

企业应主动识别相关监管机构及其监管动态和监管内容，监管机构和监管内容包括但不限于：

- 应急管理部门：安全生产管理、消防管理、应急管理等。
- 卫生行政部门：职业健康管理等。
- 生态环境部门：环境监察执法、环境影响评价与排放管理、应急管理等。
- 公安部门：监管化学品（易制毒、易制爆、剧毒、民用爆炸品等）的采购、保管、使用和运输等。
- 市场监督管理部门：特种设备的生产（包括设计、制造、安装、改造、修理）、经营、使用、检验、检测和特种设备安全的监督管理。
- 工信部门：禁化武监管化学品等。

9.2 职业健康

法规要求 ……………………

中华人民共和国职业病防治法

第一条 为了预防、控制和消除职业病危害，防治职业病，保护劳动者健康及其相关权益，促进经济社会发展，根据宪法，制定本法。

第二条 本法适用于中华人民共和国领域内的职业病防治活动。

本法所称职业病，是指企业、事业单位和个体经济组织等用人单位的劳动者在职业活动中，因接触粉尘、放射性物质和其他有毒、有害因素而引起的疾病。

第三条 职业病防治工作坚持预防为主、防治结合的方针，建立用人单位负责、行政机关监管、行业自律、职工参与和社会监督的机制，实行分类管理、综合治理。

用人单位应依据《中华人民共和国职业病防治法》及相关法规、标准的要求开展职业病防治工作。职业健康管理的对象是职业病危害及其导致的健康风险，目的是预防、控制和消除职业病危害，预防职业病，保护劳动者健康及其相关权益；主要的工作内容有职业病危害因素的识别、风险评估、监测和评价，危害因素的控制以及职业健康监护等。

9.2.1 员工健康危害的识别与评估

背景介绍

职业危害因素的识别应充分、无遗漏，识别的范围包括生产活动与非生产活动。对于生产活动，按照工艺步骤列出生产活动清单，以固体制剂为例，包含称量、配料、制粒、混合、压片、包衣与包装等；对于非生产活动包括取样、检验、清洁以及设备修护保养、安装调试等。对于识别出的作业活动，要求对其涉及的粉尘、化学因素、物理因素等进行全面识别，包含危害特性、进入途径、接触时间、接触量、接触人数等信息，以便用于风险评估。

员工与危险物质接触的风险是由两个因素产生的：危险本身和接触机会。危险取决于物质的毒性或药物活性。工人与活性药物成分或其他化学药品产生联系表现为接触。使用“分级控制”可以使接触降至最小程度。分级控制综合运用工程控制措施、管理控制和个人防护用品（PPE），有效降低员工暴露在危险物质中的风险。

技术要求

在我国，《工作场所有害因素职业接触限值 第 1 部分：化学有害因素》（GBZ2.1）规定了工作场所化学有害因素的职业暴露限值，《工作场所有害因素职业接触限值 第 2 部分：物理因素》（GBZ2.2）规定了工作场所物理因素职业暴露限值。对于尚未建立职业接触限值的职业病危害因素，可参考其他国家职业健康管理机构发布的接触限值，如美国 OSHA（Occupational Safety and Health Administration）、英国 HSE（Health and Safety Executive）、美国 ACGIH（American Conference of Governmental Industrial Hygienist）等；原则上应使绝大多数劳动者即使反复接触该因素也不会损害其健康。

A. 药物及化学品职业接触分级管理

制药处方的危险以活性成分的危险最为典型，其危害性可以用职业接触限值（occupational exposure limit, OEL）衡量，职业接触限值可以分为不同职业接触等级（occupational exposure bands, OEB）。工业界化学药品职业接触等级可采取以下方式（表 9–1）：

表 9-1 OEB 分级、范围、危害特性及建议控制策略

OEB 分级	OEL 范围	危害特性	建议控制策略
OEB1	OEL ≥ 1000μg/m^3	非强效的低危害活性药物成分，不会导致短期或长期的副作用；可能产生经过治疗可逆的和非致命的医学影响；无需医疗干预；立即出现明显警示症状；确定对人类无致癌作用；对呼吸系统无刺激性，不会引起过敏（哮喘样）反应	常规的房间通风系统，带有局部排气通风的常规开放式设备
OEB2	1000μg/m^3 > OEL ≥ 100μg/m^3	非强效的低危害活性药物成分，可能产生经治疗可逆的和非致命的医学影响；无需医疗干预；立即出现明显警示症状；可能对人类致癌；对呼吸系统无刺激性，不会引起过敏（哮喘样）反应	半封闭或全封闭的物料转运系统；层流/定向层流，工程化的局部排气通风
OEB3	100μg/m^3 > OEL ≥ 10μg/m^3	非强效的低度至中度危险的活性药物成分，可能会导致低度至中度的短期不良反应，可能有轻微的长期不良反应，警示症状不剧烈，可能立即发生，也可能延迟，是可治疗和可逆的，无需医疗干预；可能对人类致癌；有轻微到中度的呼吸系统刺激性，不会引起过敏（哮喘样）反应	使用直接耦合或封闭的系统进行转移，选择使用单向流设备
OEB4	10μg/m^3 > OEL ≥ 1μg/m^3	中度至高度危险的活性药物成分，可能导致中度到高度的短期不良反应影响；可能有中度长期不良反应；警示症状是轻微或严重的，可能会延迟，可能不可逆，也可能无法治疗恢复；可能需要医疗干预；可能或确定对人类致癌；被认为对呼吸系统有中度刺激，会引起过敏反应	全封闭工艺；直接耦合传递；隔离技术
OEB5	OEL < 1μg/m^3	强效的极其危险的活性药物成分，可能引起极端的、危及生命的短期不良反应影响；已知严重的长期不良反应；不产生警示症状，影响不可逆的，不可医学治疗的；需要立即进行医学干预；对人类致癌；被认为对呼吸系统有严重刺激或腐蚀性，并被认为会引起严重的过敏（哮喘样）反应	隔离技术；远程操作；全自动化

注：此表格参考《中国制药工业 EHS 指南（2020 年版）》。

所有用于口服固体制剂和吸入制剂生产或设备维护中的化学药品，企业都应了解其 OEL，进行职业暴露风险评估，通过工程控制、管理控制和个人防护等分级控制措施确保员工的个人接触剂量低于职业接触限值。在生产过程中，应当总结出一整套化学药品的相对危害性经验，并将其用于确定合适的工程控制方法。这样的方法可以有效地控制工人在安全水平内接触药物。项目建设时，职业病防护设施必须与主体工程同时设计、同时施工、同时投入生产和使用。

在评价工作场所职业卫生状况或劳动者个人接触水平时，应正确运用时间加权平均容许浓度（PC-TWA）、短时间接触容许浓度（PC-STEL）或最高容许浓度

（MAC）。PC–TWA 是评价劳动者接触水平和工作场所职业卫生状况的主要指标，职业暴露限值评估时主要使用该指标；PC–STEL 是为了限制劳动者在一个工作日内短时间（15 分钟）过高浓度的接触；MAC 则是为了防止瞬时高水平接触导致的快速发生的急性不良健康效应。

B. 化学有害物质接触途径

活性药物成分或有害物质，通过以下方式进入人体：

- 吸入：直接吸入空气中的悬浮粒子。
- 皮肤：通过皮肤与悬浮粒子直接接触或通过被污染的手、脚或设备与之间接接触。
- 眼睛：直接与空气中的悬浮粒子接触或通过被污染的手与悬浮粒子产生间接接触。
- 食入：由被污染的手将悬浮粒子送入口中。
- 伤口：被产品污染的利器刺入皮肤。

C. 化学有害因素职业接触风险分级及控制

对于化学因素，其接触风险分级及可采取的控制策略见表 9–2。

表 9–2　化学因素接触风险分级及可采取的控制策略

接触风险分级	等级描述	推荐的控制措施
0（≤ 1%OEL）	基本无接触	不需要采取行动
Ⅰ（＞ 1%，≤ 10%OEL）	接触极低，根据已有信息无相关效应	一般危害告知，如标签、SDS 等
Ⅱ（＞ 10%，≤ 50%OEL）	有接触但无明显健康效应	一般危害告知，特殊危害告知，即针对具体因素的危害进行告知
Ⅲ（＞ 50%，≤ OEL）	显著接触，需采取行动显著活动	一般危害告知、特殊危害告知、职业卫生监测、职业健康监护、作业管理
Ⅳ（＞ OEL）	超过 OEL	一般危害告知、特殊危害告知、职业卫生监测、职业健康监护、作业管理、个体防护用品和工程、工艺控制

注：a. 一般危害告知是指通过包括标签和其他警示形式、安全数据表及培训等措施进行的综合的危害信息交流；特殊危害告知则是对某一具体化学有害因素特定危害所进行的告知。

b. 作业管理包括对作业方法、作业时间等制定作业标准，使其标准化；改善作业方法；对作业人员进行指导培训及改善作业条件或工作场所环境等。

实施指导

企业可参照《用人单位职业病防治指南》（GBZ/T225）开展职业健康管理和职业病防治工作。

A. 风险评估与评价原则

为了避免与有害物质的接触，需要让操作者了解他们在哪里可能暴露在有害环境中，针对生产过程识别出职业危害因素，进行风险评估，风险评估可分为定性评估和定量评估。

定性评估要全面识别各种作业活动的职业病危害因素，确定危害因素的监测与监测频率。定性评估需要考虑的内容包括但不限于：

- 识别所有单元操作，以工序或特定功能房间为基础进行识别。
- 收集工作场所特征。
- 工艺操作信息。
- 物理、化学及生物危害因素等。
- 分析劳动力特征，包括工作任务、工种、工人数量、有效接触时间、劳动强度等。
- 分析职业病危害因素以及对人体健康影响的相关资料，包括环境因素特征、健康效应资料以及职业接触限值等。

定量分析包括了在进行规定任务的同时，对处在生产区域的员工和区域的环境进行分析；如：空气中粉尘浓度分析、噪音检测、员工体检等。通常在定量风险评估完成后，会做出进行定量测定的决定。该决定作为控制差距分析的一部分，收集数据进而制定控制有害物质暴露的方法。

风险评估或控制差距分析　一个简单的控制技术差距分析应有助于确保员工不会在生产、取样、清洁和维护过程中过度暴露在有危害性物质的环境中。职业病危害风险评估涉及：

- 确定所关注的活性药物成分或其他化学药品的具体的职业暴露限值或暴露等级。
- 确定在当前各工序的位置应采取的控制技术。
- 从当前的技术控制中寻找危害性物质暴露的证据。
- 进行类似操作得出低于极限值的数据，并用它来估算出空气中可能存在的粉尘和可能释放的化学药品的数值。

当可以从各个工序和技术中得出有关数据时，就可以评估控制程度了。这里描述的技术可以提供必要程度的防护。在科学的基础上，应该包含该技术的确认。应执行差距分析中指定的升级工作。

防护方法可能在生产工艺中识别，程序操作应建立在理解生产工艺的基础之上。表 9–3 列举材料物理特性的处理和生产中能源输入对暴露可能性的影响。这项评估应该由同时具有工艺和防护知识的人员根据具体情况而进行。

B. 影响危险物质暴露的材料或工艺因素

在表 9–3 中对影响危险物质暴露的材料或工艺因素进行了阐述。

表 9–3　影响危险物质暴露的材料因素或工艺因素

A 部分：物理性质对有害物质暴露的影响		
属性	风险较低	风险较高
干 / 湿	潮湿	干燥
粒子大小	大	小
流动性	可预测	难于处理
比重	高	低
结构	晶体	非晶体
防静电	否	是
B 部分：工艺属性对有害物质暴露的影响		
属性	风险较低	风险较高
工艺设备	封闭设计	敞开式
工艺能量输入	无能量或周转速度，低温	高速机械运动，高温
压差	低	高
单元操作之间传输	无	多单元
操作败人员培训	频繁，实时更新	很少
操作技术或技能	无要求	高度依赖
任务类型	固定	不固定
持续时间	短	长
任务频率	单次	多次

注：危险物质暴露的一般规律是，被处理物质的能量越大，污染产生的概率就越大。

9.2.2 员工健康危害的控制

技术要求

根据风险评估的结果，制定职业病危害因素的控制策略。职业病危害因素的总体控制策略遵循如下优先性排序，选用一项或多项控制措施，将风险降低到可接受的范围：

● 消除替代——采用有利于保护劳动者健康的新技术、新工艺、新材料、新设备，用无害替代有害、低毒危害替代高毒危害的工艺、技术和材料，从源头控制劳动者接触有害因素。

在制药行业里，采用危害消除替代的方法有时不容易实现，因而以下 3 种控制方法应用更为广泛：

● 工程控制——根据生产工艺和有害因素的特性，采取防尘、防毒、通风等工程控制措施，使劳动者接触或活动的工作场所有害因素的浓度符合卫生要求。

工程控制推荐措施包括但不限于：

楼层平面布置：通常需要考虑人流、物流、更衣、清洗、沐浴等方面的要求，对工作区域进行隔离，并且要具有良好稀释通风与 / 或气压差条件，除此之外，常常需要注意对支持和维修活动的防护措施。

建筑材料：生产区域的建筑材料需符合 GMP 要求，同时根据具体要求达到方便清洗、防潮；更衣室、淋浴间 / 喷雾间除了要求材质满足 GMP 要求之外，还要防潮、易清洗、不易积垢。

处理毒性材料时，要安装通风罩或隔离装置。

在装卸物料操作中尽量使用封闭式系统，以使逃逸排放降低到最低。

生产过程制粒机、干燥机、混合机封闭并通过空调装置进行通风。

压片、包衣与胶囊充填使用灰尘与溶剂隔离系统，包衣岗位如使用有机溶剂时要连接废气吸收装置。

● 管理控制——通过制定并实施管理性的控制措施，控制劳动者接触有害因素的程度，降低危害对健康的影响。如轮岗、减少工作时间、改善作业方法等。管理控制的另一种形式是建立指导人员安全操作设备的 SOP。

● 个人防护——当所采取的控制措施仍不能实现对接触的有效控制时，应联合使用其他控制措施和适当的个人防护用品。

个人防护用品（personal protective equipment, PPE）——由工作人员在适当的时

刻佩戴用于防止接触化学药品或人身伤害的特殊用品，如呼吸防护用品、防护手套、防护服、听力防护用品等。

实施指导

A. 工程控制

固体制剂生产过程中，粉尘是一个重要的化学危害因素。在人员健康防护中，尤其要关注粉尘的扩散问题。目前制药行业中常用的防止粉尘扩散的控制策略主要包括：通风控制和密闭技术。对于含有高致敏性、毒性及其他高活性 API 的固体制剂，也可采用隔离技术。

a. 通风控制

固体制剂生产企业常用的通风控制方式包括但不限于：

- 一般的排气通风，需供应和排放大量的空气通过生产厂房以释放排放物。
- 局部通风系统，围绕工艺设备周边排放气体，减少操作者接触有毒有害物质。
- 层流系统，小面积或小容积用量区域（100ft/min）向下气流围绕工作台，将污染物排出操作者的呼吸范围。

企业应结合物料特性，选择合理的通风方式。各种通风方式的优缺点见表 9-4。

表 9-4　各种通风方式的优缺点

通风方式	优点	缺点
一般的排气通风	易于排放排放物，如蒸汽和气体	用专门设计的罩子捕尘； 不能有效对高风险物料排放控制，常与一些 OSD 其他设施联用； 一般空气的流速太低不能捕获大多污染粒子，导致粉尘排放； 需要通过空调系统控制，成本高
局部通风系统	用专门设计的罩子捕尘； 减少房间空调净化系统通风量	不能将污染物有效地排放出去； 依赖于操作者的技术； 如果局部通风系统运行异常，污染物可能会进入产品中； 用局部排风系统（LEV）收集分散产品； 空气清洁装置可能需要防爆保护
层流系统	适用于手工进行的操作，其他方法操作困难； 避免二次操作单元受污染的控制	直接向地面排放，导致清洁问题； 依赖于操作者的技术； 耗费电能来获得大量的高质量洁净空气

b. 密闭技术

制药企业常用的密闭控制措施是指：将工艺的部分或所有步骤密闭在小空间内。如自动分装系统，重力堆积工艺，用中间体容器转移高活性的物料；通过压缩空气传送，在一个空间里进行多重操作，用活性 / 非活性的控制阀控制内容物等。

企业应结合物料及工艺特性，选择合理的密闭方式。在设施设备选择时要注意以下特点：密闭系统主要处理空气的悬浮粒子，而不是在产品表面堆积的污染。建议对交界面和表面进行擦拭检测以便确定产品在表面的残留水平。

必须考虑从密闭工艺从内向外穿越过的所有部位。例如，搅拌上的轴穿越部位加料系统和开关阀板，用于填充和清空固体物料排风系统和过滤设施，必须使用粉尘收集罐和过滤介质等系统来密闭处理。密闭系统作为操作保护方面要求设备和容器内部负压，减少粉尘扩散，符合 GMP 要求时不应使用黑色或塑料密封件。密闭方式的优缺点见表 9-5。

表 9-5　密闭方式的优缺点

密闭方式	优点	缺点
密闭工艺	排放单元操作范围内的排放物； 外部污染不易进入产品； 可将产品按不同的技术部分设备隔离开，以限制生产厂地的大小； 减少了空间管理的需要； 减少了空气过滤系统的容积	设备成本高； 工艺灵活性可能受到限制； 一些单元操作不易于在线清洗，所以一些设备需要进入前进行清洗

固体制剂生产常用的密闭方式有：

• 密闭填充系统：密闭填充系统是指通过特殊适配头用于在线的桶填充。填充时，填充器连接过滤头，桶的边缘用垫圈压紧（图 9-1）。

• 容器清空站：通过锥体位置的自动调节，从容器中放出产品（图 9-2），锥体系统也可用作定量给料系统。较大的锥体横断面可以清空流动性差的产品。

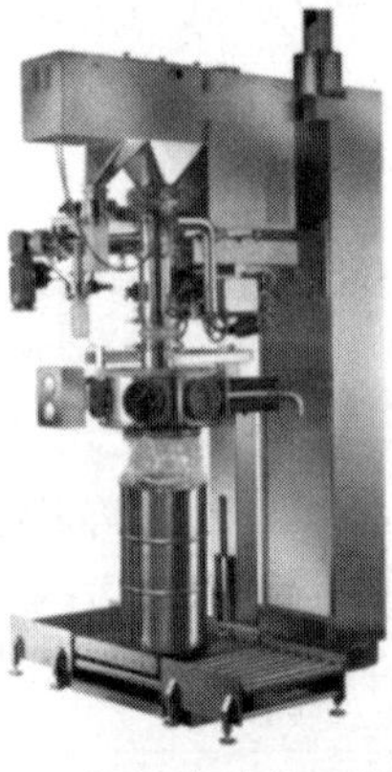

图 9-1　桶填充密闭系统示例

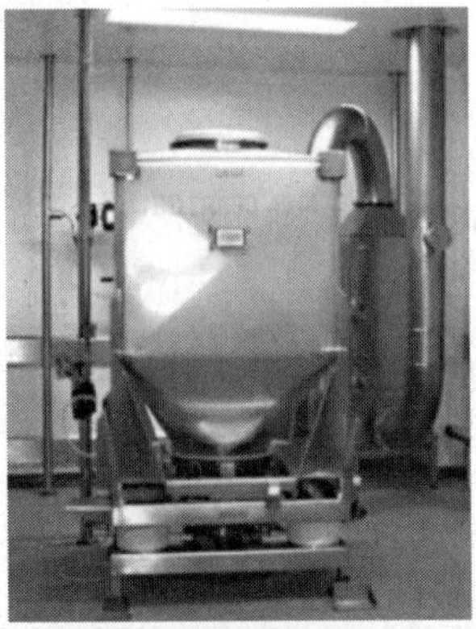

图 9-2　容器清空站示例

● 分离阀门系统（αβ 阀）：分离阀门系统由主动阀和被动阀 2 部分组成，主动阀装有驱动装置，附在清空和添加位置；被动阀装在容器进口和出口处。两种阀片一起形成了分离阀门系统（图 9–3）。

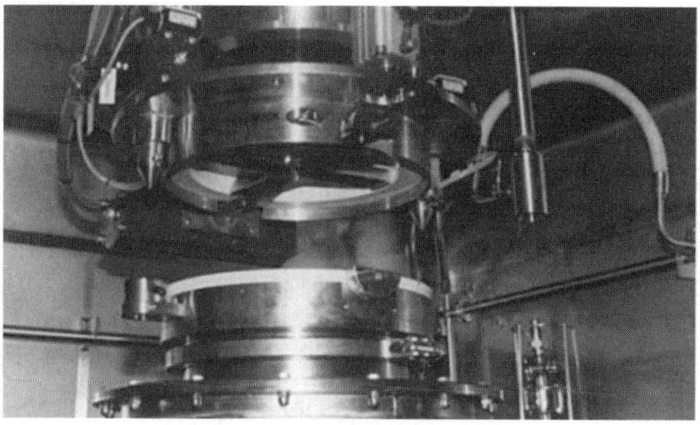

图 9–3　分离阀门系统示例

在加料和清空过程中，两个部件与锥体系统先密切结合在一起，随后打开。应该注意，图 9–4 中系统的清空打开设计为小横断面（直径 50~300mm），在不用附加帮助的情况下，只适合清空易流动的产品。

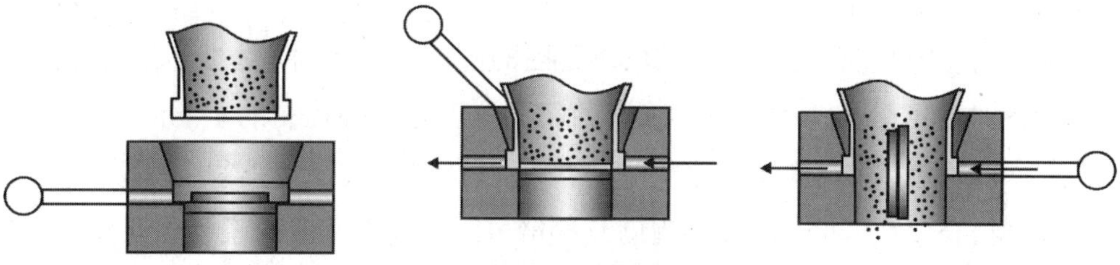

图 9–4　分离阀门系统原理示意图

c. 隔离技术

隔离技术（isolator）在制药过程中可防止混淆、污染和交叉污染。采用隔离技术可以减少人员行为对加工区域的干扰，同时减少有害物料、粉尘对操作人员的危害。

企业应结合物料及工艺特性，选择合理的隔离方式。

①隔离装置

隔离装置是一种小型化的独立的控制室，使用者可以通过穿戴结合在设施中的手套伸手进入。这种房间的解决方案的优点是：以最小量的空调负荷对人员和产品进行保护。

应用范围涉及高活性物料的加工处理等方面。投资和运作成本很大程度上取决于预期的目的。一般而言，隔离装置的投资成本高于传统的洁净室运行成本。

GMP 要求的关键方面：

- 原料传送进入程序。
- 手套密封性。
- 隔离器内部易清洁。
- 频繁地更换产品或形式。

②层流系统

层流系统用于保护产品、人员和房间。通过 H13 以上过滤器的洁净空气供给层流系统的工作区域。排风设在用户位置对面或者穿过高效悬浮物过滤器的工作区域。这种系统尤其适用于少量物料的手动称量区域。层流系统的尘埃负荷经常提高到与外界相对应的 1000 倍。层流系统示意图见图 9–5。

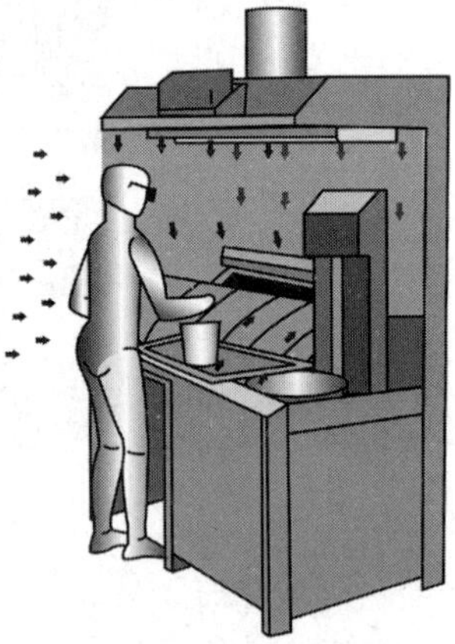

图 9–5　层流系统示意图

B. 管理控制

管理规程和标准操作规程（SOP）旨在确保工作人员了解职业健康危害是什么，这些危害在哪里及危害如何控制。SOP 可能描述如下：工程控制的合理运用、进入并操作设备时使用个人防护设备。SOP 的相关培训是管理控制的主要活动，以保证工作人员了解风险和如何安全工作。应重点关注行为管理、环境监测和生物监测。

企业应结合公司 / 各岗位危害程度及接触风险，建立职业健康管理及操作 SOP，包括但不限于：

- 职业健康管理制度：明确各部门在职业健康管理中的管理职责、作业环境要求、人员作业要求、健康管理要求、职业健康培训要求、档案的管理要求等。
- 公司 / 车间 / 岗位个人防护操作规程：明确个人防护用品的评估、选择、使用、维护、更换等要求，确保岗位人员正确选择、佩戴、管理个人防护用品。
- 职业病危害因素监测及评价制度：明确职业病危害因素评价方式、评价频次、监测要求等。
- 职业健康体检制度：确保关键岗位员工在上岗前、在岗期间、离岗时及发生紧急情况后均进行健康检查，以评价工作环境对健康的影响，并建立员工职业健康档案。
- 职业病危害事故应急救援制度及预案。

C. 个人防护

a. 个人防护用品的应用与考虑

个人防护用品（PPE）是从业人员为防护物理、化学、生物等因素伤害所穿戴、配备和使用的各种防护用品的总称，包括：头部防护、听力防护、眼面部防护、呼吸防护、手部防护、身体防护、足类防护等。企业应结合工艺程序、清洁和维护活动识别出的危害，制定个体防护措施。EHS 部门应参与建立有效 PPE 程序，对个体防护用品的评估、选择、采购、培训、保管、发放、使用、维护、更换等进行规定。

个人防护可参考的文件包括但不限于（表 9–6）：

表 9–6　个人防护可参考的文件

序号	防护方面	参考依据
1	头部防护	《劳动防护用品选用规则》（GB 11651）
2	听力防护	《护听器的选择指南》（GB/T 23466）
3	眼面部防护	《劳动防护用品选用规则》（GB 11651）
4	呼吸防护	《呼吸防护用品的选择、使用与维护》（GB/T 18664）
5	手部防护	《劳动防护用品选用规则》（GB 11651） 《手部防护　防护手套的选择、使用和维护指南》（GB/T 29512）
6	身体防护	《防护服装　化学防护服通用技术要求》（GB 24539） 《防护服装　防静电服》（GB 12014）
7	足类防护	《劳动防护用品选用规则》（GB 11651） 《足部防护　防化学品鞋》（GB 20265） 《足部防护　安全鞋》（GB 21148）

b. 安全更衣

佩戴 PPE 可以避免遭受有害物质的污染。应提供设施并建立程序使得操作人员可以安全地取下受污染的 PPE。在脱工作服中，应保护操作人员不会吸入污染物，且从 PPE 中移除的污染物不会扩散。

9.3 安全

法规要求

中华人民共和国安全生产法

第一条 为了加强安全生产工作，防止和减少安全生产事故，保障人民群众生命和财产安全，促进经济社会持续健康发展，制定本法。

第二条 在中华人民共和国领域内从事生产经营活动的单位（以下统称生产经营单位）的安全生产，适用本法……

第二十一条 生产经营单位的主要负责人对本单位安全生产工作负有下列职责：

（一）建立健全并落实本单位全员安全生产责任制，加强安全生产标准化建设；

（二）组织制定并实施本单位安全生产规章制度和操作规程；

（三）组织制定并实施本单位安全生产教育和培训计划；

（四）保证本单位安全生产投入的有效实施；

（五）组织建立并落实安全风险分级管控和隐患排查治理双重预防工作机制，督促、检查本单位的安全生产工作，及时消除生产安全事故隐患；

（六）组织制定并实施本单位的生产安全事故应急救援预案；

（七）及时、如实报告生产安全事故。

第二十五条 生产经营单位的安全生产管理机构以及安全生产管理人员履行下列职责：

（一）组织或者参与拟订本单位安全生产规章制度、操作规程和生产安全事故应急救援预案；

（二）组织或者参与本单位安全生产教育和培训，如实记录安全生产教育和培训情况；

（三）组织开展危险源辨识和评估，督促落实本单位重大危险源的安全管理措施；

（四）组织或者参与本单位应急救援演练；

（五）检查本单位的安全生产状况，及时排查生产安全事故隐患，提出改进安全生产管理的建议；

（六）制止和纠正违章指挥、强令冒险作业、违反操作规程的行为；

（七）督促落实本单位安全生产整改措施。

9.3.1 安全风险识别及体系建立

背景介绍

安全生产是企业的主体责任。企业应构建风险分级管控和隐患排查治理体系，实现事故的双重预防工作机制，基于风险进行过程安全管理。

固体制剂生产企业可能存在的安全风险包括但不限于：物料的安全风险、厂房设施设备的安全风险、工艺的安全风险、实验室安全风险等。

技术要求

企业应结合产品特点，通过风险评估识别并分析在各个方面可能存在的安全风险，制定控制措施，建立并不断完善安全管理体系，从而有效控制风险。

A. 物料的管理

固体制剂生产涉及的物料包括原料、中间产品、成品及废弃物等。从产品研发阶段开始，企业应不断收集并完善物料的安全信息，并建立制剂的安全技术说明书。与物料采购、管理、使用相关的人员均应接受培训。

物料安全技术说明书的内容通常应包括：毒性、允许暴露限值、物理常数、燃烧爆炸特性、固体撞击敏感性、反应特性、腐蚀性、热稳定性和化学稳定性、环境危害及安全使用、应急处理措施等。对于有特殊管理要求的物料，其他安全事项应一并包含在物料安全技术说明书。

对于口服固体制剂，物料管理中需重点关注的安全风险点包括但不限于：纳入国家或地方易制毒化学品清单的物料；剧毒、易制爆物料。企业应严格遵守国家公安部关于剧毒、易制毒物料及易制爆物料管理的要求管理。通常应至少包含以下方面：

a. 易制毒化学品管理（表 9–7）

表 9–7　易制毒化学品管理

环节		管理要求	输出
文件要求		企业应建立易制毒化学品管理制度，从采购、储存、运输和使用各个环节进行规定； 起草易制毒化学品清单	易制毒化学品管理制度； 易制毒化学品清单
硬件要求		仓库应严密、坚固、通风、干燥； 设置防火、防爆、防潮、防盗及防泄漏等安全设施； 配备应急物资和器材；	仓储区设计说明； 剧毒 / 易制爆化学品治安防范报告
管理要求	采购	向当地公安部门备案	—
	仓储	库房应建立物料使用发放台账 / 记录；台账要求记录完整、清晰，定期做好盘存工作，确保账实相符； 指定专人进行收发、储存和库存管理，做好相应记录； 第一类易制毒化学品的收发和储存参照剧毒品管理要求	物料管理台账
	使用	使用部门应按当天使用计划，合理领用易制毒化学品，若有剩余需及时退库	退库管理制度
	报废	企业应对易制毒化学品废液进行处理，不得将含有监管化学成分的残液直接排放出厂外； 拆除容器、管道内如含有易制毒化学品的，必须清洗干净，验收合格后方可报废	废弃物管理制度

注：口服固体制剂生产过程中常使用的易制毒化学品包括：丙酮、盐酸等。

b. 剧毒、易制爆化学品管理（表 9–8）

表 9–8　剧毒、易制爆化学品管理

环节	管理要求	输出
文件要求	企业应制定易制爆危险化学品和剧毒品管理制度，内容应涵盖物料采购、运输、贮存、领用、使用、废弃物管理等； 起草剧毒品、易制爆化学品清单	易制爆化学品管理制度； 易制爆化学品清单； 剧毒品管理制度； 剧毒品清单
硬件要求	仓储区： 剧毒品、易制爆化学品专库存放； 仓储区应有良好的安保、通风设施； 仓库应符合严密、坚固、通风、干燥等要求，并设置相应的防火、防爆、防潮、防盗及防泄漏等安全设施； 剧毒、易制爆化学品仓库应具备相应的应急物资和器材； 剧毒品仓库应符合《剧毒化学品、放射源存放场所治安防范要求》； 剧毒品仓库门口必须设置剧毒化学品安全标识。 使用部门： 根据应急预案准备相应的应急物资和器材	安评合格报告

续表

环节		管理要求	输出
管理要求	人员	涉及剧毒、易制爆化学品的作业人员应向当地公安机关备案； 企业应指定专人管理剧毒、易制爆化学品，进行剧毒、易制爆化学品的收发、储存和库存管理，做好相应记录； 剧毒化学品的操作人员应经过培训，熟悉并掌握操作规程、防护和应急处理方法	岗位职责说明书； 培训记录； 备案证明
	采购	剧毒品、易制爆化学品的采购，需向当地公安部门备案； 剧毒品的购买应遵守《剧毒化学品购买和公路运输许可证件管理办法》相关要求，持有公安部门核发的《剧毒品准购证》，并到有相应《剧毒化学品经营许可证》的销售单位购买； 剧毒品的运输应选择有相应的《剧毒品运输许可证》的运输单位	备案证明； 供应商资质证书； 运输单位资质证书
	仓储	双人运输、双人双锁管理； 现场张贴易制爆危险化学品和剧毒管理制度； 及时登记出入库台账，台账要求记录完整、清晰； 定期盘点，确保账实相符；任何收货异常、使用异常、盘点异常、偷盗、火灾、重度泄漏等，必须立即报告； 剧毒品的收发、使用应采用公安局监制的《剧毒化学品进、出（库）流量登记表》和《剧毒化学品使用领料签发备查单》	剧毒品管理制度； 易制爆化学品管理制度； 物料台账； 剧毒化学品进出（库）流量登记表； 剧毒化学品使用领料签发备查单
	使用	物料应建立领用审批制度和可追踪的使用台账；使用部门应按当天使用计划合理领用，剩余物料必须及时退库； 剧毒品的收发、使用和储存应双人双锁管理，并使用公安局兼职的《剧毒化学品进、出（库）流量登记表》和《剧毒化学品使用领料签发备查单》； 剧毒品的使用首先应尽量采用工程弥补或隔离控制措施，避免人员直接暴露于剧毒品；应采用全身式防护，并配备空气呼吸器； 剧毒、易制爆化学品任何使用异常、偷盗、火灾、重度泄漏等，必须立即报告	剧毒品管理制度； 易制爆化学品管理制度； 物料台账； 剧毒化学品进、出（库）流量登记表； 剧毒化学品使用领料签发备查单； 退库管理制度
	报废	报废的剧毒化学品，应委托有资质的公司处理并到公安机关备案； 对含剧毒、易制爆化学品废液进行处理不得将含有监管化学成分的残液直接排放到厂外； 拆除的容器、设备和管道内带有剧毒、易制爆化学品的，必须清洗干净，验收合格后方可报废	废弃物管理制度

B. 厂房设施设备的管理

制药厂房、设备设施在设计及后续改造阶段，除考虑工艺要求、GMP 符合性外，还应关注安全管理要求。安全设施建设应坚持“三同时”的原则（即：安全设施必须与主体工程同时设计、同时施工、同时投入生产和使用）。从库房、生产车间到实验室，均应参考国家及地方安全法规要求进行设计和管理。

固体制剂生产企业厂房、设备设施设计时应考虑的安全因素包括但不限于以下：a. 防火防爆要求；b. 防雷防静电要求；c. 粉尘防爆要求。具体可参考以下内容：

a. 防火防爆设计要求（表 9–9）

表 9–9　防火防爆设计要求

方面	设计要求	参考标准
建筑设计	建筑物的平面布局、防火间距以及与四周建筑物和设备装置的安全距离符合建筑设计防火规范要求，建筑物的耐火等级符合消防技术规范的要求	《建筑设计防火规范》（GB 50016）；《精细化工企业工程设计防火标准》（GB 51283）；
	有爆炸危险的非敞开式甲、乙类厂房的泄压比、泄压措施，应符合建筑设计防火规范要求，要保证换气次数	
	设备或装置的易爆部位附近，应设置必要的防爆墙	
	厂房的防火防爆的设施应与主体工程同时施工	
电气设计	在爆炸危险环境使用的电气设备，在运行过程中，必须具备不引燃周围爆炸性混合物的性能	《爆炸性气体环境用电气设备》（GB 3836）系列标准；《可燃性粉尘环境用电气设备》（GB 12476）系列标准等；《爆炸危险环境电力装置设计规范》（GB 50058）；《粉尘爆炸危险场所用除尘系统安全技术规范》（AQ 4273）
	根据爆炸危险环境的等级、电气设备的种类和使用条件，选择相应的电气设备	
	在爆炸危险场所，如有良好的通风装置，能降低爆炸性混合物的浓度	
	爆炸危险场所的接地	
	防爆区域内，不得在带电状态下对防爆电气设备进行维修、检查；防爆电器到期后需重新检测认定	

注：电气设备在火灾爆炸区域，是主要的爆炸点火源，规范防爆电气的选用是控制火灾爆炸事故的重要手段。

b. 防雷防静电设计要求（表 9–10）

表 9–10　防雷防静电设计要求

方面	设计要求	参考标准
防雷	配电设备、高大建筑物和高大设备等必须装避雷装置，每年雨季前进行一次检查试验	《建筑物防雷设计规范》（GB 50057）
	避雷装置单独设置时，其接地电阻不得大于 10Ω；如与电气设备公用，接地电阻不得大于 4Ω	
	防雷装置应当每年检测一次，易燃易爆场所的防雷装置应当每半年检测一次	
	与主体工程同时设计、同时施工、同时投入使用	

续表

方面	设计要求	参考标准
防静电	减少静电产生： 不使用塑料、橡胶等绝缘地面，并尽可能增加作业环境的湿度； 减少摩擦起点，在传动装置中减少皮带与其他传动件上的打滑现象； 限制易燃和可燃液体的流速等	《防止静电事故通用导则》（GB 12158）
	静电接地： 静电接地系统的接地电阻应≤ $10^6\Omega$； 静电接地体的接地电阻应≤ 100Ω	
	固体静电消除： 降低电阻率、增大湿度、电离、接地金属网等方法； 不得将物料从塑料袋或者塑料容器中直接倾倒	
	液体静电消除： 低电导液体应尽量较少容器和管道内的水	
	粉尘带电消除： 在粉碎、过筛、输送、倾倒过程中，控制粉尘静电； 管道内部应尽量光滑，减少静电聚集，管道弯头的曲率半径要大，以减少摩擦阻力； 粉尘捕集器内使用的除尘布袋材质应选用防静电或导静电织品； 在允许增加湿度的条件下，可通过加湿减少静电	
	气体带电消除： 控制排气压力，管道采用导电性能良好的材质，法兰连接处做好跨接，并在出口安装阻火器	
	人体带电消除： 生产操作人员，应通过穿能导除静电的鞋、使用静电消散型地面、经常触摸接地金属设备和管道以消除人体运动、摩擦过程中产生、积累的静电	
	静电接地装置和系统进行定期检查，每年至少进行一次全面检测，每一接地体应至少选取 3 个点测试其接地电阻，所有点应≤ 100Ω	

c. 粉尘防爆设计要求（表 9–11）

表 9–11　粉尘防爆设计要求

方面	设计要求	参考标准
控制火源	控制点火源，严格执行防火防爆的各项规定	《粉尘防爆安全规程》（GB 15577）
	选择具有防爆性能的电气设备	
	与可燃粉尘直接接触的设备或装置表面温度必须低于可燃粉尘相应最低点燃温度，定期检查和维修电气设备，防止电气设备产生高温表面	
	处理可燃性粉尘的机械设备应避免产生摩擦、碰撞、机械火花	
	注意铲料、维修工具等落入设备内部，在设备转动时容易产生撞击和火花	

续表

方面	设计要求	参考标准
控制火源	禁止在含有高浓度粉尘场所、设备进行动火作业	《粉尘防爆安全规程》（GB 15577）
	严禁使用工具敲击、撞击物料，有撞击敏感性的物料，禁止进行过筛和磨粉操作	
惰性化	建立惰性化操作规程，明确惰性化条件、参数，并根据设备和单元操作，制定惰性化方法和标准，并说明惰性化操作时注意事项。每次惰性化操作应记录惰性化过程和参数	
	磨粉设备、干燥设备等设备内部有粉状物料时，如果粉尘的最小点火能足够低，或可燃粉尘与易燃溶剂蒸汽相互接触，就必须进行惰性化处理，控制氧含量≤ 5%，特殊物质需要根据其极限氧含量设置控氧含量	
	气流粉碎必须使用惰性气体作为粉碎介质，常用的为氮气	
控制粉尘浓度，预防积尘	控制粉尘浓度，预防积尘，严禁使用气体吹扫固体物料和粉尘	
	有粉尘产生的设备附近，应设置排风系统	
	风速和风管设计应保障管道内不产生积尘；产尘岗位的房间和排风管必须定期进行彻底的清理	
	产尘房间（如称量间、过筛间、磨粉间、干燥间等）的通风系统应设置除尘装置，并按照预防维修的要求进行清理或更换	
	保持清洁、干净的生产现场	

注：常见的惰性化气体有氮气、二氧化碳、水蒸气。常见的惰性化方式有真空惰性化、压力惰性化、压力－真空联合惰性化、吹扫惰性化、虹吸惰性化。惰性化控制系统通常应采用在线氧气分析仪，从而可以连续检测氧气浓度，控制氧气浓度低于该介质的极限氧含量。当采用惰性化操作时，应注意惰性化操作可能带来的其他风险，如窒息风险等。

此外，企业还应关注并建立特种设备的管理制度，规范特种设备管理。特种设备的管理要求包括但不限于：见表 9–12。

表 9–12　特种设备的管理要求

方面	设计要求	参考法规
特种设备安装使用	设计、制造、安装使用、维护保养应严格执行国家技术要求	《特种设备安全法》；《固定式压力容器安全技术监察规程》（TSG 21）；《气瓶安全技术规程》（TSG 23）
	采购持有国家批准的压力容器设计、制造许可证的单位生产的特种设备；特种设备应具备：特种设备使用证、检验报告、质量证明书、使用说明书、特种设备检修、检验原始记录等	
	特种设备使用前应向特种设备监督管理部门备案	
	要有特种设备安全防护装置	
	按国家要求定期检验	

续表

方面	设计要求	参考法规
特种设备安装使用	特种设备作业人员应取得国家特种设备操作证，严格按规范操作	《特种设备安全法》；《固定式压力容器安全技术监察规程》（TSG 21）；《气瓶安全技术规程》（TSG 23）
	气瓶类定期检验，其运输、存放、保管和使用应按规范执行	
特种设备报废	特种设备存在严重事故隐患、无维修价值或超过规定使用年限后，应及时报废	
	特种设备报废后应及时向特种设备监督管理部门办理注销	

C. 工艺管理

工艺设计阶段应尽可能使用无毒或低毒物料替代高毒或剧毒物料。企业应在产品研发、中试放大、试生产、正式规模生产等不同阶段，收集、整理和维护书面的工艺安全信息，为辨识、掌握工艺系统中存在的危害提供必要的基础信息。

企业应编制并实施书面的岗位操作规程，指导员工操作。定期对操作规程进行评审，以确认其有效性和适用性。

企业应定期进行初步危害源分析（PHA），消除和减少工艺过程中的危害，防止过程安全事故；在投产前进行安全审查（PSSR）。具体见表 9-13。

表 9-13 PHA 及 PSSR 设计要求

方面	设计要求
PHA	企业要建立风险辨识管理程序，明确工艺危害分析方法、评估周期和人员，定期开展危害分析，并根据分析结论提出改进建议
	工艺危害分析最好由一个小组来完成并明确一名负责人，小组成员应为具备工程和生产经验、掌握工艺系统相关知识及工艺危害分析方法的人员
	危害分析的方法要与工艺系统的复杂性相适应。评估时要考虑整个工艺过程，包括物料储存 / 运输 / 分装 / 称量 / 投料 / 转移 / 设备运行 / 取样 / 设备清洗 / 废弃物等环节，评估应考虑相关应急程序，如：如何应用公用工程失效、关键设备故障、关键操作失误和其他人为因素等
	企业应当在工艺装置的设计、生产等不同阶段进行工艺危害风险辨识和评估。建议每 3 年对以前完成的工艺危害分析重新进行确认和更新
	当发生工艺变更时，需及时对变更部分进行危害分析；危害分析时还应考虑本企业或同行业发生的事故和严重未遂事故

续表

方面	设计要求
投产前安全审查（PSSR）	企业应建立投产前安全审查制度，明确需进行安全检查的情形及检查方法
	投产前安全审查应由经培训，具备胜任力的人执行
	投产前安全检查的发现项应根据风险进行分级管理，并进行有效追踪，确保关闭

注：为消除和减少工艺过程中的危害，防止过程安全事故，企业应采用的工艺危害分析方法主要有：故障假设分析、安全检查表、故障假设 / 安全检查表分析、危险与可操作性研究、故障类型及影响分析、故障树 / 事故树分析等。固体制剂生产企业推荐使用安全检查表、作业危害分析等方法进行风险辨识、评估。

D. 实验室管理

实验室的安全管理包括但不限于以下方面：剧毒、易制爆化学品、危险化学品的管理、生物安全管理等。

剧毒、易制爆化学品、危险化学品的管理参照本分册本章“A. 物料的管理”部分。实验室必须制定个人防护用品使用规定，实验人员充分了解实验反应和所用化学试剂的特性，对有危险的实验要准备相应的防护措施和发生事故时的应急处理措施。实验室应设有通风系统和通风橱、尾气吸收装置等。

实验室应建立生物安全管理体系，进行分级分类管理。生物安全管理的主要法律依据有：《中华人民共和国生物安全法》《实验室生物安全通用要求》（GB 19489）、《病原微生物实验室生物安全管理条例》（国务院令 第 424 号）、《WHO 生物安全手册》《疫苗生产车间生物安全通用要求》（国卫办科教函〔2020〕483 号）等。不同生物安全水平对设施的要求见表 9–14，不同类型及生物安全柜的选择见表 9–15。

表 9–14　不同生物安全水平对设施的要求

		生物安全水平			
		一级	二级	三级	四级
实验室隔离[1]		不需要	不需要	需要	需要
房间能够密闭消毒		不需要	不需要	需要	需要
通风要求	向内的气流	不需要	最好有	需要	需要
	通过建筑系统通风设备	不需要	最好有	需要	需要
	HEPA 过滤排风	不需要	不需要	需要 / 不需要[2]	需要
双门入口		不需要	不需要	需要	需要

续表

		生物安全水平			
		一级	二级	三级	四级
气锁		不需要	不需要	不需要	需要
带淋浴设施的气锁		不需要	不需要	不需要	需要
通过间		不需要	不需要	需要	—
带淋浴设施的通过间		不需要	不需要	需要 / 不需要 [3]	不需要
污水处理		不需要	不需要	需要 / 不需要 [3]	需要
高压灭菌器	现场	不需要	最好有	需要	需要
	实验室内	不需要	不需要	最好有	需要
	双门	不需要	不需要	最好有	需要
生物安全柜		不需要	最好有	需要	需要
人员安全监控条件 [4]		不需要	不需要	最好有	需要

注：1. 指在环境与功能上和普通流动环境隔离。

2. 取决于排风位置。

3. 取决于实验室所使用的微生物类别。

4. 如：观察窗、闭路电视、双向通讯设备。

表 9-15　不同类型及生物安全柜的选择

保护类型	生物安全柜的选择
个体防护，针对危险度 1~3 级微生物	Ⅰ级、Ⅱ级、Ⅲ级生物安全柜
个体防护，针对危险度 4 级微生物，手套箱型实验室	Ⅲ级生物安全柜
个体防护，针对危险度 4 级微生物，防护服型实验室	Ⅰ级、Ⅱ级生物安全柜
实验对象保护	Ⅱ级生物安全柜，柜内气体是层流的Ⅲ级生物安全柜
少量挥发性放射性核素 / 化学品的防护	Ⅱ级 B1 型生物安全柜，外排风式Ⅱ级 A2 型生物安全柜
挥发性放射性核素 / 化学品的防护	Ⅰ级、Ⅱ级 B2 型、Ⅲ级生物安全柜

注：生物安全柜的选择可参考：《生物安全柜》（JG/T 170）、《Ⅱ级生物安全柜》（YY 0569）。

菌毒种管理

在确保安全的基础上，企业可以保管其工作中经常使用的菌（毒）种或样本，但应当报当地卫生行政部门备案。涉及高致病性的病原微生物及行政部门有特殊规定的菌（毒）种除外。涉及进口的菌（毒）种，应符合《中华人民共和国国境卫生检疫法》要求。

企业应建立菌（毒）种和样本安全保管制度和操作规程，内容涵盖：菌（毒）种和样本的接收、分离、鉴定、使用、分发、销毁，同时还应建立防止菌（毒）种丢失、破损等事故的措施及事故发生后的应对措施。

菌（毒）种保存管理的主要要求包括：建立总账及分类账。详细记录菌（毒）种的学名、株名、历史、来源、特性、用途、批号、代数、保存日期和数量等。设菌（毒）种库，双人双锁管理；保存方法：斜面或半固体、冻干、磁珠等；保存设备：低温冰箱或室温。菌种销毁：先灭菌再销毁。

9.3.2 安全控制策略

技术要求

A. 职业安全管理

职业安全管理是安全生产管理的一个重要手段，主要管理工作相关的安全风险，避免安全事故。生产企业应建立作业许可证管理制度，规范各类高风险作业。发放的许可证需明显地展示在工作场所。应做好防止许可证损坏的措施，保证作业期间许可证清晰、易读取。企业应保留作业许可票证，以了解作业许可程序执行的情况，以便持续改进。严禁无证进行特殊危险作业。

应实行许可作业管理的范围主要包括：动火作业、登高作业、受限空间作业、动土作业、起重吊装、临时用电等（表 9–16）。

表 9–16　各类高风险作业的设计要求

方面	设计要求
受限空间作业	管理要求： 企业应制定受限空间作业安全制度，明确相关部门和人员的职责； 排查企业受限空间作业点，形成受限空间清单并定期更新； 制定受限空间应急救援预案并定期组织演练
	作业前准备： 进入受限空间作业前，应进行取样分析，确认受限空间内可燃气体浓度、含氧量和有毒物含量是否合格，并在相关风险控制措施落实后，方可办理受限空间作业许可证； 受限空间内如有动火作业，必须同时符合动火作业程序； 受限空间入口处必须有明显的警示标识和编号，在受限空间开启的时候，有掉落风险的入口必须有围栏隔离； 进入作业前，监护人员和作业人员必须熟知紧急情况时的逃生路线和救护方法；作业现场应配备一定数量、符合规定的救生设施和灭火器材等

续表

方面	设计要求
受限空间作业	受限空间作业许可证管理： 受限空间作业许可证有效期不应超过24小时，超过时限应重新办理。作业前30分钟内，应对受限空间进行气体检测，检测合格方可进入。作业中应定时监测，至少每2小时监测一次。对可能释放有害物质的受限空间或作业，应采取强制通风措施并进行连续监测，发现异常立即停止作业，撤离人员，对现场进行处理，检测合格后恢复作业。作业中断时间超过30分钟，作业人员再次进入受限空间作业前，应当重新通风、检测合格后方可进入。 受限空间工艺条件、作业环境改变时，应重新办理许可证
	作业期间管理： 有可能释放有害物质的受限空间应连续检测； 发现气体报警或检测异常，应立即离开受限空间； 难度大、劳动强度大、时间长的受限空间应轮换作业； 受限空间内严禁使用气体钢瓶； 原则上夜班不安排受限空间操作； 受限空间作业应制定针对性的应急救援计划，包括所需救援器材和救援方式，应优先采用非进入方式救援； 作业现场应配备一定数量、符合规定的救生设施和灭火器材； 作业空间的出入口应畅通，便于人员出入和抢救疏散
	作业完成后管理： 监护人员应对进入密闭空间内的作业人员数量进行清点； 作业人员和监护人员将受限空间内的作业工具、消防器材、废弃物带离作业现场
动火作业	管理要求： 企业应制定动火作业规范，根据作业危险性，将动火作业分为3级，不同级别的动火作业，审批权限和控制措施应与风险等级相匹配，按照动火作业分级标准审核和批准动火证； 动火作业人员须持证上岗并接受作业单位安全培训教育，有职业禁忌证者不应参与作业
	作业前准备： 动火作业应首先考虑动火作业是否能够避免，是否有其他危险性较小的替代作业方案； 评估动火区域内的易燃物料，转移和清理盛装有易燃物料的容器或设备，封堵或覆盖相应管道，用水或其他阻燃毯隔离可燃地面，管道或设备开口加装盲板或封堵，确保无微小的挥发性蒸汽、雾气、粉尘，确保动火作业区域内相关设备和管道内部已经处理合格； 地漏、下水道进行有效清理和封堵； 对大范围或长时间一级动火作业，内、外下水道要全面清理并检测合格，进行有效封堵； 对涉及易燃物料的区域或设备、管道动火的，应进行作业前危险物质浓度分析，合格后方可作业； 动火分析应当严格按照相关标准进行检测分析并符合《危险化学品企业特殊作业安全规范》（GB 30871）的要求，检测分析记录应当注明检测分析的时间、地点、检测项目、方式、浓度等信息，经检测分析人员签字； 动火作业中断超过60分钟，应重新进行动火分析，合格后再作业。每日动火前均应进行动火分析；特殊动火作业期间应随时进行监测

续表

方面	设计要求
动火作业	作业期间管理： 动火作业期间必须严格有动火作业监护人员
	作业完成后管理： 动火监护人员必须在动火结束后30分钟内持续监控是否有余火，做好断电、断气相关清场工作
动土作业	管理要求： 企业应制定动土作业规范，动土作业实行动土作业许可管理
	作业前准备： 对作业区域进行检查，确认是否有管道、电缆和其他危险，确认无任何危险后方可申请办理动土作业许可； 破土开挖前，应先做好地面和地下排水，防止地面水深入作业层面造成塌方
	作业期间管理： 动土临近地下隐蔽设施时，应使用手工工具挖掘。暴露出电缆、管线以及不能辨别的物品时，应立即停止作业，妥善加以保护，报告动土审批单位进行处理； 动土作业时，人员发现异常应立即撤离作业现场； 作业现场应设置护栏、盖板和警示标志，夜间应悬挂红灯示警
	作业完成后管理： 施工结束后，应及时回填土，恢复地面设施
高处作业	管理要求： 企业应制定高处作业规范，高处作业实行登高作业许可管理； 有职业禁忌证者不应参与高处作业； 从事登高架设作业或高处安装、维护、拆除作业的人员须经专业培训考核并获得特种作业操作证
	作业前准备： 办理登高许可，安排现场监护人，落实要求的安全防范措施； 作业人员应查验《高处安全作业证》，检查安全措施是否已落实，如登高工具是否牢固可靠、脚梯是否有防滑装置等
	作业期间管理： 人员登梯前应检查梯架是否牢固，单面梯与地面夹角以60°~70°为宜，梯子下端必须有专人扶梯；双面梯禁止两人同时作业；人字梯中间要用连接物结牢； 登高车应在平整地面上使用，张开支撑脚，支撑脚对应固定； 登高人员应衣着紧身，戴好安全帽，禁止穿硬底鞋、带钉、易滑的鞋； 脚手架上作业，高度超过2m时，应使用安全带； 高处作业人员的工具及物件要放置妥当，防止坠落；严禁将工具、材料或杂物上下投掷； 靠近人行道或其他通道处进行作业时，应采取警示、隔离措施，专人监护； 在临近带电设备、导线的场所作业时，需保持适当的安全距离，防止触电； 高处作业不应交叉进行，因现场原因必须在同一垂直线下方工作时，必须采取可靠的隔离防范措施，如中间要搭设防护隔板； 在五级以上强风或其他恶劣气候条件下，禁止登高作业，室外雷雨天气禁止登高作业

续表

方面	设计要求
吊装作业	管理要求： 企业应建立吊装作业规范，对吊装作业制定分级许可证管理
	作业前准备： 吊装作业人员应有特种设备操作证； 起重设备有年检证书； 吊装场所如有含危险物料的设备、管道等，应制定详细吊装方案，并对设备、管道采取有效的防护措施，必要时停车、放空物料、置换后进行吊装作业
	作业期间管理： 起重机械操作人员按指挥人员发出的指挥信号进行操作； 任何人发出的紧急停车信号均应立即执行
用电安全作业	管理要求： 企业应建立用电安全规程和岗位责任制； 电气作业人员应有特种作业上岗证； 电气作业应严格执行“工作票制度”
	作业前准备： 临时用电的应经过用电管理部门的审批，办理临时用电许可证
	作业期间管理： 临时用电应设置保护开关，使用前检查电气装置和保护设施的可靠性； 所有临时用电应设置接地保护； 在开关上接引、拆除临时用电线路时，其上级开关应断电上锁并加挂安全警示标牌； 现场临时用电配电盘、箱应有电压标识和危险标识，应有防雨措施，盘、箱、门应能牢靠关闭并能上锁； 临时用电设施应安装符合规范要求的漏电保护器，移动工具、手持式电动工具应逐个配置漏电保护器和电源开关

B. 安全应急管理

企业应建立安全应急管理制度，建立由综合应急预案、专项应急预案和现场处置方案构成的应急预案体系。应根据企业内部可能发生的生产安全事故的特点和危害，进行风险辨识和评估，并制定相应的安全应急预案。企业应对所有人员进行应急管理培训，至少每年组织一次安全应急演练，并结合应急演练及日常管理过程中发现的问题对应急预案进行不断完善。

应急预案的起草可参考《生产事故应急管理条例》（国务院令 第 708 号）和《生产经营单位生产安全事故应急预案编写导则》（GB/T 29639—2020）。

口服固体制剂生产企业应急预案通常应包括但不限于以下情形：生产安全事故综合应急预案、火灾爆炸事故应急预案、容器爆炸事故应急预案、中毒和窒息事故应急预案、触电事故应急预案、烫伤事故应急预案、机械伤害事故应急预案、物体打击伤害事故应急预案、高处坠落事故应急预案、起重伤害事故应急预案、车辆伤害事故应急预案、淹溺事故应急预案、泄漏事故应急预案、自然灾害事故应急预案等。

应急预案通常应包含以下内容：

a. 适用范围。

b. 事故风险分析，包括：事故原因分析、危害程度分析、影响范围分析等。

c. 组织机构及职责，包括：应急组织架构、现场应急指挥组成员及职责。

d. 处置程序

- 事故报告：报告流程、报告方式、报告内容等。
- 响应启动：响应级别分析、应急指挥、应急行动、资源调配、应急避险、扩大应急。

e. 处置措施，包括：处置原则、应急处置措施、恢复措施、注意事项等。

f. 应急保障。乙醇作为口服固体制剂生产及清洁过程中最常使用的一种溶剂，因其用量较大，可能存储在大型储罐中，物料在转移过程中可能会因操作失误等原因导致乙醇溶剂泄漏。乙醇易挥发且易燃易爆，因此，一旦发生乙醇泄漏，应立即启动应急预案。乙醇泄漏最常使用的应急措施包括但不限于：

- 迅速撤离泄漏污染区，人员至上风处，并进行隔离，严格限制出入，切断火源。
- 应急处理人员需佩戴自给正压式呼吸器，穿消防服。
- 尽可能切断泄漏源。防止流入下水道、排洪沟等限制性空间。
- 少量泄漏：用砂土、蛭石或其他惰性材料吸收。也可以用大量水冲洗，洗液稀释后放入废水系统。
- 大量泄漏：构筑围堤或挖坑收容，用泡沫覆盖，降低蒸汽灾害。用防爆泵转移至槽车或专用收集器内，回收或运至废物处理场所处置。

C. 事故事件管理

事故事件是 EHS 管理的重要内容。企业应建立事故 / 事件调查和处理程序，明确事故的分级、各部门的职责、事故的调查及纠正预防措施的制定要求、文件管理要求等。重大事故报告应永久保存，一般事故至少保存 5 年。

根据事故在安全、健康、环境、社区影响和业务影响等方面的严重性，对事故和事件进行分级管理；根据事故的分级，在上报级别、调查深度等方面可以采取不同的要求。应重点关注严重事故和可导致死亡 / 严重伤害的未遂事故。通过事故 / 事件调查识别事件的性质和原因，制定纠正和预防措施。

企业应建立机制，鼓励事故、事件和隐患的报告。对于报告的事故事件和隐患，应按程序进行调查。企业应选用合适的方法，如头脑风暴法、事故树法、鱼骨图法等辅助事故的调查，找到根本原因。对于识别出的根本原因，应制定针对性的措施。对于严重事故和未遂事故，应选用高效的控制措施（消除、替代或工程控制）。典型的事故应在企业内进行分享，用于培训教育和宣传，EHS 的风险评估、工艺和设施改进。新的设施设备的设计等输入方面，充分汲取事故的价值。

D. 变更管理

企业应建立变更管理程序，强化对化学品、工艺技术、设备、程序及操作过程等永久性或暂时性的变更控制，确定变更类型、等级、实施步骤等，确保人身、财产安全，并且不会对环境造成不良影响。

变更管理程序至少应包括：变更的技术要求、变更对员工安全和健康的影响、变更对环境的影响、变更对已批准文件的影响等。企业应建立变更影响评估表，由相关领域的专业人员对变更进行充分评估，识别出行动和关闭时间。变更应得到授权人员的批准后，方可实施。EHS 变更可以与 GMP 变更一并考虑，也可单独建立 EHS 变更管理程序。

实例分析

实例 1：普通口服固体制剂的工艺危害分析

口服固体制剂（以素片为例），生产工艺流程为：称量→制粒→混合→压片→包装；制粒过程中需使用乙醇作为溶剂。可采用作业危害分析法对其进行工艺危害分析。

作业危害性分析方法：先拟定作业活动清单，然后从中选定一项作业活动，将作业活动分解成若干相连的工作步骤，识别每个工作步骤潜在的危险、有害因素，最后制定控制措施。必要时，可通过风险评估判定风险等级。

作业步骤应按实际作业步骤划分，对于每一步都要问可能发生什么事，有无危险、有害因素暴露危险、有害因素导致的事件发生后会出现的结果及其严重性。对现有的安全控制措施进行识别，确认是否足以控制风险，必要时提出建议的改进措施。

工艺危害分析前首先应选择有经验的人员组成工艺危害分析团队，建议包括但不限于以下人员：工艺技术专家、设备专家、EHS 专家等。

识别各步骤潜在危险、有害因素时，可参考下述问题清单提问：

序号	问题
1	身体某一部位是否会被卡住？
2	工具、机器或装备是否存在危险、有害因素？
3	现场员工是否可能滑倒、绊倒或摔落？
4	现场员工是否可能因为推、举、拉用力过度而扭伤身体部位？
5	现场员工是否可能暴露于极热或极冷的环境中？
6	是否存在过度的噪声或震动？
7	是否存在物体坠落的危险或有害因素？
8	现场是否存在照明问题？
9	天气状况是否可能对安全造成影响？
10	存在产生有害辐射的可能吗？
11	是否可能接触灼热物质、有毒物质或腐蚀性物质？
12	空气中是否存在粉尘、烟、雾、蒸汽？
13	是否有尖锐的物体或突出的物体？

以工艺流程为主线展开工艺危害分析：

序号	工序	作业活动	主要危害因素	现有控制措施	改进措施
1	称量	称量	乙醇为可燃性液体，称量过程可能有可燃气体挥发	称量岗位使用防爆电子秤及防爆设施； 称量分装操作在层流罩下进行	称量岗位操作规程中增加：称量操作时人员站立位置要求及过程中佩戴口罩、手套
		分装	固体物料分装过程可能有粉尘扩散		
2	制粒	黏合剂制备	黏合剂制备过程中有粉尘 / 气体暴露	黏合剂制备间有空调净化系统； 黏合剂制备间设备 / 开关 / 灯具为防爆设计	制粒岗位操作规程中增加：人员操作过程中佩戴口罩、手套等防护用品
		投料	过程中有粉尘暴露	采用真空上料系统	—
		湿法制粒	制粒过程中有噪声； 人员操作时容易磕碰； 物料高速运动会产生静电； 制粒过程中设备内存在可燃气体乙醇	设备选型时要求噪声≤85dB； 设备选型时要求无毛刺和尖角； 设备选型时要求有防静电措施； 设备选型时要求采用防爆设计；	—

续表

序号	工序	作业活动	主要危害因素	现有控制措施	改进措施
2	制粒	湿整粒	整粒过程中有噪声	设备选型时要求噪声≤85dB	—
		流化床干燥	排风中可能带有粉尘	设备选型时要求设备排风有过滤系统，最终气体通过H14过滤器过滤后排放	岗位操作规程中增加：排风系统清理周期，防止过滤器堵塞
		干整粒	整粒过程中有静电、噪声； 整粒过程中可能有粉尘扩散	设备选型时要求噪声≤85dB，有防静电措施； 整粒过程中采用密闭进料、出料方式	—
		收料	过程中可能有粉尘扩散	采用IBC料斗密闭收料	岗位操作规程中增加：人员带好口罩
3	混合	混合	设备启动/停机时，会提升IBC料斗，有掉落风险；设备运动过程中有人员撞击风险	—	现场增加安全线及安全标识； 岗位操作规程中增加：人员操作时应站在安全线以外
4	压片	上料	采用提升机上料，料斗有晃动、掉落风险	提升机选型时要求能够锁定	现场增加安全线及安全标识； 岗位操作规程中增加：人员操作时应站在安全线以外
		压片	压片过程中可能产生粉尘	压片机选型时要求采用密闭设计	岗位操作规程中增加：人员操作时应佩戴防护口罩
5	包装	铝塑包装	加热辊温度较高，有烫伤风险； 设备运行过程中有人员手部挤压风险	设备选型时要求加热辊安装在防护罩内	现场增加安全标识； 岗位操作规程中增加：设备运行时不得接触加热辊
		装盒机	设备运行过程中有人员手部挤压风险	设备选型时要求添加说明书和小盒时应在主设备以外	岗位操作规程中增加：从联动线主设备中取出说明书和小盒时应先停机
		检重仪	—	—	—
		中包机	加热辊温度较高，有烫伤风险； 设备运行过程中有人员手部挤压风险	设备选型时要求加热辊安装在防护罩内	现场增加安全标识； 岗位操作规程中增加：设备运行时不得接触加热辊

续表

序号	工序	作业活动	主要危害因素	现有控制措施	改进措施
5	包装	封箱打包机	设备运行过程中有人员手部挤压风险	—	现场增加安全标识
6	其他环节	物料转运	乙醇转运过程中可能产生静电	转运车辆安装静电接地设施	—
		物料储存	乙醇储存期间可能有气体挥发	乙醇暂存间为防爆设计	物料管理程序中增加：乙醇按需领用，使用结束后及时退库
		设备/房间清洁	房间清洁过程中涉及登高作业； 清洁过程中需使用乙醇，可能有气体挥发	房间安装有空调系统； 设备选型时要求采用防爆设计	建立登高作业许可制度； 建立称量岗位清洁标准操作程序，明确清洁方法及使用乙醇量
		取样	混合工序取样时，涉及登高作业； 取样过程中会与物料直接接触	针对不同料斗，定制取样用步步高及取样器	建立登高作业许可制度； 建立取样标准操作程序增加：取样过程中应佩戴防护口罩及手套
		废弃物	废弃物处理可能会导致有害物质释放	—	与有资质的废弃物处理单位签订废弃物处理合同； 建立废弃物处理程序，增加：废弃物处理时应佩戴防护口罩
		维修	设备维修、拆装过程中，有挤压/磕碰、摔落等导致人身伤害的风险； 维修或拆装过程中可能会涉及登高作业	所有设备选型时均要求选用无棱角、毛刺的部件； 建立登高作业规范，作业时要求现场悬挂明显的状态标识牌	岗位操作规程中增加：人员应严格按照操作规程组装设备；设备维修/组装结束后应先检查安装完好后，点动试机，确认运行正常后再正常开机
		安装/拆卸			

实例 2：高活性口服固体制剂的工艺危害分析

固体制剂产品若含有高活性的 API，则除实例 1 中涉及的工艺危害外，往往还需针对高活性物料的特殊风险，采取更严格的 EHS 防控措施。

某公司有一条片剂生产线，主要生产非高活性的口服固体制剂产品（OEB $<$ 3）。公司拟引入一抗肿瘤类产品，经确认该产品的 OEL 值为 0.4μg/m^3，OEB 等级为 5 级，属于高活性产品。

按照 GMP 第四十二条：生产某些激素类、细胞毒性类、高活性化学药品应当使用专用设施和设备；特殊情况下，如采取特别的防护措施并经过必要的验证，上述药品制剂则可通过阶段性生产方式共用同一生产设施和设备。但考虑到高活性产品与其他产品共线，一旦产生污染和交叉污染的风险较高，且原生产线部分设备无法实现密闭生产，因此拟新建生产线，专线生产。因该产品为 OEB5 级，生产过程应尽可能采用隔离技术或全自动化操作。结合产品生产工艺，对厂房设计及生产管理过程中的可能存在的 EHS 风险进行识别，并制定相应的控制策略。

- 厂房设计

序号	厂房设施	环节	主要危害因素	控制策略		
				工程控制	管理控制	人员防护
1	厂房设计	人流、物流	人员与物料同时存在时，即可能有活性物质暴露风险	人流、物流通道完全分开，人流通道设计为进出分离，最大程度减少人员接触风险	—	—
		人员出洁净区	人员操作时如有粉尘暴露，可能会有活性物料附着在人体上，影响人员健康或扩散导致环境污染	人员出洁净区通道上设置淋浴间	更衣程序中规定人员出洁净区前需沐浴更衣	—
		生产区域	产尘房间与非产尘房间在同一个区域内，粉尘有扩散风险	产尘房间与非产尘房间分区设置； 产尘间前设置缓冲间； 人员由产尘间进入非产尘间，必须经过更衣间	更衣程序中规定人员出产尘区域前需重新更衣	人员进入操作区域必须穿戴洁净服，佩戴口罩、手套
2	空调系统	送风	空调过滤器清洗更换过程中，有可能导致系统中存在的微量粉尘扩散	送风口采用袋进袋出式高效过滤器	空调初效、中效过滤器均一次性使用，使用结束后按照危险废弃物处理程序交有资质单位处理； 高效过滤器使用前后进行检漏	人员在拆装过滤器过程中穿戴防护服，佩戴口罩及手套
		回风	产尘间回风带有粉尘，有可能导致粉尘扩散到回风管路中，进而扩散到非产尘房间	产尘间回风口安装袋进袋出式高效过滤器	高效过滤器使用前后进行检漏	

续表

序号	厂房设施	环节	主要危害因素	控制策略		
				工程控制	管理控制	人员防护
2	空调系统	排风	产尘间排风有可能使粉尘排放到环境中，造成大气污染	车间所有排风口安装袋进袋出式高效过滤器	高效过滤器使用前后进行检漏	人员在拆装过滤器过程中穿戴防护服，佩戴口罩及手套

● 生产过程

序号	工序	作业活动	主要危害因素	控制措施		
				工程控制	管理控制	人员防护
1	称量	称量分装	API称量分装过程可能有粉尘扩散，影响人员健康	称量工序使用负压密闭手套箱	手套箱定期进行密封性检查	称量人员佩戴口罩、手套、防护服
2	制粒	投料	投料过程中有粉尘暴露	采用真空密闭上料系统	—	人员操作过程中佩戴口罩、手套、防护服等防护用品
		湿法制粒	加黏合剂过程中如需打开设备，会有大量粉尘暴露； 制粒、干燥、整粒转移过程中会有物料暴露	选用可通过蠕动泵等密闭方式添加黏合剂的设备； 制粒、干燥、整粒采用全自动联动生产线	—	人员操作过程中佩戴口罩、手套、防护服等防护用品
		湿整粒	NA	—	—	—
		流化床干燥	排风中可能带有活性成分粉尘，排放到环境中，污染环境	流化床设备排风带有过滤系统，最终气体通过袋进袋出式高效过滤器过滤后排放	制定排风过滤器更换周期及更换方法； 高效过滤器使用前后进行检漏	人员在操作、更换过滤器时佩戴口罩、手套及防护服
		干整粒	NA	—	—	—
		收料	收料过程中可能有粉尘扩散	出料采用IBC料斗密闭收料，料斗与干整粒机连接处采用αβ阀	—	人员操作时佩戴口罩、手套及防护服
3	混合	混合	混合机进料、出料时会有粉尘暴露	选用可使用IBC料斗的混合设备，料斗进料、出料口使用αβ阀	—	—

续表

序号	工序	作业活动	主要危害因素	控制措施		
				工程控制	管理控制	人员防护
4	压片	上料	压片机上料如采用手工加料会有粉尘扩散	采用提升机上料	现场增加安全线、安全标识； SOP 规定：人员操作时应站在安全线以外	人员操作、设备维护时佩戴口罩、手套及防护服
		压片	压片过程中可能产生粉尘	压片机选型时要求采用密闭设计，自带除尘系统； 除尘系统应采用袋进袋出式高效过滤器	制定除尘系统过滤器更换周期及更换方法； 高效过滤器使用前后进行检漏	
		出料	压片结束后，片子表面可能会有粉尘，出料时会产生轻微粉尘	压片机每个出料口配备抛光筛片机； 压片工序收料采用小型 IBC 料斗	—	
5	包装	铝塑包装	铝塑包装机进料、包装过程中均有可能有粉尘暴露	铝塑包装机进料口要能与 IBC 料斗对接； 铝塑包装机要采用密闭设计，自带除尘系统，除尘设备排风要采用袋进袋出式过滤器	制定除尘系统过滤器更换周期及更换方法； 高效过滤器使用前后进行检漏	人员操作、设备维护时佩戴口罩、手套及防护服
6	其他环节	物料储存	高活性物料与其他物料在一个房间存放，特殊情况下高活性物料暴露后会对其他物料造成不良影响	高活性 API 专库存放； 库房回风安装袋进袋出式高效过滤器	高效过滤器使用前后进行检漏	—
		取样	取样时，需打开容器具，物料暴露可能会对人员健康及生产环境造成不良影响	设置独立的取样间，并配备负压密闭手套箱	手套箱定期进行密封性检查； 取样在手套箱内进行	取样过程中应穿戴防护服、佩戴口罩及手套
		清洁	设备清洁时，部件拆卸及转移过程中可能会有物料暴露，造成粉尘扩散，对人员及生产环境造成不良影响	设备选型时优先选择有 CIP 清洗功能的设备；无法实现 CIP 清洗的选用可移动式设备，并配备自动清洗机；确需拆卸的设备应至少有喷淋功能，在拆卸前先通过喷淋将需拆卸部件润湿后密闭转移至清洗间	—	设备待清洁状态下拆卸时、手工清洗时应穿戴整套防护服、佩戴手套及防护面罩

续表

序号	工序	作业活动	主要危害因素	控制措施		
				工程控制	管理控制	人员防护
6	其他环节	废弃物	废弃物转移及处理过程可能会导致有害物质释放，影响人员健康及环境	建立废弃物处理车间，由有资质的人员进行废弃物灭活后再按一般废弃物处理； 或将废弃物交由有资质的第三方公司处理	各类废弃物（包括生产垃圾、过滤器等）均应做好危险废弃物标识；并确保外包装袋清洁； 如自行对废弃物灭活，其灭活程序有效性应经验证	废弃物处理时，应穿戴整套防护服、佩戴手套及防护面罩

9.4 环境

法规要求

中华人民共和国环境保护法

第一条 为保护和改善环境，防治污染和其他公害，保障公众健康，推进生态文明建设，促进经济社会可持续发展，制定本法。

第二条 本法所称环境，是指影响人类生存和发展的各种天然的和经过人工改造的自然因素的总体，包括大气、水、海洋、土地、矿藏、森林、草原、湿地、野生生物、自然遗迹、人文遗迹、自然保护区、风景名胜区、城市和乡村等。

第三条 本法适用于中华人民共和国领域和中华人民共和国管辖的其他海域。

第四条 保护环境是国家的基本国策。

背景介绍

环境法规要求保护和改善环境，防治污染和其他公害，企业、事业单位和其他生产经营者应当防止、减少环境污染和生态破坏，对所造成的损害依法承担责任。制药企业必须针对实际情况，建立和维护有效的管理体系以避免、减少和控制污染物或废物的产生，在厂房设施、工艺路线设计以及变更等活动时，应充分考虑环境保护法规要求确定方案。同时厂房实施施工前应得到相应政府部门的批准，包括现场开发和基础工程。根据颁发的许可证和法规，生产设施要求有监控和记录。

制药企业的环境影响主要为对大气环境、水环境以及土壤和地下水环境的影响。企业应采取相应污染防治措施控制“三废”污染物排放，重点加强废水、废气污染物治理，积极采取措施减少固体废物的产生量，对危险废弃物进行规范化暂存与处置。

为确保环境保护措施实施的有效性，需建立和维护有效的管理体系：

a. 环境影响部门（车间）分配职责，确定所管辖区域的活动。

b. 评估在正常、不正常运行条件下的每个活动及应急活动相关的环境影响及相关控制措施。

c. 制定相应的控制流程和标准，以实践环境保护计划或方案，建立环保目标及评估流程。

技术要求

在我国，《污水综合排放标准》（GB 8978—1996）适用于现有单位水污染物的排放管理，以及建设项目的环境影响评价、建设项目环境保护设施设计、竣工验收及其投产后的排放管理。

《大气污染物综合排放标准》（GB 16297—1996）规定了 33 种大气污染物的排放限值。

制药产业的污染物排放应符合下列相关的标准：

《挥发性有机物无组织排放控制标准》（GB 37822）

《制药工业大气污染物排放标准》（GB 37823）

《发酵类制药工业水污染物排放标准》（GB 21903）

《化学合成类制药工业水污染物排放标准》（GB 21904）

《提取类制药工业水污染物排放标准》（GB 21905）

《中药类制药工业水污染物排放标准》（GB 21906）

《生物工程类制药工业水污染物排放标准》（GB 21907）

《混装制剂类制药工业水污染物排放标准》（GB 21908）

《国家危险废物名录》

《排污单位自行监测技术指南总则》（HJ 819）

《排污单位自行监测技术指南提取类制药工业》（HJ 881）

《排污单位自行监测技术指南发酵类制药工业》（HJ 882）

《排污单位自行监测技术指南化学合成类制药工业》（HJ 883）

《排污单位自行监测技术指南 中药、生物药品制品、化学药品制剂制造业》（HJ 1256）

《排污许可证申请与核发技术规范 制药工业—生物药品制品制造》（HJ 1062）

《排污许可证申请与核发技术规范 制药工业—化学药品制剂制造》（HJ 1063）

《排污许可证申请与核发技术规范 制药工业—中成药生产》（HJ 1064）

实施指导

A. 废水管理

a. 废水来源

制药工业废水包括与生产有直接或者间接关系的各种外排废水，包括工艺废水、冷却废水、制水产生的浓水，实验室废水等，制药工业废水的特点是废水量大、成分复杂。

企业应对废水来源、数量建立清单。确定各类废水数量和污染物进入废水的途径，实行分类收集处置。

b. 废水减量

对各个环节的用水量进行计量和监测，提高水的循环利用率，提倡水的阶梯使用。前端控制，针对高浓度、高毒性的废水从源头采取萃取、精馏、膜分离、多效蒸发等消减措施，从源头消减污染物。

c. 废水输送

宜采用雨污分流、清污分流、闭路循环、重复利用或一水多用等措施。含重金属废水、高浓度废水、高含盐废水、含有药物活性成分的废水等宜单独输送并进行预处理。

车间内部的工艺废水（含清场用水、设备清洗水等），应根据废水特性，评估是否需要进行预处理，必要时经预处理达到要求后，输送至废水处理站，含有挥发性物质的废水需要采用管路输送、密闭收集。密闭收集罐或槽在设计、安装、使用或维护时，需考虑受限空间所导致的坠落、淹溺、中毒、火灾和爆炸等风险。

d. 废水预处理

根据废水中污染物种类、浓度及预处理方法，分类收集废水，分别进行预处理。包括但不限于以下情形：

- 高含盐废水进行除盐处理后进入废水处理系统。
- 高含氮（铵）废水应单独收集，预处理除氮（铵）。
- 溶剂含量高的废水应去除溶剂后排入废水处理系统。
- 高含磷废水应单独收集，预处理除磷。
- 高温水宜单独收集，必要时降温预处理。
- 酸水或碱水宜单独收集，定量混合、中和预处理。
- 含重金属等第一类污染物的废水应在车间收集、预处理达到车间排放标准后再与其他废水混合。

预处理后的高浓度废水，宜采用厌氧（或水解酸化）生化处理后，与低浓度废水混合，再进行好氧生化处理及深度处理。

e. 废水处理

废水处理工艺应与环境影响评价及批复中规定的废水处理工艺完全一致。废水处理设施应按环境影响评价及批复要求建设。

拟定废水处理工艺时，应优先考虑利用废水、废气、废渣（液）等进行“以废治废”的综合治理。水质处理应选用无毒、低毒、高效或污染较轻的水处理药剂。污水处理所产生的油泥、浮渣和剩余活性污泥等应按要求处理或处置。污水处理产生的废气要收集、处理后达标排放。

f. 废水排放

废水排放必须符合环境影响评价及批复、排污许可证等要求。

工业废水和生活污水排入城市排水系统时，水质应符合污水排入城镇下水道的水质标准要求或城镇下水道末端污水处理厂、园区污水处理厂的接纳协议要求。

排入表面水体时，其水质应符合国家、行业和地方污水污染物排放标准。年排放污水量和主要污染物排放量应符合生态环境主管部门批准的总量控制指标。

企业应按照环评批复要求设置污排放口和雨水排放口。排放口应符合生态环境保护规范要求，并设置标志牌和环境保护图形标志。排污单位应按排污许可证及生态环境主管部门要求安装自动监测监控系统。废水处理监测系统需与生态环境主管部门联网，建立管理台账并保存监测的原始记录。

B. 废气管理

a. 废气来源

制药工业废气的来源主要有原料和药物粉尘、实验室废气、有机废气、无机废气以及污水处理站废气、锅炉烟气等，其中挥发性有机物（VOCs）排放量大，是废气治理的重点。

b. 废气减量

通过工艺改进、使用无毒、低毒的原辅料，减少有毒、有害废气及 VOCs 排放。

生产过程中产生有毒有害气体、粉尘、酸雾、恶臭、VOCs 等物质的生产工艺和设备应尽量采取密闭系统，避免敞开式操作。对于无法密闭操作的应采取局部气体收集措施，废气应排至废气收集处理系统。包括但不限于以下形式：

- 投料宜采用放料、泵料或压料技术，不宜采用真空抽料，以减少有机溶剂的无组织排放。
- 物料干燥宜采用间接加热，循环风干设备，减少干燥废气的排放；如干燥的物料中含有可挥发的易燃易爆成分，在选择循环风干工艺时需考虑防爆要求。
- 含有易挥发物质的液体原料、成品、中间产品等应储存于密闭的容器，并存放于室内或有雨棚遮阳和防渗设施的专用场地。
- 溶剂类物料、易挥发物料宜采用储罐集中供料和储存，储罐呼吸气应收集后处理。
- 尽量采用电、天然气等清洁燃料，减少焚烧系统烟尘等废气产生量。

c. 废气处理

废气处理设施及排放口的数量、位置要与环境影响评价及批复的要求一致。

废气处理工程设计应根据废气的产生量、污染物的组分和性质、温度、压力等因素进行综合分析后选择废气治理工艺路线。废气治理工艺应使用《排污许可证申请与核发技术规范》中推荐的工艺。

要考虑分类处置的原则及设施运行的稳定性及连续性，采用不同的处理方案，处理结果应得到确认。处理方案可采取以下措施（但不限于以下措施）：

- 含有有机溶剂废气优先采用冷凝、吸附、吸收等工艺进行回收，不能回收的可采用燃烧等方法处理。
- 粉碎、筛分、总混、过滤、干燥等工序产生的含药物粉尘废气，应安装高效除尘器捕集收集。
- 产生恶臭的生产车间、污水处理站等应设置除臭设施，宜采用生物法、等离子法、吸附、氧化、焚烧等技术处理达标后排放。
- 实验化学反应过程、危险废弃物存放库产生的废气应按照实际和相关法规要求收集处理和达标排放。
- 高毒、高致敏的产品，应设置独立的通风系统和废气处理装置。

d. 废气排放

废气排放必须符合环境影响评价报告批复、排污许可证的要求。

C. 固体废弃物管理

a. 固废来源

制药过程产生的固体废物包括废旧包装材料、中药药渣、报废药品、报废试剂、实验废液、过期原料、实验材料等。

产生危险废弃物的企业，应制定危险废弃物管理计划；建立危险废弃物管理台账，如实记录有关信息，并通过国家危险废物信息管理系统向所在地生态环境主管部门申报危险废物的种类、产生量、流向、贮存处置等有关资料。

b. 固废减量

应开发应用全过程控污减排技术，采用循环型生产方式，减少单位产品的固废产生量。如有利用价值的采取回收或综合利用措施等。

c. 固废存放

不同固体废弃物宜分类存放，一般固废和危险废物应分开贮存。危险废弃物包装应贴有危险废物标签。不得露天存放，贮存期限原则上不超过一年。

固体废弃物的输送与临时贮存应防止污染环境。如：

- 输送含水量大的废渣和高浓液时，应避免沿途滴洒。
- 有毒有害废渣、易扬尘废渣的装卸和运输，应采取密闭和增湿措施。

d. 固废处置

一般固体废物应委托有资质的单位进行处理，签订合法有效的委托处理合同。

危险废物应委托持有效《危险废物经营许可证》的处置单位处理。签订的合法有效的委托处理合同等资料向主管部门备案。

转移危险废物的，应当执行危险废物转移联单制度。具体要求可参考《危险废物转移管理办法》。

D. 特殊关注物质

a. 环境中的药物残留

企业应优化生产工艺提高产品收率。废水进行分类处置，高浓度废水可浓缩作为危险废物焚烧处理；含高活性药物活性成分（API）的工艺废水应考虑预处理灭活。

鼓励企业参照国内外关于药物活性成分的预测无效应浓度（predicted environmental no effect concentration，PNEC）或环境参考浓度（environmental reference concentration，

ERC），评估本企业排放至环境中的药物残留（pharmaceutical in the environment，PIE）影响。

b. 致癌、致突变或产生生殖毒性物质

应建立致癌、致突变或产生生殖毒性物质控制程序和清单，建立物质安全技术说明书，进行风险评估，采取工程措施和管理制度，确保暴露程度保持控制在安全范围。

c. 持续性、生物累积性和剧毒物质

识别产品研发和生产过程中有关物质，进行风险评估明确相关的控制措施，将其排放控制到最小。

9.5 其他

9.5.1 社会反应和紧急预案

风险应在现场得以控制，化学品泄漏和火灾或危及当地社会，所以应尽量避免发生。对于可以预计的意外，现场应建立紧急应对程序，备有紧急应对设备，并培训专门人员。与当地紧急情况处理人员紧密合作，如消防队，让其了解危险源是什么，方位在哪里。

将现场计划与当地社会沟通交流，保证危险源头得到控制。政府机关有应急预案的相关法律和指导。

9.5.2 管控物质

在我国，对于化学品的管理应遵守《危险化学品安全管理条例》《易制毒化学品管理条例》和《中华人民共和国监控化学品管理条例》等。

对受控物质（如麻醉品等）的管理集中体现在对产品转移的控制上，目的在于保证：

- 在整个生产过程（从原料到成品）中成功达到批量平衡。
- 成品的物理安全性。

我国由国家药监局对受控物质进行管理。

附录

附录 1　口服缓释、控释制剂质量控制要点

口服缓释、控释、迟释制剂均属于调释制剂，此类制剂的生产工艺同传统的普通口服固体制剂相比，需要通过技术手段调节药物的释放速率、释放部位或释放时间，生产工艺较为复杂，故增加了本附录。口服缓释、控释、迟释制剂最常采用的剂型为片剂和胶囊（填充缓释小丸或颗粒），其他剂型有缓释颗粒、缓释混悬剂等。常用技术包括膜包衣技术、骨架技术、渗透泵技术、胃内滞留技术、生物黏附技术、离子交换技术等。

本附录以缓释、控释制剂常用的膜包衣技术、骨架技术、渗透泵技术的生产工艺控制为例，对生产过程控制要点进行介绍。迟释制剂部分过程控制与缓释、控释制剂相似，部分控制要点可参考本附录。

【背景介绍】

1 概念

缓释制剂（sustained release preparations）：系指在规定的释放介质中缓慢地非恒速释放药物的制剂。

控释制剂（controlled release preparation）：系指在规定的释放介质中缓慢地恒速释放药物的制剂。

迟释制剂（delayed-release preparation）：系指在给药后不立即释放药物的制剂，包括肠溶制剂、结肠定位制剂和脉冲制剂等。

2 特点

缓释、控释制剂与普通制剂比较，药物治疗作用更持久、毒副作用可能降低、用药次数减少，可提高患者用药依从性。迟释制剂为可以延迟释放的药物，从而发挥药物的肠溶、结肠定位或者脉冲释放等功能。主要特点有：

- 减少给药次数，避免夜间给药，增加患者用药的顺应性。
- 血药浓度平稳，避免“峰谷”现象，避免某些药物对胃肠道的刺激性，有利于

降低药物的毒副作用。

- 增加药物治疗的稳定性。
- 可减少用药总剂量，可用最小剂量达到最大药效。

【实施指导】

由于缓（控）释制剂类型较多，为使各企业对口服缓（控）释制剂质量控制有一个整体的认识，本次选择骨架型缓释片、膜控型缓释、控释制剂、渗透泵型控释片进行详细阐述。

1 骨架型缓释片

1.1 概述

骨架型缓释片按照骨架材料的性质分类主要有3种类型：亲水凝胶骨架片、生物溶蚀型骨架片和不溶性骨架片。亲水凝胶骨架片中药物的释放与药物的性质有关，水溶性药物释放速度取决于药物通过凝胶层的扩散速度，而水中溶解度小的药物释放速度由凝胶层的逐步溶蚀速度决定。由蜡质、脂肪材料制成的溶蚀性骨架片，其药物的释放是由固体脂肪或蜡质的逐步溶蚀来控制。不溶性骨架片的药物释放是以液体穿透骨架，将药物溶解，药物从骨架的沟槽中扩散出来，孔道扩散速度决定。

本附录以湿法制粒工艺的亲水凝胶骨架型缓释片为例，介绍亲水凝胶骨架片的关键辅料控制要点和工艺控制要点。

1.2 常用辅料及控制要求

亲水凝胶骨架材料一般选用纤维素衍生物、天然植物或动物胶、非纤维素多糖等，常用的纤维素衍生物有甲基纤维素（MC）、羟丙基甲基纤维素（HPMC）、羟丙基纤维素（HPC）、羧甲基纤维素（CMC）等。

亲水凝胶骨架材料是影响释药的主要因素，包括骨架材料的规格、水化速度、黏度及其与药物的比例等。以羟丙基甲基纤维素（HPMC）为例，除常规检验项目外还需要额外关注物料型号、等级、黏度、甲氧基含量、羟丙氧基含量等质量指标，另外不同工艺，可能对粒度有不同要求。

1.3 生产过程控制要点

生产过程的控制要点

骨架型缓释片常用生产工艺流程见附图1。

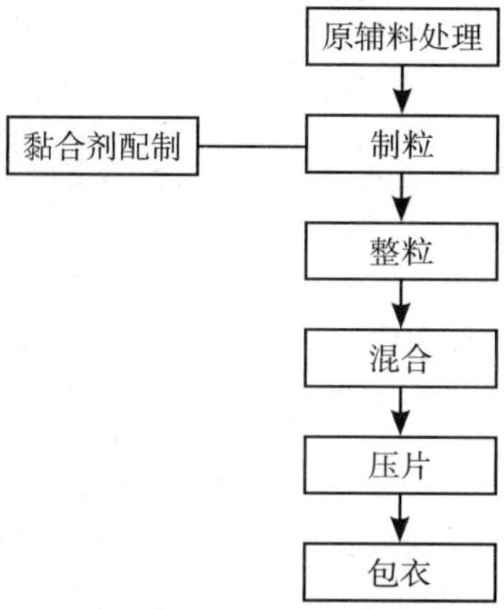

附图 1　骨架型缓释片常用生产工艺流程

制粒工序工艺控制要点：制粒搅拌速度、切刀速度、进风温度（湿度）、实际进风风量、物料温度、喷液速度；混合时间及转速；制粒工序常见的过程控制指标包含颗粒粒度分布、粉末压缩性、含量及含量均匀度、干燥失重、残留溶剂等项目。

压片工序工艺控制要点：压片工序主要控制饲料器转速、主压压力（预压压力）、压片机速度等参数。压片压力会影响骨架的孔隙率和孔道弯曲率，压片压力较小时骨架的孔隙率明显增大，吸水速率和溶蚀速率也会相应增加，从而使释药速率加快；而压力过大时，骨架片致密度明显增大，骨架的毛细孔被过分压缩，孔隙率减小，孔道弯曲率增大，从而使骨架的吸水速率和溶蚀速率下降，使药物释放速率减慢（《口服缓控释制剂》第二章 亲水凝胶骨架片型缓释制剂 第三节）。压片工序常见的过程控制指标为片重控制、重量差异、脆碎度、硬度等项目。

2 膜控型缓释、控释剂

膜控型缓释、控释剂，系将一种或多种包衣材料对片剂的颗粒、片剂表面、胶囊的颗粒或小丸等进行包衣处理，以控制药物的溶出和扩散而制成延缓或控制药物释放速率、释放时间或释放部位的制剂。膜控技术又被广泛地应用于包衣控释小丸剂、微孔膜包衣片剂等（《缓释控释制剂的设计与开发》）。

膜包衣技术通过包衣膜来控制药物扩散到胃肠液的速度，控制和调节制剂中药物的释放速度。药物性质、包衣材料的种类、衣膜的组成、包衣厚度和包衣工艺等是决定制剂释放行为的主要因素。

本示例以湿法制粒膜控型包衣片和微丸膜控型包衣胶囊为例，介绍关键辅料、过程控制要点、工艺控制要点。

2.1 膜控型包衣片

2.1.1 常用辅料

包衣处方通常包括分散溶媒、包衣材料、致孔剂、增塑剂、抗黏剂或其他颜料、消泡剂和稳定剂等。

缓释、控释制剂包衣材料常用的有醋酸纤维素（CA）、乙基纤维素（EC）、聚丙烯酸树脂（eudragit）、硅酮弹性体等；肠溶包衣材料有醋酸纤维素酞酸酯（CAP）、羟丙基甲基纤维素酞酸酯（HPMCP）、聚丙烯酸树脂、聚醋酸乙烯酞酸酯（PVAP）等。常用的增塑剂有聚乙二醇、甘油、丙二醇、苯二甲酸二甲酯、苯二甲酸二乙酯等，同一缓释包衣材料，因所用的增塑剂种类和用量不同，会得到不同性质的包衣膜，进而影响药物释放行为。

一些水不溶性的包衣材料，由于衣膜渗透性较差，丸芯中药物往往不能完全溶解、渗透出来，因而常在这些材料的包衣液中加入一些水溶性物质作为致孔剂。例如，当乙基纤维素（EC）和羟丙基甲基纤维素（HPMC）混合使用，HPMC 是水溶性高分子材料，可用作致孔剂，在 EC 网状结构中形成空隙，促使药物扩散释放。

2.1.2 生产过程控制要点

膜控型控释片典型生产工艺流程见附图 2。

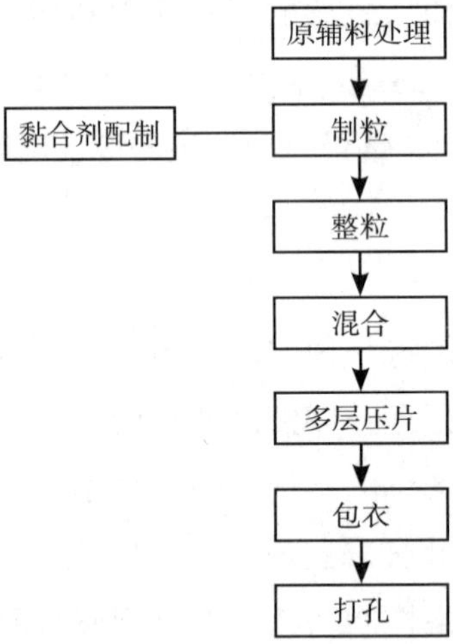

附图 2　膜控型控释片典型生产工艺流程

包衣前工序与骨架片工艺控制要点基本一致，膜控技术主要就是包衣对产品的影响，本附录主要围绕包衣工序进行阐述。

包衣工序的控制要点

膜控型包衣片的药物释放行为通常与片芯、包衣膜的性质和厚度、致孔剂以及增塑剂的性能和用量等处方因素相关（《缓释控释制剂的设计与开发》第四章　膜控型缓释、控释制剂的处方和制备工艺　第五节）。其中包衣膜的性质除与包衣膜材料相关，还受包衣工艺参数影响。

常见的包衣关键工艺参数包括：包衣锅转速、进风温度、进风湿度（或露点）、进风风量、片床温度、喷液流速、雾化压力、扇面压力、锅体负压等。生产过程应注意包衣锅喷枪数量、间距、喷枪至片床的距离、喷嘴直径等细节对包衣质量的影响。不合适的工艺参数不仅会引起包衣膜结构变化、药片外观不合格、溶出不合格、残留溶剂过高等，而且会导致批内药片间差异，进而引起批内溶出差异。

对于控释层包衣，建议通过计算包衣效率确定包衣液用量，并结合工艺验证等多批次数据制订合理的包衣效率控制范围。

包衣过程常见的质量控制指标包括缓释层包衣膜厚、衣膜完整性、包衣增重、膜重控制、水分、包衣后溶剂残留项目等。另外可根据产品质量需求进行冲击强度试验、衣膜与片芯的黏着力、衣膜表面粗度、衣膜的渗透性项目检测等（《缓释控释制剂的设计与开发》第五章　缓释、控释制剂体内、体外评价　第一节）。

包衣验证中除常规项目外，应额外关注包衣锅不同位置包衣增重的均匀性，明确影响包衣增重均匀性和衣膜完整性的工艺参数及控制范围，制订合理的中控取样位置和取样量。

2.2 膜控型微丸胶囊

膜控型微丸通常由丸芯和外层聚合物衣膜组成，可以利用渗透压原理或衣膜材料的溶胀爆破特性设计出各种微丸衣层结构，也可利用聚合物材料功能特性不同，制备不同释药规律的微丸制剂，如普通缓释微丸、脉冲微丸和肠溶微丸。

本次以采用流化床微丸包衣技术为例，从辅料及微丸包衣制粒过程工艺控制点进行阐述。

流化床包衣原理：以空白微丸或含药物的微丸作为丸芯，高分子聚合物为包衣材料，将微丸置于流化床内，空气经过进风处理系统从流化床底部进入流化床腔体，物料在气流的作用下处于流化运动状态。包衣液在雾化压力的作用下形成大量细小雾滴，雾滴与高速运动的物料接触，在物料表面铺展，并在热空气的作用下干燥。物料在流化床内的循环往复运动，多次经过包衣区域与雾滴接触，最终在颗粒表面形成连续且均匀的包衣膜。

2.2.1 常用辅料

微丸包衣主要物料包括丸芯、载药层、隔离层、功能层包衣材料等。

丸芯：主要有糖丸、微晶纤维素丸、甘露醇丸等，根据原料药性质选择合适的丸芯，主要质量指标控释是外观（丸芯的圆整度）、粒度。

载药层、隔离层包衣材料：一般选用低黏度羟丙基甲基纤维素（HPMC）、聚乙烯吡咯烷酮（PVP）、羟丙基纤维素（HPC）等高分子成膜材料。包衣材料除常规检测指标外，可根据工艺需求，额外关注粒度及黏度指标。包衣材料黏度大，形成的雾滴大，所得颗粒粒径大、脆性小、硬度大；包衣材料黏度低，形成雾滴小，物料成粒困难，所得颗粒中细粉偏多，且较松散。

根据需要可以加入抗黏剂（如滑石粉）及其他物质，按照药典标准进行控制。

功能层包衣材料：纤维素类、树脂类等材料，按照药典标准进行控制。

2.2.2 生产过程控制要点

膜控型微丸胶囊常见生产工艺流程见附图 3。

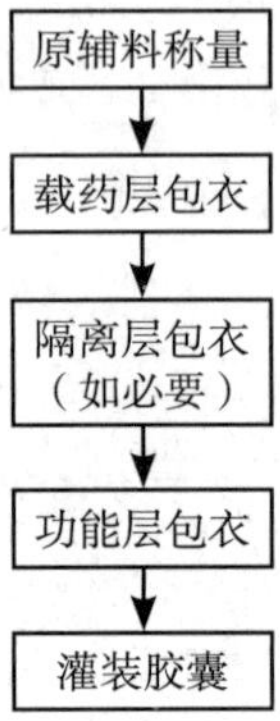

附图 3　膜控型微丸胶囊常见生产工艺流程

流化床的工艺参数是制约微丸包衣质量的重要因素。工艺参数的确立除了与包衣液处方、丸芯性质有关外，还受包衣设备种类影响，主要控制参数包括进风量、进风温湿度、雾化压力、喷液速度、物料量、排风温度等。下面对其中部分关键参数进行阐述。

进风量：进风量的大小决定着物料通过包衣区的速率、物料的流化状态，因而该参数影响着干燥效率和包衣均匀性。微丸包衣时如果风量过大，会导致细粉偏多，包衣效率降低，并且会导致微丸在流化床的磨损较大；如果进风量过小，微丸干燥效率下降，易粘连、塌床，因此，企业需通过验证确定合适的进风量，保证物料既能够充分流化，又保证微丸包衣质量合格。

进风温湿度：包衣介质的蒸发速度直接关系到衣膜的质量，衣膜的致密性也是影响释放度的关键影响因素，对相同介质来讲，它是进风温湿度、进风量共同作用的结果。进风湿度应尽量排除季节影响，湿度范围不宜过宽，避免因进风湿度影响包衣效率、微丸外观、静电效应，最终影响包衣质量。

雾化压力：包衣时喷雾液滴必须小于被包丸芯的直径，喷雾液滴的大小是喷液速度和雾化压力综合作用的结果。雾化压力过大，雾滴粒径细小，喷雾干燥损失大；雾化压力过小，雾滴粒径较大，容易造成粘连。另外，可根据工艺需求，对包衣液进行过筛，以除去杂质和浆团，防止堵塞喷嘴。

喷液速度：包衣前要进行喷雾测试，检查喷雾状态是否连续均匀。包衣过程要定期观察物料流化状态，一旦有粘连发生，应立即减慢流速，并在工艺范围内调整风量等参数，确保包衣质量合格。

微丸制粒过程可能会出现微丸粘连的现象，常见的粘连原因及解决方案见附表 1。

附表 1　微丸制粒过程出现微丸粘连的可能原因及解决方案

可能原因分析	建议解决方案
过快的喷速、物料过湿、热量不平衡	降低喷速、提高风量
雾化不细腻	控制雾化压力和雾化流量
静电粘连	控制进风湿度，进行加湿
物料温度过低	调整合适的物料温度
不合适的滤袋孔径	选用合适的滤袋孔径，微丸上药建议 20μm 左右，微丸包衣建议 100μm 左右
雾化过高	控制雾化压力和雾化流量
风量过大	控制进风风量

微丸包衣过程控制：常见过程质量评价指标包括释放度、含量均匀度、水分、脆碎度、圆整度及表面形态、粒度、耐酸力等。

3 渗透泵型控释片

3.1 概述

渗透泵型控释片：是以渗透压为释药能源的控释片；是将药物与具高渗透压的渗透促进剂或其他辅料压制成固体片芯，外包一层半透性的聚合物衣膜，用激光在片剂衣膜层上开一个或一个以上适宜大小的释药小孔制成。口服后胃肠道的水分通过半透膜进入片芯，使药物溶解成饱和溶液，而渗透促进剂使膜内溶液为高渗溶液，膜内外存在的渗透压差使水分继续进入膜内，从而将药物溶液从小孔泵出（《缓释控释制剂的设计与开发》第七节 渗透泵控释片）。根据结构类型分为单室渗透泵片（附图 4）、多室渗透泵片（附图 4）、夹层渗透泵片等。

激光打孔技术主要原理是利用激光高能量密度产生的高温和材料对光谱吸收的选择性以及激光的单色性等特点，使目标物质在瞬间汽化生成一定形状的孔洞。

本示例以湿法制粒工艺的多室渗透泵片为例，主要从关键辅料、过程控制要点、工艺控制要点等方面进行介绍。多室渗透泵制剂的片芯是双层片，一层是药物与基质，另一层是提供药物释放动力的促渗透聚合物。

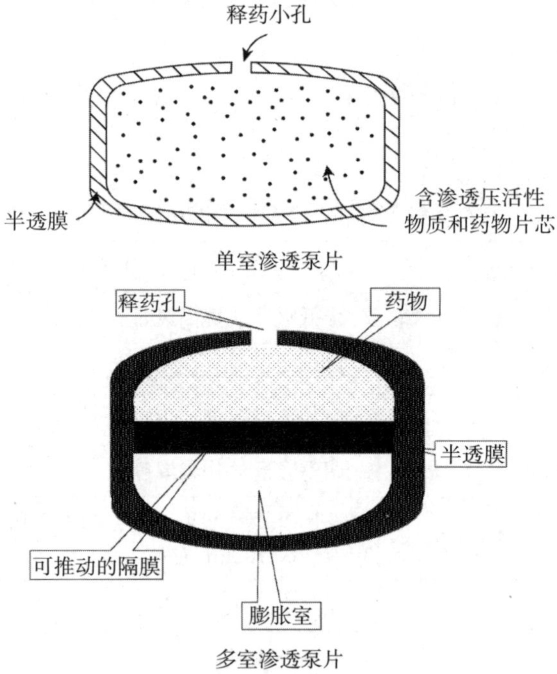

附图 4　单室渗透泵片和多室渗透泵片

3.2 常见辅料及性质

影响渗透泵控释片释放药物的因素主要包括成膜材料、渗透促进剂、释药孔、包衣膜的厚度、衣膜重量以及其他成分（包括推动剂、助悬剂、黏合剂、润湿剂等）。渗透促进剂是指能够产生渗透压的物质，包括促渗透剂和促渗透聚合物两部分。

成膜材料：不同材料构成的包衣膜，对水有不同的渗透性，膜渗透性越大，水进入渗透泵药室越快，系统释药越快，常见成膜材料有醋酸纤维素、乙基纤维素等。在包衣膜中加入增塑剂可以调节包衣膜的柔韧性，常用的增塑剂有邻苯二甲酸酯、甘油酯等。在包衣膜中加入致孔剂等制成混合膜或多层膜来改善半透膜的通透性，同时在一定程度上也可增强膜的柔韧性，常用的致孔剂有聚乙二醇、羟丙基甲基纤维素等。

促渗透剂：调节药室内渗透压、维持药物释放的作用，常见的促渗透剂有氯化钠、葡萄糖等。

促渗透聚合物：能吸水膨胀，产生推动力，常为可溶胀物质，如聚氧乙烯（PEO）等，加入一些无机盐等促渗透剂，以增大包衣膜内外的渗透压差。PEO 影响推动力的主要质量指标为黏度和分子量。

3.3 生产过程控制要点

渗透泵型控释片常见生产工艺流程见附图 5。

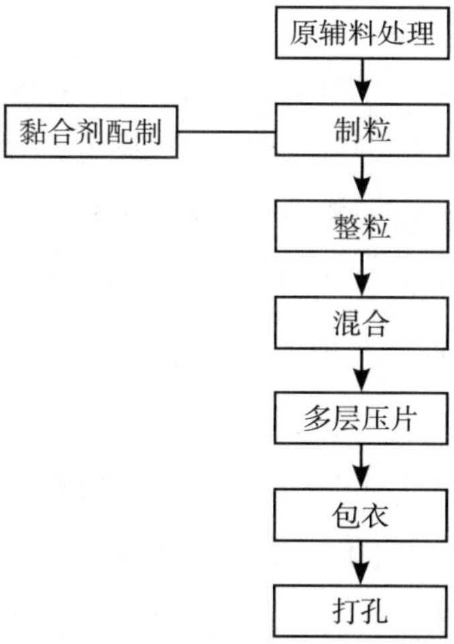

附图 5　渗透泵型控释片常见生产工艺流程

渗透泵型控释片制粒、包衣工序与膜控型包衣片工艺控制要点基本一致，不同之处为多层压片工序及打孔工序，本附录主要围绕多层压片和打孔工序过程控制进行阐述。

多层压片工序：除与普通压片过程指标相同外，关键工艺参数需要控制压片过程每一层的压片压力，质量指标控制压片分层含量均匀度。

打孔工序：激光打孔需要准确的辨别出药物层，要有剔除挑战试验的具体方法及可接受标准；另外，应建立孔径检查（大小、位置偏离范围、深度等）的具体方法。

激光打孔可能存在的缺陷有打孔位置不准确、压片未打孔、未穿透衣膜，建议增加激光打孔后孔径的中控检查。合理制订生产过程中的监测频次和取样量，确保打孔的合格率是 100%。关键工艺指标包含打孔形状、打孔直径、打孔位置、激光功率、打孔深度等。质量指标包括打孔外观、打孔后溶出等。

附录2　中药颗粒剂生产质量控制概述

1　概述

中药颗粒剂系指中药提取物与适宜的辅料或饮片细粉制成具有一定粒度的颗粒状制剂。

中药颗粒剂最早收载于1977年版《中国药典》，是在中药汤剂和糖浆剂基础上逐渐发展起来的，由于运输方便、携带方便、服用方便等优势，迅速在中药制剂中占据重要地位。中药颗粒剂制备过程中，中药饮片应按照国家药品标准或经药品监督管理部门核准的药品注册标准中规定的方法进行提取、纯化、浓缩成规定的清膏，采用适宜的方法干燥并制成细粉，加适量辅料或饮片细粉，混匀并制成颗粒；也可将清膏加适量辅料或饮片细粉，混匀并制成颗粒。

中药颗粒剂依据类型可分为可溶颗粒、泡腾颗粒和混悬颗粒等。不同类型的中药颗粒剂，其工艺流程虽有所不同，但其生产质量控制点有着诸多共性。附图1所示为中药颗粒剂（浸膏粉类）生产质量控制图。中药颗粒剂各工序生产质量控制点的具体设置，需结合具体品种特点、设备性能、物料特性、工艺流程等方面因素综合考虑，企业可根据风险控制的需要合理增减。

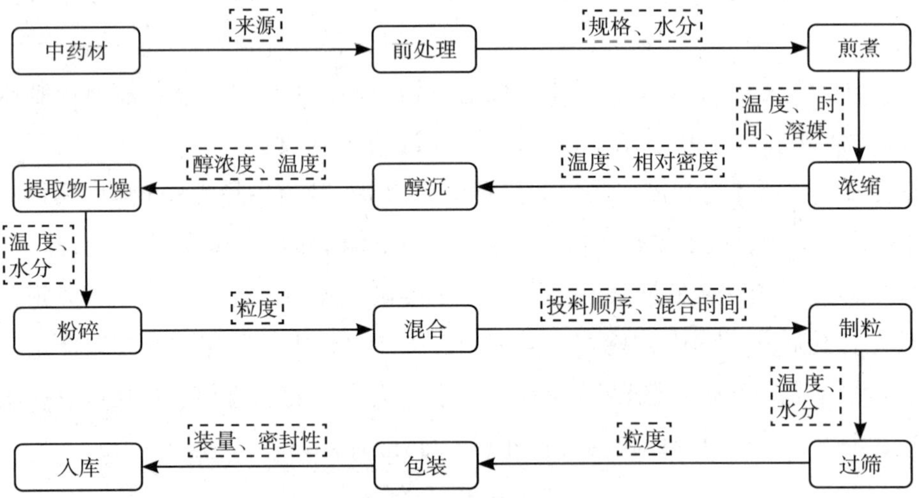

附图1　中药颗粒剂生产质量控制图

2　中药前处理及提取过程

中药颗粒剂生产过程中，影响中药前处理及提取产品质量的因素非常多，如中药饮片规格、提取时间、溶媒类型、浓缩温度、干燥方式等均可能影响产品质量和生产得率。应结合产品、生产线等多方面因素综合制定中药生产质量控制体系，以保证中药前处理及提取生产质量，进而确保中药颗粒剂产品质量和疗效。

【法规要求】

药品生产质量管理规范（2010 年修订）中药制剂附录

第三条　中药制剂的质量与中药材和中药饮片的质量、中药材前处理和中药提取工艺密切相关。应当对中药材和中药饮片的质量以及中药材前处理、中药提取工艺严格控制。在中药材前处理以及中药提取、贮存和运输过程中，应当采取措施控制微生物污染，防止变质。

2.1 前处理工序

【法规要求】

药品生产质量管理规范（2010 年修订）中药制剂附录

第四条　中药材来源应当相对稳定。注射剂生产所用中药材的产地应当与注册申报资料中的产地一致，并尽可能采用规范化生产的中药材。

第九条　中药材前处理的厂房内应当设拣选工作台，工作台表面应当平整、易清洁，不产生脱落物。

第十七条　对每次接收的中药材均应当按产地、采收时间、采集部位、药材等级、药材外形（如全株或切断）、包装形式等进行分类，分别编制批号并管理。

第二十六条　中药材应当按照规定进行拣选、整理、剪切、洗涤、浸润或其它炮制加工。未经处理的中药材不得直接用于提取加工。

第二十九条　在生产过程中应当采取以下措施防止微生物污染：

（一）处理后的中药材不得直接接触地面，不得露天干燥；

（二）应当使用流动的工艺用水洗涤拣选后的中药材，用过的水不得用于洗涤其它药材，不同的中药材不得同时在同一容器中洗涤。

第三十一条　中药材洗涤、浸润、提取用水的质量标准不得低于饮用水标准，无菌制剂的提取用水应当采用纯化水。

【背景介绍】

前处理工序是中药制剂生产过程的第一道工序，中药材的拣选、清洗或其他炮制加工等相关操作均在前处理工序完成。前处理工序直接影响饮片质量，进而影响后工序的提取效果。另外，部分原粉入药的中药颗粒剂，在前处理过程中会对相应中药饮片进行粉碎、灭菌，而后直接进入制粒工序。中药材、饮片、药粉采用辐照灭菌技术进行微生物指标控制的，应严格按照《中药辐照灭菌技术指导原则》进行。凡灭菌工艺未被明确批准为辐照灭菌的中药材、饮片、药粉，若要采用辐照灭菌，应按照药品变更相关指导原则开展研究并申请变更。

【技术要求】

- 与物料接触的设备表面和盛具清洗用水应为饮用水，其水质要求应符合现行中华人民共和国国家标准《生活饮用水卫生标准》。
- 中药材前处理的厂房内应设有满足生产的设备，设备表面应当易清洁，不产生脱落物。
- 前处理生产前应按生产指令领取所需中药材，领料时复核各物料的品名、批号、数量，检查包装是否完好。
- 按照称量复核要求，进行称量备料，称量时由他人独立进行复核。
- 确认前处理生产设备运行正常，并按照工艺规程设置设备参数。
- 前处理过程应尤其注重中药材中杂质、异物以及非药用部位的去除。
- 前处理过程应进行物料平衡或饮片得率测算，持续监控生产稳定性。
- 每批次生产结束后应当按照规程进行清场，并按要求做好记录。

【实施指导】

A. 规格控制

中药饮片的规格控制是前处理过程质量控制关键。一般来说，中药饮片控制的越细，比表面积就越大，提取过程与溶媒接触越充分，药材中各化学组分传质速率越快，后工序的提取效率也越高。必须强调的一点是，制剂中使用的饮片规格，应符合相应品种实际工艺的要求，并非绝对的越细越好。中药饮片规格控制应以不影响中药颗粒剂质量与疗效为前提。这是因为过细的药材，容易导致提取过程非药用组分的过度溶出，增加后工序纯化难度，影响中药质量。中药饮片规格控制应结合《中国药典》有关规定、中药材特性及后端提取过程所选用溶媒等因素综合考虑。

B. 水分控制

中药材的水分不仅影响中药颗粒剂生产过程中药饮片投料量的准确性，还会影响饮片存储时间。中药饮片大多富含蛋白质、脂肪、多糖等营养物质，在适宜的温度和水分条件下，长时间存储过程中极易霉变。中药饮片中含水量越高，霉菌活性越强。饮片中水分的控制是防止其霉变的关键因素。中药材前处理后水分控制，应按照国家药品标准或经药品监督管理部门核准的药品注册标准规定实施，并尽可能控制水分相对稳定。

需要特别指出的是，针对中药颗粒剂生产过程中可能出现的湿药材投料问题，如注册工艺中未作规定，应与药品监督管理部门确定变更等级，开展药学变更研究。变更研究过程中，应充分评估前处理过程中的药材损耗量，确定湿药材存放条件、存放周期及水分折算参数等关键指标，确保药材投料量的稳定、准确，避免对中药颗粒剂安全、有效、质量可控性的不利影响。

【实例分析】

山楂前处理包含拣选、去核等工序，必要时还应当清洗、烘干。通常前处理后山楂水分不宜超过 12.0%，无霉变饮片，且药屑、杂质等比例合计可参考控制在不超过 3.0%。企业可在满足《中国药典》相关要求前提下，结合自身产品特性，制定内控标准。

2.2 提取工序

【法规要求】

药品生产质量管理规范（2010 年修订）中药制剂附录

第十条 中药提取、浓缩等厂房应当与其生产工艺要求相适应，有良好的排风、水蒸汽控制及防止污染和交叉污染等设施。

第十一条 中药提取、浓缩、收膏工序宜采用密闭系统进行操作，并在线进行清洁，以防止污染和交叉污染。采用密闭系统生产的，其操作环境可在非洁净区；采用敞口方式生产的，其操作环境应当与其制剂配制操作区的洁净度级别相适应。

第十二条 中药提取后的废渣如需暂存、处理时，应当有专用区域。

【背景介绍】

中药提取按照原理不同通常可分为溶剂法、升华法和水蒸气蒸馏法。升华法和水蒸气蒸馏法工艺复杂，应用并不广泛，而溶剂法操作相对简单。常用的中药提取溶剂法有煎煮法、渗漉法、浸渍法、回流法等，其中又以煎煮法应用最为普遍。

提取工序是保证药品质量与临床疗效的重要环节。提取过程中，提取温度、提取时间、提取次数、溶媒性质等，都是影响提取效果的重要因素。

【技术要求】

- 中药提取厂房应当与其生产工艺要求相适应，有良好的排风、水蒸汽控制及防止污染和交叉污染的设施。
- 所有制药设备、容器表面应光滑、平整、易清洗、无污染。
- 按照生产指令领取处方中药饮片，称量备料，并实时记录称量复核数据。
- 严格按照工艺规程中有关规定，控制处方内各味中药饮片投料顺序。
- 按照注册工艺和企业工艺规程要求控制溶媒用量、提取温度、提取时间、提取次数等关键工艺参数。
- 生产结束后应按照规程进行清场，并定期进行设备维护保养。
- 中药提取后的废渣如需暂存、处理时，应当有专用区域。

【实施指导】

A. 提取温度

提取过程中的升温操作可以增强分子运动，强化饮片中各化学组分的溶解、渗透、扩散作用，提高溶解度，加快提取进程。当然，加热温度的范围也是有一定限度的，并非越高越好，应综合考虑处方各药味特性及作用选择适宜的温度。特别是对于含热敏性成分的中药饮片，过高的温度容易造成其加速分解，可能影响中药颗粒剂的有效性和安全性。

B. 提取时间

中药提取转移率往往随提取时间的延长而增加。当然过长的提取时间是没有必要的，不仅影响生产进程，增加能耗，还有可能导致有效成分含量降解及无效成分的大量溶出，影响中药提取物质量。

C. 溶媒性质

提取溶媒的选择，主要是依据“相似相溶”原理。水和不同浓度乙醇，溶解范围较宽且经济易获取，是较为常用的中药提取溶媒。提取用水的质量不得低于国家饮用水标准，乙醇需符合药用要求。需要特别注意的是，提取溶媒的选择对于确保中药颗粒剂质量至关重要，不同溶媒提取相同中药饮片可能获得不同化学组分的中药提取物，其质量与功效可能存在重大差异。

【实例分析】

中药挥发油是存在于中药饮片中的一种挥发性油状液体。由于中药挥发油的热不稳定性，易氧化、分解、挥发，影响中药疗效。中药挥发油的提取是中药制剂生产过程中的一大难题。当下，中药挥发油的提取方法主要包括水蒸气蒸馏法、有机溶剂提取法、压榨法以及超临界流体萃取法等。以水蒸气蒸馏法为例，在挥发油提取过程中应重点关注 4 个方面的内容。

- 挥发油提取设备。提取设备的管路、冷凝装置、油水分离器等都是应当重点考虑的方面。
- 中药饮片的选择。选用中药饮片的药用部位、产地、采收期、存储条件、产地加工、饮片规格等对饮片本身挥发油质量有直接影响。
- 中药饮片的炮制工艺。高温加热是导致中药饮片中挥发油含量降低的直接因素。相比于生药材而言，炮制后的中药饮片挥发性成分含量会在一定程度上发生改变，从而导致提取挥发油质量的变化。
- 中药挥发油提取工艺。挥发油提取时间、提取温度、饮片投料顺序、投料比例、加水量、饮片浸泡时间、蒸馏方式、冷凝温度等都是影响挥发油提取质量的关键因素，应结合所采用中药饮片特性综合确定相关参数。

2.3 浓缩工序

【背景介绍】

浓缩工序是中药颗粒剂的关键工序之一。中药浓缩去除了中药提取液部分溶媒，提升了提取液相对密度，为后续干燥或直接用于制粒工序的顺利开展奠定了基础。

【技术要求】

A. 控制要点

● 按照工艺规程设定浓缩温度、真空度等关键工艺参数，并严格控制浓缩液相对密度。

● 浓缩装置应定期彻底清洗，避免交叉污染、微生物滋生及管道堵塞。

● 同一批次的浓缩液应经过充分混匀方能进入后工序，必要时可根据工艺规程要求采用合适方式除去水中不溶物。

● 浓缩液存放环境应严格控制，储存条件及时间应当通过存储期验证确定。

B. 设备

目前常用的中药浓缩方式主要包括常压浓缩、减压浓缩、膜浓缩等，不同浓缩方式均有其适用范围，应根据产品的特性进行选择。

● 常压浓缩操作简单，蒸发量大，同时也存在操作温度高、加热时间长、能耗高、污染风险高等不足，适用于热稳定性物料的浓缩过程。

● 减压浓缩是一种相对密闭的浓缩方式，其操作温度低、浓缩速率快、操作环境好，在一定程度上缓解热不稳定性成分的浓缩问题，是目前最为常用的中药浓缩方式。

● 膜浓缩以选择性透过膜为分离介质，可常温操作，特别适用于中药中热敏性成分的浓缩。

【实施指导】

A. 浓缩温度

浓缩温度是中药浓缩过程的常见控制参数。在压力一定的前提下，通常浓缩温度越高，浓缩速率也越快，但对某些成分的破坏性风险也可能随之增加，不利于保证产品质量；对于热敏性物料，可以采取少量多次浓缩，以缩短物料受热时间。采用少量多次浓缩的，其最终浓缩液应混合均匀。以减压浓缩为例，中药大生产过程浓缩温度通常控制在 50~90℃。

B. 相对密度

浓缩液的相对密度是中药浓缩过程的关键质量控制参数。浓缩后料液相对密度过低会增加后工序干燥时间，而相对密度过高会影响浓缩液流动性，不利于浸膏过滤及保证浸膏均一性。

2.4 醇沉工序

【法规要求】

药品生产质量管理规范（2010 年修订）中药制剂附录

第三十二条　中药提取用溶剂需回收使用的，应当制定回收操作规程。回收后溶剂的再使用不得对产品造成交叉污染，不得对产品的质量和安全性有不利影响。

第三十六条　应当对回收溶剂制定与其预定用途相适应的质量标准。

【背景介绍】

浓缩后的中药提取物纯化分离与中药产品安全性、有效性、质量稳定性关系密切，中药纯化分离操作在中药制剂过程中占有重要地位。醇沉工序是中药生产过程中常用的纯化分离工艺。醇沉工艺装备简单、操作方便、成本低廉、应用广泛。

醇沉工艺基于相似相溶原理，中药药用成分能溶于乙醇，而大分子杂质较难溶于一定浓度的乙醇。当向水提浓缩液中加入乙醇时，淀粉、蛋白质、树脂、树胶等物质伴随乙醇浓度的不断提升而逐渐沉淀出来，有效成分则溶解于醇溶液中，进而实现中药提取物纯化分离。

【技术要求】

- 添加乙醇前，确保浓缩液冷却至工艺需求温度。
- 向浓缩液添加乙醇过程应持续开启搅拌，并按要求控制乙醇加入速度。
- 应严格按照工艺规程控制醇沉液乙醇浓度、醇沉时间、醇沉温度等关键参数。

- 醇沉后的收液过程应避免收取到沉淀层物质。

【实施指导】

A. 醇沉液乙醇浓度

大多数中药醇沉过程的乙醇浓度控制在 60% ~75%。醇沉液乙醇浓度为 60%时，淀粉等多糖类物质将从料液中析出；乙醇浓度为 75%时，蛋白质等大部分杂质均可被沉淀去除。醇沉液乙醇浓度的选择与中药浓缩液中各种成分的溶解度密切相关。醇沉起始阶段时，随着乙醇浓度的增加，沉淀速度加快，被去除的杂质不断增多；当料液中乙醇浓度达到某一临界值时，沉淀速度不再增加，此时再提高醇沉液乙醇浓度没有进一步的分离纯化作用。

B. 醇沉温度

醇沉过程中如果料液温度过高，药液中各化学组分溶解度将增大，不利于醇沉效果的发挥，醇沉后料液存放过程中容易产生二次沉淀。醇沉过程中如果料液温度过低，容易增加药液黏稠度，不利于乙醇与药液充分接触、均匀分布，同时可能导致过多的有效成分损失。

C. 添加乙醇浓度

“添加乙醇浓度”指的是向中药浓缩液中添加的，使其醇量达工艺设定值所使用原始乙醇的浓度。如添加乙醇浓度偏低，醇沉液总体积将增加，不仅设备利用效率低，且蛋白质、淀粉等水溶性物质溶解量也将增大，对醇沉效果产生不利影响，后续乙醇回收蒸馏难度也会加大；如添加乙醇浓度偏高，可能产生局部乙醇浓度过高导致的部分有效成分直接沉淀的问题，不利于中药有效成分转移率的提升。

D. 搅拌速度

醇沉过程中适当的搅拌有助于加快高浓度乙醇在料液中的分布速度，提高料液与乙醇的混合均匀性，提升醇沉过程质量。需要注意的是，搅拌速度应控制在一个适宜的范围。搅拌速度过慢，容易出现局部乙醇浓度过高的情况，导致部分有效成分沉淀损失；同时，过快的搅拌速度会使得杂质絮凝颗粒过小，影响沉降速率，且后端难以过滤。

醇沉工序的目的在于最大限度地去除无效杂质，尽可能地保存中药有效成分，对于提升中药提取物质量，避免药物不良反应至关重要。醇沉后料液通常需要进行乙醇回收，再进入下一生产工序使用。乙醇回收过程应在不影响产品质量前提下，实现回收乙醇的再利用。回收乙醇应对其质量标准（如回收乙醇浓度、杂质量等）、使用条件、回收次数等做出研究和规定。

2.5 干燥工序

【背景介绍】

干燥是除去中药浓缩液中的水分使其转变为固体物质的过程。中药干燥方式包括喷雾干燥、冷冻干燥、带式干燥等。由于干燥原理的不同，不同干燥方式所制备的中药提取物理化性质有着明显差异。

- 减压干燥法是在密闭的容器中抽去空气减压而进行干燥的一种方式。减压干燥法干燥温度低，干燥速度快，同时减少了中药提取物与空气的接触机会，降低了产品微生物污染风险，适用于热敏性中药提取物的干燥生产。

- 喷雾干燥法是将液态物料浓缩至适宜的密度后，使雾化成细小雾滴，与一定流速的热气流进行热交换，使水分迅速蒸发，物料干燥成粉末状或颗粒状的方法。该方法干燥速度快、参数可调性强，适用于含糖类物质较少、干膏受热不易软化的中药提取物干燥。

- 冷冻干燥法是将被干燥液体物料冷冻成固体，在低温减压条件下利用冰的升华性能，使物料低温脱水而达到干燥目的的一种方法。该方法在高真空、低温条件下干燥，适用于极不耐热的中药提取物干燥。

- 带式干燥法是将中药提取物平铺在传送带上，在减压条件下，利用干热气流使中药提取物中水分汽化的一种干燥方法，特别适用于干膏受热易软化中药清膏的干燥，推广使用速度较快。

- 烘箱干燥法是将中药提取物铺放于托盘内，利用热的干燥气流使中药提取物水分汽化进行干燥的一种方法。由于物料处于静止状态，烘箱干燥法干燥效率低且干燥温度相对较高，适用于热稳定性好的小批量中药提取物干燥生产。

【技术要求】

- 进料前，应确认设备的清洁情况，以免造成污染；同时，确认内部各模块均处于干燥状态，避免粘粉问题。

- 严格按照工艺规程有关要求，控制干燥温度、干燥时间及干燥后浸膏水分值。

- 干燥收粉间洁净度级别应与其制剂称量、配料操作区的洁净度级别一致，同时严格控制并记录温度、湿度、压差等环境参数。

【实施指导】

提高干燥温度是加快中药浓缩液干燥速率的常用手段。干燥温度设定除了受到设备硬件水平的制约外，也应当综合考虑中药浓缩液中各组分的理化性质。通常来说，过高的干燥温度不仅会加速料液中成分间的化学变化，也有可能引发干膏焦化、粘壁现象，不利于保证中药生产过程的质量稳定性。

2.6 粉碎工序

【法规要求】

药品生产质量管理规范（2010 年修订）中药制剂附录

第十三条 浸膏的配料、粉碎、过筛、混合等操作，其洁净度级别应当与其制剂配制操作区的洁净度级别一致。中药饮片经粉碎、过筛、混合后直接入药的，上述操作的厂房应当能够密闭，有良好的通风、除尘等设施，人员、物料进出及生产操作应当参照洁净区管理。

【背景介绍】

中药前处理及提取过程的粉碎操作主要包括 2 种：中药饮片的粉碎、中药提取物的粉碎。

【技术要求】

- 粉碎系统内表面必须光滑、平整、易清洗。
- 粉碎操作易产生粉尘的，应当采取有效措施，以控制粉尘扩散，避免污染和交叉污染，如安装捕尘设备、排风设施或设置专用厂房（操作间）等。
- 粉碎间洁净度级别应与其制剂操作区的洁净度级别一致，同时严格控制并记录温度、湿度、压差等环境参数。
- 按生产指令领取处方需要粉碎的物料，粉碎后称量备料，称量时由他人独立复核。
- 对于中药饮片的粉碎，粉碎前应确认中药饮片无霉变，含药屑、杂质、非药用部分物质不得过规定限值。

● 粉碎机配套筛分装置应与产品粒度要求相适应；对粉碎过程受热易软化的物料，应采用带冷却系统的设备。

● 粉碎前后应进行物料平衡测算，确定生产始终处于受控状态。

● 每批次生产结束后应当进行清场，定期进行设备维护保养，并按要求做好记录。

【实施指导】

粉碎粒度对中药药效成分的溶出、药效、安全性、制剂成型等方面均有显著影响。中药粉碎粒度应控制在一定范围。过粗的中药粉末不利于中药的吸收与疗效的发挥，而过细的中药粉末也可能带来一系列问题。如过细的粉末比表面积增大，粉体吸潮速率加快，存储困难，不利于保持中药质量的长期稳定性。尤其对于一些超微粉，其粒度甚至达到纳米级，此时中药的生物利用度及药效将急剧变化。中药粉碎粒度的确定应结合中药饮片性质、工艺要求、技术现状及药物应用场景综合确定，必要时应进行工艺变更研究。

在中药前处理及提取过程中，不同批次中药材的质量差异会传递至处方饮片、提取物，进而影响中药颗粒剂的质量稳定性。为尽可能降低中药材质量差异导致的中药颗粒剂质量波动，在不改变投料量的前提下，可参考《中药均一化研究技术指导原则》，对不同批次的具有一定质量差异的处方药味，进行均一化处理，提高中药颗粒剂不同批次间质量的一致性。均一化处理不是中药颗粒剂生产必须采用的措施，其实施过程应符合药品生产质量管理规范的要求，建立均一化操作规程，并经过充分研究与验证。

3　制剂过程

3.1　混合工序

【法规要求】

药品生产质量管理规范（2010年修订）

第五十二条　制剂的原辅料称量通常应当在专门设计的称量室内进行。

第五十三条　产尘操作间（如干燥物料或产品的取样、称量、混合、包装等操作间）应当保持相对负压或采取专门的措施，防止粉尘扩散、避免交叉污染并便于清洁。

第一百一十五条 应当由指定人员按照操作规程进行配料，核对物料后，精确称量或计量，并作好标识。

【背景介绍】

混合是指将2种或2种以上固体粉末相互均匀分散的过程或操作。混合的目的是使多组分物质含量均匀一致。混合操作在制剂生产中应用广泛，意义重大。混合结果直接关系到中药颗粒剂的性状与内在质量，直接关系到中药颗粒剂质量均一性。

- 搅拌混合：中药提取物与其他原辅料投入搅拌混合机中，反复搅拌使之混匀。当中药颗粒剂产品处方中组分药物比例差距悬殊时，不宜全组分一次性投料搅拌混合。
- 气流混合：中药提取物与其他原辅料以压缩空气为动力进行混合的一种方式。由于混合过程中没有机械转动，特别适用于热敏性物料的混合操作。
- 过筛混合：2种或2种以上固体粉末混合，也可以通过过筛的方法混合。该方法不适于粉体学性质相差较大的组分混合。
- 研磨混合：中药提取物与其他原辅料投入研磨机中，反复研磨混合。该方法不适用于吸湿性强或易燃易爆性物料的混合。

【技术要求】

- 混合生产前应按生产指令领取所需中药提取物及其他原辅料，领料时复核各物料的品名、批号、数量，检查包装是否完好。
- 按照称量复核要求，进行称量备料，称量时由他人独立进行复核。
- 确认混合生产配套设备运行正常，并按照工艺规程设置混合时间等工艺参数。
- 投料方式、投料顺序、混合速度、混合时间和装载量均会影响均匀度效果，混合后通常应开展混合均匀度验证。

【实施指导】

混合操作时，物料投料顺序是保证混合均匀度的关键参数之一。为保证混合均匀度，物料密度相差较大时，应先投入密度小的物料，再投入密度大的物料；物料色泽相差较大时，应先投入色泽较深的物料，再投入色泽较浅的物料。尤其需要注意的是，当中药颗粒剂产品处方中组分药物比例差距悬殊或组分比重悬殊时，应采用“等量递增法”混合。

3.2 制粒过程

【法规要求】

药品生产质量管理规范（2010年修订）

第一百六十八条 每种药品的每个生产批量均应当有经企业批准的工艺规程，不同药品规格的每种包装形式均应当有各自的包装操作要求。工艺规程的制定应当以注册批准的工艺为依据。

第一百六十九条 工艺规程不得任意更改。如需更改，应当按照相关的操作规程修订、审核、批准。

【背景介绍】

制粒是中药颗粒剂的成型步骤，颗粒质量直接影响着中药疗效的发挥。中药颗粒剂生产过程中，主要的制粒方法包括干法制粒、湿法制粒等。

- 干法制粒是依靠外力作用使粒子间产生结合力形成薄片，再经粉碎、过筛制成颗粒的过程。干法制粒的优点是避免物料受到热、湿的影响，颗粒的密度大，体积小，缩短生产时间，耗能小，且批产能受设备的影响较小。

- 湿法制粒是在中药提取物或中药原粉和辅料混匀后加入黏合剂，将粉末聚结制备颗粒的方法。湿法制成的颗粒具有流动性好、可压性好等优点，湿法制粒适合热稳定性好、遇水稳定的物料制粒。

【技术要求】

- 生产中配料及最终清洗用水均应为纯化水，其水质要求应符合《中国药典》纯化水质量标准要求。

- 所有制药设备、容器表面应光滑、平整、易清洗。

• 洁净区温度和湿度均应满足生产工艺要求。

• 严格按照工艺规程控制生产过程各关键工艺参数，并实时记录。

• 生产结束后，按所用设备的操作规程对设备及生产场所进行清场。

• 制粒后的颗粒通过过筛满足粒度要求，不能通过一号筛和能通过五号筛的总和不得超过 15%。粒度指标不仅是法定指标，更是关系到颗粒分装的装量稳定性，要结合流动性、设备要求合理制订粒度内控标准，通常颗粒粒度内控标准要严于 15%。

【实施指导】

A. 干法制粒

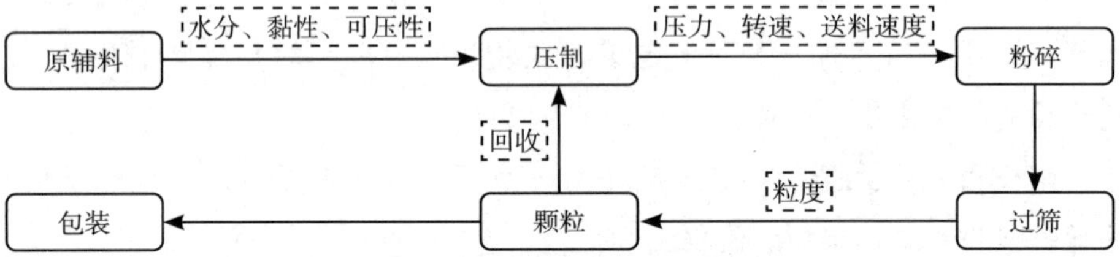

附图 2　干法制粒生产质量控制图

干法制粒（附图 2）通常可分为滚压制粒法和重压制粒法。滚压制粒法加粉厚度易于控制，生产速度快，而重压制粒法所制备的大片厚薄及硬度均匀性差，粉碎时细粉量多，应用范围较局限。干法制粒过程中需重点关注的生产质量控制点有：

• 物料特性。中药颗粒剂中提取物等原辅料的黏性与水分都是影响干法制粒效果的关键因素。适当的黏性是保证压制成片的前提条件。过高的物料水分可能导致粘辊现象，而过低的水分将影响物料压制成型。

• 设备参数。辊轮转速 、辊轮压力以及送料速度均会影响制粒得率。一般来说，辊轮转速越低，辊轮压力与送料速度越高，制粒得率越高。

• 颗粒回收。干法制粒过程中容易产生较多细粉和部分粗颗粒，这是导致干法制粒一次性得率不高的重要原因。为保持物料平衡，同时避免原辅料浪费，干法制粒过程中通常会进行颗粒回收。《药品生产质量管理规范（2010 年修订）》第一百三十三条中规定“产品回收需经预先批准，并对相关的质量风险进行充分评估，根据评估结论决定是否回收。回收应当按照预定的操作规程进行，并有相应记录。回收处理后的产品应当按照回收处理中最早批次产品的生产日期确定有效期。”干法制粒过程的颗粒回收操作应进行充分风险评估并建立相应操作规程，同时开展验证工作。

B. 湿法制粒

湿法制粒（附图 3）主要包括高 / 低剪切湿法制粒、挤压制粒、流化床制粒和喷雾干燥制粒等。湿法制粒过程中，辅料种类、用量及搅拌时间等因素对中药颗粒流动性、溶化性、粒径分布等关键质量指标均有显著影响。

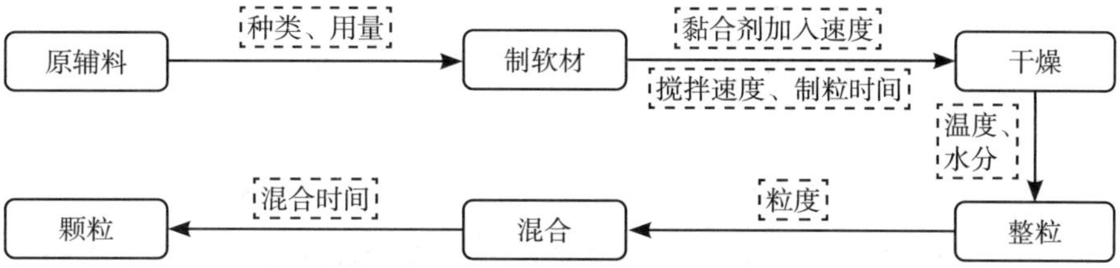

附图 3　湿法制粒生产质量控制图

● 搅拌速度。提高搅拌速度，颗粒粒径将相应增加，同时颗粒空隙率也随之降低。应特别注意，在加入黏合剂时，应保持较低搅拌速度，以防止局部过湿。

● 制粒时间。随着湿法制粒时间延长，颗粒粒径也将随之增长。

● 整粒机孔径。整粒工序是中药颗粒剂生产的关键工序之一，干燥后颗粒经高速运动的搅拌桨切割打碎，从而形成粒度均一的颗粒。过大的整粒机孔径不利于保证颗粒粒度均一，而过低的整粒机孔径将影响处理速度，甚至造成堵料。

● 颗粒回收。湿法制粒过程中易产生较多粗颗粒与部分细粉，其回收应按照《药品生产质量管理规范》进行充分风险评估，建立相应操作规程并保存相关记录，确保质量可控。

C. 水分控制

水分是中药颗粒剂质量控制的关键指标之一。通过对生产过程中可能影响颗粒水分的因素，包括但不限于生产环境、制粒、包装等，进行改进、监测和控制，可在较大程度上减少水分超标对产品质量的影响。

a. 生产温湿度控制

由于中药提取物成分多属无定形，处于高能态，随着环境温度和湿度的变化，物料状态易向橡胶态、黏流态转变。同时，中药提取物中药成分复杂，其中的蛋白质、多糖等亲水性的成分易与环境中水形成氢键，物料极易吸潮。针对中药提取物黏性大、易吸潮的特点，中药颗粒剂生产过程中需特别关注并控制生产环境温湿度。《药品生产质量管理规范》明确要求“应当根据药品品种、生产操作要求及外部环境状况等配置空调净化系统，使生产区有效通风，并有温度、湿度控制和空气净化过滤，保证药品的生产环境符合要求”。生产过程中，应严格按照《药品生产质量管理规范》有关要求并结合产品自身特性，严格控制并记录温度、湿度等环境参数，尽可能降低颗粒剂变色、结块、吸潮等问题发生的风险，保证中药颗粒剂质量和疗效的稳定性。

b. 制粒工艺控制

制粒是中药颗粒剂水分控制的关键环节，制粒可以提高粉体的堆密度和流动性，并能通过减少多组分药物各成分的离析提高制剂含量均匀性，并且制粒可以通过降低物料比表面积，减少水分引入。因此该环节的水分控制对中药颗粒剂的水分控制至关重要。

PAT 是当下制造业的技术热点，其目的是提高产品质量，促进连续化生产，加快制造运行效率。PAT 的快速发展，让药品全过程质量管理的实现又更进了一步，特别是对于中药制粒过程，实时水分检测已经成为可能。通过 PAT 实时水分检测动态调节颗粒水分，大大缩短检测时间，将进一步提升中药颗粒剂生产过程水分控制能力。

【实例分析】

沸腾床制粒是湿法制粒的一种，其利用热风将物料沸腾至流化状态，与雾化的中药浸膏或黏合剂结合，不断聚集、长大、干燥，最后实现颗粒成形。沸腾床制粒融合混合、制粒、干燥于一体，所得颗粒大小均匀、流动性好、外观圆整。中药浸膏相对密度、雾化压力、辅料用量、进风温度等参数都会影响中药颗粒剂质量。

3.3 包装过程

【法规要求】

药品生产质量管理规范（2010 年修订）

第五十四条 用于药品包装的厂房或区域应当合理设计和布局，以避免混淆或交叉污染。如同一区域内有数条包装线，应当有隔离措施。

第一百零二条 药品生产所用的原辅料、与药品直接接触的包装材料应当符合相应的质量标准。药品上直接印字所用油墨应当符合食用标准要求。

第一百二十条 与药品直接接触的包装材料和印刷包装材料的管理和控制要求与原辅料相同。

第一百二十一条 包装材料应当由专人按照操作规程发放，并采取措施避免混淆和差错，确保用于药品生产的包装材料正确无误。

第一百二十二条　应当建立印刷包装材料设计、审核、批准的操作规程，确保印刷包装材料印制的内容与药品监督管理部门核准的一致，并建立专门的文档，保存经签名批准的印刷包装材料原版实样。

第一百二十三条　印刷包装材料的版本变更时，应当采取措施，确保产品所用印刷包装材料的版本正确无误。宜收回作废的旧版印刷模版并予以销毁。

第一百二十四条　印刷包装材料应当设置专门区域妥善存放，未经批准人员不得进入。切割式标签或其他散装印刷包装材料应当分别置于密闭容器内储运，以防混淆。

第一百二十五条　印刷包装材料应当由专人保管，并按照操作规程和需求量发放。

第一百二十六条　每批或每次发放的与药品直接接触的包装材料或印刷包装材料，均应当有识别标志，标明所用产品的名称和批号。

第一百二十七条　过期或废弃的印刷包装材料应当予以销毁并记录。

【背景介绍】

中药颗粒剂中因含有浸膏、蔗糖或淀粉等，极易吸潮溶化或结块，需要密封包装和干燥贮藏。复合膜袋包装是中药颗粒剂最常见的包装形式之一，包括四边封包装、三边封包装和背封包装等多种形式，也有部分颗粒剂如中药配方颗粒使用塑料瓶进行密封包装。

- 四边封包装即成袋后四条边均经过热封的包装形式。四边封包装具有较好的包材和设备适应性和稳定性，但袋内空间利用率较低，适合小剂量包装。
- 三边封包装即包装袋一侧为复合膜直接对折，另外三条边为热封边的形式。三边封包装空间利用率高，适合大体积包装需求，但包装运行稳定性较差。
- 背封包装为每列复合膜单独卷制纵封后将纵封边压向一侧，然后进行横封制袋的方式。背封包装袋内空间率较高，承压能力强，包装不易破损，但背封的横封位置是将纵封边与复合膜一同封合，热封难度相对较高。

【技术要求】

A. 控制要点

● 严格控制生产现场环境湿度，使其低于浸膏或制剂的临界相对湿度，可有效防止中药颗粒吸潮。

● 包装开始前，应检查包装机是否正常，是否已清洁。

● 领取颗粒、复合膜并核对品名、规格、批号、数量等关键信息。

● 参数设定后，先让设备空袋试运行，检查复合膜袋的密封性。

● 包装过程中产品批号、生产日期、有效期至打印正确、清晰，位置准确。

● 生产结束后，按所用设备操作规程对设备及生产场所进行清场。

B. 设备

在颗粒包装中应用最多的是自动颗粒包装机。颗粒剂分装要将一定剂量的颗粒装入复合膜袋中并将周边热压密封后切断，颗粒剂的定量有重量法和体积法两种，体积定剂量法较重量定剂量法更易于实现机械化。

C. 包装材料

中药颗粒剂包装中防潮是一个重要考量因素，选择一种好的包装材料也是防潮的有效方法之一。不同包装材料对制剂稳定性的影响差异很大，从阻滞气体通透性方面看，玻璃＞纯铝复合膜＞镀铝复合膜＞ PE 复合膜。对于吸湿性强的药物或含有挥发性成分的药物，宜选用阻隔性能好的铝箔复合膜包装，如聚酯 / 铝 / 聚乙烯复合膜。

【实施指导】

A. 颗粒自动包装流程

● 准备颗粒剂包装所需材料，并核对品名、规格、批号、数量。

● 料斗、加料器等与药品直接接触部件消毒、装机固定。

● 设定温度、压力以及包装速度，温度的调整需按所使用的包装材料而定。

● 装好复合膜，将复合膜送进纵封辊，先让设备空袋试运行，看其是否粘接完善。

● 纵向与横向封好，并将产品批号（或加上生产日期、有效期至）打印在包装表面。

● 根据药物规格，选择对标或袋长将包装材料切断，对包装后成品质量进行检查。

● 调试完毕后加满料斗，保证储料数量，开始进行生产。

B. 装量差异

成品装量差异检查按照《中国药典》颗粒剂装量差异要求进行。包装过程运行中，中间产品装量控制可在包装线按规定频次抽取规定数量的包装好颗粒的小袋，称量，减去空袋的平均重量（该批复合膜自动充填包装前随机抽取规定数量空袋，称重，取平均重量），判断装量差异是否处在控制范围内。

装量差异不合格的原因主要包括设备磨损和颗粒粒度不均一、细粉过多等，如颗粒不均匀，应查明原因，并采取有效措施。

C. 密封性检查

● 热封连接处无透光现象。

● 生产过程中，可经常用手对颗粒包装袋进行挤压，检查产品是否漏气，如发现产品横封、纵封处热合效果不好，应及时采取措施，适当调节温度或对热封器适度加压。

● 使用密封性测试仪对产品密封性进行检测，例如将真空度设置为 20~90kPa（真空度值根据产品特性并结合产品销售区域不同确定），保持该真空度 30~60 秒，观测抽真空时和真空保持期间测试样品的泄露情况（有无连续的气泡产生），取出测试样品将其表面的水擦净，开封检查样品内部是否有水渗入。

● 检查频次：正式开始生产前、重启设备后、更换复合膜后、停机维修后或按规定频次定期进行检查。

密封性可通过调节热封压力、温度以及包装速度，使其与包装材料互相匹配，获得最佳密封参数组合，其中包装速度决定了复合膜热压时间，也是一项重要参数。需要注意的是，如果设备长时间使用，颗粒粉尘容易聚集在热封辊上，导致其表面不平整，如未及时清理，在压合时会出现温度或压力不均匀，造成产品密封不严问题。

附录3　吸入气雾剂生产质量控制概述

1　前言

框架

本附录根据吸入气雾剂的生产工艺特性，从管理角度和技术角度引导吸入气雾剂生产企业 GMP 的实施。

参照 GMP，本附录“2 质量风险管理”介绍了质量风险管理概念和工具，并结合吸入气雾剂剂型特点和生产工艺给出了应用的案例。

见“3 生产管理”主要介绍了吸入气雾剂的生产管理及生产实现要素。吸入气雾剂的生产工序主要包括药液配制、灌装、检重、检漏和包装等几个步骤；生产实现要素重点从吸入气雾剂的物料前处理、配制、灌装及泄漏检查等方面进行阐述。

“4 吸入气雾剂常用设备”描述了吸入气雾剂生产用设备的操作原理和使用要点、清洁维护操作要求，包括粉碎机、配制罐、灌装机等，还介绍了吸入气雾剂中间体检测及成品检测用到的设备。

“5 生产过程控制”重点介绍了吸入气雾剂的工艺设计要求，包括容器密闭系统、给药装置、原料药、制剂关键质量属性及稳定性研究等相关内容。

“6 物料管理”重点介绍吸入气雾剂生产过程中的物料管理、物料输送、物料/产品的检验与放行的要求。

“7 验证”重点介绍了吸入气雾剂的工艺验证关键工艺参数及控制措施。验证是 GMP 认证的基础，GMP 对质量管理体系的强调，离不开确保生产设备设施、检验仪器等处于验证状态，即处于合格的受控的状态。

“8 健康、安全和环境”描述了吸入气雾剂生产环境、健康、安全要求，分别描述了产品本身和产品对外界污染和交叉污染的防护，体现出药品生产质量管理体系不仅受 GMP 的直接影响，还与 EHS 等间接影响质量的非 GMP 因素密切相关。

2　质量风险管理

2.1　吸入气雾剂的质量风险管理

吸入气雾剂生产过程质量风险点管理示意见附图 1：

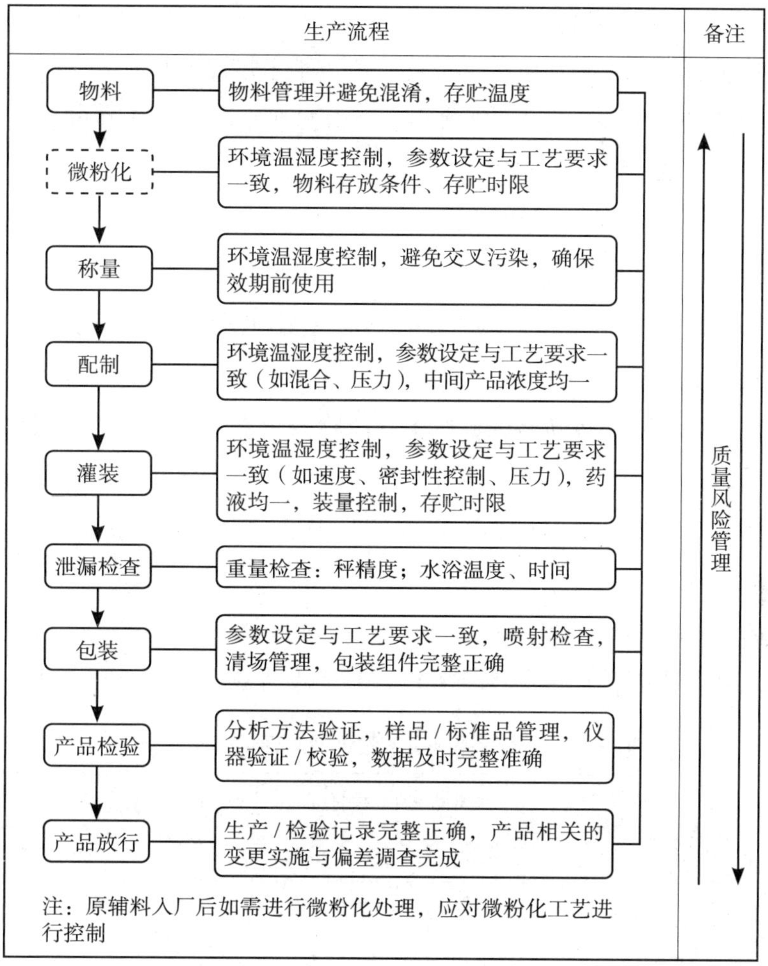

附图 1　吸入气雾剂生产过程质量风险点

2.2 实例分析

实例 1：企业可以根据具体情况选择使用风险管理工具 FMEA、HACCP、故障树等工具进行风险评估。本案例以 HACCP 对吸入气雾剂生产过程进行分析。

在风险分析时按风险的可能性和严重性评估，将风险分为五级：极高风险（A）、高风险（B）、中等（C）、低风险（D），极低风险（E）具体见附表 1：

附表 1　风险分析评估等级表

风险评价		可能性		
		经常	偶尔	极少
严重性	严重	A	B	C
	中度	B	B	D
	轻度	C	D	E

风险发生的概率（可能性）：经常——发生次数较多，消费者经常发现；偶尔——发生几次或零星发生；极少——极少或近乎不可能发生。

风险发生的后果（严重性）：严重——会引起严重的产品质量问题，可能导致消费者严重疾病、伤害或死亡；中度——会引起产品的质量问题，可能导致消费者轻微性疾病或不适；轻度——不会引起产品质量问题，但质量结果可能会有偏离正常值，不会导致消费者任何伤害。

对风险分析得到的结果，从验证的角度，上述风险被划为三级别，其风险定义和相应的措施如下：

一级风险（A，B）：必须验证，以消除风险的出现，否则会造成无法接受、无法补救的严重后果。

二级风险（C，D）：可以接受。也可采取相应的措施（如验证或调试），以进一步降低或控制风险。

三级风险（E）：可以忽略。

以吸入气雾剂工艺验证风险评估为例，具体见附表 2。

附表 2　吸入气雾剂工艺验证风险评估表（举例）

工艺步骤	工艺参数	潜在风险	风险危害	风险分析（前）			风险控制措施	风险分析（后）		
				可能性	严重性	等级		可能性	严重性	等级
称量	原辅料投料量	称量器具所选精度不准确	原辅料影响产品浓度	极少	严重	C	规定精度的称量器具，对称量器具进行定期校准确认	极少	严重	C
		原辅料投料量不能满足要求		偶尔	严重	B	规定物料投料量，称量时双人复核	极少	严重	C
	环境温湿度	温湿度不符合工艺要求	影响产品稳定性	偶尔	严重	B	规定环境温湿度，称量前确认	极少	严重	C
配制	搅拌时间	搅拌时间控制不准确	原辅料混合不均匀，含量不均一	极少	严重	C	用确认的电子表进行计时	极少	严重	C
		搅拌时间不能满足工艺需求		偶尔	严重	B	验证搅拌时间，在适用的位置取样检测中间产品检测项目，如药液浓度，并观察药液性状	极少	严重	C

续表

工艺步骤	工艺参数	潜在风险	风险危害	风险分析（前）			风险控制措施	风险分析（后）		
				可能性	严重性	等级		可能性	严重性	等级
	搅拌速度	搅拌速度控制不准确	原辅料混合不均匀，含量不均一	极少	严重	C	设备搅拌速度确认	极少	严重	C
		搅拌速度不能满足工艺需求		偶尔	严重	B	验证搅拌速度，在适用的位置取样检测中间产品检测项目，如药液浓度，并观察药液性状	极少	严重	C
	环境温湿度	温湿度不符合工艺要求	影响产品稳定性	偶尔	严重	B	规定环境温湿度，配制过程中定期监测	极少	严重	C
灌装	环境温湿度	温湿度不符合工艺要求	影响产品稳定性	偶尔	严重	B	规定环境温湿度，灌装过程中定期监测	极少	严重	C
	灌装量	灌装量不稳定	影响产品每瓶总揿次、每揿主药含量等	偶尔	中度	B	灌装机进行验证；灌装过程中定期对灌装量进行装量进行监测	极少	中度	D
		灌装量不能满足产品需求		偶尔	中度	B	对灌装量进行确认，是否满足工艺要求；产品取样检测每瓶总揿次、每揿主药含量等检测项目	极少	中度	D
灌装	封阀参数	容器与阀门装配密闭不到位	产品泄漏	偶尔	严重	B	对封阀高度、夹口直径进行确认；在灌装过程中不同时期对产品取样进行检测	极少	严重	C
	灌装速度	灌装速度过快	灌装量不稳定	偶尔	严重	B	对灌装速度进行验证，定期对灌装量进行监测	极少	严重	C
	存贮时限	总生产耗时过长	含量不稳定、微生物污染	偶尔	严重	B	对存贮时限进行验证，半成品取样检测微生物	极少	严重	C

3 生产管理

3.1 概述

【背景介绍】

吸入气雾剂（MDI）系指原料药物或原料药物和附加剂与适宜抛射剂共同装封于具有定量阀门系统和一定压力的耐压容器中，形成溶液、混悬液或乳液，使用时借助抛射剂的压力，将内容物呈雾状物喷出而用于肺部吸入的制剂。吸入气雾剂可添加共溶剂、增溶剂和稳定剂。

吸入气雾剂主要由四部分组成：药液、容器、阀门和驱动器。吸入气雾剂的喷雾是自发驱动的，容器内的压力使药液通过驱动器狭窄的喷嘴喷出，形成适合肺部沉积的气溶胶。早期的吸入气雾剂的抛射剂为氯氟烷烃，但目前已被氢氟烷烃替代。

吸入气雾剂按照处方组成可分为：溶液型、混悬型和乳剂型气雾剂。根据处方中辅料的不同，大致可分为四种：①药物、抛射剂系统；②药物、助溶剂、抛射剂系统；③药物、表面活性剂、抛射剂系统；④药物、表面活性剂、助溶剂、抛射剂系统。

目前已上市的吸入气雾剂有溶液型和混悬型二种，配方中除抛射剂外，可添加共溶剂、增溶剂和稳定剂。混悬型的配方包含悬浮在抛射剂中的微粉化药物，有时还会增加表面活性剂、共溶剂等。溶液型配方中，药物溶解在抛射剂或抛射剂和共溶剂的混合物中。代表性的共溶剂为乙醇。选择混悬型还是溶液型由药物在抛射剂体系中的溶解性来决定，这也关系到产品的吸入特性和化学稳定性。

3.2 吸入气雾剂生产工艺

主要包括药液配制、灌装、检重、检漏和包装等步骤。混悬型吸入气雾剂还要对原料药进行微粉化处理，溶液型气雾剂灌装前应去除不溶性微粒。

吸入气雾剂的药液配制、灌装和封阀有多种组合，按照药液灌装的方式分为：一步法、两步法和冷灌法。

一步法工艺：产品所有的原辅料和抛射剂在特制容器中混合。阀门和金属罐提前完成封阀。药液配制完成后，经气雾剂阀门，将药液灌入金属罐中。

两步法工艺：灌装所用的药液会分成两份，通常原料药会和适宜的分散剂及其余辅料，在常温或低温下混合配制后，灌入吸入气雾剂的金属罐中，然后进行封阀。完成封阀后，剩余处方量的抛射剂，经阀门灌入金属罐。

一步法工艺可避免两步法工艺二次填充的装量差异对剂量的影响，但配制时药液的含量均匀性控制难度较高，另外配制批量受压力罐容积影响难以放大。

冷灌法工艺：气雾剂的抛射剂在低温常压环境液化。将原辅料和抛射剂在适宜的容器中，进行混合分散。药液配制完成后，在低温环境下，将药液灌入金属罐中，再进行封阀。该工艺要求的环境温度过低，很少采用。

检重、检漏：吸入气雾剂为压力型液体制剂，检重和检漏是生产的重要工序之一。

目前市面上以一步法及两步法工艺居多，对这两种方法的工艺流程图进行举例如下（附图2，附图3）：

一步法工艺流程图：

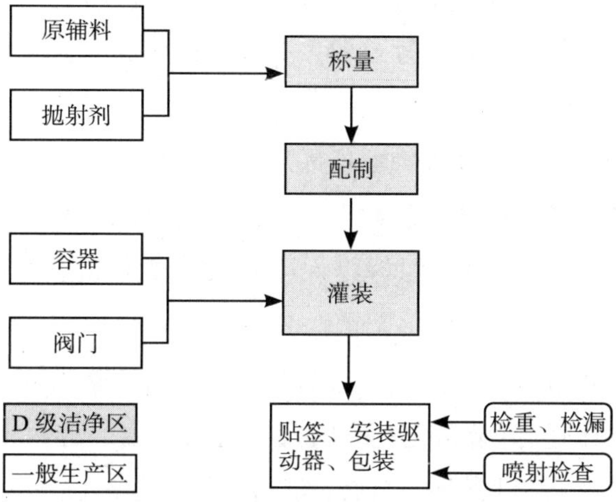

附图2　吸入气雾剂一步法工艺流程图

两步法工艺流程图：

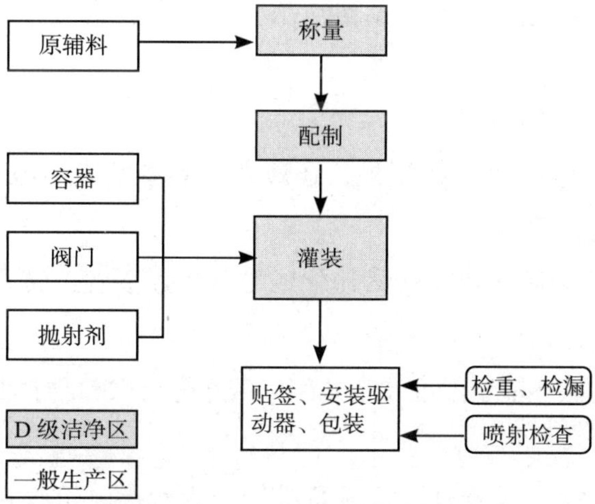

附图3　吸入气雾剂两步法工艺流程图

3.2.1 原辅料的前处理

原料的前处理一般包括微粉化和去除水分（不满足水分控制标准时），以获得适用的粒度和水分。

混悬型吸入气雾剂中的原料药粒度大小通常应控制在10μm以下，其中大多数应在5μm以下。原料药微粉化工艺常用的有粉碎法（气流粉碎、球磨机、能流磨）、喷雾干燥工艺和超临界萃取工艺。

如果原料药粒度分布由供应商控制，应在供应商审计时关注粒度控制问题，相关要求如下：

- 应当对供应商进行审计并签订质量协议，明确质量标准和粒度控制要求。
- 应按质量标准对物料进行粒度检验，并审核供应商的检验报告，以确保物料的规格和质量满足生产的质量要求。
- 物料贮存过程中关注粒径等物理指标的变化，必要时进行定期检测。
- 应该建立原料药和辅料的CQA列表，并随着研究的深入持续进行修改和更新。

如果由吸入气雾剂生产商在原料药入厂后对粒度分布进行进一步优化和处理，相关要求如下：

- 微粉化工艺应经过研究，并建立适当的过程控制和监测

粉碎法的过程控制包括微粉化持续时间、进料速度、进料压力、粉碎压力、一批物料被微粉化的次数、所用气体与物料的适用性等。

喷雾干燥工艺的过程控制包括溶液或混悬液的进料速度、空气压力、物料温度和空气流速等。

超临界萃取工艺的过程控制包括溶液浓度、压力、温度、二氧化碳及药物溶液的流速等。

- 原料药微粉后的质量控制

除对粒度分布、水分进行控制外，还应考虑晶型、表面电荷、粉末表面特征、粉末形状等对产品质量的影响。

建议关注药物的杂质变化及在微粉化或贮藏条件下发生转晶或粒径发生变化对产品疗效的影响。

- 微粉过程需考虑环境温湿度和工艺用气的水分对微粉物料的影响。

3.2.2 配制

- 吸入气雾剂大多对生产环境温湿度控制要求较高，可直接影响到产品的有效性，在配制及灌装过程，应控制生产环境的温湿度。
- 所用设备容器的体积应与批量相适应，使用容积一般不超过可用容积的2/3。

配制前，应检查各处接口、阀门等连接是否正确，避免跑冒滴漏。

● 需要设计合理的管道与阀门，在满足使用要求的情况下，尽量缩短管道等，以方便清洁及提高收率。

● 配制投料时，固体物料需要防尘，必要时可以使用隔离器；液体物料用量较大或单一时，可以考虑使用质量流量计进行计量。

● 考虑到设备体积及物料性质，应选用合适的搅拌方式保证使用过程的稳定运行。

● 进行混悬型气雾剂生产的，要考虑设备长时间运行的稳定性。

● 需要外力进行药液转移和循环的，需要选择合适的转移设备（泵）来实现；必要时，要对循环的压力和速度进行监控。

● 需要长时间搅拌的，应定时查看配制罐状态，或有相应的工程手段进行监控。

● 配制过程中需要注意原辅料加入顺序、混合方式、搅拌 / 均质速度和时间、药液温度（根据工艺需求）等参数；必要时应对液体物料进行过滤。

● 应关注配制后药液浓度的均一性，对于混悬型吸入气雾剂还应关注混悬效果。

● 抛射剂或分散剂若具有挥发性，应关注配制设备的温度控制。

● 若采用一步法工艺，使用的配制设备为耐压设备，关注生产过程中配制设备内压力的控制。

3.2.3 灌装

● 对于溶液型吸入气雾剂，建议在灌装前增加一次过滤，并确保过滤后药液浓度不发生改变。

● 灌装过程中应采取适当的措施确保药液浓度的均一性。混悬型吸入气雾剂为了实现灌装到单个容器中的产品均一性，在灌装过程中，混悬液在配制设备、灌装设备和灌装头内保持循环和充分的混合；此外，由于抛射剂的挥发可能会导致配制设备中药液浓度发生变化，需研究评估是否需要采取措施以保持药物浓度的恒定以及措施的有效性。

● 灌装过程灌装量、密封性、产品外观等指标应持续处于监控状态，同时应考虑到灌装速度对灌装量稳定性的影响；当采用两步法工艺时，应采取必要措施确保每一步灌装量的正确稳定，以便达到产品正确组分。

● 与产品直接接触的包装材料（如容器、阀门）应按照经过验证的程序进行清洁，并确保在使用过程中不会被污染。如在灌装机上可通过增加在线吹扫装置去除容器和阀门上的金属碎屑。

● 应采取适当的措施确保灌装后的产品不发生混淆。

• 灌装过程应关注高压或者低温灌装产生的安全风险；灌装后产品搬运过程中应注意防止磕碰、跌落，避免损坏阀门。

• 气雾剂产品的密封性是保证产品质量的重要指标，除进行泄漏检查（水浴检漏、称重法）外，企业可以通过检查阀门与瓶子组合后的相关参数（如抓阀高度、夹口直径等），来监测产品的密封性。使用的测量工具应经过校验。

• 在确定的配制及灌装生产时限内进行生产，并符合经验证的药液的贮存期限要求。

• 常用的气雾剂灌装机需要压缩空气驱动的部件和工位较多，需要按照要求对压缩空气管线的压力、各密封部件的完整性进行检查，确保设备正常运行。

• 应采取适当的措施确保灌装后的产品不发生混淆；灌装后产品的盛装容器上应标明品名、规格、批号、数量等信息。

• 应对灌装过程中的不合格品及废弃物做有效隔离。

3.2.4 检重、检漏

• 吸入气雾剂产品应 100% 进行重量和泄漏检查；企业应有书面程序定义合理的泄漏判定标准，并确保能够将泄漏产品剔除。

• 如果使用人工系统，应确认人员是否经过培训和资质确认（如视力检查），以保证能够在检漏过程中识别并剔除泄漏产品；采用其他检漏方式，应进行必要的有效性评估。

• 检重、检漏前后应核对产品名称、规格、批号、数量，防止产品混淆；检重、检漏不合格品做有效隔离。

• 采用水浴检漏时，房间应设置合理的光照强度；制定合适的水浴温度及检漏时间，并应关注检漏用水的洁净程度，避免微生物污染以及异物堵塞阀杆；同时应有足够证据证明水浴检漏不对产品质量造成影响。

• 称重法是通过使用两次不同时间的称量重量，计算每支产品在该时间间隔内的泄漏量，进而推算出每支产品的年泄漏率，并将不合格品进行剔除。采用称重法检漏时，应对设备的剔废系统进行定期测试。

• 举例某检重检漏仪的具体操作：第一次称量时对产品瓶底进行刻码标识，内容包括批号、序号、首次称量重量等，并将相关数据储存。将产品放置一段时间后，再次进行称量，实时对比两次的称量数据，推算出每支的年泄漏率，并在称重过程中将年泄漏率不合格的产品剔出。

3.2.5 外包装

• 产品包装前，应采取适当措施确保产品可以正常喷射。

- 包装和贴签系统要防止混淆。应在贴签等操作前增加挑战性试验，以确保能够将打印信息不合格的产品完全剔除。

- 标签正确，批号、生产日期和有效期等信息准确。对打印批号采取合适的监控措施，防止漏印或印刷错误等。

- 应进行物料平衡检查，核对待包装产品、印刷包装材料以及成品数量有无显著差异，应重点关注标签平衡。产品的产量及在包装和贴签操作期间的不合格产品的数量都应记录在批记录中。

3.3 产品实现要素

包括合格的人员、使用符合要求的设备在规定的环境条件下，按照既定的生产工艺来完成，这些构成了产品的实现要素。本章节重点介绍了吸入气雾剂厂房内对产品采取的适当控制措施，其他方面参照口服固体制剂。

3.3.1 前处理区

原辅料前处理一般为开放操作，应至少设置在 D 级洁净区，产尘大的，应考虑对产品和操作人员的防护。对高危物料的操作，要有合理的防护措施（如隔离器），以降低产品暴露和员工接触的风险。

有加热操作的，应考虑对周围房间区域的影响，以及对空调系统能力的需求。

3.3.2 配制区

配制应至少在 D 级洁净区进行。如果投料未采取隔离器等进行完全密闭投料，要考虑房间气流流向、建筑表面涂料的可清洁性等。对可燃性粉尘或易燃液体要采取适当的安全措施。

3.3.3 灌装区

灌装一般设置在 D 级洁净区，因有时需要产品传出至一般生产区，应考虑合理的压差及空气流向。

灌装区辅助设备较多，应设置合理的工艺布局，减小劳动强度。

3.3.4 泄漏检查区

泄漏检查时已经完成了内包装，产品一般不再暴露，泄漏检查区通常设置在一般生产区。

采用水浴检漏槽的，应考虑加水、排水的操作方便，应考虑合理的方式快速干燥产品。

采用称重法进行泄漏检查的，应设计合理的工作流程，避免称重前后的产品产生混淆。

4 吸入气雾剂常用设备

4.1 生产设备

4.1.1 配制

配制容器应能有效地按照工艺要求将原辅料进行混合，形成质量符合要求的均一药液（内容物）并保持；应根据工艺及物料性质选择合适的搅拌方式。

A. 使用一步灌装法的产品是将包括抛射剂的所有内容物混合均匀。因为抛射剂的物理性质，这种配制系统需要高压、低温或者二者组合，以确保在配制过程中抛射剂应大部分是液体状态，现在生产一般选择耐压容器，会有预混罐和主混合罐之分。

B. 使用两步灌装法的产品是将除抛射剂外的其他组成混合均匀。内容物的状态可能是溶液、混悬液、乳液等，其工艺与普通的相同状态的其他制剂的制备工艺一样，设备也与相应的其他制剂的设备相同。注意工艺管路的设计，尽量简化并避免搅拌、循环死角；根据物料的性质选择合适的计量方式（称重模块、高位罐、质量流量计等）。

4.1.2 灌装

气雾剂的灌装可以选用半自动或者全自动设备，因气雾剂灌装相对复杂，建议使用全自动设备，必要时可增加在线的重量检查设施。因气雾剂多为混悬液，应注意选用的灌装设备的灌装原理能保证灌装过程的药液均一性。

原辅料对氧气敏感的，可增加抽真空的工位以保证相关原辅料的稳定性。

A. 一步法灌装，是将耐压容器和阀门系统先行组合密封，然后将内容物用灌装机通过阀门系统灌装至已经密封组合好的容器中，故至少需要 3 个工位，即插阀、封阀、灌装内容物；全自动设备还包括一些附属设备，如阀门、容器的整理设施。

B. 两步法灌装，是将已经混合制备好的除抛射剂外的内容物灌装到容器中，然后将阀门系统与耐压容器密封，再将抛射剂用灌装机通过阀门系统灌装到密封组合好的容器中，故至少需要 4 个工位：药液灌装、插阀、封阀、灌装抛射剂。

4.1.3 泄漏检查

泄漏检查可以确保灌封好的产品不会因为抛射剂的压力而产生泄漏。常用的设备有水浴检漏槽（水浴法）和检重检漏仪（称重法）。

采用水浴检漏槽的，应考虑设备能力与上下工序能力的匹配；需要考虑设备加热的稳定性和安全性；采用检重检漏仪的，需考虑称重模块的稳定性和精密度；因使用称重法数据较多，宜采用合适的软件（计算机化系统）进行管理。

4.1.4 喷射检查设备

喷射检查建议使用自动化设备。倒置使用的产品进行喷射检查时，需要设计合理的翻转装置；需要根据阀门的具体情况设置合理的预试喷次数（弃去）；剔废原理和方式应安全可靠，不会影响产品质量。

【实例分析】

典型的灌装生产线见附图 4。

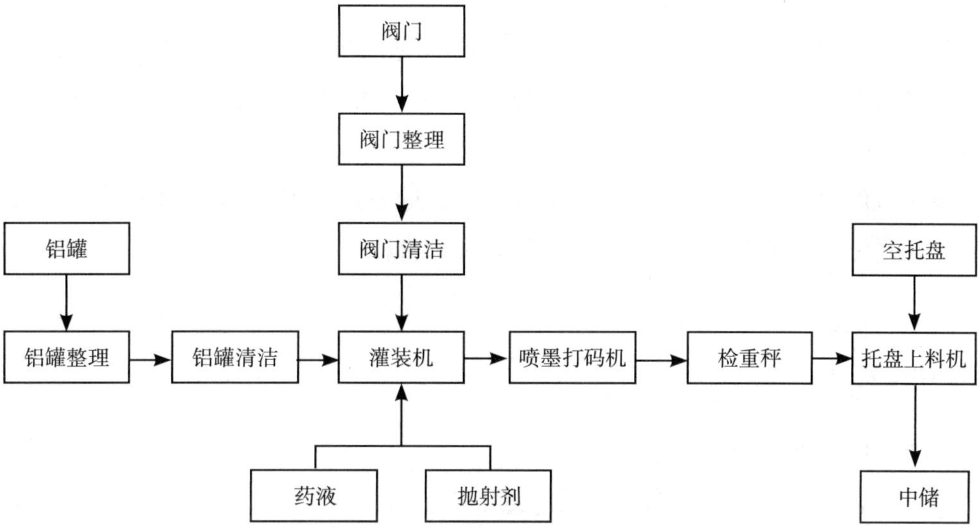

附图 4　典型的灌装生产线

4.1.5 设备的清洗

气流粉碎机：因气流粉碎机的部件，尤其是粉碎室，对表面完整要求较高，清洁时应注意使用合适的方法和工具。

配制系统：一般管道较多，结构复杂，且气雾剂多混悬型，应重点关注清洁方法的效果和重现性。

灌装系统：灌装工位一般结构复杂、精密度高，清洁时应重点关注并避免拆装时对其造成损伤。

4.2 气雾剂中间产品检测过程中使用的设备

吸入气雾剂中间产品控制项目一般包括药液浓度 / 含量、粒度等。中间产品检测用到的检测设备有紫外分光光度计、高效液相色谱仪、电子天平、粒度分析仪等。其中电子天平用于对照品及供试品的称量，紫外分光光度计、高效液相色谱仪用于检测药液浓度 / 含量，为实验室通用的检测设备。已在口服固体 GMP 实施指南中详细介绍。

下文概述了激光粒度分布仪的原理、使用及注意事项，企业也可以根据仪器供应商建议的频率等相关要求进行日常校准工作，但原则是不能低于仪器供应商建议的校验频率，以免由于仪器本身问题影响检测结果的准确性。

激光粒度分布仪

【背景介绍】

激光粒度分布仪是根据颗粒能使激光产生散射这一物理现象来测试粒度分布的。激光具有很好的单色性和极强的方向性。

激光粒度分布仪特点有测量的动态范围宽、测量的速度快、操作简便、重复性好。主要由激光器、样品池、光电探测器、信号放大及 A/D 转换装置、数据处理系统组成。

激光粒度分布仪可用于原料、中间产品等的粒度控制。不同品牌仪器检测结果可能存在差异，从研发到生产尽量使用同一品牌仪器。

【实施指导】

以 BT-9300ST 激光粒度分布仪为例：

仪器摆放桌面应平整稳固，远离电磁干扰、高振动设备，安装后不得随意搬动，环境温度应控制 10~30℃，相对湿度＜ 70%。使用时需要进行背景校准，背景校准时注意：样品池要干净；管路中要加满水；气泡要排干净；注意环境湿度、分散剂温度与室温的温度差，防止样品池表面结雾影响测试；湿法测量所需要的供试品量通常应达到检测器遮光度范围的 8%~20%；仪器光学参数的设置与供试品的粒度分布有关。粒径大于 10μm 的微粒，对系统折光率和吸光度的影响较小；粒径小于 10μm 的微粒，对系统折光率和吸光度的影响较大。在对不同物质的粒度进行分析时，目前还没有成熟的理论用于指导对仪器光学参数的设置，应由实验比较决定，并采用标准粒子对仪器进行校准。

仪器使用后要进行定期维护，维护周期可根据使用频次进行制定，维护时应使用软棉布擦拭循环池内部，切忌用腐蚀性的化学溶液擦拭，以免发生反应和擦伤内表面；测量前应检查流动样品池是否结膜或池内分散剂是否浑浊，若是，需要将其拆下进行清洗；若流动样品池的透光面上有划伤、磨损、裂痕等就要更换新的样品池。

为了保证设备的测试能力，应当根据供应商的要求和设备的性能对激光粒度分布仪进行校准测试，测试周期一般为1年，测试项目包括：仪器外观和通用检查、仪器测量重复性和相对误差、仪器分辨力。依据国家计量检定规程《激光粒度分析仪校准规范》（JJF 1211—2008）所述方法进行测试。

【实例分析】

激光粒度分布仪校准记录表：

<table>
<tr><td>仪器型号</td><td colspan="12"></td><td colspan="4">仪器编号</td><td colspan="8"></td></tr>
<tr><td>测试日期</td><td colspan="12"></td><td colspan="4">测试周期</td><td colspan="8"></td></tr>
<tr><td>品牌</td><td colspan="12"></td><td colspan="4">有效期至</td><td colspan="8"></td></tr>
<tr><td colspan="25">校准记录</td></tr>
<tr><td colspan="25">温度：　　℃，　　湿度　　%</td></tr>
<tr><td colspan="25">1. 外观检查</td></tr>
<tr><td colspan="25">2. 仪器测量重复性　标准≤ 3%</td></tr>
<tr><td>测量次数</td><td colspan="3">1</td><td colspan="3">2</td><td colspan="3">3</td><td colspan="3">4</td><td colspan="3">5</td><td colspan="3">6</td><td colspan="3">7</td><td colspan="3">8</td></tr>
<tr><td>D_{50}/μm</td><td colspan="3"></td><td colspan="3"></td><td colspan="3"></td><td colspan="3"></td><td colspan="3"></td><td colspan="3"></td><td colspan="3"></td><td colspan="3"></td></tr>
<tr><td>测量平均值 μm</td><td colspan="24"></td></tr>
<tr><td>仪器测量重复性</td><td colspan="24"></td></tr>
<tr><td colspan="25">3. 仪器测量相对误差　标准：D_{50}值（1~5μm：±15%，5~20μm：±10%，＞20μm：±8%）</td></tr>
<tr><td>标准物质</td><td colspan="6">1#</td><td colspan="6">2#</td><td colspan="6">3#</td><td colspan="6">4#</td></tr>
<tr><td>标准值 μm</td><td colspan="6"></td><td colspan="6"></td><td colspan="6"></td><td colspan="6"></td></tr>
<tr><td>测量值 μm</td><td colspan="2"></td><td colspan="2"></td><td colspan="2"></td><td colspan="2"></td><td colspan="2"></td><td colspan="2"></td><td colspan="2"></td><td colspan="2"></td><td colspan="2"></td><td colspan="2"></td><td colspan="2"></td><td colspan="2"></td></tr>
<tr><td>平均值 μm</td><td colspan="6"></td><td colspan="6"></td><td colspan="6"></td><td colspan="6"></td></tr>
<tr><td>相对误差 Δt</td><td colspan="6"></td><td colspan="6"></td><td colspan="6"></td><td colspan="6"></td></tr>
<tr><td colspan="25">4. 仪器分辨力（标准：2个独立不相连的峰是A级，否则是B级）</td></tr>
<tr><td colspan="25">配置方法</td></tr>
<tr><td>能否观察到2个独立不相连的峰</td><td colspan="11"></td><td colspan="6">仪器分辨力级别</td><td colspan="7"></td></tr>
<tr><td colspan="25">测试结论：</td></tr>
</table>

4.3 气雾剂产品检测过程中使用的设备

吸入气雾剂产品质量检查一般包括：性状、鉴别、有关物质、每揿主药含量、微细粒子剂量、递送剂量均一性、泄漏率、总揿次、微生物等。除另有规定外，应执行《中国药典》四部气雾剂制剂通则下的相应检查。吸入气雾剂成品重点控制项目见附表 3：

附表 3　吸入气雾剂成品控制的重点项目表

剂型	主要检测项目
吸入制剂	每揿主药含量、微细粒子剂量、递送剂量均一性、泄漏率、总揿次等

吸入气雾剂根据检测用到的检测设备有紫外分光光度计、高效液相色谱仪、电子天平及特殊装置［吸入气雾剂递送剂量均一性装置、两级撞击器（玻璃）装置、ACI 装置、NGI 装置、气雾剂收集仪］等。其中电子天平用于对照品及供试品的称量，紫外分光光度计、高效液相色谱仪、用于检测药液浓度 / 含量，为实验室通用的检测设备。已在口服固体 GMP 实施指南中详细介绍。

下文主要概述了吸入气雾剂递送剂量均一性装置、两级撞击器（玻璃）装置、ACI 装置、NGI 装置及气雾剂收集仪的使用及注意事项。

4.3.1 递送剂量均一性装置

【背景介绍】

递送剂量均一性装置（附图 5）包括带有不锈钢筛网用以放置滤纸的基座和配有两个密封端盖的样品收集管以及吸嘴适配器，以确保样品收集管与吸嘴间的密封性。

该装置用于检测吸入制剂递送剂量均一性［从装置外（促动器）释放出来的剂量］；多次测定的递送剂量与平均值的差异程度即为递送剂量均一性。

【实施指导】

测定方法：

罐内递送剂量均一性测定法：取供试品 1 罐，振摇 5 秒，按产品说明书规定，弃去若干揿次，将吸入装置插入吸嘴适配器内，揿射 1 次，抽气 5 秒，取下吸入装置。重复上述过程收集产品说明书中的临床最小推荐剂量。用适当溶剂清洗滤纸和收集管内部，合并清洗液并稀释至一定体积。分别测定标示总揿次前（初始 3 个剂量）、中（*n*/2 揿起 4 个剂量，*n* 为标示总揿次）、后（最后 3 个剂量），共 10 个递送剂量。

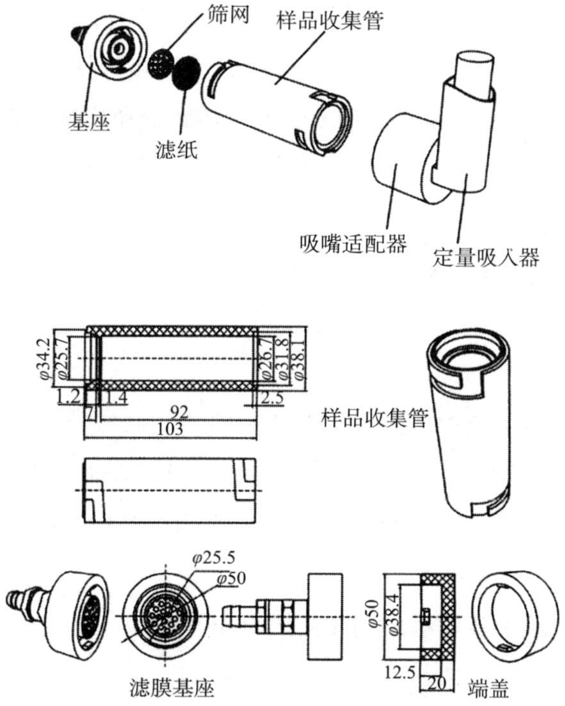

附图 5　递送剂量均一性装置

罐间递送剂量均一性测定法：取供试品 1 罐，采用上述测定装置收集产品说明书中的临床最小推荐剂量，重复测定 10 罐供试品。其中 3 罐测定说明书规定的首揿，4 罐测定中间（*n*/2）揿次，3 罐测定末揿。

采用各品种项下规定的分析方法，测定各溶液中的药物含量。

结果判定：除另有规定外，符合下述条件之一者，可判为符合规定。

A.10 个测定结果中，若至少 9 个测定值在平均值的 75%~125% 之间，且全部在平均值的 65%~135% 之间。

B.10 个测定结果中，若 2~3 个测定值超出 75%~125%，另取 2 罐供试品测定。若 30 个测定结果中，超出 75%~125% 的测定值不多于 3 个，且全部在平均值的 65%~135% 之间。

除另有规定外，平均值应在递送剂量标示量的 80%~120%。

【注意事项】

• 采用合适的吸嘴适配器确保气雾剂吸嘴端口与样品收集管口或 2.5mm 的缩肩平齐。

● 在基座内放入直径为 25mm 的圆形滤纸，固定于样品收集管的一端。

● 基座端口连接真空泵、流量计。连接测定装置和待测气雾剂，调节真空泵使其能够以 28.3L/min（±5%）流速从整套装置（包括滤纸和待测气雾剂）抽气。

● 空气应持续性从装置抽出，避免活性物质损失进入空气。组装后装置各部件之间的连接应具有气密性，从样品收集管中抽出的所有空气仅经过待测吸入气雾剂。

4.3.2 两级撞击器（玻璃）装置

【背景介绍】

两级撞击器（玻璃）装置主要由吸嘴适配器 A、喉部模拟 B、颈部模拟 C、一级沉积瓶 D、连接管 E、出口三通管 F、喷头 G、二级沉积瓶 H 组成。

两级撞击器（玻璃）装置用于检测吸入气雾剂产品中微细粒子剂量［雾滴（粒）分布］的测定。

两级撞击器（玻璃）装置示意图（附图 6）：

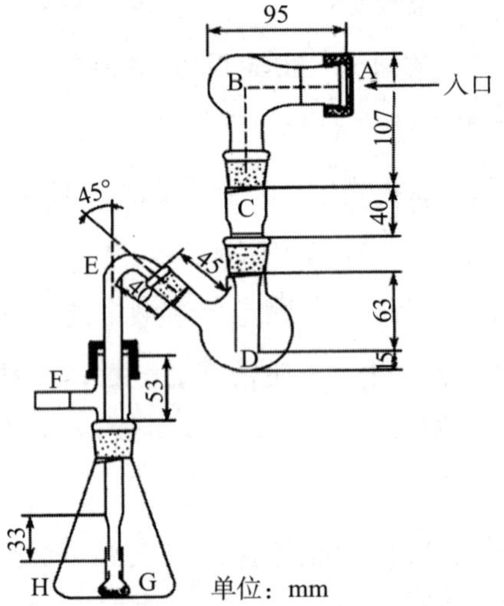

附图 6　两级撞击器（玻璃）装置

A：吸嘴适配器，连接吸入装置。

B：模拟喉部，由改进的 50ml 圆底烧瓶制成，入口为 29/32 磨口管，出口为 24/29 磨口塞。

C：模拟颈部。

D：一级分布瓶，由 24/29 磨口 100ml 圆底烧瓶制成，出口为 14/23 磨口管。

E：连接管，由 14 口磨口塞与 D 连接。

F：出口三通管，侧面出口为 14 口磨口塞，上端连接塑料螺帽（内含垫圈）使 E

与 F 密封，下端出口为 24/29 磨口塞。

G：喷头，由聚丙烯材料制成，底部有 4 个直径为（1.85 ± 0.125）mm 的喷孔，喷孔中心有一直径为 2mm、高度为 2mm 的凸出物。

H：二级分布瓶，24/29 磨口 250ml 锥形瓶。

玻璃仪器允许误差 ± 1mm。

【实施指导】

操作方法：

- 仪器照图安装，除另有规定外，于室温下进行操作。
- 在第一级分布瓶 D 中，加入各品种项下规定的溶剂 7ml 作为吸收液，在第二级分布瓶 H 中加入各品种项下规定的溶剂 30ml 作为接受液，连接仪器各部件，使二级分布瓶的喷头 G 的凸出物与瓶底恰好相接触。
- 用铁夹固定二级分布瓶，并保持各部位紧密连接，整个装置应处在一个竖直的平面上，使 C 与 E 平行，保持装置稳定。
- 出口 F 与真空泵相接，打开泵电源，调节装置入口处的气体流量为（60 ± 5）L/min。

测定方法：

- 将吸嘴适配器连接至喉部末端，驱动器插入后（深度约 10mm），驱动器吸嘴端应在喉部 B 的水平轴线上，驱动器另一端应朝上，且需与装置处于同一垂直面上。
- 开启真空泵，振摇吸入装置 5 秒后立即揿射 1 次；取下吸入装置振摇 5 秒，重新插入吸嘴适配器内，揿射第 2 次；除另有规定外，重复此过程，直至完成规定揿数。
- 在最后一次揿射后，取下吸入装置，计时，等待 5 秒，关闭真空泵。

结果判定：除另有规定外，微细药物粒子百分比应不少于标示剂量的 15%。

【注意事项】

- 喷射次数应尽可能少，通常不超过 10 次。喷射的次数应能保证测定结果的准确性和精密度。
- 如使用毒性或易燃的试剂作接收液时，真空泵排气口应连接软管，使其排放到通气橱内。

- 本装置为玻璃器具，使用前后及清洗时都须注意维护以免损坏。

4.3.3 安德森级联冲击器

【背景介绍】

安德森级联冲击器（Andersen cascade impactor，ACI）是多级粒子撞击器一种，经过一系列的不同粒径过滤器收集后采用专一性的理化方法测定药物含量，根据每一级的相应粒径可以获得空气动力学粒度直径分布。

ACI 包含 8 级及最后一层滤纸，其材质可以是铝、不锈钢或者其他适宜的材料，每一级叠加在一起并用“O”型圈加以密封。

吸入气雾剂可通过安德森级联冲击器（ACI）装置收集不同粒径药物的含量，是目前用于评价吸入制剂的较好方法。其结果可评价吸入剂的体外雾化特性。微细粒子剂量推荐使用多级粒子撞击器装置进行检测。

ACI 装置示意图见附图 7，ACI 喷嘴规格见附表 4。

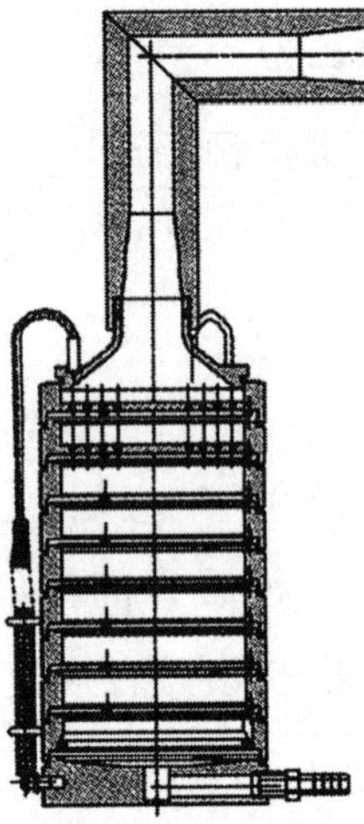

附图 7　ACI 装置

附表 4　ACI 喷嘴规格

层级	喷嘴数量	喷嘴尺寸（mm）
0 级	96	2.55 ± 0.025
1 级	96	1.89 ± 0.025
2 级	400	0.914 ± 0.0127

续表

层级	喷嘴数量	喷嘴尺寸（mm）
3 级	400	0.711 ± 0.0127
4 级	400	0.533 ± 0.0127
5 级	400	0.343 ± 0.0127
6 级	400	0.254 ± 0.0127
7 级	201	0.254 ± 0.0127

【实施指导】

测定方法：

● 仪器照图安装，在最后一层放入合适的滤纸后，逐级安装装置撞击器，应保证系统的气密性。

● 在 L 型连接管末端安装合适的吸嘴适配器，吸入装置插入后，吸嘴的端口应与 L 型连接管口平齐，吸入装置的放置方向应与实际使用方向一致。

● 将撞击器的出口与真空泵相连，开启真空泵，调节气体流量使 L 型连接管进口处的气体流速为 28.3L/min（ ± 5%），关闭真空泵。

● 开启真空泵，振摇吸入装置 5 秒后立即揿（喷）射 1 次；取下吸入装置振摇 5 秒，重新插入吸嘴适配器内，揿（喷）射第 2 次。

● 除另有规定外，重复此过程，直至完成规定揿（喷）数。在最后一次揿（喷）射后，取下吸入装置，计时，等待 5 秒，关闭真空泵。

● 揿（喷）射次数应尽可能少，通常不超过 10 次。揿（喷）射的次数应能保证测定结果的准确性和精密度。

● 拆除撞击器，小心取出滤纸。除另有规定外，用各品种项下规定的溶剂清洗吸嘴适配器和 L 型连接管，并定量稀释至适当体积。

● 用溶剂定量提取每一层级的内壁及相应的收集板或滤纸上的药物并定量稀释至一定体积。

● 采用各品种项下规定的分析方法，测定各溶液中的药量。

流速为 28.3L/min 时 ACI 的截止直径、累积药物量的对应表如下：

截止直径（μm）	每层级中沉积的活性成分量	每层级中活性成分的累积量	活性成分的累积因子（%）
d_7=0.4	层级 8 中的量，m_8	C_7=mg	f_7=（C_7/C）×100
d_6=0.7	层级 7 中的量，m_7	$C_6= C_7+ m_7$	f_6=（C_6/C）×100
d_5=1.1	层级 6 中的量，m_6	$C_5= C_6+ m_6$	f_5=（C_5/C）×100
d_4=2.1	层级 5 中的量，m_5	$C_4= C_5+ m_5$	f_4=（C_4/C）×100
d_3=3.3	层级 4 中的量，m_4	$C_3= C_4+ m_4$	f_3=（C_3/C）×100
d_2=4.7	层级 3 中的量，m_3	$C_2= C_3+ m_3$	f_2=（C_2/C）×100
d_1=5.8	层级 2 中的量，m_2	$C_1= C_2+ m_2$	f_1=（C_1/C）×100
d_0=9.0	层级 1 中的量，m_1	$C_0= C_1+ m_1$	f_0=（C_0/C）×100
	层级 0 中的量，m_0	$C= C_0+ m_0$	100

结果判定：根据溶液的分析结果，计算每揿（喷）在吸嘴适配器、L 型连接管、预分离器（如使用）及各层级的沉积量。从最后的收集部位（滤纸）开始，计算规定层级的累积质量，即微细粒子剂量。

【注意事项】

- 测定吸入气雾剂时，锥形入口层与 L 型连接管相连。
- 选择合适的吸嘴适配器，以保证吸入剂与 L 型连接管间的气密性。
- 为满足大流量气流，连接撞击器与真空泵的软管内径应不小于 8mm。
- 为保证有效的收集，可以将甘油、硅油或其他合适的液体溶于挥发性溶液后对收集板表面进行涂层。

4.3.4 NGI

【背景介绍】

NGI（next generation impactor）是多级粒子撞击器的另一种装置，是经过一系列的不同粒径过滤器收集后采用专一性的理化方法测定药物含量，根据每一级的相应粒径可以获得空气动力学粒度直径分布。

NGI 为具有 7 级和 1 个微孔收集器（MOC）的级联撞击器。在 30~100L/min 的流速范围内，装置收集颗粒的 50% 有效截止直径（D_{50}）为 0.24~11.7μm。在该流量范围内，至少有 5 级的 D_{50} 为 0.5~6.5μm。

撞击器的材质可以为铝、不锈钢或其他适宜的材料。

装置中包含可拆卸的收集杯，所有收集杯在一个水平面上。装置主要由三部分组成：用于放置 8 个收集杯的底部支架；带喷嘴的密封部件；内嵌级间气道的盖子。除第一级外，其他级都采用多孔设计。

NGI 装置示意图见附图 8~ 附图 11，NGI 关键尺寸见附表 5。

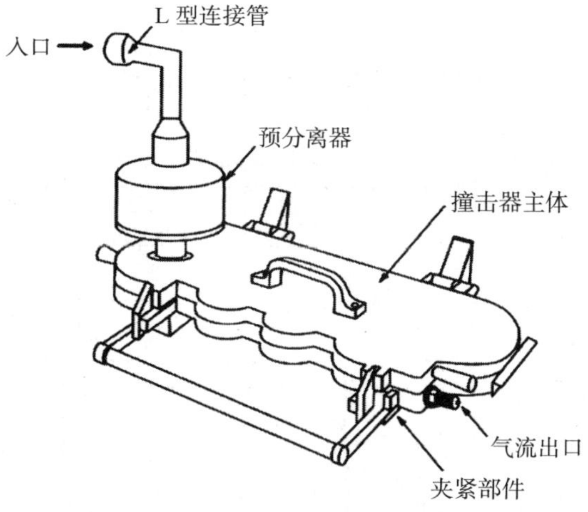

附图 8　NGI 安装了预分离器

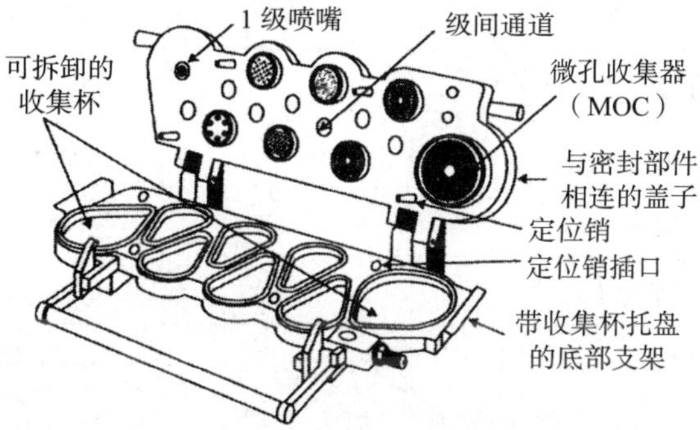

附图 9　NGI 装置组件

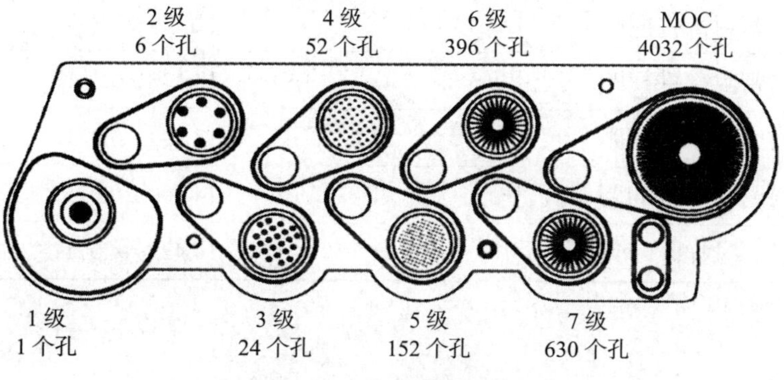

附图 10　NGI 装置喷孔

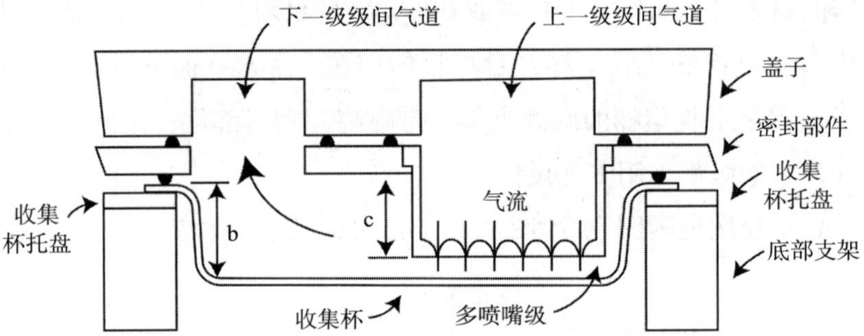

附图 11　NGI 各级间气流配置

附表 5　NGI 关键尺寸

类型	尺寸
预分离器	12.80 ± 0.05
1 级 * 喷嘴直径	14.30 ± 0.05
2 级 * 喷嘴直径	4.88 ± 0.04
3 级 * 喷嘴直径	2.185 ± 0.02
4 级 * 喷嘴直径	1.207 ± 0.01
5 级 * 喷嘴直径	0.608 ± 0.01
6 级 * 喷嘴直径	0.323 ± 0.01
7 级 * 喷嘴直径	0.206 ± 0.01
MOC*	约 0.070
收集杯深度	14.625 ± 0.10
收集杯表面粗糙度（R_a）	0.5~2μm
1 级喷嘴与密封部件间距 ** 尺寸 *c*	0 ± 1.18
2 级喷嘴与密封部件间距 ** 尺寸 *c*	5.236 ± 0.736
3 级喷嘴与密封部件间距 ** 尺寸 *c*	8.445 ± 0.410
4 级喷嘴与密封部件间距 ** 尺寸 *c*	11.379 ± 0.237
5 级喷嘴与密封部件间距 ** 尺寸 *c*	13.176 ± 0.341
6 级喷嘴与密封部件间距 ** 尺寸 *c*	13.999 ± 0.071
7 级喷嘴与密封部件间距 ** 尺寸 *c*	14.000 ± 0.071
MOC 喷嘴与密封部件间距 ** 尺寸 *c*	14.429~14.571

注：* 见附图 10，** 见附图 11。

【实施指导】

测定方法：

● 仪器照图安装，将收集杯置于托盘内，将托盘安装于底部支架上，保证各收集杯对应底部支架相应位置。合上盖子，扳下手柄，将仪器密封。

● 在撞击器入口端插入L型连接管，在L型连接管的另一端安装合适的吸嘴适配器。

● 吸入装置插入后，吸嘴端应在L型连接管的水平轴线上，吸嘴的端口应与L型连接管口平齐。吸入装置的放置方向应与实际使用方向一致。

● 将撞击器的出口与真空泵相连，调节气体流量使L型连接管进口的气体流速为30L/min（±5%），关闭真空泵。

● 开启真空泵，振摇吸入装置5秒后立即揿（喷）射1次；取下吸入装置振摇5秒，重新插入吸嘴适配器内，揿（喷）射第2次；除另有规定外，重复此过程，直至完成规定揿（喷）数。

● 在最后一次揿（喷）射后，取下吸入装置，计时，等待5秒，关闭真空泵。

● 揿（喷）射次数应尽可能少，通常不超过10次。揿（喷）射的次数应能保证测定结果的准确性和精密度。

● 拆除撞击器，取下L型连接管和吸嘴适配器，除另有规定外，用各品种项下规定的溶剂清洗，并定量稀释至适当体积。松开手柄，打开撞击器，将托盘与收集杯一同取下，分别定量收集每一收集杯内的药物并定量稀释至适当体积。

● 采用各品种项下规定的分析方法，测定各溶液中的药量。

各层级截止直径、累积量、累积因子对应表如下：

截止直径（μm）	X	每层级中沉积的活性成分量	每层级中活性成分的累积量	活性成分的累积因子（%）
$d_7=0.34\times q$	0.67	MOC，滤纸中的量，m_8	$C_7=mg$	$f_7=(C_7/C)\times100$
$d_6=0.55\times q$	0.60	层级7中的量，m_7	$C_6=C_7+m_7$	$f_6=(C_6/C)\times100$
$d_5=0.94\times q$	0.53	层级6中的量，m_6	$C_5=C_6+m_6$	$f_5=(C_5/C)\times100$
$d_4=1.66\times q$	0.47	层级5中的量，m_5	$C_4=C_5+m_5$	$f_4=(C_4/C)\times100$
$d_3=2.82\times q$	0.50	层级4中的量，m_4	$C_3=C_4+m_4$	$f_3=(C_3/C)\times100$
$d_2=4.46\times q$	0.52	层级3中的量，m_3	$C_2=C_3+m_3$	$f_2=(C_2/C)\times100$
$d_1=8.06\times q$	0.54	层级2中的量，m_2	$C_1=C_2+m_2$	$f_1=(C_1/C)\times100$

续表

截止直径（μm）	*X*	每层级中沉积的活性成分量	每层级中活性成分的累积量	活性成分的累积因子（%）
		层级 1 中的量，m_1	$C_0=C_1+m_1$	100

注：q=（60/Q）%（Q 为测定时气体流速，L/min；X 如表中所示）。

结果判定：根据溶液的分析结果，计算在吸嘴适配器、L 型连接管预分离器（如使用）及各层级的沉积量。从最后的收集部位（滤纸）开始，计算规定层级的累积质量，即微细粒子剂量。

4.3.5 气雾剂收集仪

【背景介绍】

利用密封接头和气雾剂罐体形成密封，然后使用取样针穿刺罐体，由于罐内压力较高，气雾剂罐内容物通过管路释放进入集菌培养器或薄膜过滤器，并最终经滤膜过滤排出。气雾剂内含的微生物被滤膜截留，然后通过冲洗除去残留的溶剂和抑菌药物（冲洗量需经过方法确认），集菌培养器灌装液体培养基培养观察是否长菌；薄膜过滤器取膜、贴膜培养形成可见菌落并计数。

气雾剂收集仪可封闭取样，避免泄漏和外源性污染。

气雾剂收集仪如见附图 12：

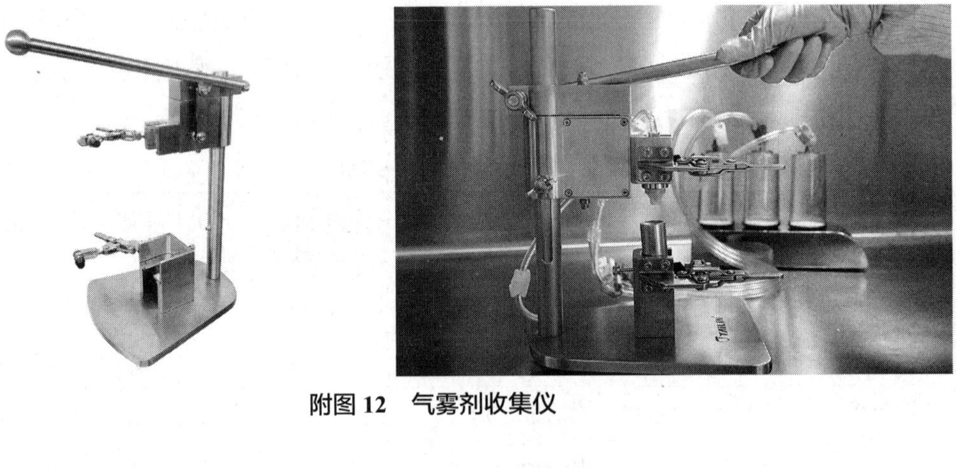

附图 12　气雾剂收集仪

【实施指导】

气雾剂供试品测试方法：

取供试品，置 -20℃或其他适宜温度冷冻约 1 小时，取出，迅速消毒供试品开启部位或阀门，正置容器，用无菌钢锥或针样设备在与阀门结构相匹配的适宜位置钻一小孔，供试品各容器的钻孔大小和深度应尽量保持一致，拔出钢锥时应无明显抛射剂抛出，轻轻转动容器，使抛射剂缓缓全部释出。亦可采用专用设备释出抛射剂。释放抛射剂后再无菌开启容器，并将供试品转移至无菌容器中混合，必要时用冲洗液冲洗容器内壁。供试品亦可采用其他适宜的方法取出，然后取样检查。

5　生产过程控制

吸入气雾剂的生产过程单元控制内容合并至“3 生产管理”中，本章节重点从吸入气雾剂的工艺设计方面进行介绍。

5.1 包材相容性研究

用于吸入气雾剂的容器密闭系统由装置组成部件（即罐体、阀门、驱动器）组成，包括任何附加的特征（如整合的储雾器和剂量计数器）。它也包括保护性的二次包装。用于制造吸入气雾剂装置的结构复杂，涉及塑料、橡胶、金属等多种材料。由于吸入气雾剂处方中存在有机抛射剂 / 载体，因此可能发生将化合物从包装系统的阀和（或）罐体组件中迁移至处方中，这是潜在的安全性或有效性问题。在产品开发阶段或上市后材质发生变更后应对产品进行包材相容性研究，选择适合的材料以降低产品中可浸出物。

5.2 容器密闭系统

吸入气雾剂的药液保存在容器密闭性系统中，该系统能耐受用于维持液态抛射剂所需的压力。容器一般由铝、不锈钢制成。在药品贮存的过程中，药物吸附于容器内壁会导致剂量不准确。定量阀门则是吸入气雾剂的关键部分，阀门必须在产品的整个生命周期内，都能将药液以喷雾形式释放，并且保证喷射的体积具有重现性。

应该建立容器密闭系统的适当控制措施。需对容器密闭系统生产商质量体系进行审计并签订质量协议，确保生产商及时告知容器密闭系统的变更情况。应重点关注生产商对装置部件的性能测试，如尺寸、阀门功能性、驱动器孔、可提取物等。需建立容器密闭系统的 CQA 列表，并随着研究的深入持续进行修改和更新。

吸入气雾剂容器密闭系统的 CQA 一般包括制造所用材料的种类和特性、材料的相容性（主要指浸出物）、制造后的定量组成、装置组成部件的尺寸、密封组件的密封性能参数、定量阀门的定量参数、定量阀门的耐受次数、耐压容器的耐压性能参数、功能性次级包装的材料属性等。

用于吸入气雾剂的次级包装（例如铝箔袋）可以为产品提供对湿度的额外保护。因此，当这种额外保护很重要时，次级包装的材料属性被视为 CQA。

5.3 驱动器

使用吸入气雾剂时，整个容器罐是放置在塑料驱动器中，将阀门的阀杆紧密地卡在驱动器底座上，揿压使容器罐下行，驱动阀门，使得阀门定量腔内的药液，经驱动器小孔喷出，实现药物递送。驱动器上的喷孔孔径与吸入剂的制剂特性关系密切。因此在产品开发过程中，需结合递送剂量和微细粒子剂量的要求，对气雾剂的驱动器进行筛选，同时在产品的货架期内，需维持驱动器的关键尺寸、形状及计数驱动器的计数准确性，不能用锐器去破坏驱动器。

5.4 原料药

原料药的理化性质研究主要为了判断 API 的理化性质对于产品关键质量属性的影响，如晶型对产品稳定性的影响、溶解性对混悬型液体制剂颗粒粒径的影响以及 API 的颗粒对于产品吸入性能的影响等。

原料药微粉化研究需对其粒度分布、粉末表面特征、粉末形状、晶型、水分等理化性质进行考察，特别是微粉化前后 API 的特性差异；评价的微粉化对制剂特性的影响。

微粉化手段有粉碎、喷雾干燥和超临界萃取等。微粉化工艺处理时应关注以下方面：

A. 粉碎法的过程控制包括微粉化持续时间、进料速度、进料压力、粉碎压力、一批物料被微粉化的次数等，并在研究时关注所用气体与物料的适用性；喷雾干燥工艺的过程控制包括溶液或混悬液的进料速度、空气压力、物料温度和空气流速等；超临界萃取工艺的过程控制包括溶液浓度、压力、温度、二氧化碳及药物溶液的流速等。

B. 原料药微粉后除对粒度分布进行控制外，也应对晶型、表面电荷、粉末表面特征、粉末形状、水分等影响产品质量的关键物料属性进行控制。

C. 微粉后物料长时间使用，应对其包装方式和储存期限进行考察。

5.5 制剂关键质量属性

吸入气雾剂产品的 CQA 通常包括含量、杂质和降解产物、递送剂量均一性、微细粒子剂量、喷雾模式、浸出物、乙醇 / 赋形剂含量、可见异物、水分含量、净含量（原料药和赋形剂）、微生物负载，以及装置组成部件的特性，如元件尺寸和阀门递送量（喷量）。同时还包括推动剂量计数器所需的力和距离、产品揿压力（从装置组成部分释放药物所需的力）。如果吸入气雾剂产品由患者吸入驱动，则启动药物释放所需的气流也是 CQA。

吸入气雾剂的 CQA 中除有关物质和微生物等检测外，其含量检测通常与阀门的定量系统有关，应考察产品的每揿主药含量；由于容器密闭系统可能存在一定泄漏和水分迁移的风险，其CQA还包括产品的水分和泄漏率；制剂特性中需研究产品的微细粒子剂量和罐内及罐间的递送剂量均一性，并考察产品的喷雾模式和喷雾形态。

5.6 稳定性研究

吸入气雾剂稳定性研究设计要点、试验方法以及数据分析，应参照《化学药物稳定性研究技术指导原则》的要求执行。吸入气雾剂除了进行加速试验和长期试验，为考察在不同环境和温度情况下阀门系统的密封性以及对产品关键检查项目（每揿主药含量、雾滴的粒度和粒度分布、喷射模式、总揿次、微生物限度等）的影响，需要进行样品的低温试验和温度循环试验。

放置方位可能会对吸入气雾剂的质量产生不同的影响，所以应该在研究阶段及产品上市后的稳定性的研究试验中考察不同放置方位，如正置、倒置、水平等情况下对吸入气雾剂关键检查项目的影响。如果有充分的数据表明放置方位不影响产品质量，稳定性考察时可只进行一个方位的研究；或者有数据表明某种方位是最差条件，稳定性考察时可只取这种方位进行研究。

6 物料管理

6.1 生产过程中的物料管理

6.1.1 物料的储存管理

①储存要求：容器及阀门在拆除外包装进入洁净区后，堆积层数不宜过高，放置应稳固不易倾倒，防止造成变形等损伤。

②储存条件：因大部分吸入气雾剂产品对水分均较敏感，所以物料及产品的暴露区域应有合适的控制措施，以确保湿度符合物料及产品储存要求。

6.1.2 物料的输送

抛射剂大部分蒸气压较高，输送时需要进行加压并保持压力，相关设施、管道应符合要求，并定期巡查，防止泄漏等风险。

抛射剂与液体辅料通过管道进行输送的，必要时应增加过滤措施。

6.2 检验与放行

6.2.1 原辅料与包装材料

6.2.1.1 原辅料与包材材料检验

A. 原料药、辅料

原料药的理化性质对吸入气雾剂性能有重大影响，这些理化性质主要有粒度分布、晶型、溶解度、残留溶剂、杂质限度等。此外水分可能对吸入气雾剂性能（例如化学稳定性、物理稳定性、可吸入性）有潜在影响，也应严格控制原料药和辅料的水分。

混悬型吸入气雾剂中的原料药粒度大小通常应控制在 10μm 以下，其中大多数应在 5μm 以下。如果原料药粒度分布由供应商控制，应在供应商审计时关注；也可由吸入气雾剂生产商在原料药入厂后对粒度分布进行进一步优化和处理。

B. 容器密闭系统

吸入气雾剂的药液保存在由容器和阀门组成的容器密闭性系统中，该系统能耐受用于维持液态抛射剂所需的压力。

吸入气雾剂容器密闭系统的各组成部件均应采用无毒、无刺激性、性质稳定的材料制备且与原料药应具有良好的相容性。

阀门、容器生产商应对物料进行一定的质量控制（如材质、关键尺寸、阀门标准规格、阀门功能性、浸出物等）；容器生产商所采取的清洗程序不应对产品质量存潜在影响。

• 容器（储药罐）：容器也称为“储药罐”（附图 13）。产品应选取适宜的容器形状并建立外形尺寸的可接受标准，特别是关键部位（外口直径、卷边高度等），确保耐压性以及系统的密封性能。

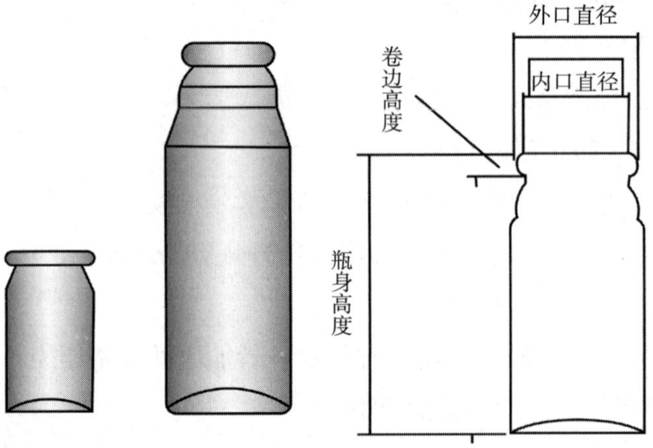

附图 13　容器（储药罐）

• 阀门：吸入气雾剂内容物释放系统的最主要部件——阀门（附图 14），阀门必须在产品的整个生命周期内，都能将药液以定量喷雾形式释放。阀门的喷出重量应具有重现性，阀门重点控制指标包含但不限于：

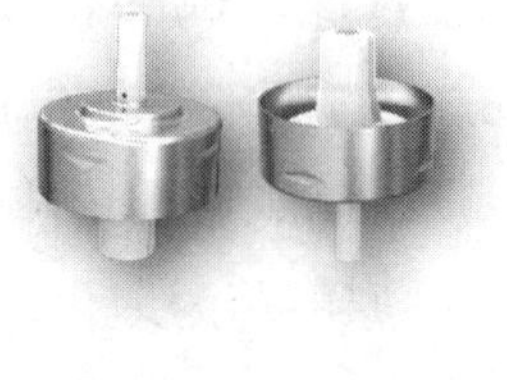

附图 14　阀门

①关键尺寸：固定盖内径、阀芯外径、阀芯可视高

度等。

②递送能力（喷出重量）。

③泄漏检查。

④耐受揿次。

⑤与储药罐、驱动器的配套性。

⑥浸出物。

C. 驱动器

驱动器（actuator，附图 15）也叫“促动器”“触动器”。驱动器通过阀杆与阀门链接，是阀门开启的按压装置；驱动器具有雾化结构，能够通过该结构将阀门释放的内容物雾化成需要的大小适宜的微小液滴或者颗粒，实现药物递送。

驱动器生产商应对物料进行一定的质量控制（如材质、喷雾眼直径、浸出物、剂量计数器等）。驱动器上的喷雾眼直径与吸入气雾剂的制剂特性关系密切，上市产品中绝大多数驱动器的喷雾眼直径在 0.4~0.6mm。对吸入气雾剂驱动器的筛选应结合递送剂量和微细粒子剂量的要求进行，其喷雾眼直径测试的工具需要定期进行校准，以确保结果准确。

驱动器设计上的变化（如改变材料）或生产工艺的变更（如改变模具）都可能会对产品特性产生影响，需进行适当的评估。

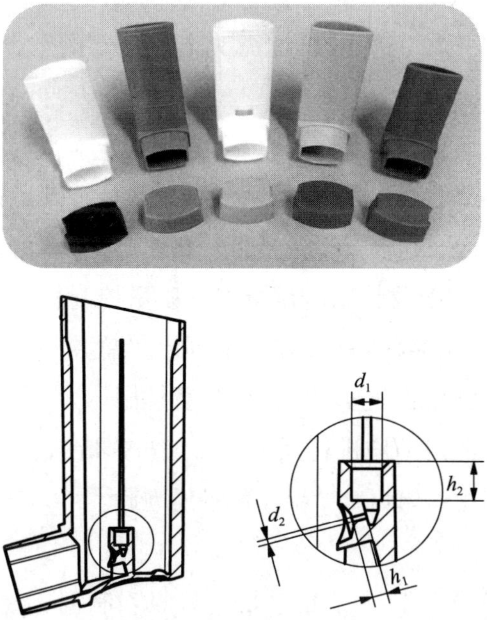

局部视图：d_1 轴心孔直径；d_2 喷雾眼直径；h_1 喷雾眼长度；h_2 台阶距轴心孔边缘距离

附图 15　驱动器

6.2.1.2 物料放行

物料检验后，由授权人员审核报告单，并签署放行 / 不放行意见。凭报告单对物料进行放行。

物料发放需核查物料的标签、合格状态 / 合格检验报告单 / 合格证。不合格物料一律不准投入生产。

6.2.2 中间产品和待包装产品

过程取样的目的是保证每一步工艺所得到的中间产品都是能始终如一的满足最终产品的质量要求，在生产加工过程中，如在重要阶段的开始、结束，或在长期储存后，应由质量控制部门对中间产品进行检验，以确认产品仍符合产品质量要求。

混合操作是重要的单元操作。对于混悬型吸入制剂产品，混合均匀尤为重要，不均一的混合可能会导致产品的递送剂量均一性、微细粒子剂量、每揿主药含量等不符合要求。

混合的取样应该具有代表性，且针对最可能发生死角的位置，运用合适的工具进行取样分析，以考察其混合效果，确保产品质量。一般来说，吸入制剂中间产品分不同时间进行多点取样，药液浓度各点保证批内药液浓度均一且符合标准要求。每个点的取样量应该满足检验要求。吸入气雾剂中间产品质量控制一般包括药液浓度 / 含量、粒度等。

对于在灌装之前无法从配制罐中取样测量粒径分布的混悬型气雾剂，应建立控制措施，确保粒径分布一致（例如监测和跟踪粒径分布的生产工艺参数）。

6.2.3 成品

吸入气雾剂产品质量检测重点：

吸入气雾剂产品质量控制应重点关注检测能力是否满足产品检测需求，对产品的相关检验操作、质量标准和仪器设备是否符合药典 / 注册的要求。

根据吸入气雾剂特点以及临床应用特点，质量控制指标主要有药物的微细粒子剂量、递送剂量均一性、每揿主药含量、泄漏率、总揿次、有关物质等，在吸入制剂的质量控制和稳定性研究的全过程中均应进行控制。

混悬型吸入气雾剂测定前应进行摇匀，保证与剂量相关项目（如微细粒子剂量、递送剂量均一性等）药物均匀喷出，保证剂量的准确。

6.2.3.1 微细粒子剂量

微细粒子剂量［雾滴（粒）分布］是评价吸入制剂质量的重要参数。《中国药典》附录收载了两级液体撞击器（玻璃）和 2 种多级撞击器来检测。

A. 两级液体撞击器（玻璃）装置——简单地将雾滴（粒）分布分为细颗粒和粗

颗粒两类，采用化学测定检测细颗粒的药物量。应重点关注检测前的流量校准与装置安装的稳定性。

B. 多级粒子撞击器——气雾剂经过一系列的不同粒径过滤器收集后采用专一性的理化方法测定药物含量，根据每一级的相应粒径可以获得空气动力学粒度直径分布。是目前用于评价吸入制剂的较好方法。其结果可评价吸入剂的体外雾化特性。微细粒子剂量推荐使用多级粒子撞击器装置（安德森级联冲击器或NGI）进行检测。

结果判定：除另有规定外，微细药物粒子百分比应不少于标示剂量的15%。详细操作可参照本分册“4.3 气雾剂产品检测过程中使用的设备”。

6.2.3.2 递送剂量均一性

递送剂量均一性可用于评估同一容器初始和后期多揿的药物递送剂量的一致性、容器之间和批次之间的均一性，该项目可以从整体上反映制剂处方、生产工艺、给药装置等因素变化对给药剂量的影响。应从首次喷，中间剂量，到标示的末喷，至少需要进行10个剂量的连续测试，实验采集到剂量应符合产品质量标准中的限度要求。详细操作可参照本分册“4.3 气雾剂产品检测过程中使用的设备”。

结果判定：除另有规定外，符合下述条件之一者，可判为符合规定。

A.10个测定结果中，若至少9个测定值在平均值的75%~125%之间，且全部在平均值的65%~135%之间。

B.10个测定结果中，若2~3个测定值超出75%~125%，另取2罐供试品测定。若30个测定结果中，超出75%~125%的测定值不多于3个，且全部在平均值的65%~135%之间。

C. 平均值应在递送剂量标示量的80%~120%。

6.2.3.3 每揿主药含量

应对气雾剂产品进行每揿主药含量的检查，每揿主药含量是处方因素的综合体现，也是容器和阀门系统质量的体现，因而该项是气雾剂重点控制项目之一。结果应符合产品质量标准中的限度要求。同时在《中国药典》通则0111吸入制剂中也明确了进行递送剂量均一性检测的产品一般不再进行每揿主药含量的检测。

检查法：取供试品1罐，充分振摇，除去帽盖，按产品说明书规定，弃去若干揿次，用溶剂洗净套口，充分干燥后，倒置于已加入一定量吸收液的适宜烧杯中，将套口浸入吸收液液面下（至少25mm），揿射10次或20次（注意：每次揿射间隔5秒并缓缓振摇），取出供试品，用吸收液洗净套口内外，合并吸收液，转移至适宜量瓶中并稀释至刻度后，按各品种含量测定项下的方法测定，所得结果除以取样揿射次数，即为平均每揿主药含量。

结果判定：每揿主药含量应为每揿主药含量标示量的 80%~120%。

6.2.3.4 泄漏率

泄漏率是体现吸入气雾剂密封性的重要指标，与微细粒子剂量、递送剂量均一性、总揿次等密切相关，且对产品的质量疗效起关键影响。

测定方法：取本品 12 罐，去除外包装，用乙醇将表面清洗干净，室温垂直放置 24 小时，分别精密称定重量（W_1），再在室温放置 72 小时（精确至 30 分钟），分别精密称定重量（W_2），置 2~8℃冷却后，迅速在铝盖上钻一小孔，放置至室温，待抛射剂完全汽化挥尽后，将瓶与阀分离，用乙醇洗净，干燥，分别精密称定重量（W_3）。

计算公式：年泄漏率 $=365\times24\times(W_1-W_2)/[72\times(W_1-W_3)]\times100\%$

结果判定平均年泄漏率应小于 3.5%，并不得有 1 瓶大于 5%。

【实例分析】

泄漏率检测记录：

W_1 称重人 / 日期：　　温度：　　湿度：
W_2 称重人 / 日期：　　温度：　　湿度：
计算公式：
年泄漏率 $=365\times24\times(W_1-W_2)/[72\times(W_1-W_3)]\times100\%$
供试品：

名称	第一次称重（W_1）	第二次称重（W_2）	瓶与阀的称重（W_3）	结果（%）
样品 1				
样品 2				
样品 3				
样品 4				
样品 5				
样品 6				
样品 7				
样品 8				
样品 9				
样品 10				
样品 11				

续表

名称	第一次称重（W_1）	第二次称重（W_2）	瓶与阀的称重（W_3）	结果（%）
样品 12				
年泄漏率平均值				
年泄漏率最大值				
□符合规定　□不符合规定 标准：平均年泄漏率应小于 3.5%，并不得有 1 瓶大于 5%。 备注： 检验人 / 日期：　复核人 / 日期：　审核人 / 日期：				

6.2.3.5 总揿次

应对吸入气雾剂产品进行总揿次的检查，以保证每瓶气雾剂的给药次数不低于规定的次数。

检查法：取供试品 1 罐，揿压阀门，释放内容物到废弃池中，每次揿压间隔不少于 5 秒。每罐总揿次应不少于标示总揿次（此检查可与递送剂量均一性测定结合）。

结果判定：应不低于标准规定的揿次。

【实例分析】

每瓶总揿次测试记录：

检品	1	2	3	4	平均
总揿次					

□符合规定　□不符合规定

检验人 / 日期：　复核人 / 日期：　审核人 / 日期：

7 验证

7.1 工艺验证

7.1.1 一步法工艺

微粉化（如必要）→称量→配制→容器封阀→药液灌装→泄漏检查。一步法工艺的关键步骤及控制参数示例见附表 6。

附表 6 一步法工艺的关键步骤及控制参数示例

工序	工艺参数	考察指标
微粉化	进料速度、粉碎压力	物料粒度分布、水分
配制	批量、投料顺序； 配制罐内温度、压力； 搅拌速度、搅拌时间； 配制终点判定	含量均匀度
容器封阀	封阀参数	泄漏率
药液灌装	灌装速度； 灌装终点判定； 生产时限	装量差异，含量均匀度，每揿主药含量，总揿次
泄漏检查	水浴温度；检漏时间；（水浴法） 运行速度（称重法）	含量、有关物质、泄漏率、微生物； 重量差异

7.1.2 两步法工艺

微粉化（如必要）→称量→配制→药液灌装→容器封阀→抛射剂灌装→泄漏检查。两步法工艺的关键步骤及控制参数示例见附表 7。

附表 7 两步法工艺的关键步骤及控制参数示例

工序	工艺参数	考察指标
微粉化	进料速度、粉碎压力	物料粒度分布、水分
配制	批量、投料顺序； 搅拌速度、搅拌时间； 配制终点判定	含量均匀度
药液灌装	灌装速度； 灌装终点判定；	装量差异，含量均匀度，每揿主药含量
容器封阀	封阀参数	泄漏率
抛射剂灌装	灌装速度； 生产时限	装量差异，总揿次
泄漏检查	水浴温度；检漏时间；（水浴法） 运行速度（称重法）	含量、有关物质、泄漏率、微生物； 重量差异

7.1.3 工艺验证项目

7.1.3.1 微粉化

对气流粉碎来说，其验证过程应至少考虑以下内容：

● 应考虑微粉化批量，在相同的进料速度下，微粉化批量将直接影响到微粉化持续时间，当批量变大时，应重新评估微粉化后期的粒度是否符合要求，必要时应重新进行验证。

● 进料速度、进料压力、粉碎压力将直接影响微粉化效果，除了对其参数进行验证外，还应在微粉化过程中持续监控其数值，确保这些参数始终符合要求。

● 有的物料需要经过多次微粉化，除了对完整的微粉化过程进行验证外，还应评估是否需要对每一次微粉化后的物料建立标准，以确保最终的微粉化效果。

● 取样点应具有代表性，能用于证明整批物料的微粉化效果。

● 如果微粉化后物料长时间使用，应对其包装方式和储存期限进行考察，将被考察物料与正常物料存放于相同的条件下，并制定合理的取样计划。

7.1.3.2 配制

对吸入气雾剂，尤其是混悬型吸入气雾剂来说，配制是非常关键的步骤。配制过程中物料混合不均匀，会对产品的安全性和有效性带来风险。配制工序的验证过程应至少考虑以下内容：

● 对确定的搅拌速度及搅拌时间进行验证。混悬型吸入气雾剂在配制结束及灌装过程中定时取样检测含量，含量均匀度一般要求 RSD ≤ 5%。

● 抛射剂或分散剂因具有挥发性，应在规定的温度范围内进行验证，在整个生产过程中充分取样检测药液含量均匀度。

● 根据配制罐的构造以及所用物料的性质合理设计取样点，取样点应具有代表性，足够用于评估整批药液的均匀度。

7.1.3.3 灌装

● 对于混悬型吸入气雾剂，灌装过程中应设计足够的取样点，证明药液混悬性的保持措施持续有效。

● 应验证灌装速度，设计合理的监控频次，证明在整个灌装过程中药液装量持续稳定。

● 应对已确定的封阀参数进行验证。

● 应考虑整个生产过程的时长，进行适当的模拟停机。

● 确定配制及灌装的生产时限，并结合产品相关特性对药液贮存时间进行考察。

● 对于混悬型气雾剂，应验证灌装终点。

7.2 清洁验证

详细内容可参考本分册正文部分。

化学残留可接受限度计算时，除了考虑生物活性限度（最低日治疗剂量的1/1000）和浓度限度（10ppm）外，还应考虑基于健康的暴露限度（HBEL），综合考虑三种方法，选择最严格的标准作为清洁验证的合格标准。

7.3 包装验证

详细内容可参考本分册正文部分。

8 健康、安全和环境

8.1 健康

气雾剂进行水浴检漏的，一般需要将水加热至一定温度，需要考虑合适的个人防护设备（如面罩）预防可能的危险（如产品内抛射剂受热造成的爆炸）。

水浴检漏后如使用压缩空气进行吹干，需要配备合适的个人防护设备防止听力受损。

灌装间的内包材整理设备一般噪声较大，需要配备合适的个人防护设备防止听力受损。

使用喷墨打码机的，因为稀释液一般为有机溶剂，可以考虑单独的排风装置。

喷射检查时，应有必要的设施收集 / 排放药液，避免对人员造成伤害。

8.2 安全

在气雾剂生产中，有很多的产尘生产环节，如原辅料前处理、称量等，也有时会用一些有机溶剂（如乙醇等）参与生产过程，注意防尘防爆。

抛射剂一般蒸气压较高，使用过程中应注意符合安全环保要求，如防止冻伤、防爆、防窒息等；生产和检测过程中，均需注意由于操作不当导致抛射剂泄漏后，人员接触造成的冻伤风险；在检测和存储过程中，需注意吸入气雾剂不能置于高温环境，以免容器密闭系统压力升高产生的安全性风险。

当气雾剂作为废弃物处理时，应采用合理的处理方式保证人员安全。

8.3 环境

要制定废弃物的管理及处理程序。废弃物通常分为一般废弃物和危险废弃物，其中危险废弃物应按照程序暂存在指定、固定的区域，由公司的相关部门统一处理，企业没有相应处理资质的，应委外处理。其中，化学类危险废弃物应分类收集。

过期或废弃的气雾剂，应按危险废弃物处理。

附录 4　吸入粉雾剂生产质量控制概述

1　前言

框架

本附录根据吸入粉雾剂的生产工艺特性，从管理角度和技术角度引导吸入粉雾剂生产企业 GMP 的实施。

参照 GMP，本附录“2 质量风险管理”介绍了质量风险管理概念和工具，并结合吸入粉雾剂剂型特点和生产工艺给出了应用的案例。

“3 生产管理”主要介绍了吸入粉雾剂的生产管理及生产实现要素。吸入粉雾剂的生产工序主要包括原料药的微粉化处理、配制、充填（胶囊、泡囊或多剂量贮库）、包装等步骤；生产实现要素重点从原料药的微粉化处理、配制、充填、包装等方面进行阐述。

“4 吸入粉雾剂常用设备”描述了吸入粉雾剂生产用设备的操作原理和使用要点、清洁维护操作要求，包括粉碎设备、混合设备、充填设备和包装设备等，还介绍了吸入粉雾剂中间产品检测及成品检测用到的设备。

“5 生产过程控制”介绍了吸入粉雾剂的工艺设计要求及技术转移相关内容，并按照生产单元操作顺序介绍了生产过程控制中要注意的技术操作要点和相关要求。

“6 物料管理”重点介绍吸入粉雾剂生产过程中的物料性质要求、物料管理、物料输送、物料 / 产品的检验与放行的要求。

“7 验证”重点介绍了吸入粉雾剂的工艺验证、关键工艺参数及控制措施。验证是 GMP 认证的基础，GMP 对质量管理体系的强调，离不开确保生产设备设施、检验仪器等处于验证状态，即处于合格的受控的状态。

“8 健康、安全和环境”描述了吸入粉雾剂生产环境、健康、安全要求，分别描述了产品本身和产品对外界污染和交叉污染的防护，体现出药品生产质量管理体系不仅受 GMP 的直接影响，还与 EHS 等间接影响质量的非 GMP 因素密切相关。

2　质量风险管理

ICH Q9 中关于质量风险管理（QRM）的定义为：质量风险管理是质量管理方针、程序及规范在评估、控制、沟通和回顾时的系统应用。

“风险（Risk）”由两个关键因素构成：

- 危害发生的可能性。
- 危害发生的严重性。

有效地管理风险就是对风险的这两个因素的控制。

质量风险管理应用范围很广，可以贯穿于质量和生产的各个方面，包含多种方法和适应性。质量风险管理方法的应用，针对不同的风险所用的方法和文件可以有所不同。对质量风险的评估应该基于科学性和保护患者的出发点，质量风险管理流程和文件的复杂程度应该与所对应的风险程度相一致。质量风险管理方法的应用，针对不同的风险所用的方法和文件也可以有所不同。

质量风险管理可以应用于，但不仅限于以下方面（附图 1）：

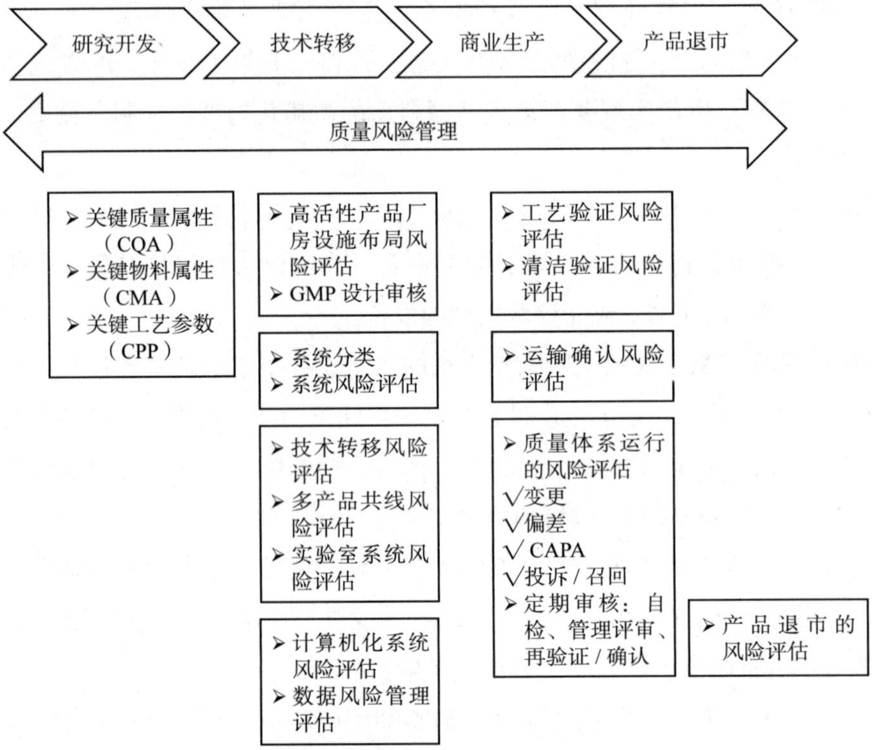

附图 1　质量风险管理应用范围

进行质量风险评估时，针对不同的风险项目或数据可选择不同的风险评估工具和方法。这里介绍一些常用的风险评估工具（附图 2）：

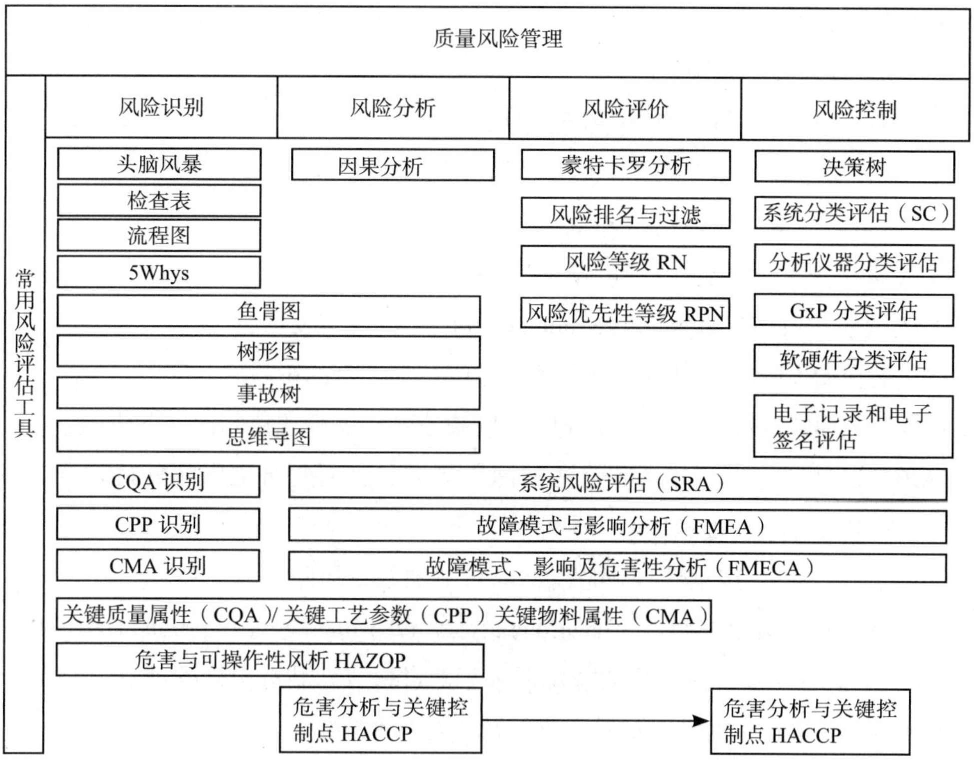

附图 2　常用的风险评估工具

A. 常用统计工具

用于收集或组织数据、构建项目管理，包括：流程图、图形分析、鱼骨图、检查列表等。

B. 风险排列和过滤（risk ranking and filtering, RRF）

这个方法是将风险因素进行排列和比较，对每种风险因素做多重的定量和定性的评价，权重因素并确定风险得分。

风险评价可以使用“低 / 中 / 高”或“1/2/3”的分类和简单的矩阵，如矩阵图和 RRF 列表。

RRF 适用于对事件定性及定量的全面分析。

C. PHA

PHA 用于在事情发生前应用经验和知识对危害和失败进行分析以确定将来可能发生的危害或失败。

这个方法基于在给定的条件下对风险矩阵的开发，包括：

- 严重性的定义和排列：严重，主要，次要，可忽略。
- 发生频次（可能性）的定义和排列：频繁，可能，偶尔，罕见。

- 风险的水平和定义
  - 高：此风险必须降低。
  - 中：此风险必须适当地降低至尽可能低。
  - 低：考虑收益和支出，降低至尽可能低。
  - 微小：通常可以接受的风险。

PHA 常用于评估产品、过程、厂房设施等前期设计阶段所存在的潜在缺陷。

D. 失败模式效果分析（failure mode effects analysis, FMEA）

评估潜在的失败模式和因此对产品性能或结果产生的影响。

一旦失败模式被确定，可应用风险降低来消除、减少或控制潜在的失败。

FMEA 工具依赖于对产品和流程的深入了解，针对每种失败模式确定相应的风险得分。FMEA 排列标准和失败得分举例如下：

$$严重性 \times 可能性 \times 可测定性 = 风险得分$$

E. 危害分析及关键控制点（hazard analysis and critical control points, HACCP）

HACCP 共有 7 步，该工具的应用需基于对过程或产品有深刻的理解。

- 列出过程每一步的潜在危害，进行危害分析和控制。
- 确定主要控制点。
- 对主要控制点建立可接受限度。
- 对主要控制点建立监测系统。
- 确定出现偏差时的正确行动。
- 建立系统以确定 HACCP 被有效执行。
- 确定所建立的系统被持续维持。

HACCP 用于产品的物理、化学性质等危害分析，只有对产品及过程有全面的了解和认识时方可正确地确定控制点，其输出结果可推广用于不同的产品生命周期阶段。

F. 过失树分析（fault tree analysis, FTA）

FTA 是鉴别假设可能会发生过失的原因分析方法。

FTA 结合过失产生原因的多种可能假设，基于对过程的认识做出正确的判断。

FTA 用于建立发现过失产生原因的路径，是评估复杂过程中多种因素分析的有效工具。

2.1 质量风险管理

ICH Q9《质量风险管理》提供了一种质量风险管理的“系统”思维和方法，已经广泛应用于制药行业中，质量风险管理不仅贯穿药品生命周期，还涵盖了药品质量体系的方方面面。该指南对质量风险管理、风险等多个术语进行了说明，并提出了质量风险管理的两条基本原则：其一，对质量风险的评价要以科学知识为基础，与保护患者的最终目标相关联；其二，质量风险管理过程的力度、正式程度和文件化程度都应该与风险水平相适应。该指南提供了较高的正式性程度、较低的正式性程度的特征和基于风险的决策方法，提供了典型的质量风险管理流程图，并说明了多个风险管理工具和方法。提出了有效的质量风险管理方法可以通过提供一种主动手段来识别和控制开发和制造过程中的潜在质量问题，从而进一步确保向患者提供高质量的药物；数字化和新兴技术在医药产品制造和控制中的应用可能会带来一定的挑战，将质量风险管理应用于先进生产工艺和分析方法、先进数据分析方法和计算机化系统的设计、验证和技术转移非常重要；确保质量风险管理活动的主观性得到控制并最小化，以促进基于风险的决策更加科学稳健。质量风险管理模式见附图 3。

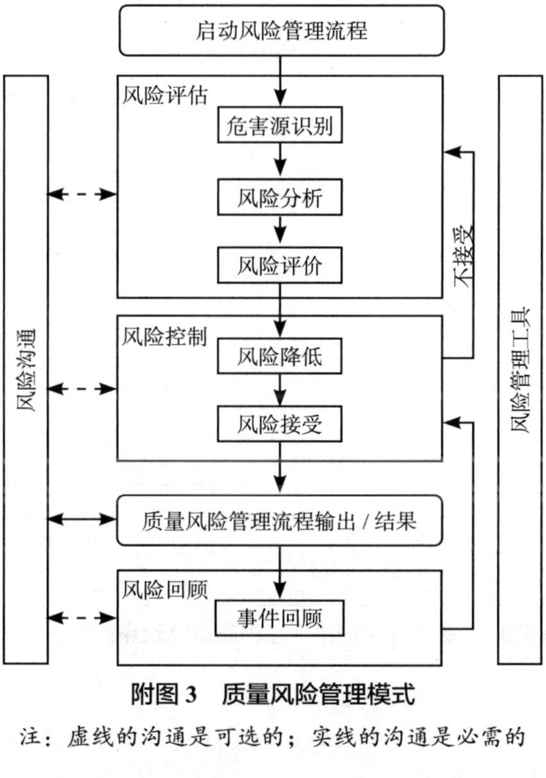

附图 3　质量风险管理模式

注：虚线的沟通是可选的；实线的沟通是必需的

WHO 技术报告系列“No.981，2013，附件 2《质量风险管理指南》”主要描述了质量风险管理的渊源，WHO 的危害分析及关键控制点（HACCP）与质量风险管理的关系，应用范围及意义。在 WHO 的质量风险管理中有四个基本原则：对质量风险的评估应基于科学知识，并最终与保护患者相关联；质量风险管理流程的投入的努力、形式和文件的水平应与风险的级别相适应；当应用质量风险管理（QRM）时，使用QRM方法的流程应该是动态的、迭代的并且对变化能做出响应；持续改进的能力应该融入QRM流程中。

PIC/S PI 038-2《质量风险管理实施备忘录》明确了QRM如何实施、实施程度、如何检查、检查内容等要点；说明了检查评估的5个方面：综合体系、关于应如何实施QRM的期望、在实施QRM过程中对特定领域和活动的期望、剩余风险的审核、QRM活动的审核与改进。

2.2 吸入粉雾剂的质量风险管理

吸入粉雾剂生产过程质量风险点管理示意图如附图4所示：

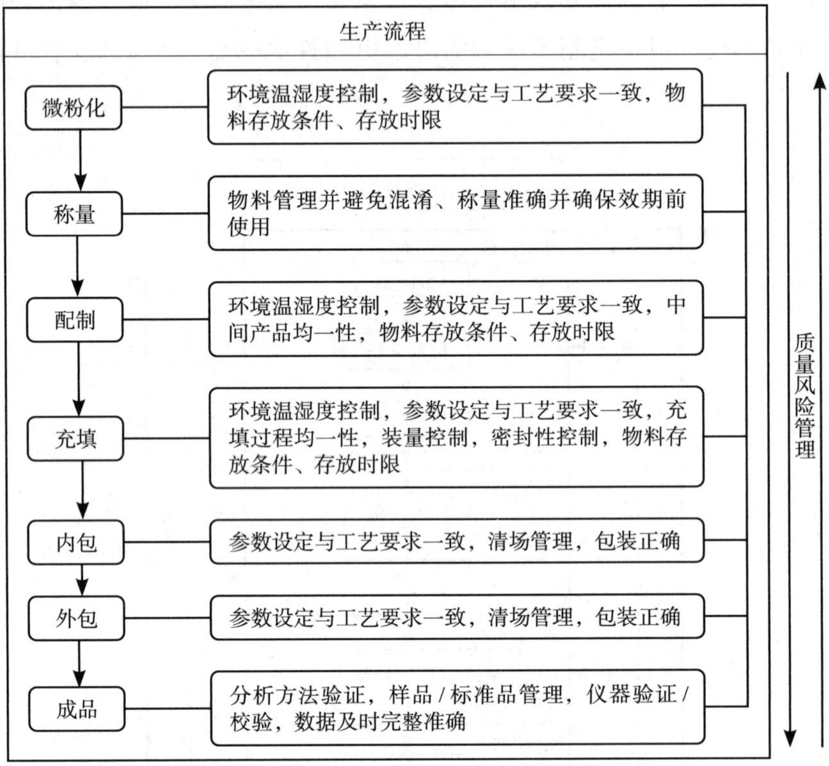

附图4　吸入粉雾剂生产过程质量风险点管理示意图

【实例分析】

吸入粉雾剂生产过程风险点（以胶囊型为例）：

实例：应用FMEA对吸入粉雾剂生产过程进行分析

企业可以根据具体情况选择使用风险管理工具FMEA、HACCP、故障树等工具进行风险评估。

A. 将已识别的危害导致后果的严重性分为 5 个级别，包括：

● 数值 1，指可忽略的：对产品质量无影响。

● 数值 3，指较小的：对产品质量基本无影响。

● 数值 5，比较严重的：对产品质量有影响，但有措施能恢复质量。

● 数值 7，很严重的：对产品质量有显著影响。

● 数值 9，灾难性的：产品或项目彻底失败，不可能恢复。

B. 将已识别的危害导致后果的概率分为 5 个级别，包括：

● 数值 1，表示几乎不可能：失败几乎不可能发生或者失败只发生过一两次。

● 数值 2，表示发生的可能性很小：失败一般每年出现一两次。

● 数值 3，表示偶尔可能发生：已注意到潜在的危害（失败一般每半年出现一两次），如果遵守规程，失败的潜在性很小。

● 数值 4，表示很可能发生：已注意到潜在危害（失败一般每季度出现一两次）。需要额外的工艺控制以避免失败。

● 数值 5，表示经常发生：失败基本每月出现一次或更多。

C. 潜在问题可被查出的难易程度即可检测性分为 4 个级别，包括：

● 数值 1，指检测性高：已采取的措施确保总能发现失败。

● 数值 3，指检测性好：有相关措施来发现失败，但有一种或少数几种不能被检测到。

● 数值 5，指检测性一般：失败的原因能被检测到，但比较困难。

● 数值 7，指检测性很低或不可检测：没有任何措施可以在该失败发生前被检测到。

D. 失败模式效果分析矩阵（附表 1）

附表 1　失败模式效果分析矩阵

风险	行动	风险得分
高	一般为不可接受风险，必须采取风险控制措施来降低风险，并重新评估降低风险所采取措施的可行性	101~315
中	指要考虑实施风险应对的成本与收益，此风险应当适当地降至尽可能低	28~100
低	指风险很小，不会对产品质量产生影响，也应采取风险控制措施或监测风险的发生率等	1~27

E. 评估案例：附表 2 对胶囊型吸入粉雾剂的生产过程进行风险评估：

附表 2　对胶囊型吸入粉雾剂的生产过程进行风险评估

工艺步骤	可能的失败模式	可能的失败影响	可能的原因	严重程度 S	发生概率 O	风险控制措施	可检测性 D	风险排序 RPN	风险级别
称量	称量器具所选精度不准确	原辅料投料量不能满足要求	操作人员未根据处方量选择合适的称量器具	7	2	称量操作 SOP 中已规定如何根据所需的称量数量选择合适精度的称量器具；对称量器具进行定期校准确认；根据批生产指令称取规定量的物料，称量时双人复核	1	14	低
	温湿度不符合工艺要求	影响产品稳定性，影响称量准确性	未按规定的温湿度要求进行控制或空调系统操作人员不了解温湿度控制的要求	7	2	规定环境温湿度，称量前确认；对于需要进行特殊温湿度控制的产品，生产前提前告知空调系统操作人员相关的控制要求和时间	1	14	低
微粉化	微粉化参数不合适	微粉化后粒度不符合要求	未规定微粉化的批量和粉碎次数；未对微粉化参数进行充分的研究	7	3	根据工艺开发结果制定合理的微粉化参数，包括进料速度、进料压力、粉碎压力，对其进行验证，并监测微粉化不同阶段的粒度结果；规定微粉化的批量，批量变更后应重新进行评估或验证	1	21	低
	微粉化过程不稳定			5	3		1	15	低
	微粉化后存放时限不合理	影响产品稳定性	未对存放时限进行充分研究	5	3	根据工艺开发结果制定合理的存放时限和存放条件，存放结束后取样检测含量、粒度、水分、有关物质、微生物等项目	1	15	低
	温湿度不符合工艺要求	影响产品稳定性	未按规定的温湿度要求进行控制或空调系统操作人员不了解温湿度控制的要求	7	2	规定环境温湿度，生产前确认；对于需要进行特殊温湿度控制的产品，生产前提前告知空调系统操作人员相关的控制要求和时间；微粉化结束后取样检测水分	1	14	低

续表

工艺步骤	可能的失败模式	可能的失败影响	可能的原因	严重程度 S	发生概率 O	风险控制措施	可检测性 D	风险排序 RPN	风险级别
配制	过筛筛网孔径不合适	影响微粉化后物料与载体的过筛效果	未对过筛参数进行充分研究	5	1	生产工艺中规定过筛的孔径和次数，并在过筛后取样检测过筛效果	1	5	低
	过筛次数不合适			7	2		1	14	低
	混合时间控制不准确	影响物料的混合效果	设备控制不准确	5	1	混合设备确认中已进行了混合时间准确性的确认	1	5	低
	混合转速控制不准确			5	1	混合设备确认中已进行了混合转速准确性的确认	1	5	低
	混合时间不能满足工艺需求		未对混合参数进行充分研究	7	2	生产工艺中规定混合的时间和转速，在混合后按要求取样检测中间产品的混合均匀度，并测定堆密度、粉体流动性等项目	1	14	低
	混合转速不能满足工艺需求			7	2		1	14	低
	中间产品存放时限不合理	影响产品稳定性	未对存放时限进行充分研究	5	3	根据工艺开发结果制定合理的存放时限和存放条件，存放结束后取样检测性状、含量、粒度、水分、有关物质、微生物等项目	1	15	低
	温湿度不符合工艺要求	影响产品稳定性	未按规定的温湿度要求进行控制或空调系统操作人员不了解温湿度控制的要求	7	2	规定环境温湿度，生产前确认；对于需要进行特殊温湿度控制的产品，生产前提前告知空调系统操作人员相关的控制要求和时间；配制结束后取样检测水分	1	14	低

续表

工艺步骤	可能的失败模式	可能的失败影响	可能的原因	严重程度S	发生概率O	风险控制措施	可检测性D	风险排序RPN	风险级别
充填	充填参数不合适	充填过程中装量不符合要求；充填过程产品质量属性不均一	未对充填参数进行充分研究	7	3	生产工艺中规定合理的充填参数范围，对充填参数进行验证，定期监测充填过程中装量变化，并检测不同充填参数及不同充填阶段的装量等项目	1	21	低
	充填过程不稳定	充填过程产品质量属性不均一		7	3	充填过程中按要求取样检测含量均匀度，并检测不同充填阶段的微生物情况	1	21	低
	生产时限过长	产品质量不稳定，产生微生物污染	充填过程出现异常生产情况	5	2		1	10	低
	待包装产品放时限不合理	影响产品稳定性	未对存放时限进行充分研究	5	3	根据工艺开发结果制定合理的存放时限和存放条件，存放结束后取样检测水分、微生物等项目	1	15	低
	温湿度不符合工艺要求	影响产品稳定性	未按规定的温湿度要求进行控制或空调系统操作人员不了解温湿度控制的要求	7	2	规定环境温湿度，生产前确认；对于需要进行特殊温湿度控制的产品，生产前提前告知空调系统操作人员相关的控制要求和时间；充填过程取样检测水分	1	14	低

3　生产管理

3.1 概述

吸入粉雾剂，系指固体微粉化原料药物单独或与合适载体混合后，以胶囊、泡囊或多剂量贮库型形式，采用特制的干粉吸入装置，由患者吸入雾化药物至肺部的制剂。配制吸入粉雾剂时，为改善粉末的流动性，可加入适宜的载体和润滑剂。吸入粉雾剂中所有附加剂应为生理可接受物质，且对呼吸道黏膜和纤毛无刺激性、无毒性。

吸入粉雾剂的药物递送系统比较复杂。必须精确分配剂量、递送药物至呼吸道。因此吸入粉雾剂的配方和给药装置对吸入粉雾剂的安全性和有效性起着决定性作用。

3.2 吸入粉雾剂生产工艺

典型的吸入粉雾剂生产工艺包括原料药的微粉化处理、称量、配制、充填（胶囊、泡囊或多剂量贮库）、包装等步骤，见附图5（本部分的生产工艺流程步骤不是通用的，企业需根据所用原辅料的性质和生产工艺特点，确定与企业实际情况相符的工艺流程）。

吸入粉雾剂对生产过程的环境温湿度要求较高，通常环境湿度偏高易引入水分，环境湿度偏低易引起静电，需结合产品特性，制定合适的环境温湿度控制范围，以保证产品质量。如需控制较低的环境湿度，通常可增加转轮除湿等设备以达湿度控制。

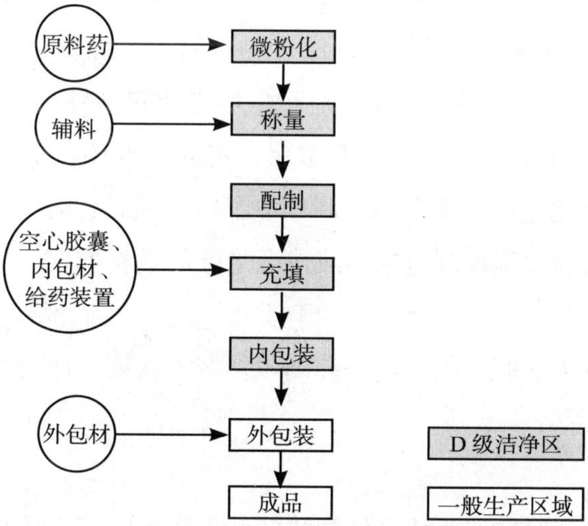

附图5　吸入粉雾剂典型工艺流程图

3.2.1 原料药的微粉化处理

常用的微粉化方法有机械粉碎法（球磨、气流粉碎等）、喷雾干燥法、超临界流体技术法等。如原料药粒度分布由供应商控制，则应与供应商增加签订质量协议，并选择适当的项目定入质量标准，在供应商审计时关注粒度控制、晶型控制、有关物质、水分等问题；如果由吸入粉雾剂生产商在原料药入厂后对粒度分布进行进一步优化和处理，相关要求如下：

A. 通用要求

• 在吸入粉雾剂的处方中，应重点关注微粉化后的原料药粒径范围，关注取样点的位置和数目、粒径检测方法及粒径控制范围。粒径检测方法通常采用光散射法，粒径控制范围建议检查 D_{10}、D_{50}、D_{90}。

• 微粉化工艺应经过研究，并建立适当的过程控制和监测。

• 应关注微粉化的收率，必要时对粉碎工艺进行优化。同时，建议关注微粉化对药物的晶型、粒径、有关物质、水分、流动性等性质的影响。注意考察微粉化后药物存放过程中粒径和晶型等性质的变化情况。

• 在处理前核对物料的品名、批号、重量、外观等是否与工艺要求相符。

• 滤网、捕集袋等，可以考虑专品专用；品种共用的，应证明清洁方法能避免交叉污染。

• 粉碎设备应有吸尘装置，含尘空气经处理后排放。

B. 特殊要求

• 机械粉碎法的过程控制包括进料速度、进料压力、粉碎压力等。在生产研究中建议关注所用气体与物料的适用性。结合品种特点，微粉化过程需要关注环境温湿度和工艺用气的水分对物料的影响。对于低熔点或热敏性药物，可考虑低温粉碎；如需降低微粉化后的无定型含量，可考虑在一定的湿度环境下进行粉碎；对于水分敏感型原料药，微粉化过程中应严格控制环境湿度，同时，需关注工艺用气的水分。

• 喷雾干燥工艺的过程控制包括溶液或混悬液的进料速度、空气压力、物料温度和空气流速等。

• 超临界流体技术萃取工艺的过程控制包括溶液浓度、压力、温度、二氧化碳及药物溶液的流速等。

3.2.2 称量

• 物料应经缓冲区脱外包装或经适当清洁处理后才能进入备料室。

• 称量前需核对原辅料品名、规格、代码、批号、生产厂家、包装情况等。

• 称量用衡器应由计量部门专人定期校验，做好校验记录，并在已校验的衡器上贴上合格证，使用前应由操作人员进行校正。

- 如有必要，需关注称量间的温湿度控制。

3.2.3 配制

- 配制前需核对原辅料品名、规格、代码、批号、生产厂家、包装情况等。
- 所用混合设备的体积应与批量相适应，应保留适当的空体积使得物料可在物料桶中自由流动。配制前，应检查其良好的密闭性，以保证其在工作时不会发生物料泄漏。
- 配制过程，固体物料需要防尘，必要时可以使用隔离器。
- 配制好的物料装在清洁的容器里，应有标签，写明物料品名、规格、批号、重量、日期和操作者姓名等。
- 吸入粉雾剂生产环境温湿度控制要求较高，可直接影响到产品的有效性，在混合过程及中间产品贮藏中，应控制生产环境的温湿度。通常情况下，应控制环境湿度低于药物和辅料的临界相对湿度值。对于易吸湿的成分，应采用一定的措施保持其干燥。
- 混合操作均需进行混合均匀度评估，取样点应均匀分布且具有代表性。应结合混合设备的结构特点，确定混合设备的死角，运用合适的工具，选取不同位置的取样点进行分析，以考察样品的混合效果。这些取样点既应涵盖全部物料，也应包括能够代表整个混合容器中最容易发生混合不均匀的位置。
- 配制过程中需要注意原辅料加入顺序、混合方式、搅拌速度和时间等参数。
- 吸入粉雾剂批量放大后，需考察混合方式及参数变化对产品质量的影响。
- 应结合产品相关特性对贮存时间进行考察。

3.2.4 充填

- 充填设备上应有吸尘装置，排除粉尘。
- 充填前需注意核对物料的品名、规格、批号、重量，并检查物料的外观质量和包材规格、品名是否与工艺要求相符。
- 建议关注充填前中间产品的流动性、压缩性、透气性等相关性质，以便于充填过程的顺利进行。
- 充填前应试机，并检查装量及装量差异。符合要求后才能开始充填，充填过程应关注装量、装量差异、密封性等指标。
- 吸入粉雾剂的充填有不同的装量控制技术，如体积定量和重量定量。体积定量的原理是利用中空的定量管或在真空 / 压缩空气的辅助下，利用定体积的孔洞量取一定体积的粉末来进行充填，而重量定量是通过振动使粉末从料斗中流出，利用天平反馈控制系统来停止振动，从而控制粉末的装量。

- 需关注充填时的环境温湿度。通常情况下，应控制环境湿度低于药物和辅料的临界相对湿度值，同时需考虑湿度过低可能带来的静电问题。
- 常用的充填设备需要压缩空气驱动的部件和工位较多，需按照要求对压缩空气管线的压力、各密封部件的完整性进行检查，确保设备正常运行。
- 应采取适当的措施确保充填后的产品不发生混淆；充填后产品的盛装容器上应标明品名、规格、批号、数量、日期等信息。
- 应对充填过程中的不合格品及废弃物做好有效隔离。高活性或激素类产品需做好灭活处理。
- 应结合产品相关特性对贮存时间进行考察。

A. 胶囊型

- 已充填的胶囊，需筛去附在胶囊表面的细粉，拣去瘪头等不合格品。

B. 泡囊型

- 粉末填充后的药带应随时检查包装质量。要求批号、规格、品名打印正确。
- 泡囊型吸入粉雾剂应建立适当的密封性（例如真空泄漏测试）和密封强度（例如剥离强度测试）检测和验收标准。
- 泡囊型充填机，应具有识别装量合格与不合格药带的装量监控系统，并能在药带上标注区分。

C. 多剂量贮库型

- 充填后的器具需注意密封性检测。
- 充填设备需配备在线称重模块，在线称重系统每次使用前需采用合适的方法进行校验。
- 与产品直接接触的包装材料如需清洁，应按照经过验证的程序进行清洁，并确保在使用过程中不会被污染。

3.2.5 组装和包装

3.2.5.1 组装

A. 胶囊型

胶囊型吸入粉雾剂的给药装置组装完成后，应对给药装置的功能性指标进行检查，如防尘盖应打开顺畅，按钮应按压顺畅、回弹顺畅，吸嘴应打开顺畅。

B. 泡囊型

泡囊型吸入粉雾剂在生产过程中，给药装置与药带的组装会影响产品的性能。产品组装完毕后，应检查给药装置与药带组装的组装质量，如在生产过程中或成品检验时检查产品的总吸次数，以确保产品在使用的全过程中运行顺畅。

C. 多剂量贮库型

多剂量贮库型吸入粉雾剂在生产过程中，需将药粉充填至给药装置中。产品组装完毕后，应检查产品的组装质量，如检查产品的总吸次数，以确保产品在使用的全过程中运行顺畅。

3.2.5.2 包装

A. 内包装

- 应关注内包装过程的环境温湿度。
- 包装机上部都应有吸尘装置，排除粉尘。
- 内包装材料应对微生物进行控制，符合吸入粉雾剂微生物要求。
- 直接接触药品的内包装材料应与药品相容，所用给药装置使用的各组成部件均应采用无毒、无刺激性、性质稳定、与处方粉末不起作用的材料制备。
- 内包装前需注意核对物料的品名、规格、批号、数量。
- 内包装过程中需周期性检查密封性。

B. 外包装

- 塑料瓶、袋、铝塑材料、给药装置或部件、干燥剂等外包装应严密，内部清洁干燥。必要时采取适当方法清洁消毒。
- 对包装标签的品名、规格、批号、有效期等必须复核校对。包装结束后，应准确统计标签、说明书、器具、包材的实用数、损坏数及剩余数，与领用数相符。剩余标签和报废标签按规定处理。
- 包装全过程应随时检查包装质量。要求贴签端正、批号正确、封口纸平整严密、泡罩和铝箔热压熔合均匀、装箱数量准确及外箱文字内容清晰正确等。

3.3 产品实现要素

包括吸入制剂在内的任何药品的生产都要有足够数量且具备适当资质和实践经验的人员、使用经过确认的设备，在规定的环境条件下，按照既定的生产工艺来完成，这些构成了产品的实现要素。吸入粉雾剂的粉碎、配制、充填、内包等生产区域应至少设置在 D 级洁净区，洁净级别设定时应充分考虑产品微生物控制等的要求和各工序产品的暴露情况，通过质量风险评估，综合确定合理的生产区域级别。本章节重点介绍了吸入粉雾剂厂房内对产品采取的适当控制措施，其他方面参照口服固体制剂。

3.3.1 粉碎区

原料药的微粉化处理通常为开放性操作，粉尘较大，应考虑对产品和操作人员的防护。避免交叉污染。对高危物料的操作，要有合理的防护措施（如负压隔离器或称量罩等），以降低产品暴露和员工接触的风险。

微粉化过程中如果需要使用特殊气体（如氮气等），需要充分考虑操作人员的安全因素。

有加热操作的，应考虑对周围房间区域的影响，以及对空调系统能力的需求。

在某些情况下，微粉化可产生可燃性尘粒，使房间有爆炸风险，需要进行安全分析和风险评估，确定爆炸风险是否存在，必要时采取合适的防爆措施。

3.3.2 配制区

如果投料非完全密闭投料，应考虑房间气流流向、建筑表面涂料的可清洁性等。对可燃性粉尘要采取适当的安全措施。

3.3.3 充填区

充填区应配备与装量相匹配精度的生产设备及装量检测设备，由于密封过程通常涉及加热，应注意设备密封口处高温产生的安全风险，如设置防烫警示标识，安装有保护作用的安全门，安全门打开时设备可自动停机等。

3.3.4 包装区

外包通常在一般区进行，如内外包进行连通要考虑房间气流流向，压差控制等问题，防止房间环境受到破坏。

4 吸入粉雾剂常用设备

4.1 生产设备

4.1.1 原料药微粉化

微粉化设备应能有效地按照工艺要求进行粉碎，得到粒径分布等各项质量特性均符合要求的原料药。应根据原料药性质及目标粒径选择合适的微粉化工艺。

常用的微粉化方法有机械粉碎法（球磨、气流粉碎等）、喷雾干燥法、超临界流体技术法等。

4.1.2 配制

配制是将药物与载体或其他辅料进行混合，形成质量符合要求的均匀中间产品。应根据工艺及物料性质选择合适的混合设备。

常用的混合设备包括三维混合器、低剪切混合器、高剪切混合器，后者混合强度更高。此外，还有共研磨混合，常见的研磨设备包括球磨机、盘式研磨机、机械融合机、气流粉碎机等，这些设备可以通过气流、搅拌桨、研磨棒、研磨球、容器壁等带动容器内的颗粒相互挤压、碰撞、摩擦将活性成分与辅料均匀分散。由于吸入粉雾剂中原料药占比少、粒径小、内聚力强，导致混合工艺通常较为复杂，需要多个混合步骤或多种设备联用等，方能获得符合工艺要求的、可用于充填的中间产品。

4.1.3 充填

吸入粉雾剂通常规格较小，其产品特性对充填设备提出了较高的需求，即微量、精确。

以胶囊型吸入粉雾剂生产为例，目前常采用“鼓式”填充技术（附图 6），充填主要的生产流程为：圆柱形滚筒在粉末料斗下方旋转，套筒上分布着一定体积的小孔，真空系统通过滤膜抽气使粉末在负压作用下流入定量孔，刮板刮掉多余的粉末以保证定量准确，滚筒旋转至正下方时在压缩气的辅助下药物粉末从定量孔中释放，进入胶囊。

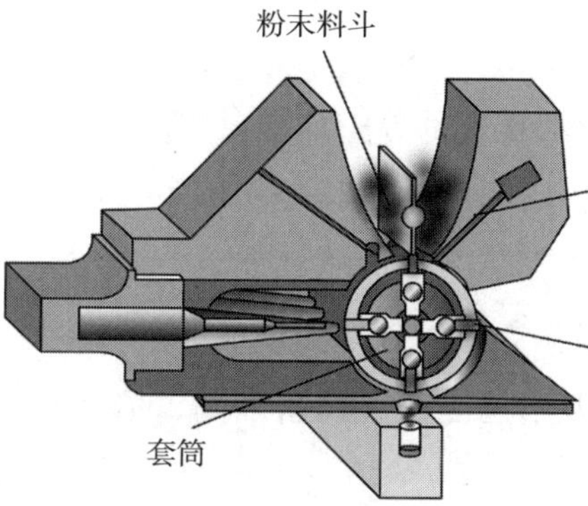

附图 6　鼓式充填示意图

以泡囊型吸入粉雾剂生产为例（附图 7），目前一般充填主要的生产流程为：首先通过冷压成型技术冲压出泡囊，再通过充填装置，将粉末充填至冲压好的泡囊内，充填后的泡囊需要通过照相检测。封闭泡囊，然后对充填后的泡囊条进行分切、打印及检查。

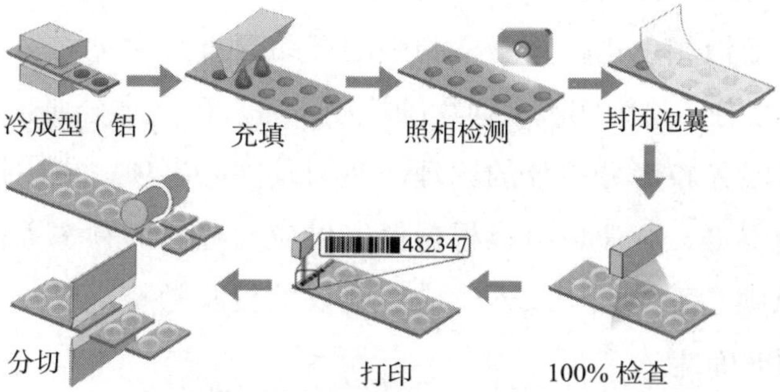

附图 7　泡囊充填示意图

以多剂量贮库型吸入粉雾剂生产为例（附图 8），充填的一般步骤包括药罐的输入和定向、称重、充填、称重、放置贮库顶盖并检查贮库装配的正确性。

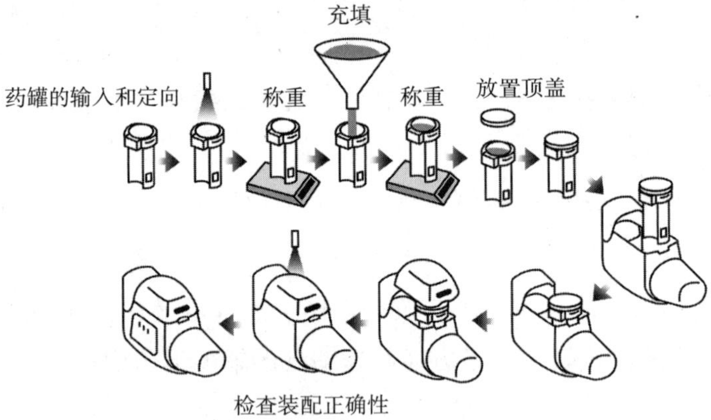

附图 8　多剂量贮库充填示意图

4.1.4 设备的清洗

常见的清洗问题已在本分册正文部分中详细介绍。

气流粉碎机：气流粉碎机的部件，尤其是粉碎室，对表面完整度要求较高，清洁时应注意使用合适的方法和工具。

混合设备：应重点关注清洁方法的效果和重现性。

充填设备：充填工位一般结构复杂、精密度高，清洁时应重点关注并避免拆装时对其造成损伤。

4.2 吸入粉雾剂中间产品检测过程中使用的设备

中间产品关键指标的控制对生产出合格成品有着非常重要的作用。吸入粉雾剂中间产品控制项目一般包括中间产品性状、含量、水分、粒度等，企业可根据产品特点选择不同的项目进行控制。

中间产品检测用到的检测设备有电子天平、紫外分光光度计、高效液相色谱仪、水分测定仪、激光粒度分析仪等。其中电子天平用于对照品及供试品的称量，紫外分光光度计、高效液相色谱仪用于检测中间产品含量及含量均匀度，水分测定仪用于检测中间产品水分，均为实验室通用的检测设备。已在本分册正文中详细介绍。

下面概述了激光粒度分析仪的原理、使用及注意事项，文中提到的校验周期仅作为建议供企业参考，企业也可以根据仪器供应商建议的频率等相关要求进行日常校准工作，但原则是不能低于仪器供应商建议的校验频率，以免由于仪器本身问题影响检测结果的准确性。

激光粒度分析仪

【背景介绍】

激光粒度分析仪是根据颗粒能使激光产生散射这一物理现象来测试粒度分布的。激光具有很好的单色性和极强的方向性。

激光粒度分析仪特点有测量的动态范围宽、测量速度快、操作简便、重复性好。主要由激光器、样品池、光电探测器、信号放大及 A/D 转换装置、用于仪器控制和颗粒粒径大小及分布计算的计算机数据处理系统组成。

激光粒度分析仪可用于原料药、辅料、中间产品等的粒度控制。不同品牌仪器检测结果可能存在差异，从研发到生产尽量使用同一品牌仪器。

【实施指导】

根据供试品的性状和溶解性能，选择湿法测定或干法测定；湿法测定用于测定混悬供试品或不溶于分散介质的供试品，干法测定用于测定水溶性或无合适分散介质的固态供试品。详细操作可参照《中国药典》通则 0982 粒度和粒度分布测定法。

为了保证设备的测试能力，应当根据供应商的要求和设备的性能对激光粒度分析仪进行校准测试，周期一般为 1 年，测试项目包括：仪器外观和通用检查、仪器测量重复性和相对误差、仪器分辨力。依据国家计量检定规程《激光粒度分析仪校准规范》(JJF 1211—2008) 所述方法进行测试。

【实例分析】

激光粒度分析仪校准记录表：

<table>
<tr><td>仪器型号</td><td></td><td>仪器编号</td><td></td></tr>
<tr><td>测试日期</td><td></td><td>测试周期</td><td></td></tr>
<tr><td>品牌</td><td></td><td>有效期至</td><td></td></tr>
<tr><td colspan="4">校准记录</td></tr>
<tr><td colspan="4">温度：　　℃，　　湿度　　%</td></tr>
<tr><td colspan="4">1. 外观检查</td></tr>
<tr><td colspan="4">2. 仪器测量重复性　标准≤ 3%</td></tr>
</table>

续表

<table>
<tr><td>测量次数</td><td colspan="3">1</td><td colspan="3">2</td><td colspan="3">3</td><td colspan="3">4</td><td colspan="3">5</td><td colspan="3">6</td><td colspan="3">7</td><td colspan="3">8</td></tr>
<tr><td>D_{50}/μm</td><td colspan="3"></td><td colspan="3"></td><td colspan="3"></td><td colspan="3"></td><td colspan="3"></td><td colspan="3"></td><td colspan="3"></td><td colspan="3"></td></tr>
<tr><td>测量平均值 μm</td><td colspan="24"></td></tr>
<tr><td>仪器测量重复性</td><td colspan="24"></td></tr>
<tr><td colspan="25">3. 仪器测量相对误差　标准：D_{50} 值（1~5μm：±15%，5~20μm：±10%，> 20μm：±8%）</td></tr>
<tr><td>标准物质</td><td colspan="6">1#</td><td colspan="6">2#</td><td colspan="6">3#</td><td colspan="6">4#</td></tr>
<tr><td>标准值 μm</td><td colspan="6"></td><td colspan="6"></td><td colspan="6"></td><td colspan="6"></td></tr>
<tr><td>测量值 μm</td><td colspan="2"></td><td colspan="2"></td><td colspan="2"></td><td colspan="2"></td><td colspan="2"></td><td colspan="2"></td><td colspan="2"></td><td colspan="2"></td><td colspan="2"></td><td colspan="2"></td><td colspan="2"></td><td colspan="2"></td></tr>
<tr><td>平均值 μm</td><td colspan="6"></td><td colspan="6"></td><td colspan="6"></td><td colspan="6"></td></tr>
<tr><td>相对误差 Δt</td><td colspan="6"></td><td colspan="6"></td><td colspan="6"></td><td colspan="6"></td></tr>
<tr><td colspan="25">4. 仪器分辨力（标准：2 个独立不相连的峰是 A 级，否则是 B 级）</td></tr>
<tr><td colspan="25">配置方法</td></tr>
<tr><td colspan="4">能否观察到 2 个独立不相连的峰</td><td colspan="9"></td><td colspan="6">仪器分辨力级别</td><td colspan="6"></td></tr>
<tr><td colspan="25">测试结论：</td></tr>
</table>

4.3 吸入粉雾剂产品检测过程中使用的设备

吸入粉雾剂产品质量检查一般包括：性状、鉴别、有关物质、含量、含量均匀度、水分、微细粒子剂量、递送剂量均一性、不溶性微粒、微生物等。除另有规定外，应执行《中国药典》四部吸入制剂通则下的相应检查。吸入粉雾剂根据检测用到的检测设备有紫外分光光度计、高效液相色谱仪、电子天平、水分测定仪、ACI（andersen cascade impactor）、NGI（next generation impactor）、双级撞击器、递送剂量均一性测定装置、微粒分析仪、生化培养箱等。其中电子天平用于对照品及供试品的称量，紫外分光光度计及高效液相色谱仪用于检测含量、含量均匀度、有关物质等，为实验室通用的检测设备。ACI、NGI、双级撞击器测定装置用于微细粒子剂量的测定，为吸入粉雾剂的专用检测设备。

根据吸入粉雾剂类型细分，检测项一般如下：

质量标准检测项目	单剂量	多剂量
	胶囊型	泡囊型、贮库型
性状	+	+
鉴别	+	+
有关物质	+	+

续表

质量标准检测项目	单剂量	多剂量
	胶囊型	泡囊型、贮库型
含量	+	+
含量均匀度	+	泡囊型（+）贮库型（–）
水分	+	+
微细粒子剂量	+	+
递送剂量均一性	+	+
不溶性微粒	+	+
微生物	+	+
多剂量吸入粉雾剂总吸次	–	+

注：+ 为必须项，– 为免检验项。

采用级联撞击器测定数据时，评价指标需关注质量平衡（mass balance，MB）、质量中值空气动力学粒径（mass median aerodynamic diameter，MMAD）、撞击器各层级的药物总量（impactor-sized mass，ISM）、几何标准偏差（geometric standard deviation，GSD）和微细粒子剂量（fine particle mass ，FPM）等。质量平衡的限度一般为 85%~115%。

5　生产过程控制

5.1　工艺设计

吸入粉雾剂的生产过程控制要建立在工艺设计的基础上，掌握原辅料性质、生产过程取样、监控、物料传送、过程单元操作等。

5.1.1　工艺设计的总体考虑

吸入粉雾剂的工艺设计应从开始就考虑到将来产业化生产的情况，一种方式是基于现有商业生产设备的状况进行工艺设计，另一种方式是先设计产品工艺，最终根据产品工艺进行商业生产设备的选购，但是无论哪种思路其本质是相同的，即设计的工艺应便于控制，具有较大的可操作性空间范围，能满足持续改进提高产品的质量的需求。

5.1.2　技术转移

技术转移是将产品与工艺知识从研发到生产，或在不同生产地点间转移以实现产品的工艺与质量得到重现为目标，为生产过程控制以及工艺验证和之后的产品生产提升提供基础。对于吸入粉雾剂，技术转移通常需关注工艺转移、分析方法转移、稳定性方案设计和清洁验证转移。

A. 工艺转移

根据不同剂型特点，在研发过程中，确定了相应的关键工艺参数。在工艺移交过程中，需进行研究及确认。

B. 分析方法转移

建立合适的分析方法转移方案和评价指标，确保关键质量属性检测的稳定性和准确性；从而保证未来商业化生产过程中药品质量可控。

C. 稳定性方案设计

通过合适的稳定性方案设计，充分了解自研产品质量，为商业化产品的安全性和有效性提供数据支持。

D. 清洁验证转移

吸入粉雾剂中，尤其针对难溶性药物，在技术转移过程中，需确定合适的清洁方式方法，并进行验证，避免商业化生产中的安全性风险。

5.2 过程单元

5.2.1 原料药的微粉化处理

为实现有效肺部递送，吸入粉雾剂的原料药粒度大小通常应控制在 10μm 以下，其中大多数应在 5μm 以下或根据产品特点个性化制定。

有多种微粉化方式可以选择。具体的方式可以根据产品粒度分布的要求，粉碎物料的性质以及微粉化的收率而确定。

如果使用机械粉碎，微粉化过程（如进料速度、进料压力、粉碎压力、粉碎前粒度、微粉化次数等）、设备型号及其控制过程都应详述。应注意微粉化过程中潜在的研磨器件、压缩空气和收集袋（如油、水分和其他）污染。如果使用喷雾干燥工艺，则过程控制可包括：溶液或混悬液进料速度、空气压力、物料温度和空气流速。如果使用超临界流体萃取，则过程控制可以包括：溶液浓度、压力、温度、二氧化碳和药物溶液的流速。原料药微粉化处理的详细技术要求可参照本附录“3.2.1 原料药的微粉化处理”。

原料药的结晶度会受到微粉化处理的影响。 这可能导致产生热力学不稳定的无定型颗粒，随着时间的推移倾向于转化为更稳定的结晶状态。这种微粉化材料的再结晶可能导致不受控制的颗粒生长，从而影响吸入粉雾剂产品的关键质量属性（例如空气动力学粒径分布 APSD 等）。因此，应考虑在微粉化之后进行调节步骤，以允许在受控的温度和湿度条件下将无定型转化为结晶形式。

5.2.2 配制

配制过程应充分考虑环境温湿度对不同混合状态下物料的特殊影响。应控制生产环境的相对湿度，使环境湿度低于药物和辅料的临界相对湿度。需要考虑混合参数对物料温度的影响，如有必要，可进行冷却保温。需充分评估不同的加料方式对于混合效果的影响并保持操作的一致性。最终的粉体特性（例如，堆积密度、粒度、流动性等）会影响充填胶囊、泡囊和贮库型吸入粉雾剂的工艺参数。详细技术要求可参照本附录 3.2.3 配制。

5.2.3 充填

充填过程应充分关注充填设备的精度及环境温湿度对于产品质量的影响。应控制生产环境的相对湿度，使环境湿度低于药物和辅料的临界相对湿度。胶囊型吸入粉雾剂生产过程中应关注胶囊充填参数的设置范围。泡囊型吸入粉雾剂应关注粉末在泡囊内分装的在线监控、密封性等。多剂量贮库型吸入粉雾剂还应关注充填后装置的密封性。详细技术要求可参照本附录 3.2.4 充填。

5.2.4 包装

吸入粉雾剂的内包装具有较高的密封性要求，通常对胶囊、泡囊、贮库型器具进行密封以保护药粉免受环境因素（如湿度）的影响。由于密封过程通常涉及加热，对温度敏感药物，除了需对密封温度范围、密封时间和密封速度进行考察外，还需对药物的含量、有关物质等进行考察，确保产品质量。详细技术要求可参照本分册 3.2.5.2 包装。

5.2.5 给药装置

吸入粉雾剂由药物处方和装置共同组成。鉴于装置直接影响制剂性能，并且吸入制剂属于高风险制剂，建议研发企业适当参考 ICH Q9 进行全面的风险评估，如采用故障模式效应分析、故障模式影响与严重性分析等工具。需关注吸入粉雾剂给药装置的原理、气流阻力和给药方式。建议考察装置的耐用性，如掉落、振摇、运输、不同放置方向等对制剂关键质量属性的影响；建议考察装置在不同流速下对制剂雾化性能的影响，从而预估流速对不同年龄、性别以及不同患病严重程度的患者用药的影响；建议对多剂量贮库型装置进行预喷研究，此外，如贮库型装置在使用至标示揿次后不包含任何锁定机制，建议配备计数器。

5.2.6 制剂关键质量属性

吸入粉雾剂的关键质量属性通常包括含量、有关物质、递送剂量均一性、微细粒子剂量、装量、水分及微生物限度。

5.2.7 稳定性研究

吸入粉雾剂成品稳定性研究设计要点、试验方法以及数据分析，应参照《化学药物稳定性研究技术指导原则》的要求执行。稳定性研究一般包括影响因素试验、加速试验和长期试验，必要时应考察中间条件下的稳定性。

建议进行低温冷冻/解冻试验考察对吸入粉雾剂关键质量属性如有关物质、微细粒子剂量、递送剂量均一性、水分的影响。可使用两种不同的贮藏条件进行研究，如进行3~4周的循环研究，一个-10~-20℃，另一个高于室温（40℃）。在这些条件之间每12小时循环一次。

对于泡囊型吸入粉雾剂和多剂量贮库型吸入粉雾剂，建议考察使用中稳定性，根据研究结果合理拟定开启后的贮藏条件和使用期限。

对于胶囊型吸入粉雾剂，应关注囊壳吸水对制剂性能的影响；对于多剂量贮库型吸入粉雾剂，建议另外在除去装置瓶盖的条件下进行湿度影响试验，以考察在患者使用不当时制剂对水分的敏感性。

6 物料管理

6.1 物料性质要求

6.1.1 原料药

吸入粉雾剂中原料药质量属性一般包括：颜色、外观、鉴别、水分、吸湿性、炽灼残渣、旋光度、含量、微生物限度、熔点、粒径分布、比表面积、有关物质、晶型、残留溶剂和重金属等。

6.1.2 辅料

辅料可以提高吸入粉雾剂在生产过程中的均匀性和流动性，同时可以提高吸入粉雾剂产品的递送剂量均一性和微细粒子剂量的重现性。对于吸入粉雾剂处方中所用的辅料，在处方筛选前需要明确该辅料是否可用于吸入给药途径，同时还应该关注所选用的辅料的安全性。辅料的应用原则为尽量少用，提供用量的合理依据。对于未在国内外上市吸入产品中使用、改变给药途径使用或者超出常规用量的辅料应提供吸入途径的安全性支持依据，不能简单以其他给药途径的安全性资料替代。

辅料的CQA可包括含量、水分、有关物质、颗粒形态、流动性、无定型含量、微生物限度、粒径分布、热原或细菌内毒素。在产品开发过程中，同时需考虑原料药与辅料的比例，原辅料的物理和化学相容性以及辅料的粒径分布，同时，需关注辅料的肺部可吸入的量。

吸入粉雾剂常用的载体为乳糖，乳糖作为口服级药用辅料已收载于多国药典，但作为吸入粉雾剂的载体，除符合药典标准外，还应该针对吸入粉雾剂的剂型特点做出进一步的要求。例如，表面光滑的乳糖可能在气道中较易与药物分离；不同形态的乳糖和无定形态的乳糖，对微粉的吸附力可能不同，就可能导致吸入粉雾剂在质量和疗效上的差异，太细的载体或辅料与微粉化的药物吸附力过强，并且可能进入肺部，导致安全性隐患；所以作为吸入粉雾剂的载体的乳糖除需要满足药典的要求外，还需要对乳糖的粉体学特点如形态、粒度、堆密度、流动性等进行研究。此外，甘露醇、氨基酸和磷脂等也可以作为吸入粉雾剂的载体。

根据品种需要，可对辅料进行必要的修饰，以改变其本身的一些性能，如改变晶型或晶癖，使用其他组分处理以改变表面物理化学性质（如涂层）等。

对于某些高剂量的药物（如抗生素、蛋白质、多肽等），如需开发成吸入粉雾剂，还可进行工程颗粒的设计。需结合药物的特性和预期的递送目标选择不同的工程颗粒（如低密度多孔颗粒、高密度实心颗粒、自组装颗粒等）以实现药物在肺部的高效递送，并在储存期间及给药时均能维持药物的活性。对于复方吸入粉雾剂，也可以实现不同药物之间同步高效的递送。

胶囊型吸入粉雾剂应结合产品特性选择适宜的空心胶囊。胶囊重量差异应控制在合理的范围内，内表面具有适宜的光洁度，胶囊壳应在产品有效期内保持一定的韧性，刺破过程不易产生碎片，微生物控制符合吸入制剂要求。

6.1.3 给药装置

吸入粉雾剂的给药装置是为了实现吸入粉末递送至靶部位。常见的吸入粉雾剂装置有胶囊型、泡囊型和多剂量贮库型三种。

给药装置须具有保持药物维持其物理化学稳定性并产生可重现药物递送剂量的能力。给药装置结构的几何形状和尺寸等关键参数可直接影响装置阻力，气流，剪切力和湍流运动，从而影响产品的药物递送性能。阻力较高的装置往往需要患者使用较高的吸气力以达到所需的气流，所有吸入粉雾剂的给药装置都有一些相同的基本组件，如储药组件、进气组件、解聚组件和吸嘴。给药装置应能引起充分的湍流和颗粒间的相互碰撞，使药物颗粒从载体表面分离或使聚集成较大颗粒的药物颗粒解聚。此外，一些新的给药装置，在设计时采用了主动吸入技术，并不借助呼吸气流，而是利用外加能量，如压缩空气或马达驱动的涡轮，或利用电压来分散和传递药物。由于借助了外力，这类主动吸入装置可达到与呼吸气流和频率无关的、准确定量的药物递送，且重现性良好，也更适合呼吸气流较弱的人群使用。

给药装置组成部件可能与制剂或患者直接接触。虽然该接触为固 – 固接触，且接触时间较短，相容性风险相对较低，但仍可能影响产品的安全性和有效性。因此，所用给药装置使用的各组成部件均应采用无毒、无刺激性、性质稳定、与处方粉末不起作用的材料制作。

应该建立给药装置的适当控制措施。需对给药装置生产商质量体系进行审计并签订质量协议，确保生产商及时告知给药装置的变更情况。应重点关注生产商对装置部件的质量控制，如尺寸、炽灼残渣、微生物限度、易氧化物、重金属、不挥发物、异常毒性、可提取物和渗出物等。需建立给药装置的 CQA 列表，并随着研究的深入持续进行修改和更新。吸入粉雾剂给药装置的 CQA 一般包括外观、尺寸、空气阻力、微生物限度等。用于吸入粉雾剂的次级包装（例如铝箔袋 / 盒）可以为产品提供对湿度的额外保护。因此，当这种额外保护很重要时，次级包装的材料属性也应被视为 CQA。

6.2 生产过程中的物料管理

6.2.1 物料的储存管理

储存要求：吸入粉雾剂的原辅料应尽量避免受压，器具组件比较精密，应有合适的保护措施，并避免堆积过高，防止造成变形等损伤。

储存条件：因大部分吸入粉雾剂产品对水分均较敏感，所以物料及产品的贮存过程中应有合适的控制措施，以确保湿度符合物料及产品储存要求。

6.2.2 物料的输送

在物料输送过程中应尽量避免敞口或与空气暴露等操作，注意过程中的微生物控制。

6.3 产品防护

详细内容可参考本分册产品防护部分。

除此之外，吸入粉雾剂对环境温湿度控制要求较高，温湿度的变化可影响粉体学特性，进而影响产品质量，应当在生产、贮存过程中充分考虑环境温湿度对产品的影响。

吸入粉雾剂用给药装置的组成部件数量多、体积小，应在生产、贮存过程中保证零部件的完整性，防止零部件的混淆。

6.4 检验与放行

6.4.1 原辅料与包装材料

6.4.1.1 原辅料与包装材料检验

A. 原料药

原料药的理化性质对吸入粉雾剂性能有重大影响，制剂生产商需结合原料药生产工艺，根据相关指导原则、国内外药典标准，对原料药的质量进行充分研究与评估，关注有关物质、残留溶剂、微生物限度、粒度和粒度分布、晶型等检查，以满足制剂工艺和质量的控制要求；同时需关注对致突变杂质和元素杂质的研究和评估。

制订原料药标准时应考虑全面，特别是应对药品的安全性和有效性至关重要的特征进行控制。

B. 辅料

辅料质量对制剂的安全性、有效性、稳定性等具有十分重要的影响。很多情况下，仅仅符合药用要求对于吸入给药的辅料是不够的。鉴于吸入粉雾剂中的药用辅料属于高风险辅料，应予以特别关注。辅料污染、掺杂和性能不足等因素均能引入风险。而且，当该辅料未用作吸入给药途径或在之前的基础上加大用量以及属于全新辅料时，必须提供安全性数据。此外，当辅料的理化性质不容易控制时，也可考虑在满足审计、质量等条件下，固定供应商。如常用作载体的乳糖，其粒径分布直接影响肺部沉积量，并且乳糖的性质如休止角、水分等影响制剂的流动性和分散性，均应在处方开发中给予研究，并选择适当的项目订入质量标准；同时，应当控制微生物限度（总菌数、总霉菌和酵母菌、控制菌）、热原和（或）细菌内毒素、残留蛋白含量等，以保证用于吸入给药的安全性。

C. 包装材料

吸入制剂的直接接触药品的包装材料和容器各组成部件均应采用无毒、无刺激性、性质稳定、与药物不起相互作用的材料制备。吸入粉雾剂给药装置的 CQA 一般包括外观、尺寸、空气阻力、微生物限度等。用于吸入粉雾剂的次级包装（例如铝箔袋 / 盒）可以为产品提供对湿度的额外保护。因此，当这种额外保护很重要时，次级包装的材料属性也应被视为 CQA。

6.4.1.2 物料放行

物料放行前应完成必要的检验，确认其质量符合要求。物料应由指定人员签名批准放行。

物料发放需核查物料的标签、合格状态 / 合格检验报告单 / 合格证。不合格物料一律不准投入生产。

6.4.2 中间产品

吸入粉雾剂中间产品控制可包括：性状、含量、水分、粒度等。

对吸入粉雾剂的中间产品进行过程控制的目的是保证每一步工艺所得到的中间产品都是能始终如一的满足最终产品的质量要求，在生产加工过程中，如在关键质控点，或在长期储存后，应由质量控制部门对中间产品进行检验，以确认产品仍符合产品质量要求。

混合操作是重要的单元操作。不均一的混合可能会导致产品的递送剂量均一性、微细粒子剂量等不符合要求。

混合的取样应该具有代表性，且针对最可能发生死角的位置，运用合适的工具进行取样分析，以考察其混合效果，确保产品质量。一般来说，吸入制剂中间产品需进行多点取样，每个点的取样量应该满足检验要求。

6.4.3 成品

吸入粉雾剂产品质量控制应重点关注检测能力是否满足产品检测需求，对产品的相关检验操作、质量标准和仪器设备是否符合药典 / 注册的要求。

根据吸入粉雾剂特点以及临床应用特点，质量控制指标除药物的微细粒子剂量、递送剂量均一性之外，还应关注含量、有关物质、装量、不溶性微粒、水分。

A. 微细粒子剂量

雾滴（粒）分布和微细粒子剂量是评价吸入制剂质量的重要参数。《中国药典》附录收载了双级撞击器、ACI、NGI 来检测。

①双级撞击器—— 简单地将雾滴（粒）分布分为细颗粒和粗颗粒两类，采用化学测定检测细颗粒的药物量。应重点关注检测前的流量校准与装置安装的稳定性。

② ACI、NGI——吸入粉雾剂经过一系列的不同粒径过滤器收集后采用专一性的理化方法测定药物含量，根据每一级的相应粒径可以获得空气动力学粒度分布。是目前用于评价吸入制剂的较好方法。其结果可评价吸入粉雾剂的体外雾化特性。微细粒子剂量推荐使用 ACI 或 NGI 进行检测。

结果判定：除另有规定外，微细药物粒子百分比应不少于标示剂量的 10%。详细操作可参照《中国药典》四部吸入制剂通则。

B. 递送剂量均一性

递送剂量均一性至少需要进行 10 个剂量的连续测试，检测结果应符合产品质量标准中的限度要求。详细操作可参照《中国药典》四部吸入制剂通则。

7 验证

7.1 工艺验证

7.1.1 微粉化

对微粉化工艺而言，其验证过程应考虑以下内容：

- 应考虑微粉化的批量，在相同的进料速度下，微粉化批量将直接影响到微粉化的时间，当批量变大时，应重新评估微粉化后期的粒度是否符合要求，必要时应重新进行验证。

● 进料速度、进料压力、粉碎压力将直接影响微粉化效果，除了对其参数进行验证外，还应在微粉化过程中持续监控其数值，确保这些参数始终符合要求。必要时，还应考虑物料初始粒度对微粉化参数和粉碎后物料粒度的影响。

● 有的物料需要经过多次微粉化，除了对完整的微粉化过程进行验证外，还应评估是否需要对每一次微粉化后的物料建立标准，以确保最终的微粉化效果。

● 取样点应具有代表性，能用于证明整批物料的微粉化效果。

● 应考虑微粉化后物料的存放条件、存放时限的验证。如果微粉化后物料长时间使用，应对其包装方式和储存期限进行考察。

7.1.2 配制

配制工序的验证过程应考虑以下内容：

● 对确定的过筛和（或）混合参数进行验证，在配制结束后取样检测中间产品的混合均匀度；配制过程中也可以根据工艺需求监测过程中的混合均匀度。

● 根据配制设备的构造以及所用物料的性质合理设计取样点，取样点应具有代表性。

● 水分对吸入粉雾剂的质量具有较大的影响。在配制过程中，应控制生产环境的相对湿度，对于易吸湿的成分，应采用一定的措施保持其干燥。

● 中间产品存放条件、存放时限的验证。

7.1.3 充填

充填工序的验证过程应考虑以下内容：

● 对确定的充填参数进行验证，设计合理的监控频次，证明在整个充填过程中装量持续稳定。

● 根据充填设备的原理合理设计取样点，取样点应具有代表性。

● 对于贮库型吸入粉雾剂还应验证瓶内瓶间递送剂量均一性及总吸次数等。

● 对于胶囊型和泡囊型吸入粉雾剂需要根据充填时限设计合理的取样点数量，验证充填过程中递送剂量均一性、微细粒子剂量等质量指标的稳定性。

7.1.4 包装

吸入粉雾剂的内包装需保护药粉免受环境因素（如湿度）的影响；包装工序的验证过程应考虑以下内容：

● 由于密封过程通常涉及加热，因此需要对密封温度范围、密封时间和密封速度进行验证和控制，并通过过程取样测试包装密封完整性，确保产品的密封性能。

● 对温度敏感药物，还需对药物的含量和有关物质等项目进行考察，以确保药物疗效。

● 为了确保不同批次药品的一致性，应根据风险评估的结果对器具的性能进行验证；泡囊型产品要将药物与器具组合包装，需要对组合包装的效果进行验证，确保器具能顺畅地运行至最后一个泡囊；对于使用设备进行组合包装的产品，还应对组合包装参数进行验证。

7.2 清洁验证

详细内容可参考本分册正文部分。

化学残留可接受限度计算时，除了考虑生物活性限度（最低日治疗剂量的1/1000）和浓度限度（10ppm）外，还应考虑基于健康的暴露限度（HBEL），综合考虑三种方法，选择最严格的标准作为清洁验证的合格标准。

7.3 包装验证

详细内容可参考药品本分册正文部分。

【实例分析】

胶囊型吸入粉雾剂工艺验证

以产品 A 为例，围绕关键工艺步骤对生产过程中的工艺参数及中间产品的控制标准进行验证。

A. 工艺流程图

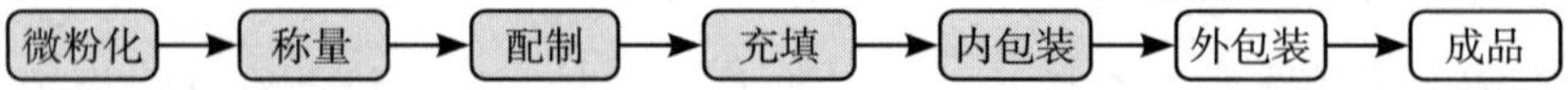

以上流程图中微粉化、配制、充填过程为关键工艺步骤，下面将对这三个步骤的验证项目及验证标准进行讨论。

B. 验证项目

本部分所列举的关键工艺参数、工艺验证项目、取样计划、接受标准等均不是通用的，企业需根据品种特点、生产工艺特点及生产企业实际情况，拟定合适的工艺验证方案。

①微粉化过程

在吸入粉雾剂生产工艺中，微粉化是相当关键的步骤，微粉化操作的目的是获得可吸入的药物粒子。微粉化工艺应用最广泛的是粉碎法，其中以气流粉碎法最常用，它通过高速率使粒子间发生碰撞，能够产生低至 1μm 粒径的粒子；粉碎法具有简单、可预测、易放大并且经济的优点。

● 验证的目的：确定微粉化参数。

- 关键工艺参数：进料速度、进料压力、粉碎压力。
- 验证方法：根据生产工艺要求、按照验证的微粉化参数进行。
- 验证的项目：粒度、水分、微生物。
- 检测方法：经验证的检验方法。
- 接受标准：参照质量标准的要求。
- 取样计划：取样检测粒度，并在粉碎结束时检测水分、微生物。

②配制过程

药物和辅料（或载体）混合是吸入粉雾剂生产的关键步骤，理想情况下，得到的混合物应均匀稳定。

- 验证的目的：确定混合参数。
- 关键工艺参数：混合时间、混合转速。
- 验证方法：根据生产工艺要求、按照验证的混合参数进行。
- 验证的项目：混合均匀度。
- 检测方法：经验证的检验方法。
- 接受标准：关于混合均匀度检测的要求，可参考《中国药典》或相关指南。
- 取样计划：混合结束后在料斗中部取样检测堆密度、粉体流动性；在料斗上部、中部、下部取样检测水分等；混合均匀度的取样位置根据混合设备的构造选择，可参照下方的示意图。
- 方锥型混合机：方锥型混合机及其取样点示意图见附图 9。

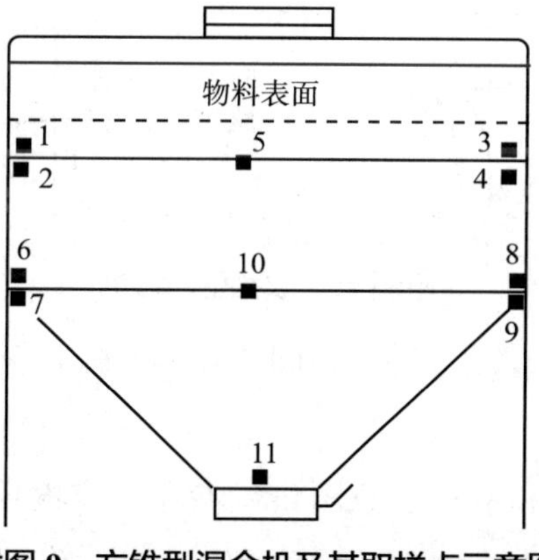

附图 9　方锥型混合机及其取样点示意图

分别从混合机上部（1、2、3、4、5）、转角边缘处（6、7、8、9、10）和出料口（11）共 11 个位置取样。

- V- 型混合机：V- 型混合机及其取样点示意图见附图 10。

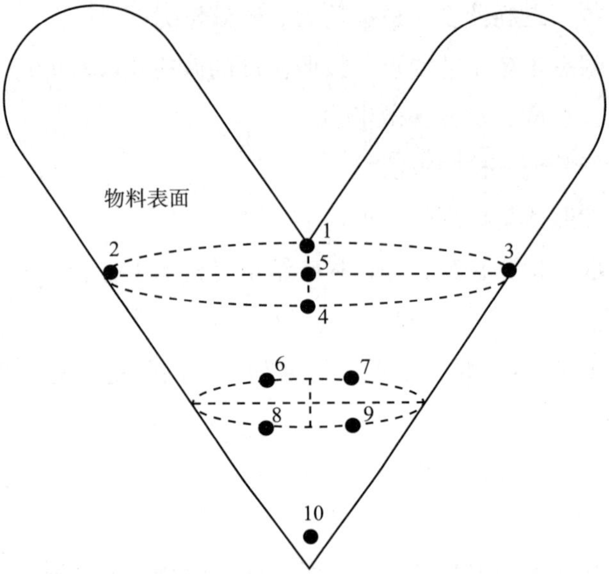

附图 10　V- 型混合机及其取样点示意图

分别从混合机上部（1、2、3、4、5）、中间（6、7、8、9）和下部（10）共 10 个位置取样。

- 双锥型混合机：双锥型混合机及其取样点示意图见附图 11。

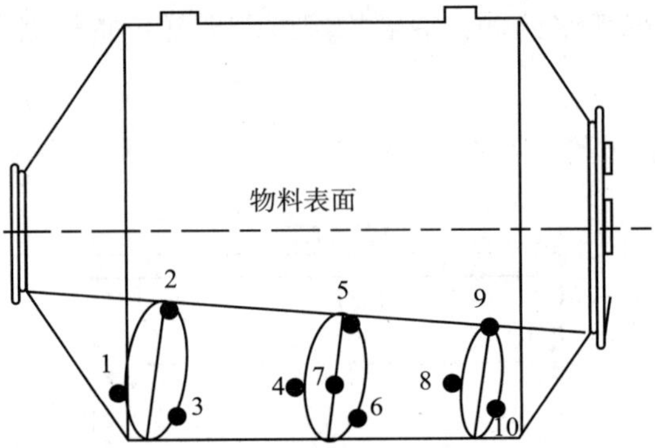

附图 11　双锥型混合机

分别从混合机上部（1、2、3）、中间（4、5、6、7）和下部（8、9、10）共 10 个位置取样。

上面提供的取样计划和取样示意图仅供参考，应根据工艺和设备的情况设计取样方案，对同一种设备可以有不同的取样方案，但取样设计应具有代表性。

③中间产品存放周期验证

如有必要，应根据对该产品生产工艺设计的理解及生产计划对中间产品的存放周期进行适当的验证，以保证中间产品在存放周期内的产品质量。

● 验证的目的：确定中间产品在车间正常条件的存放周期。

● 验证方法：取验证批的一部分物料或全部的中间产品，存放在适当的包装形式下（根据生产工艺规定的贮存条件），把中间产品置于车间正常条件下存放一定的周期。

● 验证项目：中间产品的性状、含量、粒度、有关物质、水分、微生物。

● 取样周期：在拟定存放周期内，在不同的时间段进行取样。

● 取样位置：有代表性的位置（如中间产品物料表面下 *X* 厘米）。

● 接受标准：中间产品性状、含量、有关物质等指标符合规定标准。

④充填过程

在正常的商业大生产中，充填阶段的中间控制都要在验证中得到证实。

● 验证的目的：确定充填过程的工艺参数。

● 关键工艺参数：充填机转速等（根据充填设备原理不同，关键工艺参数可能不同）。

● 验证方法：按验证参数进行充填。

● 验证项目：胶囊的常规检验（外观、装量、装量差异）、含量、含量均匀度、递送剂量均一性、微细粒子剂量、水分、中控剂量单位均匀度等。

● 接受标准：按生产工艺的要求控制充填过程中的装量、装量差异，含量、含量均匀度、递送剂量均一性、微细粒子剂量、水分等项目的限度参照质量标准制定。

● 取样计划：示例如下。

以某一产品的批量为 50 万粒，在设定的参数下计划 8 小时全部充填完为例。

时间	0 小时	1 小时	2 小时	3 小时	4 小时	5 小时	6 小时	7 小时	8 小时
外观、装量、装量差异	√	√	√	√	√	√	√	√	√
含量、含量均匀度、递送剂量均一性、微细粒子剂量、水分	√			√		√			√

● 中控剂量单位均匀度取样计划：根据产品充填时间制定科学合理的取样计划，以充填 8 小时为例，整个批次中一般不少于 20 个取样点（包括运行的开始点和结束点；数值应进行重量校正）进行在线取样，每个取样点至少取样 7 个剂量单位。

下面是一个取样时间点设定的例子，仅供参考。

取样序号	取样时间点	取样序号	取样时间点
1	0 小时	11	4 小时
2	0.5 小时	12	4.5 小时

续表

取样序号	取样时间点	取样序号	取样时间点
3	1 小时	13	停机再启动
4	1.5 小时	14	5 小时
5	加料	15	5.5 小时
6	2 小时	16	6 小时
7	2.5 小时	17	6.5 小时 停机再启动
8	3 小时	18	7 小时
9	加料	19	7.5 小时
10	3.5 小时	20	8 小时

8 健康、安全和环境

8.1 健康

吸入粉雾剂生产过程中应做好人员对于粉尘的防护，需要配备合适的个人防护用品，如眼罩、防尘口罩等。

微粉化过程中如果需要使用特殊气体（如氮气等），需要充分考虑人员安全，做好相应个人防护，并进行含氧量监测。

粉碎工艺、充填工艺所涉及的设备一般噪声较大，需要配备合适的个人防护设备防止听力受损。

胶囊型吸入粉雾剂，应注意在装置组装过程中，刺针对人员的伤害。

8.2 安全

泡囊型吸入粉雾剂在热封过程中，应注意设备密封口处高温产生的安全风险，如设置防烫警示标识，安装有保护作用的安全门，安全门打开时设备可自动停机。

在吸入粉雾剂生产过程中，有较多产尘环节，如称量、原辅料前处理等，应注意防尘防爆。

当吸入粉雾剂作为废弃物处理时，应采用合理的处理方式保证人员安全。

8.3 环境

应制定废弃物的管理及处理程序，废弃物通常分为一般废弃物和危险废弃物，其中危险废弃物应按照程序暂存在指定、固定的区域，由公司的相关部门统一处理，企业没有相应处理资质的，应委外处理。其中，化学类危险废弃物应分类收集。过期或废弃的吸入粉雾剂，应按危险废弃物处理。